JN051362

看護学テキスト NiCE

災害看護

看護の専門知識を統合して実践につなげる

改訂第4版

編集　酒井明子　増野園惠

南江堂

執筆者一覧

◆ 編 集

酒井　明子	さかい　あきこ	福井大学・名誉教授／日本災害看護学会・副理事長
増野　園恵	ましの　そのえ	兵庫県立大学地域ケア開発研究所・教授

◆ 執 筆 (執筆順)

山本　捷子	やまもと　しょうこ	元福岡女学院看護大学看護学部・教授
酒井　明子	さかい　あきこ	福井大学・名誉教授／日本災害看護学会・副理事長
野口真智子	のぐち　まちこ	元宮崎県小林保健所・課長
奥寺　　敬	おくでら　ひろし	富山大学附属病院先端危機管理医学講座（寄附講座）・客員教授
橋本真由美	はしもと　まゆみ	福島県立医科大学大学院医学研究科・教授
高田　明美	たかだ　あけみ	南相馬市立総合病院附属小高診療所・看護室長兼看護師長
千葉　真也	ちば　しんや	大郷町役場保健福祉課・健康増進係長（保健師）
上田　耕蔵	うえだ　こうぞう	神戸協同病院・院長
清水　誉子	しみず　たかこ	福井大学医学部看護学科・講師
湯井恵美子	ぬくい　えみこ	一般社団法人福祉防災コミュニティ協会・福祉防災上級コーチ
増野　園恵	ましの　そのえ	兵庫県立大学地域ケア開発研究所・教授
小原真理子	おはら　まりこ	京都看護大学大学院看護学研究科・非常勤講師
丸谷　浩明	まるや　ひろあき	東北大学災害科学国際研究所・教授
木村　拓郎	きむら　たくろう	一般社団法人減災復興支援機構・理事長
酒井　彰久	さかい　あきひさ	福井大学医学部看護学科・助教
高以良　仁	たかいら　ひとし	国立病院機構災害医療センター・副看護師長／診療看護師
今井　家子	いまい　いえこ	今井災害看護研究所・所長
後藤由美子	ごとう　ゆみこ	国立病院機構災害医療センター・看護師
村井　雅清	むらい　まさきよ	被災地NGO協働センター・顧問
鈴木智惠子	すずき　ちえこ	佐賀大学医学部看護学科・教授
前田　　潤	まえだ　じゅん	室蘭工業大学大学院・教授
小野村順子	おのむら　じゅんこ	元つくば市役所保健部感染症対策室・室長
竹原　　歩	たけはら　あゆむ	兵庫県立はりま姫路総合医療センター看護部・看護師
山﨑　達枝	やまざき　たつえ	四天王寺大学看護学部・准教授
三浦　京子	みうら　きょうこ	元国立病院機構災害医療センター・災害担当看護師長
西村美喜子	にしむら　みきこ	元医療法人社団坂梨会阿蘇温泉病院・事務部次長
窪田　直美	くぼた　なおみ	公立丹南病院地域医療連携室・室長
南利　孝文	なんり　たかふみ	西原村役場産業課
江上　純子	えがみ　じゅんこ	熊本市教育委員会総合支援課総合支援教育室

中川　美樹　なかがわ　みき　熊本市立熊本市民病院・HCU主任看護師／集中ケア認定看護師

本間　正人　ほんま　まさと　鳥取大学医学部救急災害医学・教授

永井　幸寿　ながい　こうじゅ　アンサー法律事務所・所長

千島佳也子　ちしま　かやこ　国立病院機構本部厚生労働省DMAT事務局

小笠原智子　おがさわら　ともこ　日本医科大学付属病院高度救命救急センター

福田　淑江　ふくだ　よしえ　日本看護連盟・常任幹事

江津　繁　こうづ　しげる　国立病院機構埼玉病院・看護師長

野原　正美　のはら　まさみ　福井大学大学院医学系研究科

及川　節子　おいかわ　せつこ　イムス明理会仙台総合病院・看護師

宮﨑美砂子　みやざき　みさこ　千葉大学大学院看護学研究院・教授

佐藤　咲恵　さとう　さきえ　陸前高田市福祉部福祉課地域支援包括センター・認知症地域支援推進員

三澤　寿美　みさわ　すみ　元東北福祉大学健康科学部保健看護学科・教授

松岡　千代　まつおか　ちよ　甲南女子大学看護リハビリテーション学部看護学科・教授

茅野　幸絵　かやの　ゆきえ　元兵庫県立大学看護学部・助教

髙橋　由美　たかはし　ゆみ　仙台青葉学院短期大学看護学科・教授

萱間　真美　かやま　まみ　国立看護大学校・大学校長

尾山とし子　おやま　としこ　日本赤十字北海道看護大学看護学部・教授

川田　美和　かわだ　みわ　兵庫県立大学看護学部・教授

磯見　智恵　いそみ　ちえ　福井大学医学部看護学科・教授

繁田　里美　しげた　さとみ　福井大学医学部看護学科・准教授

佐久間由美　さくま　ゆみ　聖隷三方原病院緩和ケアチーム・がん看護専門看護師

大野かおり　おおの　かおり　兵庫県立大学看護学部・教授

宇田　優子　うだ　ゆうこ　新潟医療福祉大学看護学部・教授

三橋　睦子　みはし　むつこ　国際医療福祉大学福岡保健医療学部看護学科・教授

大迫ひとみ　おおさこ　ひとみ　兵庫県立尼崎総合医療センター感染対策チーム・看護師

夛田　文子　ただ　ふみこ　福井県健康福祉部地域医療課・感染管理認定看護師

中村　明世　なかむら　あきよ　奈良県立医科大学附属病院・感染管理認定看護師

はじめに

　日本において看護基礎教育に災害看護が本格的に導入されたのは2009（平成21）年施行のカリキュラム改正においてである．本書は，このカリキュラム改正に対応するテキストとして2008年に初版を出版した．その特長は，災害および災害看護教育の基本的知識を紹介する総論と，看護学の各専門領域での災害看護にかかわる実践を紹介する各論の二部構成となっていることである．災害看護は，災害サイクル全般において，個人，集団，コミュニティ，社会を対象に，災害の及ぼす生命や健康生活への被害を極力小さくし，生活する力を整えられるようにする活動であり，災害にかかわる看護独自の知識や技術を体系的に用いつつ，他の職種と連携・協力することが必要である．『災害看護―看護の専門知識を統合して実践につなげる』という題には，災害看護に必要な素養を培いつつ，同時に現場感覚のある実践力を身につけてもらいたいという本書の発行に携わったすべての関係者の思いが反映されている．

　本書は初版以降変わらず，学生にわかりやすい言葉で，そして災害看護に関心のある看護職にも活用してもらえる本づくりを目指してきた．2014年の改訂第2版では，今後予想されている南海トラフ地震や首都直下地震などにも応用できるよう，実践的な学びを深められる「演習問題」を追加した．2018年の改訂第3版では，医療ニーズの高い在宅療養者，心身に障がいをもつ人などの要配慮者に対する災害時のケアや備え，生活支援活動などの内容を充実させた．さらに，看護師国家試験出題基準にも対応できるよう，国家試験を意識した「練習問題」を巻末に収載した．今回の改訂第4版では，避難所運営や仮設住宅などでの被災者の生活再建や地域コミュニティ形成の支援など，中・長期の支援に関する内容を充実させた．さらに，2020年に始まった新型コロナウイルス感染症の世界的流行を受けて，災害レベルの感染症大流行（パンデミック）と危機管理についても内容を追加した．なお，災害現場の実際を伝えるコラム「現場発」では改訂を重ねるたび，その間生じた災害をふまえて差し替え・追加を行い充実させている．

　世界的に甚大な被害をもたらす自然災害が増加しており，新型コロナウイルス感染症のパンデミックを受けて，国際的にも国内においても災害・健康危機における看護の役割に関心が高まり，期待も大きくなっている．関心と期待の高まりに応えるためにも，学生や看護職が発展していく災害看護を学び，災害看護への関心を持ち続けることに本書が役立つことを期待している．

　最後に，本書の改訂にあたっては，災害および災害看護の実践・教育・研究に精通した多くの執筆者の方々にご参画いただいた．お忙しい中ご協力いただいた執筆者の方々に心から感謝申し上げる．

2023年1月

編集者を代表して
増野園恵

本書のねらい

　本書には2つの目的がある．1つは，看護学生や災害看護に関心をもつ看護職の方々に実践で使える具体的な知識を提供することである．もう1つの目的は，災害看護の講義を科目としてあるいは関連科目として看護学生に教授する教員の方々の要望に応えて，各看護学領域での災害看護の実際を提示したことである．この2つ目の目的に本書の大きな特長がある．

災害看護の多面性

　災害看護は，人的・物的に制限された災害現場での活動であり，創造的に看護実践を開発していく能力が必要とされ，被災者と向き合うためには，援助的な人間関係の基盤となる，人を尊重する姿勢，確固とした倫理観が求められる．また，災害看護は，高齢者，成人，母子，精神，地域などすべての領域や人を対象としており，対象者の生活や地域の条件に合わせた援助方法を創出していく能力，多くの災害関係諸機関と連携しながら他職種との協働のなかで看護師としての役割を果たしていく能力など，高度の実践性・応用性が要求される領域である．そのため，看護実践能力を高め人材育成をはかるための重要な"看護の基盤のひとつ"と考えられ，今後の発展が期待されている．

　2007（平成19）年の看護基礎教育の充実に向けた指定規則の改正案に「災害直後から支援できる看護の基礎的知識について理解すること」の内容を含む統合分野が設置されたが，この「災害直後から支援できる看護の基礎的知識」とは何かについて考えていくと，非常に重要な意味が含まれていることがわかる．つまり，災害直後から支援できるということは，災害発生前の地域のあり方やシステム，地域で生活する成人，高齢者，母子などさまざまな人々に関する理解，そして，社会のあり方などに対する理解が必要であることを含んでいる．また，災害発生後の災害サイクルの各時期に対応した看護が必要であることを含んでいる．

本書の特長──総論と各論

　本書では，総論にて，災害直後から支援できる看護の基礎的知識についての内容を含め，各論では，看護の統合と実践を意識し，また各看護学領域別の内容を重視した．重要な内容は抽象から具体へと繰り返し学べるように構成した．加えて，思考力を養うための演習問題と，学んだ知識を確認するための練習問題を掲載している．

　総論の内容としては，災害看護の基礎的な知識である災害の歴史，定義，理論，法律，災害サイクル，災害の種類や特徴など，災害看護の全体像が理解できる内容を含めた．また，災害発生時の社会のしくみ，個人の備えとして，法や制度，情報伝達，支援のしくみを実際の看護活動とつなげて説明した．そして，看護支援活動の実際では，災害時に必要な看護技術として，トリアージ，搬送，心肺蘇生法，応急処置などを具体的に学べる内容とした．

　各論では，地域，母性，小児，老年，精神，慢性期，在宅，感染の各領域で，災害時に対象者が抱える身体的あるいは精神的問題とその対処方法について具体的事例を含めて解

説した．これにより，災害看護を担当する各専門領域の教員にとっても活用しやすいテキストとなったと思う．

災害看護の学び方・教え方

　災害看護が取り扱う領域は，前述のように非常に多岐にわたっているため，指定規則のほぼすべての領域に関連する．とすると，災害看護の教育は，複数科目との連動で構築する必要がある．科目の位置づけとしては，①災害看護を独自に成立させる場合，②災害看護をどこかの関連科目に位置づける場合，③必要な内容を既成の複数の科目のなかで教授する場合，が考えられる．本書は，いずれのニーズにも対応できる内容構成となっている．災害看護を専門とする教員がまだ少ない現状のなか，本書がおおいに活用され，生命と生活を守ることの大切さが，より多くの学生および看護職に伝わっていくことを願っている．

酒井明子

目　次

第Ⅴ章　災害時に必要な技術 ……………………………………………159

第1部

総 論

第**I**章

災害および
災害看護に関する
基礎的知識

学習目標

1. 災害看護の歴史的歩みを理解する
2. 災害時の疾病構造の特徴を理解する
3. 災害看護に関連する理論と実践における意味を理解する

1 災害・災害看護の歴史

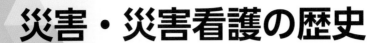

この節で学ぶこと

1. 災害の歴史の概要を知り，日本人は災害をどのように受けとめ，対応してきたかを理解する．
2. 近代における医療・看護界は災害時にどのように対応したか，その変化と課題を知る．

A. 歴史の中で，人々は災害をどのようにとらえたか

1 ● 災難・災害は理不尽な自然の出来事

　江戸川柳に「世に恐ろしきもの，地震，雷，火事，親父」とあるが，地震，火山の噴火，暴風雨と洪水などの自然の営みは，ある地域に突然または徐々に起こり，その結果人々の生命を脅かし財産や生活手段を奪ってしまう．それが“災害”である．西欧でも“災害（disaster）”の語源は，古代の占星術にいう“悪い星回り（Des-Astro）”である．

　古来より洋の東西を問わず，天上や地下から襲いかかる抗いがたい災厄に遭うことは，地上に住む人々には不運で不条理な自然の出来事であった（運命・天命論）[1]．人々は自分に何の落ち度もないのに災難に遭った結果，肉親や縁者の死に目にあい，衣食住や生活手段を失い，さらに悪疫（伝染病）が流行る中で苦しみながら，恐怖や絶望の中で生き残るしかなかった．越後三条の地震（1828［文政11］年）に遭った曹洞宗の僧侶である良寛は，見舞いの返書に「災難に逢う時節には災難に逢うがよく候，死ぬ時節には死ぬがよく候，これはこれ災難をのがるる妙法にて候」と書いたという[1]．

　しかし一方で災難に出遭いながら，幸いにも生き残った人々はけがした人を介抱し，壊れた住居を造り直し，あるいは故郷を捨てても生活を取り戻して，自然と共存して生き残ってきた．

2 ● 災難は神の祟りか，生き物のしわざ

　近代以前，神が自然を支配していると信じていた時代には，突然の災難は天の命令に背いた人々への神の祟であり，戒めであると考えた（天罰，天譴説）[1]．火山の爆発は山の神の，大雨洪水は龍神・雷神の怒りであった．そこで神の赦を請うため山頂や集落に神社を建て崇め奉り，大雨や日照り（旱魃）が続けば，龍神・雷神に雨止みや雨乞いを祈願した[2]．今でも祇園祭のような夏祭りは，人々の平穏無事を願い，神が天候異変や流行病などの災厄を起こさないようにと願う伝統行事である．

　近現代でも天譴説を唱える人はいる．1923（大正12）年関東大震災の直後に，実業家

として著名な渋沢栄一が「この震災も天譴である，然るに徒に狼狽せずに大東京の建設に着手し…」と言ったことをきっかけに，多くの人々も日清・日露戦争以後の奢侈（贅沢）・道徳の乱れの風潮を戒めよと，地震発生に天（超自然）の意思を読み取ろうとする天譴説に同調する傾向があった[1].

一方，地震は地下に棲む鯰や鯨，龍など大きな生き物が異常な行動をするために起こるという伝説が信じられた[2].1592（文禄元）年に伏見城を築く計画をした豊臣秀吉が京都所司代に宛てた書簡や，1662（寛文2）年伊賀上野の地震に遭った松尾芭蕉が江戸での修行中に詠んだ弟子との連句『江戸三吟』（1678［延宝6］年出版）の中にも登場する．1855（安政2）年の江戸地震の後には，地震を起こす鯰を怨んだり，慰撫する様子を描いた庶民向けの絵双紙『鯰絵』が爆発的に売れたという．

3 ● 災害は為政者の救済・庶民の信仰を強める契機

仏教信仰にあつい聖武天皇は，734（天平6）年4月，難波（現大阪市）周辺への遷都を考え行幸（訪問）をした．その直後に大地震が難波生駒地方を襲い[3]，災難に苦しむ民衆の心の救いのために，東大寺大仏を造営したといわれる．また741（天平13）年には天然痘が流行したため国分寺や国分尼寺を建立したともいわれる．

このような地震や火山噴火後の災難に遭い，困窮状態に陥った庶民のために仏像や寺を建てて心の依り所としたり，あるいは慈悲的に"お救い小屋"や"お助け米"を配るなど慈悲心を施すことは，為政者の国を治める手段と考えることができる．

平安末期に，頻発した災害を見聞した鴨長明は『方丈記』[4]にその有様を記述している．1177（安元3）年の京の大火事や1180（治承4）年の旋風（竜巻）は京の町を壊滅状態にし，同年に平清盛が福原遷都を行ったため家屋は取り壊され，町はさらに荒れ果てた．1181〜82（治承5〜養和2）年には旱魃（日照り）により全国的な大飢饉に陥り，京の町中の死者の成仏をはかって仁和寺隆暁法印が死者の額に"阿"字を書いた数は2ヵ月で4万2千3百人あまりを数えたという．さらに1185（元暦2）年にも京都直下を大地震が襲った．

戦乱と天災が続き絶望した庶民は，"この世は末法"と諦め，無常観をもつようになり，鎌倉時代に入ると，法然や日蓮などの救済仏教を信心するようになっていった．

4 ● 自然災害の経験が活かされた防災の知恵

毎年のように台風が襲い洪水が起こる地方では，経験的に家屋の建て方や川の堤防の築き方を工夫してきた．強い季節風を防ぐために屋敷の周りに植えられた"屋敷林"は，その地方独特の風景をつくっている．岩手県胆沢地方の"エグネ"，島根県出雲地方の"築地松"，富山県礪波平野の"カイニョ"などがあり，沖縄地方では台風に飛ばされないように漆喰で固めた赤瓦や，平屋の入り口の門"屏風"などが有名である（**図I-1-1**）[5]．

岐阜県東部・三重県北部の木曽川・長良川・揖斐川が集中する濃尾平野は頻繁に洪水に見舞われていたため，集落の周囲に高い堤防"輪中"を築き，洪水から地域を守った[6]．最初の輪中は鎌倉時代の1319（元応元）年に築かれた高須輪中と言われる．岐阜県大垣市安八町の長良川堤防が決壊した1976（昭和51）年の水害の際には下流の輪之内町の輪

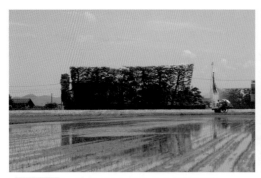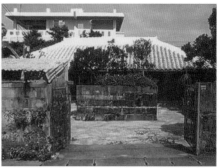

図Ⅰ-1-1　地方ごとにみられる防風対策　　　左：築地松（島根県出雲地方），右：屏風（沖縄地方）

中は洪水から町を守った．このような台風常襲地帯での治山治水事業は為政者の善政のしるしでもあった．

5 ● 被災の体験から語り継がれる教訓

　1854（安政元）年秋，安政南海地震が和歌山地方を襲ったとき，和歌山藩湯浅広村の濱口儀兵衛（梧陵）は，地震の後に津波が来ることを直感し，山腹の田に干していた稲の束に火をつけて村人の避難を導き，400人の命を救ったという．地震の後に，濱口梧陵は私財を投じて村人を雇用して浜辺に600 mの堤防を築いた．この話は「稲むらの火」と題して戦前の国定教科書5年生用『小学国語読本巻十』に採用されている[7]．その広村堤防は1946（昭和21）年の昭和南海地震のときの大津波から集落を守ったという．

　津波常襲の三陸沿岸の地方には，「津波てんでんこ」という言い伝えがある[6]．「地震の後には津波が来る，他の人のことは構わずに"テンデンバラバラ"に高い方へ逃げよ」という教えである[8]．1896（明治29）年の明治三陸大津波や1933（昭和8）年の昭和の大津波，1960（昭和35）年チリ地震津波を体験した先祖から言い伝えられていた．2011（平成23）年の東日本大震災のとき，この言い伝えを思い出し命拾いをした人もあったという．先祖の体験が教訓となって，後世の人の命を救うことにつながる例である．

6 ● 近代科学・工業の発展と戦争がもたらす複合災害

　西欧の産業革命以後，科学文明・工業化の著しい発展によって，災害の起こるメカニズムはかなり明らかにされ，防災対策に取り組むようになってきた．その反面，人間の生活や都市構造に利便性・効率性を求める工業化の進展の結果，人的ミスによる人為災害の被害を大規模化させることにもなった．例えば大型交通機関（船舶・列車・航空機）の事故，工場の爆発や人口密集地域の大火災，原子力発電所の事故などである．また，同時に進んだエネルギー革命は地球温暖化をまねき，その影響による異常気象は自然災害の激化をもたらし，"巨大災害（Mega-Disaster）"という用語を生み出した．

　「20世紀は戦争の世紀」と言われるように，第1次世界大戦時から航空機による広範囲の無差別な空襲，第2次世界大戦では大型兵器・化学兵器・核兵器が使われるようになった．二度の世界大戦後も植民地支配からの独立，部族・宗教的対立がもたらす武力紛争やテロリズムは絶えることがない．それは地域や攻撃対象者を区別することなく，自然環

境・生態系を破壊し多くの命を奪っている.

　現代の複合的災害は国境を越え，さまざまな要因が複雑に絡み合って，人類の生存にかかわる問題を生み出している. それは生産手段の喪失，難民移民の発生，飢餓や生命維持の不安・精神的荒廃，経済格差，政治の混乱などを引き起こして，複合的な"負のサイクル"として連続する. それらは一国内だけの問題ではなく，グローバルな国際関係の中で解決すべき全人類の課題となっている. 21世紀の現在ほど，地球上のあらゆる生命の存続への危機を回避し，人類の平和を希い，平穏に生き続けるための智恵と努力が強く求められている時代はない.

B. 近代・現代の災害と医療・看護活動

　世界でも日本は災害大国といわれ，近代化した明治時代以後も毎年大きな災害に見舞われている（表Ⅰ-1-1）. 以下に歴史的に記憶・記録される代表的な災害の概要を述べる.

表Ⅰ-1-1　日本の歴史上の代表的な災害　　　　　　　　　　　　　　　[2022年4月現在]

災害の名称	発生年月日 （江戸時代以前は旧暦）	死者・行方 不明者数	規模・地域・ その他の参考事項
推古地震	599（推古7）年4月27日		『日本書紀』に記載
白鳳南海地震	684（天武3）年10月14日		『日本書紀』に記載，土佐伊予，プレート境界地震と津波
畿内七道大地震	734（天平6）年4月7日		聖武天皇行幸（東大寺大仏造営），『続日本書紀』に記載
貞観大地震	869（貞観11）年5月26日	溺死1000人	東北三陸沿岸，M8.3，『日本三代実録』に記載
鎌倉大地震	1293（永仁元）年5月27日	関東地方 2万3034人	建長寺倒壊炎上，プレート境界地震，『武家年代記』
富士山噴火	1707（宝永4）年12月16日		「富士の山焼け」，江戸にも降灰
雲仙普賢岳噴火	1792（寛政4）年1月18日	4,643人	溶岩流・有明海津波，「島原大変，肥後迷惑」
安政江戸地震	1855（安政10）年10月2日	約1万人	家屋倒壊・大火事，「鯰の怨みを晴らす絵草紙」流行
磐梯山噴火	1888（明治21）年7月15日	477人	水蒸気爆発・山体崩壊，岩屑なだれ，初の近代医療救護
濃尾大地震	1891（明治24）年10月28日	7,273人	岐阜・愛知県，M8.0，断層地震，初の近代看護婦の救護
明治三陸地震津波	1896（明治29）年6月15日	約2万2千人	三陸沖，M8.1，岩手・青森・宮城県沿岸，津波最高波38.2 m
桜島噴火	1014（大正3）年1月12日	58人	溶岩流，桜島が大隅半島と陸続きになる
関東大震災	1923（大正12）年9月1日	約10万人	海溝型，M7.9，神奈川・東京・房総，大火災発生・焼死者多数
昭和三陸地震津波	1933（昭和8）年3月3日	3,064人	東北三陸沿岸，最高波28.7 m，「津波てんでんこ」
室戸台風	1934（昭和9）年9月21日	3,036人	室戸岬に上陸，京阪神の水害
昭和東南海地震	1944（昭和19）年12月7日	1,223人	三重・和歌山県，海溝型地震と津波
枕崎台風	1945（昭和20）年9月17日	3,756人	西日本（主に広島県）

表Ⅰ-1-1　つづき

災害の名称	発生年月日 （江戸時代以前は旧暦）	死者・行方 不明者数	規模・地域・ その他の参考事項
昭和南海地震	1946（昭和21）年12月21日	1,443人	高知県，津波，土佐湾の地盤沈下
カスリーン台風	1947（昭和22）年9月15日	1,930人	関東・東北の河川氾濫・洪水
福井地震	1948（昭和23）年6月28日	3,769人	福井平野とその周辺
西日本大水害	1953（昭和28）年6月中下旬	1,013人	梅雨前線大雨，福岡県筑後川・遠賀川決壊流域洪水
洞爺丸台風	1954（昭和29）年9月26日	1,761人	青函連絡船洞爺丸沈没
伊勢湾台風	1959（昭和34）年9月26日	5,098人	全国（とくに愛知県）に暴風雨
チリ地震津波	1960（昭和35）年5月24日	142人	南米チリ地震（M9.5）の後，三陸・北海道南沿岸に津波
日本海中部地震	1983（昭和58）年5月26日	104人	日本海男鹿半島沖，M7.7，津波7m，学童溺死
*日航機墜落事故	1985（昭和60）年8月12日	520人	群馬県御巣鷹山，生存者4人，遺体処理
伊豆大島噴火	1986（昭和61）年11月21日	0人	三原山噴火溶岩流，全島民が島外へ避難
雲仙普賢岳噴火	1990（平成2）年11月〜4月	44人	長崎県島原，溶岩・火砕流
北海道南西沖地震	1993（平成5）年7月12日	230人	北海道・奥尻島，津波・大火災
阪神・淡路大震災	1995（平成7）年1月17日	6,434人	淡路島・野島断層，M7.3，都市型災害
*地下鉄サリン事件	1995（平成7）年3月20日	13人＋後遺症多数	神経毒ガス・サリン，オウム真理教団による同時多発テロ
*東海村JCO事故	1999（平成11）年9月30日	2人	核燃料加工施設の臨界事故，放射能被害不安
福井豪雨	2004（平成16）年7月18日	4人	足羽川など9ヵ所堤防決壊
平成16年台風第23号	2004（平成16）年10月20〜21日	98人	全国
新潟県中越地震	2004（平成16）年10月23日	68人	新潟県山古志村，小千谷・長岡・六日町
福岡西方沖地震	2005（平成17）年3月20日	1人	福岡県警固断層，玄界島全島民の島外避難
*JR福知山線列車脱線事故	2005（平成17）年4月25日	107人	カーブで前5両脱線，2両はマンション激突
平成18年豪雪	2005（平成17）年12月〜2006（平成18）年3月	152人	北陸地方を中心とする日本海側，家屋倒壊
平成18年7月豪雨	2006（平成18）年7月4〜24日	30人	北海道を除く全国
竜巻	2006（平成18）年12月7日	9人	北海道佐呂間町，藤田スケールF3
能登半島地震	2007（平成19）年3月25日	1人	能登半島・M6.9，輪島・七尾・穴水町
新潟県中越沖地震	2007（平成19）年7月16日	15人	新潟柏崎沖，活断層，M6.9，刈羽原発事故
岩手・宮城内陸地震	2008（平成20）年6月14日	23人	M7.2，東北（とくに宮城，岩手），逆断層型地震
平成21年7月中国・九州北部豪雨	2009（平成21）年7月19〜26日	35人	中国・九州北部
雪害	2010（平成22）年12月〜2011（平成23）年3月	131人	北日本から西日本にかけての日本海側
東日本大震災	2011（平成23）年3月11日	22,152人	宮城県沖M9.0，北海道〜千葉県沿岸500km津波，東京電力福島第一原発事故（強制避難30町村15万人）災害関連死多数

*は人為災害

表I-1-1　つづき

災害の名称	発生年月日 （江戸時代以前は旧暦）	死者・行方 不明者数	規模・地域・ その他の参考事項
平成23年台風第12号	2011（平成23）年8月29日～9月7日	98人	近畿，四国
大雪など	2011（平成23）年11月～2012（平成24）年3月	132人	北日本から西日本にかけての日本海側
竜巻	2012（平成24）年5月6日	3人	茨城（主につくば市）・栃木・群馬・千葉・埼玉・富山，藤田スケールF3
平成24年九州北部豪雨	2012（平成24）年7月11～14日	32人	熊本・大分・福岡県，土砂崩れ，河川決壊
大雪など	2012（平成24）年12月～2013（平成25）年3月	103人	北日本から西日本にかけての日本海側
平成25年台風第26号	2013（平成25）年10月14～16日	43人	全国（とくに伊豆諸島北部）
大雪など	2013（平成25）年11月～2014（平成26）年3月	93人	北日本から関東甲信越地方（とくに山梨）
平成26年8月豪雨	2014（平成26）年8月19～20日	76人	広島県，住宅地に土砂災害
御嶽山噴火	2014（平成26）年9月27日	63人	長野・岐阜県，戦後最悪の火山災害
大雪など	2014（平成26）年12月～2015（平成27）年3月	83人	北海道，東北，北陸，四国地方
平成27年台風第18号（関東・東北豪雨）	2015（平成27）年9月9～11日	8人	関東地方，東北地方（とくに茨城，栃木，宮城）
熊本地震	2016（平成28）年4月14・16日	249人	熊本地方14日M6.5,16日M7.3，布田川活断層横ずれ，熊本県益城町・南阿蘇，軒先避難
鳥取中部地震	2016（平成28）年10月21日	0人	鳥取県中部，M6.6
九州北部豪雨	2017（平成29）年7月5日～6日	42人	福岡県と大分県を中心とする九州北部
大阪北部地震	2018（平成30）年6月18日	4人	大阪府北部
岡山県の河川氾濫	2018（平成30）年7月	89人	豪雨により岡山県真備町の河川が氾濫（バックウォーター）し，大規模に浸水被害
北海道胆振東部地震	2018（平成30）年9月6日	42人	北海道で大規模停電（ブラックアウト）発生
令和元年第15号台風	2019（令和元）年9月7日～9日	1人	関東地方，東海地方
令和元年第19号台風	2019（令和元）年10月12日～13日	105人	北日本
新型コロナウイルス感染症流行	2020（令和2）年1月～	約2万8千人	全国的に感染拡大し，「まん延防止等重点措置」などの措置が行われた.

*は人為災害

1 ● 磐梯山噴火―医師団の最初の医療救護

　明治時代以後の最初の大きな自然災害は1888（明治21）年7月15日の**磐梯山噴火**である．激しい水蒸気爆発は富士山型の山塊を吹き飛ばし，山頂の標高は165mほど低くなり，現在のカルデラを形成した．崩壊した山の部分は岩屑なだれとなって北斜面を流れ下り，

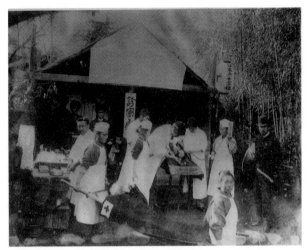

図Ⅰ-1-2　濃尾地震（1891年）での日赤救護所
[日本赤十字社所蔵]

5村11集落が埋没，麓の村々には火山灰が降り，477人の死者と多くの外傷・熱傷者が出た．東京帝国大学病院（東京大学医学部付属病院）や日本赤十字社病院などから初めて医師団が派遣され，西洋医学による治療が施された．福島県立病院医療班の中には2人の"従来看護婦"*もいたという．

2 ● 濃尾大地震―近代看護婦の最初の救護派遣

　1891（明治24）年10月28日に起こった**濃尾大地震**は，最大規模の内陸地震（マグニチュード［M］8.0）で，岐阜・愛知両県を襲い，死者7千人あまり，負傷者1万7千人を出す大災害であった．大阪や京都，東京からも多数の医療団が駆けつけ救護活動を行った．この中には，日本で最初の看護教育を行った有志共立東京病院（1887［明治20］年東京慈恵医院に改称）の看護婦教育所（現・東京慈恵会医科大学看護学部）や，京都看病婦学校（現・同志社女子大学看護学部）を卒業した看護婦，ならびに前年に養成を始めた日赤救護看護婦生徒と日赤社病院に勤務していた"従来看護婦"が初めて自然災害の救護に参加した（**図Ⅰ-1-2**）．負傷者の外傷処置の介助や担架搬送が主な任務であった．

3 ● 明治三陸大津波

　1896（明治29）年6月15日に発生した**明治三陸大津波**は，岩手県大船渡沖を震源とするM8.1の海溝型地震で，宮城・岩手・青森三県の沿岸を最大38.2mの津波が襲い，死者・行方不明者が2万2千人を超す大惨事となった．このとき日赤社は東京と岩手県支部の救護班を派遣した．看護婦たちは徒歩あるいは馬で峠道を越えていき，気仙町の寺などを救護所として負傷者の手当や看護をした（**図Ⅰ-1-3**）．日赤社では，この経験から災害時救援も日赤の任務と認め，1891（明治24）年9月に赤十字社看護婦養成規則を改正し

---

*従来看護婦とは，組織的な看護婦養成がされる（1888年）以前の，患者の身の回りの世話や医師の補助など看護を担った素人の女性をいう．

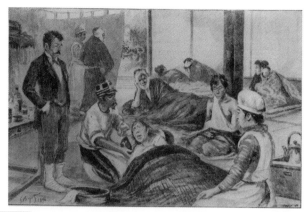

図I-1-3　明治三陸地震津波における看護婦（ビゴーの報道画より）
［芳賀徹, 清水勲, 酒井忠康ほか（編）：ビゴー素描コレクション3 明治の事件, p.82, 図87, 岩波書店, 1989より許諾を得て転載］

「卒業後ハ有事（戦時）マタハ天災ニ関ワル傷病者ヲ看護セシムルモノトス」とした[9].

4 ● 関東大震災—近代都市の大震災

　1923（大正12）年9月1日に発生した**関東大震災**は, 小田原市の北約10キロ直下を震源とするプレート境界断層地震（M7.9）で, 東京・神奈川・千葉県のほか, 関東地方の広域にわたる首都圏の家屋・ビル倒壊や地割れ・山崩れ, 沿岸の津波だけでなく, 発生時間が昼食時であったために火災が起こり, 台風による強風も加わって東京市内は二次的な大火災となった. 全半焼家屋は372,659棟, 死者・行方不明者は約10万5千人*にのぼり, そのうち87%が火災による焼死という日本有史以来の最大級の災害であった.

　首都機能は混乱し, 翌9月2日には戒厳令が公布され, 警察・軍隊の出動によって治安・復旧対策がとられた. 3日以後には地方の軍病院医療団や警視庁救護班, 日赤の地方支部救護班, 千葉や東京の医科大学の救護団が, 市内各地の公園や学校に設けられた避難所や救護所で活動した. また新聞社による「義捐金募集」がなされ, 皇室の恩賜金や外国からも総計7,000万円（現代価値で2,100億円）の義援金が寄せられた[10].

　しかし一方で, 不確実な情報により被災者の不安がつのり, さまざまな流言飛語（デマ）が飛び交い, その結果社会主義者弾圧や朝鮮人虐殺事件など不幸な出来事も発生した.

　済生会や聖路加病院, 日赤病院などからは避難所以外にも巡回診療が行われた. 巡回診療は地域保健・公衆衛生の必要に発展し, 震災後に聖路加看護専門学校に保健婦養成コースが新設された.

5 ● 阪神・淡路大震災—災害医療・看護の大転換

　1995年1月17日, M7.3の内陸直下型地震（**阪神・淡路大震災**）が発生し, 兵庫県神戸や阪神の人口密集地域を直撃し, 死者6,434人, 家屋・ビルの倒壊は消防庁の報告では

---

*東京大学地震学教室の今村明恒氏がまとめた「震災予防調査会報告100号」（1925年）を根拠にして従来は14万2千人と言われていたが, 後世の研究によって10万5千人に改められた. ［北原糸子：関東大震災の社会史, p.356, 朝日新聞出版, 2011］

639,686棟にのぼった[11]．道路・交通機関などのインフラの損壊，ライフラインの途絶，二次的な火災発生（全半壊7,132棟）もあり，生活機能は著しく麻痺した．マスメディアによる報道で被災地外の人々は断片的な惨状を知った

　発生直後には消防・自衛隊・警察などの公的救援組織が人命救出や市街地インフラの修復のために活動し，近代都市としての復旧は比較的早かった．人手不足の復旧作業には1年間で延べ130万人以上の救援ボランティアが活動し，"ボランティア元年"とよばれた（p.102参照）．

　同時に阪神地方の多くの医療施設も被害を受け，現場の看護職は自らも被災しながらも不眠不休で看護に邁進した．現地の医療施設や救護所・避難所においては，国公立病院や医学系大学病院が連携し，日赤社は全国救護班を派遣し，さらに自主的なボランティア看護職によって応援体制がとられた．

　看護職の役割として，都市における大多数の健康障害者の医療処置，避難所生活上の充足があったが，地震によるストレスや恐怖・破壊と喪失・家族の死・心的外傷後ストレス障害（PTSD），救援者のストレスなどの心理的問題が表面化し，"災害時のこころのケア"の重要性が指摘された（p.110参照）．

また，発災から数ヵ月後に仮設住宅において"孤独死"が発見され，災害後のコミュニティ崩壊や救護所-避難所-応急仮設住宅・災害公営住宅（復興住宅）に連続する"シームレス・ケア"（つなぎ目のないケア）にいかに取り組むべきかが災害看護の課題となった．

　さらに災害時の看護の応援体制のあり方が問われ，日本看護協会は災害に対応した地域や病院におけるリスク・マネジメントの一環として災害時対応の研修会を開催したり，"災害時支援ナース"の登録や研修制度が整えられるようになった．

　災害時の医療・看護の研究にも関心が高まり，看護界では1998年には日本災害看護学会が設立された．2004年にはスマトラ島沖地震・インド洋大津波が発生したが，今後も国内外で発生が予想される災害に対応するために，2006年度から看護系大学院の中に災害看護学修士・博士課程を設置した大学院も生まれた．看護基礎教育課程では2009年度にカリキュラムが改正され，「統合科目」として災害時ならびに国際化に対応するための基礎的実践能力の育成に取り組み始めた．その後，災害看護における教育・研究活動を実践的に担える人材が必要となり，2013年に災害看護専門看護師課程が創設された．

　関連領域では広域災害医療に関して，災害拠点病院設定を中心に，**DMAT**（Disaster Medical Assistance Team，災害派遣医療チーム）など支援体制の組織化が進んだ（p.88参照）．都市型災害の体験から，自治体や消防関係機関における防災・減災対策，学校・地域の防災教育，都市工学・建築工法の開発研究，災害予知に関する科学的研究など，さまざまな分野に大きな転換をもたらした．

6 ● 東日本大震災および原子力発電所放射能災害の発生

　2011年3月11日14時46分，宮城県沖150kmを震源とする海溝型地震が発生し，首都圏以北の内陸400kmを最高震度6の強震が襲った．約30分後には北海道から千葉県に至る南北500kmに及ぶ太平洋沿岸を最高34mの大津波が襲った．津波の強大なエネルギーによって沿岸の多くの人々・施設は流され，インフラも自然環境も破壊された．2017年5

月現在，**東日本大震災**の人的被害は死者19,575人，行方不明2,577人，死者のうち災害関連死は3,591人にのぼっている[12]．

健康障害は身体的外傷よりも津波による溺死や低体温・呼吸障害・肺炎などが多かった．沿岸地域の多くの医療機関や高齢者施設が損壊したうえ，後方搬送や移動が困難であったため，活動できる医療機関でも混乱を極め，高齢者の**災害関連死**も多かった（p.35参照）．5年以上が経過した現在，津波被害を受けた広い範囲の住宅やインフラ，農漁業の生産基盤の破壊からの復興は，地域によって違いはあるが，僅かながら進んでいる．

また，地震と津波を受けた翌日から，福島県双葉郡の東京電力福島第一原子力発電所の4基が全電源を失って水素爆発を起こし，大量の放射性物質を放出した．その結果，高度な環境汚染や半径30km圏内の住民が遠隔地域や他県へ避難せざるをえないという重大な**原子力災害**に発展した（p.30参照）．

その後，放射能汚染地区30町村は地表の放射線除去処理が行われ，住民は少しずつ故郷に帰還している．しかし浪江町など残留放射線値が高い地域では故郷への帰還が許されていないため，自宅や故郷への帰還困難者も多い．また，福島第一原子力発電所の爆発した4基の核燃料処理はいまだに進んでいない．

さらに，県内の18歳以下の子ども37万人の放射線被曝の全数調査では，甲状腺異常が高率に認められている．県内外の遠隔地に転居した子どもたちは，被曝による健康上の不安だけでなく家族との別居生活や転校，友達と離れた学校生活の変化などのストレスが加わったうえに，学校において放射線被曝の誤解に基づく「いじめ」による不登校などの問題が生じており，新たな健康問題が注目される．

7 ● 熊本地震の発生

2016年4月14日21時26分に熊本地方（益城町・西原村）を震源とするM6.5の活断層横ずれ地震が発生し，さらに16日1時25分に再び同所を震度7の地震が襲った．それは熊本県南西部（水俣地方）および東方の大分県（湯布院・別府地方）にも波及し，大きな被害をもたらした．

阿蘇をとりまく農山村地域を襲った震災は，熊本県・大分県で全半壊家屋約19万9千戸，死者249人，このうち圧死などの直接死50人，直後の豪雨による死者5人，倒壊した病院や高齢者施設からの移動や車中泊避難などによる災害関連死は218人を数えた（2021年3月現在）[13]．

熊本地方は17世紀以後もM6レベルの地震が何度も起きているが，現代の人々には未経験の出来事であった．山崩れによって阿蘇大橋の崩壊，山間の道路寸断が起こり，救援隊派遣や物資の搬送困難が生じた．二度の大きな震動によって家屋倒壊は増強し圧死者は増え，余震が続く恐怖と悲しみの中で，県民のシンボルである熊本城の天守閣・櫓や石垣は崩落し，阿蘇の美しい自然は荒れ果て，故郷喪失の悲哀を強めた．

発災初期には避難所の受援体制の不備や農山村に散在する家屋の撤去の遅れもあり，"軒先避難"や"車中泊避難"も多かった．しかし東日本大震災の経験が活かされ，行政，医療・保健への協力要請やテント村避難所設営などのボランティア活動も行われた．車中

泊避難によるエコノミークラス症候群（静脈血栓塞栓症）の発症予防や，"みなし仮設"*
における被災者の孤立化防止や保健対策のために，巡回訪問がとられるようになった．

C. 世界の災害と看護

1 ● 世界の災害の歴史

　有史上で有名な災害は，西暦79年8月24日に起こったイタリア中部のヴェスヴィオ火
山の噴火である．山麓の避暑地ポンペイの町が一夜のうちに火山灰に埋もれ，火山性ガス
で多くの住民が亡くなった．ポンペイは18世紀頃から発掘され，2000年前の人々の生活
の様子と，住民の死の瞬間を物語る世界文化遺産となっている．

　地球の構造の変動は，大陸テクトニクスによる太平洋・ユーラシア大陸南縁・地中海北
岸のプレート境界型地震や環太平洋火山帯の火山噴火などを起こし，地上に住む人々の生
活に多大な被害をもたらす．近年の主なものだけでも，2004年のスマトラ島沖地震・イ
ンド洋の大津波，中国内陸の四川大地震（2008年），カリブ海のハイチ地震（2010年），
ネパール地震（2015年）などがある（**表Ⅰ-1-2**）．

　近代の科学・工業化のめざましい発展は，国境を越えて人類の営みに幸福をもたらした
が，その反面，地球温暖化による海水温度の上昇，急激な気候変動・異常気象，ヒマラヤ
山脈や北極海の雪解け洪水，島嶼埋没の誘因となり，東南アジアの台風（南西アジアのサ
イクロン，メキシコ湾のハリケーン），強風・豪雨・乾燥地帯の竜巻などの自然災害（Nat-
ural-Disaster）の大規模化・複合化をまねいている．近年では巨大災害（Mega Disas-
ter）とよばれる自然災害の頻発が著しいため，地球温暖化防止を進めようと「京都議定
書」（1997年），「パリ協定」（2015年）など国際的な対応策が毎年協議されるようになっ
ている．

　近代の大型化した交通機関や工場における人為災害（Man-Maid-Disaster）は，人間
のミスによって一時に大多数の被害者を生じさせる．船舶，列車，航空機などの事故では，
例えば大西洋の氷山に衝突した客船タイタニック号沈没（1912年），日航機御巣鷹山墜落
（1985年），2013年にヨーロッパ各地で頻発した高速列車衝突脱線事故，韓国のセウォル
号沈没（2014年）などがある．また，人為災害には原子力発電所の事故も含まれる．例
えば米国のスリーマイル島（1979年），ウクライナのチェルノブイリ（1986年），日本の
東日本大震災での東京電力福島第一原子力発電所事故（2011年）などがある．地球上の
人や生物だけでなく残留した放射能によって長期に，未来に向けても健康と生存を脅かす
危険性が考えられている．

　"戦争の20世紀"に続く21世紀も，世界各地で武力紛争やテロは絶えることがない．市
街地での戦闘・空爆は，戦闘員だけでなく一般市民の生命を奪い傷つけ，地域・文化遺産
を破壊している．戦闘に用いられる兵器は飛躍的に進歩し，なかでも生物・化学・核兵器
は，奇形児の出生や放射能障害，自然生態系の異常をまねき，人類にとって未来に続く健
康問題となっている．また，戦闘地域から逃れようとする難民・移民は著しく増大し，心
身の健康，経済，生活すべてにおける損失をまねく大きな問題である．

---

*災害で住宅を失った被災者のため，国や自治体が提供する民間事業者の賃貸住宅（アパートなど）や県・市の公団
　住宅を応急仮設住宅に準じるものとみなす制度．

表Ⅰ-1-2　　近年の世界の主な大規模な災害

名称	発生年月日	被災地	死者・行方不明	その他
タイタニック号沈没	1912年4月14日	大西洋上の氷山	1,500人以上	氷山に衝突
日航機墜落事故	1985年8月12日	日本・群馬県御巣鷹山	520人	4人生存
トルコ地震	1999年8月17日	トルコ西部	約1万6千人	M7.8
921台湾地震	1999年9月21日	台湾中部（南投県）	2,434人	
インド西部地震	2001年1月26日	インド・グジャラート	20,004人	M7.7
アフガニスタン地震	2002年3月3日	アフガニスタン北部	188人不明千人以上	M7.4
イラン地震	2003年12月26日	イラン中部・バム	約3万人以上	
スマトラ島沖地震・インド洋大津波	2004年12月26日	インドネシア，スリランカ，マレーシア，タイ	約22万人	被災者500万人
パキスタン北部地震	2005年10月8日	パキスタン・カシミール	約8万7千人以上	M7.6
ジャワ島地震	2006年5月27日	インドネシア・ジャワ	約5,700人以上	M6.3
サイクロン・シドル	2007年11月15日	バングラデシュ	約4,000人以上	被災約800万人
サイクロン・ナルギス	2008年5月2日	ミャンマー	約13万8千人	被災約240万人
四川大地震	2008年5月12日	中国（四川省）	約8万7千人	
ハイチ地震	2010年1月12日	ハイチ（カリブ海）	31万6千人	
台風・ハイヤン	2013日11月8日	フィリピン・レイテ	約9,000人	被災約970万人
セウォル号沈没	2014年4月16日	韓国・インチョン	304人	過積載
ネパール地震	2015年4月25日	カトマンズ地方	約9,000人	M7.8
イタリア地震	2016年8月24日	イタリア中部	約300人	M6.2
バンダアチェ地震	2016年12月7日	インドネシア	約100人	M6.5
メキシコ中部地震	2017年9月20日	メキシコ	約400人	M7.1
インドネシア地震	2018年9月28日	インドネシア	約3,300人	地震（M7.5）と津波による大被害
ホワイト島噴火	2019年12月9日	ニュージーランド	約20人	観光地で噴火
オーストラリア森林火災	2019年9月～2020年2月	オーストラリア南東部	約30人	大規模な森林火災
ヨーロッパ洪水	2021年7月12日～15日	ドイツ，ベルギー	約250人不明千人以上	
フンガ火山噴火	2022年1月15日	トンガ	6人	火山噴火，津波

2 ● 国際的な組織的救護・看護活動

　地震・津波，台風（サイクロン）・洪水などの自然災害に対して，人類は各国の経済・政治力で復旧復興してきた．しかし災害が頻発する低開発国では伝統的な住居やインフラ，自然環境の防災力は脆弱で，被害を増大させ，復旧や復興は遅れ，災害-貧困-不健康の負のサイクルは繰り返されている．

　災害時の救援活動を歴史的にみると，自然災害時の傷病者や伝染病（ペスト，コレラなど）患者に対しては，古代から近世に至るまで長い間，キリスト教などの宗教的な信仰心に基づく救療的かかわりがとられ，個人的対応にとどまっていた．組織的な活動としては，西欧の11,12世紀の十字軍遠征に伴うヨハネ医療救護団，近代看護の母と言われる**ナイチンゲール**（Nightingale F）が活躍したクリミア戦争（1853～56年），**国際赤十字**の創始者

デュナン（Dunnant JH）などの活動は，いずれも戦争時の兵士の医療救護に始まった．

　急性期の健康問題に対しては国際的な救護団体が対応する．長期にわたる防災上の脆弱性の克服や生活力の向上，経済的支援など関係する組織（国際連合，WHO，国際赤十字，国境なき医師団や青年海外協力隊などのNGO，私的なNPO）の活動があるが，詳しくは成書を参照されたい．

D. 今後の課題

　「天災は忘れた頃にやって来る」という寺田寅彦の警句は，「過去の経験を活かして防災対策や災害時対応に備えよ」と言い換えることができる．近年の阪神・淡路大震災，新潟県中越地震，東日本大震災など頻発している災害によって，災害復旧への対応は多少迅速になってはいるが，数年以内に発生が予想されている関東から九州に至る「南海トラフ地震」に備えて，常に日常活動を展開する個人の能力と心理学的認識を高め，減災に対する組織的体制づくりが看護職にも求められている．

　青天の霹靂（へきれき）である災害に遭遇したときに，日頃から修練した看護技術の実践力は生命の危機を救う．また，"こころのケア"は隣にいる人（コミュニティ）に心を寄せて互いに助け合い，生命の尊厳と平和な社会を存続させるため，看護職に求められている重要な課題でもある．

学習課題

1. 災害看護の視点から，災害の本質で重要なことは何か考えてみよう．
2. 災害の歴史を学び，災害を体験した後に人々や社会はどのように変化をしたか，周りの人と話してみよう．
3. あなたの住んでいる地域に災害について伝承されていることばや家屋の作り方，自然の特徴を観察してみよう．地域にある災害の記念碑を探してみよう．
4. 最近の災害報道で印象に残っていること，それについて何が課題であるか考えてみよう．
5. 災害に対して，どのような思いや考え方をしているか明確に表現してみよう．

‖ 引用文献 ‖

1)　野田正彰：災害救援，p.145-158，岩波書店，1995
2)　伊藤和明：地震と噴火の日本史，p.182-208，岩波書店，2002
3)　寒川旭：地震の日本史大地は何を語るのか，p.42，中央公論新社，2007
4)　鴨長明（著），佐方郁子（編訳）：［新訳］方丈記乱世を生き抜くための「無常観」を知る，p.47，PHP研究所，2012
5)　野本寛一：自然災害と民俗，p.111-113，森話社，2013
6)　北原糸子：日本災害史，p.170，吉川弘文館，2006
7)　「歴画浜口梧陵伝」編集委員会（監）：津波から人びとを救った稲むらの火，p.103，文渓堂，2005
8)　山下文男：津波てんでんこ近代日本の津波史，p.52，新日本出版社，2008
9)　日本赤十字中央女子短期大学：日本赤十字中央女子短期大学90年史，p.64，1980
10)　北原糸子：関東大震災の社会史，p.292，朝日新聞出版，2011
11)　消防庁：阪神・淡路大震災（確定報），2006年5月19日，〔http：//www.fdma.go.jp/bn/1995/detail/941.html〕（最終確認：2017年11月20日）
12)　消防庁：平成23（2011）年東北地方太平洋沖地震（東日本大震災）について，2017年9月8日，〔http：//www.fdma.go.jp/bn/higaihou_new.html〕（最終確認：2017年11月20日）
13)　熊本日日新聞：震災関連死，70代以上が77％—熊本県まとめ「ショック」「余震恐怖」負担に，2021年4月10日，〔https://kumanichi.com/articles/188890〕（最終確認：2022年5月24日）

2 災害・災害看護の定義

この節で学ぶこと

1. 災害の定義の意味を理解する.
2. 災害看護の定義から, 災害看護の活動の内容と範囲を理解する.

A. 災害の定義

　　災害 (disaster) 災害という言葉を辞書で調べると「災難, 不幸な出来事, 不運, 災禍, 困難なめぐり合わせ」[1] と記されている. また, 国連防災機関 (UNDRR: United Nations Office for Disaster Risk Reduction) は, 「コミュニティまたは社会の機能の深刻な混乱であって, 広範な人的, 物的, 経済的もしくは環境面での損失と影響を伴い, 被害を受けるコミュニティまたは社会が自力で対処する能力を超えるもの」[2] としている. と述べている. つまり, 災害は物理的に大きな破壊をもたらし, 人間生活や社会的構造に大きな影響を及ぼすため, 外部の災害関連団体からも連携した援助が必要になる非常事態であることと理解できる.

1 ● 災害対策基本法で定めている災害の定義

　　また, 災害対策基本法の総則では, 災害の定義を下記のように定めている.

　　第一章　総則
　　　第二条　この法律において, 次の各号に掲げる用語の意味は, それぞれ当該各号に
　　　　　　　定めるところによる.
　　　　　一　災害　暴風, 竜巻, 豪雨, 豪雪, 洪水, 崖崩れ, 土石流, 高潮, 地震, 津
　　　　　　　波, 噴火, 地滑りその他の異常な自然現象又は大規模な火事若しくは爆発
　　　　　　　その他その及ぼす被害の程度においてこれらに類する政令で定める原因に
　　　　　　　より生ずる被害をいう.

B. 災害看護の定義

　　日本災害看護学会は, 災害看護を次のように定義している.
　　「災害看護とは, 災害が及ぼす生命 (いのち) や健康生活への被害を極力少なくし, 生活する力を整えられるようにする活動である. その活動は刻々と変化する災害現場の変化やその時に生じる地域のニーズに応えるものである. それは災害前の備えから, 災害時,

災害発生後も行われる．看護の対象となるのは人々であり，コミュニティ，ならびに社会を含む．災害に関する看護独自の知識や技術を体系的に用いるのはもちろん，他職種との連携は不可欠である．」[3]

　災害看護の用語は，必ずしも共通用語で表現されているわけではなく，災害関係の学会や団体によって異なる表現を用いている．しかし，用語の混乱は災害看護学の構築や他の専門職との災害看護に関する共通理解を妨げるものであり，災害看護の国家試験導入においても影響を及ぼす可能性がある．災害看護に関する関心の高まりと災害サイクルにおける社会的要請が高まるなかで，これからも用語の意味を明らかにして共通用語で表現し，それらを網羅的・体系的に示す必要がある．

学習課題

　1．災害看護領域が提示する災害看護の定義の意味を考えてみよう．

引用文献

1) 新村出（編）：広辞苑（電子辞書），第6版，岩波書店，2008
2) 内閣府：国連国際防災戦略（ISDR）防災用語集（2009年版，日英中韓対訳），2009年10月，〔https://www.bousai.go.jp/kokusai/kyoryoku/pdf/isdr_2009yougo.pdf〕（最終確認：2022年5月26日）.
3) 日本災害看護学会：災害看護関連用語（案），2016年8月19日，〔http://www.jsdn.gr.jp/〕（最終確認：2017年11月20日）

\現場発/

新燃岳噴火（2011年1月）——保健師活動をとおして

　「火柱を見た」「石が飛んできた」と突然の火山噴火に住民が震えた．高原町長は，噴火警戒レベル3であったが専門家の意見を聞き，指定地域へ2011（平成23）年1月30日（日）の23時50分に避難勧告を発令した．

　避難所になった宮崎県高原町の保健センターである「ほほえみ館」は，突然の住民の避難で，625人の避難者の支援をすることとなった．ほほえみ館の保健師は，保健分野に2人，地域包括支援センターに2人配置されていた．

　1月31日，保健所の保健師は，災害支援の協議のためにほほえみ館へ向かった．多数の避難者が集まり，ほほえみ館は混乱していた．避難者の状況も把握できず目先のことに追われ手一杯の状態であった．

　町と協議し，保健所は避難者の健康管理を担当することとした．まず，保健所の保健師6人で全避難者へ血圧測定をしながら健康状況の把握を行った．避難者の1人の妊婦が「眠れなくておなかが張る」と不安を訴えた．また，「冷蔵庫がなくインスリン液の管理ができない」「人工膀胱の消毒ができない」など，災害弱者の1つひとつの課題に対応した．

　地域包括支援センターの保健師と連携をとって，要介護者のための部屋を確保し，ベッドも入れることができた．また，時期的にインフルエンザの発生もあり感染防止対策や食中毒予防対策への指導や対策も講じた．メンタルヘルス面でも，軽い認知症が疑われる方が，環境の変化で不安定になったため，ゆっくり話を聞き，見守り支援をするとともに，県の精神保健福祉センターの医師に相談し訪問診察も実施した．

　地域保健法の「基本指針」の中で，保健所が担うべき基本的機能として，健康危機管理機能が明記されている．今回どこからも支援要請はなかった．保健所は，支援要請を待つのではなく，迅速・的確な対応が必要で，これらの対応において保健所・市町村の協働が求められている．

　常日頃から何が健康課題で，どのような対策が必要かアセスメントし対策を立て，市町村など関係機関と連携しながら実施・評価するその1つひとつのプロセスを大切にすることが，健康危機対応にもつながると考える．

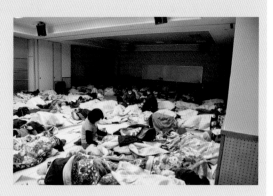

［元宮崎県小林保健所課長　野口真智子］

③ 災害の種類，疾病構造，災害サイクル，災害関連死

> ## この節で学ぶこと
>
> 1. 災害の種類を理解する．
> 2. 災害の種類による疾病構造を理解する．
> 3. 災害サイクルの考え方を理解する．
> 4. 災害関連死について理解する．

A. 災害の種類

災害の種類は，自然災害，人為災害，特殊災害に大別される．具体例を**表Ⅰ-3-1**に挙げる．

1 ● 自然災害（natural disaster）

自然災害は，大気中の現象によって生じる気象災害と，地殻変動に起因する地震・火山災害に大きく分けることができる．災害エリアは広範囲で，ライフラインの途絶や交通機関の麻痺などを含め，医療機関もダメージを受け機能不全になっている可能性がある．災害エリア全体の人が被災者であることが多く，災害直後の救助・医療スタッフの人材確保が困難である．

2 ● 人為災害（man-made disaster）

交通機関の事故や火災などの人為的な要因がかかわる災害から，広義の意味では，文明の所作のかかわるもの，テロや戦争による被害者や難民などを含む．ライフラインや医療機関の機能は，正常に保たれている場合から，きわめて低下している場合まで幅広い．

表Ⅰ-3-1　災害の種類と具体例

自然災害	地震，津波，台風，竜巻，洪水，干ばつ，地滑り，雪崩，森林火災，火山噴火，異常気象による熱障害など
人為災害	・交通事故：列車，高速道路，航空機，海難など ・産業事故：爆発，化学物質や，毒物流出など ・テロ*，暴動，戦争
特殊災害	核物質，生物剤（細菌やウイルス），化学物質による災害
複合災害	自然災害，人為災害，特殊災害が同時に起こるもの

*CBRNE（chemical：化学物質, biological：生物剤, radiological：放射性物質, nuclear：核物質, explosive：爆発性物質）テロにおいては，CBRNEと総称されることもある．

3 ● 特殊災害（specific disaster）

　放射線や有毒ガスなどの汚染，感染症の流行など，対応に特殊な装備が必要なものの総称で，主にNBC（nuclear, biological, chemical）災害をさす．共通点として，救助者の汚染を防ぐために手袋，マスク，ゴーグルなど個人防護具（personal protection equipment：PPE）や除染処置が必要となる．

　マスギャザリング（mass gathering）は，現地の社会インフラを超えたヒトの集団を指し，医療需要が発生した場合は，災害状態となる．

　短時間のものは，野外コンサートによる群衆が典型的であり長期間に及ぶものに戦争や紛争による難民などが想定される．広義にはオリンピックなどによる群衆も対象となる．明石花火大会歩道橋事故（2001年）なども含まれる．

4 ● 複合災害（complex disaster）

　自然災害と人為災害，特殊災害が同時発生するもので，従来は地震に伴うコンビナート火災などが指摘されていたが，2011年3月11日の東日本大震災における巨大津波による福島第一原子力発電所のメルトダウン（炉心溶融）事故において，現実のものとなった．地域的な汚染により現場の安全確保に時間がかかり，疾病構造は複雑化する．

　また，災害はその発生場所によって都市型と地方型に分類され，被害の様相が変わる．

a. 都市型

　都市は人口密度が高く，大地震のような広域型災害が発生した場合，高層住宅や地下街など複雑な建物構造による被害，ライフラインの途絶，帰宅困難者の発生など多様化，複雑化した被害となる．

b. 地方型

　地方では交通網の影響で，被災地が孤立しやすく救援物資の搬送が困難となりやすい．また，要配慮者である高齢者の人口比率も高い地域が多く，被災者の搬送も困難となる．

B. 災害種類別の疾病構造

　災害による傷病者の疾病構造は，その災害の特徴や過去のデータからある程度予測することができる．各種災害に対する準備・発災時の初期対応に役立つため理解しておきたい．

1 ● 自然災害時の疾病構造

ライフラインの途絶や住居を失うなど生活環境そのものが一変してしまう．急性期の直接的な負傷に加え，慢性疾患が長期にわたってまん延することがある（表Ⅰ-3-2）．

a. 地　震

　地球上では，毎年100万回以上の地震が発生している．その80％以上は，地球のプレート移動に関連した特定の地域（中国，日本，イタリア，イラン，ペルー，トルコ，ロシア，チリ，パキスタンなど）で多発している．2010年1月にはハイチでマグニチュード（M）7.0の地震が発生し，死者31万6千人に及ぶ大規模な被害となった．

　日本は，地球上の地震の約15％が発生するといわれている地震大国である．地震には，

表I-3-2　主な自然災害の疾病構造

	急性期疾患	復興期疾患	救援活動
地　震	即死：頭/胸部の圧挫損傷 早期死：外傷性窒息，胸部圧迫，循環血液量減少性ショック 遅発死：クラッシュ症候群，感染症，心疾患	被災後3〜5週：感冒（肺炎含む）68 %，外傷（熱傷含む）15%，胃腸病6%，高血圧/心疾患4%で内因性疾患が多数	生き埋めの後の救出生存率：24時間以内60 %，48時間以内25%，72時間以内12% 24時間以内の救援ならば25〜50%救命可能
津　波	平均死亡率は50%（最高80%）に達する．死因のほとんどが溺死で子どもや高齢者が中心である．生存者の多くが海水を飲み，誤嚥性肺炎を惹起する	生存者は脱水症，低体温症と日焼けを合併．被災者は突然の喪失と破壊的な局面に呆然としており，継続的な心理的ケアが必要である	救援医療活動が救命率向上に寄与しないことを，救援者は認識して活動
台　風	溺死，感電死，墜落死，病死が多い．沿岸部では高潮による溺死．内陸部では土石流などによる圧挫/窒息死が大多数である	台風後の清掃中に発生した裂傷，挫傷，穿刺傷のほかに，高血圧，糖尿病などの慢性疾患の増加がある．入院は被災者の0.3%程度である	高潮で安全に避難できる浸水の深さは成人70cm，子ども30cm以下．避難所では呼吸器感染症の予防が重要
洪　水 （雨害）	死因は，溺死70〜80%，心疾患10%，外傷10%，その他低体温である．溺死の75%は自動車事故によるものである．土石流災害では窒息/圧死が大多数を占める	外傷と内因性疾患はともに45%とほぼ同率に発生する．精神疾患とアルコール/薬物乱用者の増加とともに自殺率が増加する 水害では，亜急性期にはカビの発生，アレルギーによる皮膚疾患が発生する	道路が60cm冠水で運転不能となり，死者が急増．防疫などの公衆衛生管理が重要
火山噴火	直接死因は，火砕流，火山泥流と火山ガスである．火砕流による死因が70%を占め，爆発による外傷，高熱による熱傷，ガスによる窒息が三大死因である	火山灰降下下で，喘息患者が4倍，気管支炎患者が2倍に増加する	粉塵中では防塵マスクやゴーグルを装着．道路上の灰により交通事故が多発するので，不必要な運転を回避．CO_2, H_2Sは窪地に停滞し重篤な危害を発生

［箱崎幸也：災害・健康危機管理ハンドブック（石井昇，奥寺敬，箱崎幸也編），p.122，診断と治療社，2007より許諾を得て改変し転載］

活断層により発生する範囲の限定される地震と，プレートに起因する大規模・広範囲な海溝型地震がある（**図I-3-1，図I-3-2**）．海溝型地震は多くの場合，津波を伴う．断層地震としては1995年1月の阪神・淡路大震災が死者6,434人という被害をもたらした．近年では2007年3月の能登半島地震，同年7月の新潟県中越沖地震，2008年6月の岩手・宮城内陸地震などがある．2011年3月の東日本大震災は海溝型地震であり，大規模な津波を伴った．死者19,575人，重軽傷者6,230人，警察に届け出のあった行方不明者2,577人，住家の全壊121,776棟，半壊280,326棟，一部破損744,269棟であり[1]，同時に福島第一原子力発電所のメルトダウン事故を伴う大規模災害となった．

地震災害の被害の大きさや態様に影響する要因には，規模や強さのほか，発生環境（季節，時間帯，人口密度，インフラストラクチャー，経済基盤，社会状況，建物強度，医療事情など）がある．

地震による死者・傷病者の特徴

地震災害による死傷の原因には，①建造物崩壊，家具転倒や落下物によるもの，②火災によるもの，③津波によるものがある．特徴としては，直接的な外力による外傷が原因である．地震による死亡は，即死，早期死，遅延死に区分される（**表I-5**）．

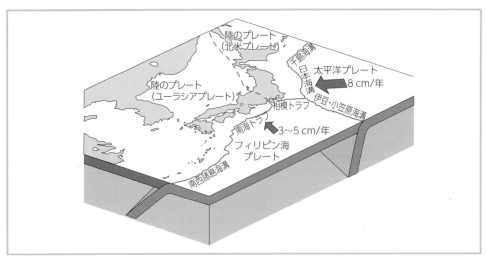

図Ⅰ-3-1　日本周辺の主なプレート

［気象庁：地震発生のしくみ，〔http://www.data.jma.go.jp/svd/eqev/data/jishin/about_eq.html〕（最終確認：2017年11月20日）〕

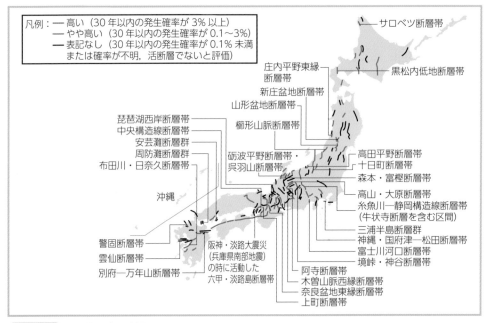

図Ⅰ-3-2　日本国内の断層

［地震調査推進研究本部（文部科学省研究開発局地震・防災研究課）長期評価結果（2013年7月），〔http://www.jishin.go.jp/evaluation/long_term_evaluation/〕（最終確認：2017年11月20日）〕

表Ⅰ-3-3　地震による主な死亡原因

死亡の種類	主な死因
即　死	頭部や胸部の圧挫損傷，大出血，津波による溺死など
早期死（数分から数時間）	外傷性窒息や胸部圧迫，低体温，循環血液量減少性ショックなど
遅延死	クラッシュ症候群，脱水，高体温，低体温，感染症，心疾患など

　災害初期では外傷による傷病者が主であり，骨折，圧挫滅，内臓損傷，頭部損傷，クラッシュ症候群などがほとんどを占める．災害発生から1週間を超える頃より，各種感染症やストレスによる慢性疾患の増悪，避難所生活によるエコノミークラス症候群などの傷病者が発生する可能性がある．慢性期には災害のショックによるPTSD（外傷後ストレス障害）や衛生状態の悪化による感染症の発生にも注意を払わなければならない．

(1)クラッシュ症候群

　挫滅症候群ともよばれる．事故や災害で下敷きになり，重い物にはさまれるなど長時間圧迫され，その後解放されたときに起こる全身の障害．筋肉細胞が傷害や壊死を起こすと，ミオグロビン（タンパク質）やカリウムが壊れた細胞から遊離し，圧迫部に蓄積する．この状態で圧迫開放すると，これらの物質が急激に全身に広がり，腎臓や心臓の機能を悪化させ，重篤な症状を起こして死亡する場合もある．初期症状で尿が茶色に変わり，量が減少するのが特徴．

(2)エコノミークラス症候群

　深部静脈血栓症，肺塞栓症の俗称で，近年はまとめて静脈血栓塞栓症とよぶことも多い．主に，飛行機のエコノミークラスの座席で発生する症状で，長時間同じ姿勢で座ったままでいることにより，足の静脈に血栓が生じやすくなり，血栓が血流に乗って肺に到達し，肺塞栓を引き起こすものである．飛行機の中だけでなく，2007年の新潟県中越沖地震では6人に1人がこの徴候を示したとされ，とくに自動車で避難生活を送る人，高齢者などに注意が必要とされた．予防として，水分をこまめにとったり，身体を動かして血液循環をよくしたりすることなどが大切である．

b. 津　波

　津波は海底地震などによって引き起こされ，太洋を隔てた震源地で発生したものは数時間かけて太洋を横断して沿岸地に被害をもたらすことがある．2004年のスマトラ島沖地震（M9.0）では最大34mの高さで波が押し寄せ，インド洋沿岸各地で約22万人の犠牲者を出す大災害となった．大津波の被害を直接受けた人の平均死亡率は50％であり，地域によっては死亡率が80％に達するところもあったと報告されている[2]．東日本大震災では場所によって波高10m以上，最高遡上高40.1mにも上る巨大津波が発生し，東北地方と関東地方の太平洋沿岸部に壊滅的な被害が発生した．

津波による死者・傷病者の特徴

　津波による死亡者は，ほとんどが波にのまれる溺死である．傷病者の多くは海水を大量に飲んでおり，誤嚥性肺炎や海水による低体温を引き起こす．また，海水は大量の建造物残骸を含んで押し寄せるため，多発外傷，骨折，異物による挫滅など外傷を伴う場合が多い．東日本大震災でも死因の92.4％が溺死であり[3]，圧死・損傷死・焼死も津波による瓦礫が要因となっている．津波により崩壊した地域は，ライフラインの途絶，衛生状態の悪化など，厳しい生活環境に置かれ各種感染症の発生や脱水，熱中症が多くみられる．また，市街地の津波災害では燃料タンクの損傷により大規模な火災を伴うので注意を要する．

c. 風害（台風・竜巻）

　日本で最も多い災害が台風であり，2007年9月に発生した台風9号は首都圏を直撃し，死者・行方不明者6人，負傷者80人以上の被害をもたらした．また，2011年9月に発生し

た台風12号は死者82人，行方不明者16人，傷病者113人の被害（気象庁報告）となった．規模は大小さまざまであるが，**風害**は毎年発生し，各地に被害をもたらしている．世界規模では2005年8月にカリブ海で発生した熱帯低気圧（ハリケーン・カトリーナ）が米国のニューオリンズを直撃し，死者1,100人を超す甚大な被害となった．台風や竜巻などは，気象予報である程度，その強度・時期・場所が予測されるが，近年の温暖化や異常気象に伴い予想外の地域に予想外の被害をもたらすことがあり注意を要する．

風害による死者・傷病者の特徴

　風害は，前述したように予測可能なために，その到来時にはすでに住民は避難していることが多く，風害による直接的な死亡は比較的少ない．ただし，台風においては感電・墜落・船舶の転覆や高波，河川の氾濫による溺死など関連死が大多数に上る．また竜巻では，巻き込まれると破壊された建造物などの破片が勢いよく接触するため，外傷が多発する．

d. 火山噴火

　日本は環太平洋火山帯に位置しており，全世界の約1割にあたる108の活火山がある．最近では2000年に有珠山や三宅島などで**火山噴火**が発生し，全島民が避難するなどの被害をもたらした．火山噴火による被害は多岐にわたり，噴火物による直接的な影響や土石流，火山ガスなど負傷の種類もさまざまである．

火山噴火による死者・傷病者の特徴

①火砕流・火山泥流による被害

　火砕流による死傷は，その多くが火砕流本体の爆発による外傷や熱傷によるものである．高熱の爆風による気道熱傷や顔面熱傷が主である．火山泥流は流動性のコンクリート様であり，高温であるため，飲み込まれると身体の広範囲に熱傷を起こす．

②火山ガスによる被害

　火山性有毒ガスには，二酸化炭素（CO_2），硫化水素（H_2S），二酸化硫黄（亜硫酸ガス，SO_2），塩化水素（HCl），フッ化水素（HF），一酸化炭素（CO）などがある．二酸化炭素と硫化水素は，くぼ地に停滞する特徴があり，吸い込むと人体に重篤な危害を及ぼす．いずれのガスも高濃度になると，粘膜・気道刺激症状に続き，意識障害やけいれん，肺浮腫など重篤な症状を引き起こす．

③噴石による被害

　2014年9月27日の御嶽山（長野県木曽郡）噴火では，噴火警戒レベル1（平常時）での噴火であったため，登山者ら58人が死亡する日本における戦後最悪の火山災害となった．検視により後頭部・背部に致命傷が認められ，噴石（火山礫）による被害が大きかった．噴石による被害を避けるためには，コンクリート製の退避用シェルターの設置が必要である．

e. 洪水・水害

　日本では，梅雨前線に関連した集中豪雨で毎年**水害**が発生している．大雨は河川の氾濫や土砂崩れ，がけ崩れを引き起こし，大雨に関連した二次災害を引き起こす．近年，狭い範囲で短時間のうちに猛烈な雨量が記録されており，道路の被害や断水，停電による広範囲のライフライン被害を伴う．1時間に100 mm以上の雨量の場合や長雨などの場合に，水害による危険性が増大する．2015年の9月関東・東北豪雨（台風18号）では鬼怒川の

\現場発/

東日本大震災（2011年3月）——福島第一原子力発電所から23 kmの病院から

　2011年3月11日14時46分，マグニチュード9.0の東日本大震災が発生した．福島県では，この震災により福島第一原子力発電所の水素爆発が起こり，放射能汚染が広がった．政府からの避難指示を受け，住民はもとより病院の入院患者・施設の高齢者においても，長距離（200 km以上）の移動を余儀なくされた．自力で坐位保持ができる状態の患者はバスで移動，寝たきりの臥床患者は救急車での搬送，なかには点滴や酸素を装着した状態で，重症患者はバッグバルブマスクを押しながら自衛隊の救護車に乗せられ，避難する患者もいた．50 km先で，一度トリアージを受け，さらに他県へ向けて避難移動を行ったのである．この移動は，病気を抱えた高齢者にとって，どれほどの身体的ダメージを与え気力を奪っていったことか．とてつもない苦痛を強いられたのである．

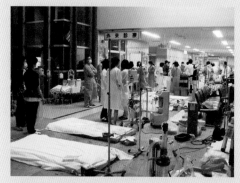
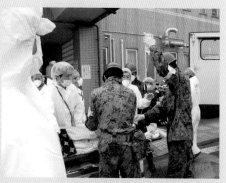

外来待合室が救急処置の場となった状況　　　　自衛隊員との患者搬送．職員はタイベック®スーツを着用

　災害時であったとしても本来病院とは，傷病者の砦であり，地域住民の安全を守る場になるはずである．しかし，今回の原発災害では，病院入院患者も避難対象となり，病院職員は全患者を避難をさせなければならなかった．避難するまでは，本来ならば，継続した医療や看護が行われなくてはならないが，避難指示が出されたことで，物流が止まり，風評問題が発生してしまった．医療用酸素の残量はわずかとなり，水・食料がなくなっていった．自力での避難が困難で家族の迎えもむずかしく最後まで残った患者は，重症者と高齢者であった．医師も看護師も，できうる限りの治療と看護を継続していた．看護はいかなるときでも基本的生活援助は変わらない，対象者に必要な看護は普遍的であることを，このとき改めて感じたのである．

　避難のため患者の個人情報・治療・検査・画像データの準備は，避難先で行う継続治療には必須であり，いかに速やかに準備ができるかは時間との闘いであった．まして，原発の安全が予断を許さない状況のなかで職員は，不眠不休のため身体も精神もぎりぎりの状態であった．

　昨今は電子カルテもあるが，電源喪失の場合も視野に入れ，セキュリティの保護，バックアップデータの保存などの問題を，解決しなければならないことを痛感した．原発爆発後は，7万人を超す人口が1万人を切ってしまった．道路は車が通ることもなく，残された首輪をした犬たちが，群れとなり行動していた様子が異様だった．

　この震災が，放射線問題を含め，これほどの長期戦となる現状をだれが想定していたであろうか．福島は，長期間にわたる内部被ばく検査・甲状腺検査が震災から10年以上経った今も行われ，そしてこれからも続けられていく．心のバランスが身体に与える影響は未知数であり継続的なかかわりが重要である．私は，これからも看護師として，地域住民へ寄り添い続ける職責を果たしていこうと考えている．

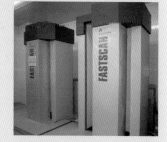

内部被ばくを測定するホールボディカウンター

［南相馬市立総合病院附属小高診療所看護室長　高田明美］

＼現場発／

台風被害と水害について

令和元年東日本台風（台風19号）の被害

　2019年10月に発生した台風19号は，東日本を中心に3・6・12・24時間降水量の観測史上1位の値を更新する記録的な大雨をもたらした．

　宮城県大郷町においても，10月13日に町を横断する吉田川が破堤し，全壊45軒，大規模半壊75軒を含む416軒の住宅被害と959 ha（東京ドーム204個分）に及ぶ農地被害をもたらした．

経験共有とコミュニティ力が生んだ死者・行方不明者ゼロ

　幸いにも死者・行方不明者が出なかったのは，過去の災害経験を活かした地域に根付いた防災意識と，避難行動を支えたコミュニティ力の賜物であったといえる．

　堤防決壊箇所に最も近かった中粕川地区の住民は，1981年8月5日に発生した水害をはじめ，これまでに多くの水害を経験している．また，近隣市町で発生した水害にも関心を寄せ，その被害の状況や避難行動などについて情報共有がなされることが多かった．その直接的な経験と間接的な経験を組み合わせ，大雨が降るたびに堤防の決壊を想定し避難行動をとることができていた．

　中粕川地区の災害対策は平時から行われていた．経験を活かした自主防災組織の立ち上げにとどまることなく，避難場所や支援が必要な人・世帯の把握，避難行動を地域住民・救助者に示すための旗の全戸配布，河川の基準水位や情報入手手段をまとめた独自の災害時行動マニュアルの作成がなされていた．

　実際の避難行動にあっても，地区役員・消防団を中心に全戸に避難意思の確認と早期の避難行動を促し続けた．住民らは近隣住民で声を掛け合い助け合って避難をしたり，指定避難場所以外への避難を選択し親類宅を頼ったりするなど，犠牲者を出すことのない効果的な避難行動をとることができていた．

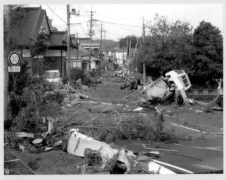

水が引いた後の中粕川地区

減災のために保健師（看護職）としてできること

　災害時の適切な避難行動には，これに資するヒト・モノ・コトの準備が必要である．住民と行政の橋渡し役となりうる保健師（看護職）はその役割を担うことができるだろう．平時において地区防災計画などを踏まえ，行政と連携しながら住民とともに自助・互助・公助による減災活動を展開することができれば，災害に強いコミュニティが構築されるに違いない．

［大郷町役場保健福祉課健康増進係長（保健師）　千葉真也］

堤防が数ヵ所で決壊し，茨城県常総市付近で死者2人，負傷者40人以上，全半壊家屋5,000棟以上という甚大な被害を受けている．

　大規模な例として，2011年のタイ洪水では，7月から約3ヵ月以上続き，死者446人，230万人以上が影響を受けたとされている．浸水した病院もあり，入院患者の郊外への移動も行われた．

洪水・水害による死者・傷病者の特徴

　直接的な被害による死者のほとんどが，河川の氾濫・洪水による溺死である．超急性期には，土砂崩れの生き埋めや外傷，水による低体温などの傷病者が多くみられる．また，梅雨時期に多く発生する水害は，慢性的な感染症予防など公衆衛生面での管理が重要となる．

2 ● 人為災害時の疾病構造

a. 列車事故

　列車事故の規模は小さな踏切事故から大きな脱線転覆事故までさまざまである．また，事故にあった車両数・乗客数によって大多数の死傷者が一度に発生することにもなりかねない．2005年のJR福知山線脱線事故では650人を超す死傷者が発生した．

列車事故による死者・傷病者の特徴

　列車の脱線転覆事故の死傷者は，多発外傷や外傷性窒息，頭頸部の致命的な外傷など重症例が多い．また，車両の下敷きになって救出に時間を要することもあり，クラッシュ症候群の発生も予測しなければならない．ほとんどは事故による直接的な外傷であるが，被災者のみならず，火災発生や感電などによる救助者への二次災害にも十分注意を払わなければならない．

b. 航空機事故

　航空機事故は発生数こそ少ないが，墜落事故が発生すると生存者はほとんどいないというような大惨事になる．1985年に日本航空の大型旅客機が群馬県山中に墜落し，乗員・乗客あわせて死者520人に上り，生存者はわずか4人であった．2007年8月に起きた那覇空港での中華航空機の炎上事故は，幸いにも乗客・乗員がすべて避難したあと炎上したので人的被害はなかったが，着陸後の炎上事故であり，事故は飛行中のみとは限らないといえる一例である．

航空機事故による死者・傷病者の特徴

　航空機の墜落事故ではほとんどが外傷により即死する．しかし空港内で発生した事故においては救出・救命の可能性がある．航空機の衝突による多発外傷，頸椎損傷，内臓破裂など衝突の衝撃が強いほど致命的な外傷を負う．また，燃料に引火し火災が発生すると，閉鎖空間での火災により重症の熱傷患者が多く発生する．

c. 多重交通事故

　高速道路での**交通事故**は，車のスピードが速いため容易に玉突き事故となる．事故原因は居眠りや無理な追い越しなどドライバー側の問題もあるが，雪によるスリップ事故など，自然環境によるものもある．スリップ事故では，数十〜百台以上の玉突き事故となることもめずらしくなく，思いがけない大災害が発生することがある．

多重交通事故による死者・傷病者の特徴

車のスピードが速い高速道路事故では衝撃が大きく，ドライバー・同乗者は頭部外傷・骨盤骨折・重傷多発外傷など致命的な外傷を負うことが多い．ガソリンに引火して火災が発生すれば熱傷も伴い，場所がトンネル内などであれば，一酸化炭素中毒の可能性も出てくる．玉突き事故では，車両にはさまれた傷病者の救出が遅れると，クラッシュ症候群を引き起こすおそれがある．また，衝撃によって車外に投げ出され，高エネルギー外傷を受けることもある．

d. 海難事故

海難事故とは，航海中の船舶が災難に遭遇し，乗員が危険にさらされることである．船舶の種類は，大型客船から漁船，プレジャーボート[*1]にいたるまでさまざまであるが，近年は若者がプレジャーボートをレジャーとして楽しみ始めたため，小規模の事故が多発している．海難審判庁の海難速報によると，2005年に発生した海難事故は4,871件，5,631隻あり，貨物船・漁船などで発生件数が多い[4]．2014年4月16日，韓国観梅島沖海上で発生した大型旅客船「セウォル号」の転覆・沈没事故では，乗員・乗客の死者295人，行方不明者9人の甚大な被害をもたらした．

海難事故による死者・傷病者の特徴

船舶が転覆・炎上すると，溺水，低体温，熱傷などにより死亡することが多い．強風で座礁した船舶や高速船での事故は，船舶自体が大きな衝撃を受けるため，乗員は高所からコンクリート床に墜落したものと同じような高エネルギー外傷を受けることもあり，海難事故の疾病構造は複雑である．

3 ● 特殊災害時の疾病構造

a. 原子力災害

原子力災害対策特別措置法では，**原子力災害**は，「原子力緊急事態により国民の生命，身体または財産に生ずる被害」と定義している．また，原子力緊急事態とは，「原子力事業者の原子炉の運転等により放射性物質又は放射線が異常な水準で当該原子力事業者の原子力事業所外へ放出された事態をいう」と定義され，緊急事態対応対策が講じられる．

2011年3月に発生した東日本大震災では，地震から約1時間後に遡上高14〜15 mの津波に襲われた東京電力福島第一原子力発電所でメルトダウン（炉心溶融）が発生した．水素爆発により原子炉建屋が吹き飛び，大量の放射性物質が漏洩（ろうえい）する原子力事故に発展し，自然災害と人為災害による複合災害となった[*2]．

放射線を被ばくした場合の健康影響として，被ばく後数週間以内に症状が生じる急性影響と比較的長くかかる晩発影響がある．全身に1 Gy（グレイ）以上の放射線を一度に受けた場合，さまざまな臓器・組織に障害が生じ，複雑な臨床経過をたどる．この一連の臓器障害のうち急性影響は，**急性放射線症候群（表 I -3-4）**という．晩発影響で，とくにがんを発症するには数年から数十年の時間を要する．

また，原子力災害では，災害予告ができない，被害の範囲の把握が困難，将来出現する

[*1]プレジャーボート：モーターボート，水上オートバイ，ヨットなど海洋性レジャーに使用される船舟類の総称．
[*2]避難地域の指定などは関係省庁の最新のホームページを参考にされたい．

表I-3-4　　急性放射線症候群の前駆症状と重症度

		軽症 （1〜2 Gy）	中等度 （2〜4 Gy）	重症 （4〜6 Gy）	きわめて重症 （6〜8 Gy）	致死的 （>8 Gy）
嘔吐	発現時期 発現頻度	2時間以降 10〜50%	1〜2時間後 70〜90%	1時間以内 100%	30分以内 100%	10分以内 100%
下痢	発現時期 発現頻度	なし ― ―	なし ― ―	軽度 3〜8時間後 <10%	重度 1〜3時間後 >10%	重度 数分〜1時間以内 ほぼ100%
頭痛	発現時期 発現頻度	軽微 ― ―	軽度 ― ―	中等度 4〜24時間後 50%	重度 3〜4時間後 80%	重度 1〜2時間後 80〜90%
意識	発現時期 発現頻度	意識障害なし ― ―	意識障害なし ― ―	意識障害なし ― ―	障害の可能性 ― ―	意識喪失 秒分のオーダー 数秒〜数分 100%（>50 Gy）
体温	発現時期 発現頻度	正常 ― ―	微熱 1〜3時間後 10〜80%	発熱 1〜2時間後 80〜100%	高熱 <1時間 100%	高熱 <1時間 100%
治療方針		外来フォロー	総合病院に収容 必要に応じて専門 医療機関へ	専門医療機関で治療	専門医療機関で治療	姑息的治療 ＊幹細胞移植を含む先進医療

かもしれない放射線影響（いつかがんになるかもしれない）というストレス要因が加わり，大きなストレスとなる．

b. 生物剤による災害

　生物剤による災害は，細菌やウイルスによる感染症をさす．近年，中国・東南アジアで発生したSARSコロナウイルスによる重症急性呼吸器症候群（SARS）の流行（2002〜2003年）では，8,098人が感染し774人が死亡した．インフルエンザは毎年，冬季に世界各国で流行しており，予防接種，治療法も確立している．しかし，インフルエンザウイルスは変異を起こしやすく，新型のインフルエンザが発生する可能性があり，各国でサーベイランスが行われている．また，ヒト以外の動物，とくに鳥インフルエンザは人畜共通感染症であり，ヒトへの感染力は弱いが，感染者の死亡率は60〜70%であり，SARSを上回る．2003〜2004年にかけて東アジアでH5N1型の鳥インフルエンザが流行し大きな被害を出した．鳥インフルエンザのウイルスは遺伝子の変異が起こりやすく，ヒトへの感染が危険な状況は続いている．

　細菌による災害としては，感染性大腸菌による集団食中毒がある．最近の例として2011年4月の腸管出血性大腸菌O111によるユッケ集団食中毒では，感染者117人，5人が死亡，24人が重症となった．

　生物剤による災害を防ぐためには，それぞれの原因となる生物剤に対する適切な標準的予防策の徹底が必須である．

c. 化学災害

　日本における化学災害は，産業事故が大部分を占めるが，1994年の松本ならびに翌年の東京地下鉄サリン事件を経験している．一般的に，化学物質の種類は多く，中毒量や中

毒症状の出現のしかた・症状まで多種多様である.

化学物質の事故による死者・傷病者の特徴

　症状は，化学物質の種類により多種多様で，粘膜刺激症状に始まり，けいれんや呼吸停止にいたるものまである．重篤な症状を呈する化学物質を扱っている企業は，とくに汚染されたときの初期症状を注意喚起して，異常の早期発見に努める必要がある．また，化学物質は周囲を汚染するため，救助者も十分な防護態勢が必要であり，傷病者を移動する際には除染を行わなければならない.

4 ● 複合災害時の疾病構造

　複合災害では組み合わされる災害の種類により，さまざまな疾病が発生する．近年の典型的な例である東日本大震災では地震災害より津波災害の規模が大きく，また原子力災害が加わり，対応が困難となったことが記憶に新しい．2022年現在のようなパンデミック下では，感染対策も必要でありさらに複雑化している.

引用文献

1) 総務省消防庁：平成23（2011）年東北地方太平洋沖地震（東日本大震災）について，2017年9月8日，〔http://www.fdma.go.jp/bn/higaihou_new.html〕（最終確認：2017年11月20日）
2) 石井昇，奥寺敬，箱崎幸也（編）：災害・健康危機管理ハンドブック，p.122-213，診断と治療社，2007
3) 内閣府：東日本大震災における死因（岩手県・宮城県・福島県）．平成23年版防災白書，〔http://www.bousai.go.jp/kaigirep/hakusho/h23/bousai2011/html/zu/zu004.htm〕（最終確認：2017年11月20日）
　4) 山本保博，鵜飼卓，杉本勝彦（監）：特殊災害．災害医学，第2版，p.458-459，南山堂，2009

C. 災害サイクル

　「災害は繰り返しやってくる，しかも忘れた頃にやってくる」といわれる．災害の起きていない平常時から災害発生・復興までをサイクルとしてとらえ，今回の災害で得た教訓を風化させないために，平常時にもその準備を怠らないことが，災害対策上重要なことである．近年，さまざまな種類のさまざまな規模の災害が国内外で頻発しており，日本国内でもフェーズの異なる復旧・復興が同時に進行している．このため，急性期にとらわれることなく，それぞれの災害の人的被害の分析や復旧・復興をていねいに進める必要がある．図Ⅰ-3-3に標準的な災害サイクル（disaster cycle）の図を示す．なお，災害サイクルの各期のことを，フェーズ（phase）と表現することがある.

1 ● 災害サイクルにおける各フェーズの特徴

　各フェーズの時間経過については災害の種類によって異なるが（表Ⅰ-3-5），各フェーズの特徴を包括的に把握することにより災害への対処をスムーズに行うことができる．なお，以下の（　）内は，例として大地震の場合の時間経過を示した．また，表Ⅰ-3-6に各フェーズにおける災害医療の課題を示す.

a. フェーズ0：超急性期—救出・救助期（災害発生直後の超急性期，被災地外からの救援活動が開始されるまでの間）（災害発生直後～数時間）

　災害が発生した直後で，災害による人的・物質的な被害状況は把握できていない．災害

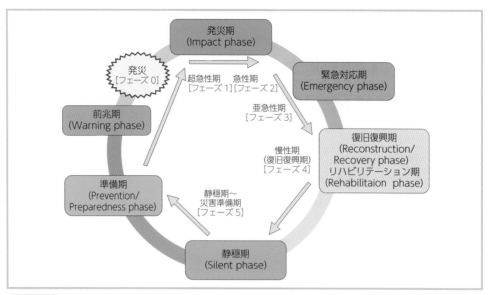

図I-3-3　災害サイクル［日本集団災害医学会用語委員会］

表I-3-5　災害の種類による各フェーズ時間経過の違い

災害の種類	全サイクル期間	超急性期		急性期：フェーズ2	亜急性期：フェーズ3	慢性期：フェーズ4
		救出・救助期：フェーズ0	早期：フェーズ1			
大地震	数十年〜数百年	数時間	〜72時間	〜7日	〜1ヵ月	〜数年間
津　波	数十年〜数百年	数時間	〜72時間	〜7日	〜1ヵ月	〜1年間
豪雨・洪水・台風	数年〜数十年	数時間	〜72時間	〜7日	〜2週間	〜数ヵ月
列車事故	数年	数分〜数十分	〜3時間	〜3日	〜1週間	〜1ヵ月
航空機事故	数年	数分〜数十分	〜3時間	〜3日	〜1週間	〜1ヵ月

［太田宗夫（編）：災害医療（EMERGENCY CARE 2007新春増刊），p.20-40, 112-129, メディカ出版，2007を参考に作成］

指令本部立ち上げや関係機関への連絡が主体となり，被災者への救援は災害現場周囲の人的資源で対応しなければならない．地域における自主防災システムや，住民の災害に対する対応能力が発揮される時期である．

b. フェーズ1：超急性期—早期（数時間〜72時間）

　災害の情報がある程度把握でき，災害対策本部が立ち上げられる．現場救護所の設置が必要に応じて行われ，1人でも多く人命救助をするためCSCATTT（p.194参照）を行う．直近の医療機関による現場での医療活動や近隣医療機関での傷病者の受け入れ，処置，後方搬送などが行われる．

また，被災地外からの救援が到着し，建物の下敷きになるなどして災害発生直後は救出が困難であった被災者が救助される．地元の医療機関は手一杯となり，遠隔地の医療機関への後方搬送が行われる．災害派遣医療チーム（DMAT）などによる災害現場での活躍が期待される時期でもある．

表Ⅰ-3-6　各フェーズにおける災害医療の課題

フェーズ	0. 超急性期—救出・救助期（数時間）	1. 超急性期—早期（～72時間）	2. 急性期（～7日）	3. 亜急性期（～1ヵ月）	4. 慢性期（復旧復興期）（～3年）	5. 静穏期～災害準備期（3年～）
社会支援	災害現場周辺の人的資源による救援	医療機関の傷病者受け入れ，被災地外からの救援到着	災害の全貌の把握，災害医療支援計画の立案	ライフラインの復旧，ボランティア派遣	仮設住宅への移動	新しい家の建築，町並みの復旧，災害対策の構築

災害医療の役割（各フェーズにまたがるバー）：
- 自主防災（フェーズ0）
- 救急・外科治療・CSCATTT（フェーズ0～1）
- DMAT（フェーズ1）
- 慢性疾患患者ケア（フェーズ2～3）
- 感染症対策（フェーズ2～3）
- 急性期，慢性期におけるこころのケア（フェーズ1～4）
- 災害の評価・検証（フェーズ5）
- マニュアルの整備（フェーズ5）
- 訓練・教育（フェーズ5）

この表の時間軸は，10^n（10のn乗）時間という．学際的な研究分野ではしばしば用いられている時間軸を使っている．右にいくほど表の見た目よりも多大な時間がかかる．

c. フェーズ2：急性期（72時間～7日間）

　災害の全貌（ぜんぼう）が明らかとなり，重症患者の救出，救助，トリアージはほぼ一段落している．この時期でも，一定の環境下であれば，新たな傷病者が発見されることがあり，重症者への対応能力を維持しておく必要がある．フェーズ2は，救急処置を主目的とするDMATなどによる救援活動から，被災者の生活環境を確保し，亜急性期の医療支援を立ち上げる準備作業に移行する重要な時期である．また，災害の規模や状況などを把握しつつ，今後の亜急性期を踏まえた被災者のニーズを把握し，必要とされる医療支援の想定などに基づき，災害医療支援計画を立案する時期である．災害医療の専門スタッフによる的確なアドバイスが求められる．

d. フェーズ3：亜急性期（7日～1ヵ月）

　災害による生存者はほとんど救助され，ライフラインの復旧や避難所生活への援助，生活環境の整備が行われる．この時期の被災地へのボランティア派遣は非常に有用である．医療援助の面では，災害発生による新たな傷病者が発見されることはなく，救急医療を行う機会はなくなるが，元来もっていた慢性疾患の増悪（ぞうあく）や外傷を負った被災者への継続した治療が必要となる．災害で受けた精神的ダメージのケアや被災地の衛生管理も重要である．

e. フェーズ4：慢性期（復旧復興期）（1ヵ月～3年）

　生活環境に必要な社会活動の回復に向けて復興が進み，自然災害では被災者が仮設住宅に移り住む時期である．災害による慢性的なストレス障害（PTSD）や近親者を亡くした孤独感に苦しむ人も多く，精神的ケアが求められる．

f. フェーズ5：静穏期〜災害準備期（3年〜）

　被災から復興し，次の災害に備えて準備を行う時期である．地震，風害，津波などいくつかの自然災害は，予報や予知により事前に把握できる場合があるが，多くは次の災害を予測することは困難である．きたるべき災害に備え，災害対策システム・マニュアルの構築や整備，市民の自主防災能力の向上，医療機関の体制づくりなどに取り組む時期である．

■ 引用文献 ■
1) 太田宗夫（編）：災害医療（EMERGENCY CARE 2007新春増刊），p.20-40, 112-129，メディカ出版，2007
2) 山本保博，鵜飼卓，杉本勝彦（監），国際災害研究会（編）：災害医学，p.133-139，南山堂，2002

D. 災害関連死

　災害関連死（disaster-related deaths：DRD）とは，災害で外傷を負わなくても精神的ショックや厳しい避難環境による疲労，健康状態や慢性疾患の悪化などの間接的原因で亡くなることを指す．災害が地震である場合は，震災関連死とよばれることもある．予備能の乏しい後期高齢者で発生しやすい．阪神・淡路大震災以降に注目[1]されるようになり，東日本大震災では震災関連死に対応するため，2012年に復興庁より定義づけがされた[*1]．行政の審査を経て認定されると遺族に災害弔慰金[*2]が支払われる．

1 ● 主な震災における災害関連死の特徴

a. 阪神・淡路大震災（1995年）における災害関連死

　高齢社会都市の冬期における震災だが，災害関連死[2]は同時に流行したインフルエンザの影響を強く受けた[3]．神戸市の人口動態[4]より求めた[*3]推計災害関連死者数は698人（年間平均死者数の6.5％）である．1994〜1995年のインフルエンザ大流行における全国の超過死亡（2.7万人）を神戸市に当てはめると324人になるが，これは推計災害関連死の46％に相当する．冬期の震災では感染症，とくにインフルエンザの対策が重要である．

b. 新潟県中越地震（2004年）における災害関連死

　高齢社会山村における震災だが，車中泊での災害関連死が目立った．災害関連死は52人であるが，うち肺塞栓症による死者3人（申請しなかった3人を含めると6人）[5]が初めて報告された．車中泊が誘因となる肺塞栓症の特徴は，①本来であれば災害関連死の犠牲になりにくい中年女性に多発し，②予防可能であることで，発災早期からの被災者への情報提供が重要である．

c. 東日本大震災（2011年）における災害関連死

　東日本大震災は巨大津波により複数県に広範かつ甚大な被害をもたらした．災害関連死

[*1] 2012年5月，復興庁より「東日本大震災による負傷の悪化などにより死亡し，災害弔慰金の支給等に関する法律に基づき，当該災害弔慰金の支給対象となった者」と定義された．
[*2] 災害弔慰金：「災害弔慰金の支給等に関する法律」に基づく，行政担当者と専門家で結成された委員会が，書類調査や関係者への聞き取りなどから，病歴や当時の状況を勘案して因果関係を判断し，災害関連死と認定したのち支給される．国・都道府県・市町村が負担する．
[*3] 5年死者数15,351人から，震災直接死者数3,896人と1992〜1994年3年間の平均死者数10,757人を引き算する．

の特徴として，以下が挙げられる．

①新たな疾患としては，津波による低体温や肺炎（津波肺[*1]）が発生．

②長期間にわたるライフラインの停止とガソリン不足による支援の遅れにより被害が拡大．寒冷による低体温症もみられた．

③新たな発生場所として施設と病院が注目されたが，最も多いのは在宅．

④病弱要介護高齢者の原発事故による長距離移動で死者が多数発生．

d. 熊本地震（2016年）における災害関連死

始めに2回震度7の地震が起こり，頻回に続いた余震が被災者に大きなストレスを与えた．特徴として，以下が挙げられる．

①肺塞栓症が多発したが，死者は少なかった．

②車中泊避難が目立った．車中泊避難者から災害関連死が多発したが，ハイリスク者が車中泊避難を選択していた可能性が高い．

③施設，病院での死者が少なくなかった．

④移動での死者発生．

上記4つの地震と関東大震災について，その特徴を表Ⅰ-3-7にまとめた．中規模震災では急性期（1週目）での疾患発生や増悪が最も多いが，2週目より著減する傾向があり，災害関連死は1週目が非常に多く，1ヵ月以内までにピークを迎える．一方，東日本大震災のような大規模震災では，亜急性期に入っても劣悪環境が続き，疾患発生の収束が遅れるため，災害関連死は3ヵ月経過後でも起こりうる．

2 ● 東日本大震災における災害関連死の諸相

a. 認定された災害関連死の年代分布

復興庁によると，2021年9月末時点では1都9県で3,784人，うち66歳以上が3,351人で88.6％を占めた[6]．

b. 認定された災害関連死の発生時期

岩手県・宮城県・福島県での災害関連死の発生時期をみると（図Ⅰ-3-4），岩手県・宮城県では発災後1週間以内の発生が23.7％，1ヵ月以内が56.8％を占め，1週間以内（急性期）の死亡率が高かった．福島県では3ヵ月以上で認定される人が多く，原発事故に伴う長距離移動による過大なストレスと評価された．

c. 地域別にみた災害関連死の発生率

岩手県・宮城県の全被災自治体における災害関連死者数の前年死者数に対する比率を図Ⅰ-3-5に示す．連続する周辺内陸部が広い自治体と，周辺部が狭いあるいは孤立的な自治体を比較すると，後者の被害は全被災自治体の約2倍に上昇する．狭小内陸10市町では発災1週目の災害関連死は，前年死者の約2倍の死者増加（死者総数では3倍）になると推測される．

d. 発災後1週間の入院患者の特徴

原因疾患として循環器，呼吸器疾患が多かった．特筆すべきは，災害拠点病院での入院

[*1] 津波肺：津波の発生後に増える肺炎．津波で，海水・汚泥の病原性微生物や瓦が礫きの資材・船の重油などから出た化学物質が肺に侵入することが原因で起こるとされる．重症化しやすく，死亡例もある．

表I-3-7　5地震の特徴と死者数

	関東大震災	阪神・淡路大震災[*2]	新潟県中越地震[*3]	東日本大震災[*4]	熊本地震[*5]
発生日時	1923年9/1 11時58分	1995年1/17 5時46分	2004年10/23 17時56分	2011年3/11 14時46分	2016年4/14 21時26分 2016年4/16 1時25分
マグニチュード(M)	7.9	7.3	6.8	9.0	7.0
震災の特徴	火災	高齢都市型 主に建物＋火災 初期救援の遅延	山村型 新幹線脱線 車中死	津波 ガソリン不足 原発事故	震度7が2回 新幹線脱線
災害関連死の特徴		トイレ問題注目 1/2はインフルエンザ関連	車中泊と肺塞栓症	低体温と津波肺 長期間ライフライン停止 施設と病院で死者 長距離転院で死亡	肺塞栓症死亡著減 車中泊多い 近距離転院で死亡
直接死数	10万5千余，圧死7,500人（7%），大半は焼死	5,515	18	15,975	50 ＋5（6/19-25豪雨死者）
行方不明数				2,553	0
災害関連死数[*1]		919	50	3,784	218
計		6,434	68	22,312	273
主な対策		★95年6/30緊急消防援助隊発足．2018年10月末までで28回出動． ★95年に「防衛庁防災業務計画」を修正，自衛隊は知事と連絡取れない場合等で自主派遣可とした．			
			★DMAT　本格スタート，ドクターヘリ：06年発足		

[*1] 災害関連死数は遺族申請，行政認定による後ろ向き調査であることに留意．
[*2] 阪神淡路大震災：消防庁平成18年5月19日発表．災害関連死，兵庫県平成17年12月22日発表
[*3] 新潟県中越地震：新潟県防災局危機対策課平成20年9月24日発表
[*4] 東日本大震災：消防庁集計（2022年3月1日現在）では死者（直接死＋災害関連死）は19,759人，行方不明は2,553人，合計は22,312人である．復興庁集計によると，災害関連死（2021年9月30日現在，2021年12月27日公表）は3,784人．直接死は19,759-3,784＝15,975人となる．
[*5] 熊本地震：熊本県（2021年9月13日）によると災害関連死は218人．

患者は最初の1週間，目まぐるしく変化したことである．①1，2日目は内科疾患もあるが，主に外傷，溺水，低体温の患者，②3〜5日目は停電関連入院[7]（在宅酸素，在宅人工呼吸など）や透析患者，③3，4日目以降は肺炎，低体温，脱水，脳卒中，心疾患の患者が多かった．また2日目より薬を求めて多数の患者が来院した．

e. 災害関連死の発生場所と原因

復興庁の報告[8]から，岩手県・宮城県では，災害関連死発生前1ヵ月以上病院に入院していた360人をみると，発生場所で多かったのは自宅や知人親戚宅であった．原因は「避難所等における生活の肉体・精神的疲労」が最も多く，とくに福島県では「避難所等への移動中の肉体・精神的疲労」が目立った．

f. 防ぎえた災害死

PDD（preventable disaster death：防ぎえた災害死）とは「非災害時でその地域や病

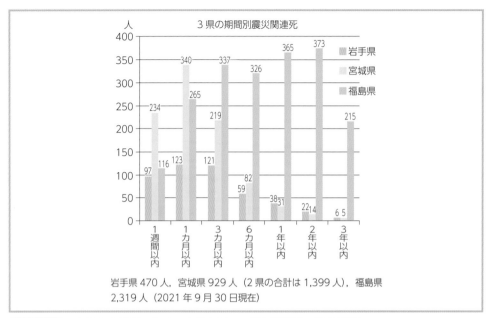

図Ⅰ-3-4　**東日本大震災における東北3県での災害関連死の発生時期**
[復興庁：2021年人口動態調査(岩手県・宮城県)，2021年9月末統計を参考に作成]

院が通常の環境・診療体制であれば救命できたと考えられる死亡」である．東日本大震災のPDDについて岩手県と宮城県で調査され，宮城県での結果は**表Ⅰ-3-8**のようになった．

　原因としては病院前（医療介入の遅れ，劣悪避難環境）だけでなく，病院内（物的人的資源不足，ラインライン停止）の要因も少なくなかった．災害時の地域病院支援だけでなく，平時の事業継続計画（business continuity planning：BCP）策定も重要である．

3 ● 熊本地震における災害関連死の諸相

　内閣府発表（2021年3月12日現在）では，認定された災害関連死は218人である．地震の翌年には開示された範囲で分析が行われ，**図Ⅰ-3-6**のようにまとめられた．

　榛沢[5]によると，新潟県中越地震では震災後2週間以内の肺塞栓症は11人，うち死亡は6人（死亡率54.5%）であった．単純比較はできないが，両者の死亡率に大きな差がある．低くなった理由だが，①熊本県では震源地近くに高度医療ができる病院が4ヵ所以上あり，また広域搬送も円滑に進んだ，②発災早期から行政，マスコミの肺塞栓症予防の宣伝活動が強力に行われたことが挙げられる．

4 ● 災害関連死を減らす対策・留意点

　以下にまとめた．

①死亡率の高い急性期における，医療へのアクセス確保と災害拠点病院の機能維持が最大課題となる．平時のBCP策定が重要．

②津波被害のない場合，車中泊避難は今後も増加すると考えられる．マスコミなどの協力を得て，発災直後より肺塞栓予防の宣伝を強力に行う．他疾患の早期発見にもつながる．

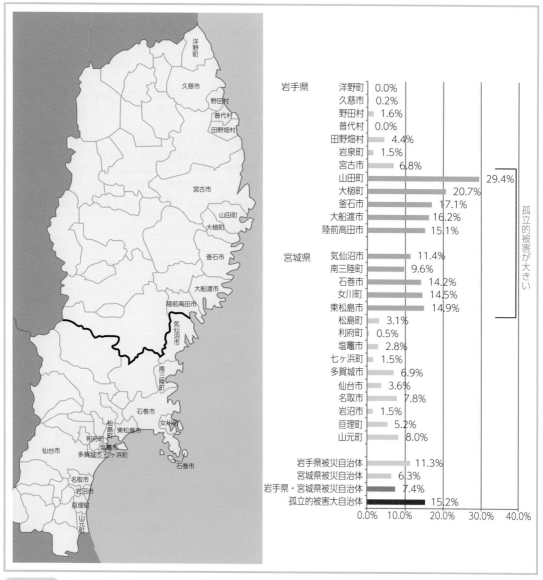

図 I-3-5　東日本大震災における被災自治体ごとにみた災害関連死数/前年死者数

岩手県・宮城県の被災自治体ごとに，震災関連死者数の前年死者数に対する比率をまとめた．
［復興庁：2021年人口動態調査（岩手県・宮城県），2021年3月末統計を参考に作成］

③最も発生率が高いのは在宅患者．急性期の在宅対策は対象者とその必要性が明瞭である
　透析・在宅酸素患者の入院に限定される．亜急性期に被災者は避難所より住宅に急速に
　シフトする．初災1週間で在宅支援の本格化が求められる．

④ハイリスク者は避難所より車中や在宅避難を選択する可能性が高い．初災早期に亜急性
　期への移行とともに，肺塞栓や感染症の予防宣伝と並行してハイリスク者の発見把握に
　努める．車中泊避難のハイリスク者を発見した場合は避難場所の把握のため発信機の貸
　出を検討する．

⑤病弱者・要介護高齢者・障がい者は厳しい避難環境から脱落する．発病者の早期発見と

表Ⅰ-3-8 東日本大震災における防ぎえた災害死（PDD）調査結果

①発生率	災害関連死（DRD：Disaster-related deaths）は234例で死亡868例の27.0％．PDDの発生数は102例で全死亡例の11.8％．
②被災地別	沿岸部のPDDは62/327（19％）で，内陸部の40/541（7.6％）に比べて有意に高かった．
③発生場所	病院前（入院まで）は全PDDの61.8％で，主に災害拠点病院で認められた．病院内（入院中）は44.1％で，主に一般病院で発生した．病院後は10.8％であった．一般病院のPDDは主に初災時入院中の患者であった．
④原因	病院前63例では「医療介入の遅れ」が40例（全PDDの39.2％），「避難所の環境悪化，居住環境の悪化」が19例（18.6％）．病院内45例では「医療資源不足」が29例（28.4％），「ライフライン途絶」が25例（24.5％）で，沿岸部の一般病院で発生数が多かった．「人的資源不足」は7例で，そのうち6例が沿岸部の災害拠点病院．
⑤病院別	災害拠点病院での主要なPDDの原因は医療介入の遅れと在宅や避難所の劣悪環境であった．一般病院では不十分な医療資源とライフライン途絶であった．ただし，不十分な医療資源とライフライン途絶は災害拠点病院でも発生していた．

宮城県の災害拠点病院（14ヵ所）と2011年3月11日～4月1日まで（3週間）に20人以上の死亡があった一般病院（11ヵ所），計25の病院を対象とした．大崎市民病院救命救急センター長の山内聡が報告．
［Satoshi Yamanouchi：Survey of Preventable Disaster Death at Medical Institutions in Areas Affected by the Great East Japan Earthquake：A Retrospective Preliminary Investigation of Medical Institutions in Miyagi Prefecture, Prehospital and Disaster Medicine Feb, 27, 2015を参考に作成］

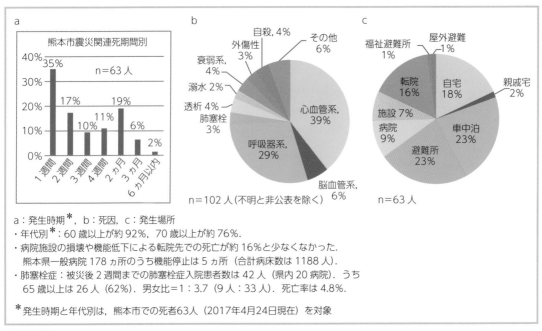

a：発生時期*，b：死因，c：発生場所
・年代別*：60歳以上が約92％，70歳以上が約76％．
・病院施設の損壊や機能低下による転院先での死亡が約16％と少なくなかった．
　熊本県一般病院178ヵ所のうち機能停止は5ヵ所（合計病床数は1188人）．
・肺塞栓症：被災後2週間までの肺塞栓症入院患者数は42人（県内20病院）．うち
　65歳以上は26人（62％）．男女比＝1：3.7（9人：33人）．死亡率は4.8％．
*発生時期と年代別は，熊本市での死者63人（2017年4月24日現在）を対象

図Ⅰ-3-6 熊本地震における災害関連死の発生時期・死因・発生場所

　　　要介護高齢者の緊急入所を2週間で完了させる．大規模避難所で福祉スペースを確保するためには平時より行政・学校・住民との合意が必要．
⑥施設，民間病院での死者が少なくない．施設は平時のスタッフ不足が深刻化する．早期の施設への円滑なスタッフ支援は困難である．災害拠点施設（特養）を指定しておき，応援スタッフを受け入れ周辺施設へ派遣する．

⑦孤立した地域への支援は遅れる．災害拠点病院であっても取り残される可能性が高い．より長い備蓄や県を越えての支援などを準備すべきであろう．とくにガソリン不足に陥ると，各種対策/円滑な物資と人の支援が進まない．

⑧大災害では継続不能になる病院，施設が多数発生する．急性期に患者，利用者の多人数移送が必要となる．

┃引用文献┃

1)　上田耕蔵：震災後関連死亡とその対策，日本医事新報3776：40-44, 1996
2)　上田耕蔵：医療から見た阪神大震災―まちづくりの始まり，139，兵庫部落問題研究所，1997
3)　上田耕蔵：震災関連死におけるインフルエンザ関連死の重大さ，都市問題100（12）：63-77, 2009
4)　神戸市：神戸市統計報告平成22年度
5)　榛沢和彦：災害と肺塞栓症（静脈血栓塞栓症），心臓46（5）：568-573, 2014
6)　復興庁：東日本大震災における震災関連死の死者数（令和3年9月30日現在），2021年12月27日，〔http://www.reconstruction.go.jp/topics/main-cat2/sub-cat2-6/20211227_kanrenshi.pdf〕（最終確認：2021年11月20日）
7)　小幡篤：停電関連入院，内科110（6）：961-964, 2012
8)　復興庁：東日本大震災における震災関連死に関する報告，2012年8月21日，〔http://www.reconstruction.go.jp/topics/post_13.html〕（最終確認：2017年11月20日）

学習課題

1．災害の種類を説明してみよう
2．最近の災害の事例をまとめてみよう
3．身近な災害に災害サイクルを当てはめて説明してみよう
4．災害の種類別に必要な支援を考えてみよう

4 要配慮者

この節で学ぶこと

1. 要配慮者・避難行動要支援者とはどのような状態にある人か，どのような支援が必要とされるかを理解する．
2. 避難行動要支援者を支えるために行われている取り組みを理解する．

A. 要配慮者とは

　要配慮者について，災害対策基本法第8条に「高齢者，障害者，乳幼児その他の特に配慮を要する者」と定義されている．その他のとくに配慮を要する者とは，福祉避難所の確保・運営ガイドラインでは，「妊産婦，傷病者，内部障害者，難病患者，医療的ケアを必要とする者等が想定される」[1] と示されており，このほか，介護を要する人や日本語に不慣れな外国人なども含まれる．

　災害時に配慮を要する状態とは，災害発生時に必要な情報を入手したり，その情報を活かして1人で避難することがむずかしいことや，避難後の生活に介助や特殊な医療機器を必要としたり，感染症などへの注意をとくに必要とする状態などを指す．

B. 避難行動要支援者の定義

　災害対策基本法第49条10のなかで，避難行動要支援者について以下のように定義している．

　　要配慮者のうち，災害が発生し，又は災害が発生するおそれがある場合に自ら避難することが困難なものであって，その円滑かつ迅速な避難の確保を図るために特に支援を要するもの

C. 避難行動要支援者への支援

　2011年の東日本大震災において，被災地全体の死者数のうち60歳以上の死者数は約66%[2] であり，障がい者の死亡率は被災住民全体の死亡率の約2倍にのぼった．また，避難を支援する側（消防職員や民生委員等）も多数犠牲となった．そこで，2013（平成25）年に「避難行動要支援者の避難行動支援に関する取組指針」が内閣府より示され，避難行動要支援者名簿の作成など，災害発生時に1人でも多くの避難行動要支援者の生命と

身体を守るための対策が進められてきた．しかし，近年の災害においても高齢者や障がい者の犠牲が後を絶たず，作成された名簿情報の活用，個別避難計画の策定にはいまだ課題が多い．

こうした背景を踏まえ，2021（令和3）年5月に「避難行動要支援者の避難行動支援に関する取組指針」が改訂された．この改訂では，避難行動要支援者名簿の作成のみならず，避難行動要支援者の個別避難計画作成を市町村の努力義務と規定し，個別避難計画作成が促進されるように都道府県も取り組むことを求めている．また，実効性のある避難支援に向けて地域防災計画と連動させることや，マイナンバー利用による市町村の負担軽減もはかられている．以下，それらの取り組みについて説明する．

1 ● 避難行動要支援者名簿の作成等について

市町村は要配慮者を把握し，避難行動要支援者の範囲をそれぞれの市町村の実情に合わせて設定したうえで，名簿を作成するよう示している．

1）要配慮者の把握

避難行動要支援者に該当する者を把握するために，関係部局などから積極的に情報を集約する．

- 市町村：要介護高齢者や障がい者などの情報
- 都道府県：難病患者に係る情報など，市町村で把握していない情報
- マイナンバーを活用：障がいの種類や程度，要介護区分などはマイナンバーに紐づけられた情報が多い

2）避難行動要支援者名簿の作成

避難行動要支援者の範囲を設定し，名簿を作成する．その際，①警戒や避難指示等の災害関係情報の取得能力，②避難そのものの必要性や避難方法などについての判断能力，③避難行動をとるうえで必要な身体能力などの能力に着目し要配慮者の避難能力を判断する．また，要介護状態区分，障がい支援区分，同居家族，施設入所なども考慮する．同居家族に関しては，同居家族の有無のみで判断するのではなく，時間帯によっては1人になることや，高齢の介護者のみとなる場合など，さまざまな場合を想定して柔軟に対応するよう求めている．

これらのことを踏まえて，本取組指針では，避難行動要支援者の範囲について以下のように例を挙げ，これをもとにそれぞれの自治体で避難行動要支援者の範囲について定めるよう示している．さらに，災害時の停電等を考慮し，電子媒体および紙媒体で最新の情報を保管しておくこと，避難行動要支援者のプライバシー保護のためにも名簿情報の適正な管理を求めている．

避難行動要支援者の範囲の例
生活の基盤が自宅にある方のうち，以下の要件に該当する方
1）要介護認定3〜5を受けている者
2）身体障害者手帳1・2級（総合等級）の第1種を所有する身体障害者

　　（心臓，じん臓機能障害のみで該当する者は除く）

　3）重度以上と判定された知的障害者

　4）精神障害者保健福祉手帳1・2級を所持する者で，単身世帯の者

　5）市の生活支援を受けている難病患者

　6）上記以外で自治会が支援の必要を認めた者

※上記の例に加え，医療機器の装着等により避難させることが難しい児童がいる家庭等を追加することも考えられる．

［内閣府：避難行動要支援者の避難行動支援に関する取組指針，p.39，2021年5月，〔http://www.bousai.go.jp/taisaku/hisaisyagyousei/youengosya/r3/pdf/202105shishin.pdf〕（最終検索2021年9月27日）より引用］

3）避難行動要支援者名簿の更新と情報の共有

　避難行動要支援者の状況は常に変化することから，①市町村は避難行動要支援者の把握に努めること，②名簿情報を最新の状態に保つこと，③名簿情報に変化が生じたときは，その情報を市町村および**避難支援等関係者***間で共有することとしている．

4）避難支援等関係者への事前の名簿情報の提供

　いざというときに円滑かつ迅速な避難支援がなされるためには，名簿が平常時から避難支援等関係者に提供され，共有されていることが重要である．市町村は，名簿情報を，地域防災計画に基づき，社会福祉協議会や医師会，介護関係団体，障がい者団体，難病・小児慢性特定疾患患者団体，居宅介護支援事業者や相談支援事業者などの福祉事業者，自主防災組織，自治会などの避難支援等関係者に対して，避難支援の実施に必要な範囲で提供されるよう促す必要がある．

2 ● 発災時などにおける避難行動要支援者名簿の活用

1）避難のための情報伝達

　避難に時間を要する高齢者などの要配慮者が安全に避難できるよう，市町村長は「警戒レベル3高齢者等避難」を発令し避難を促す．その際，わかりやすい言葉や表現，説明などにより1人ひとりに的確に伝わるように工夫する．また，避難行動要支援者自身が情報を取得できるよう，日常的に生活を支援する機器などへの災害情報伝達を活用するなど，多様な情報伝達の手段を確保するとよい．

情報伝達の例

聴覚障がい者：FAXによる災害情報配信

視覚障がい者：受信メールを読み上げる携帯電話

肢体不自由者：フリーハンド用機器を備えた携帯電話

その他：メーリングリストなどによる送信，SNS，音声多重放送　など

2）避難行動要支援者の避難支援

　名簿情報の活用事例として，以下のような事例がある．土砂崩れにより，土砂崩れ発生

***避難支援等関係者**：災害対策基本法第49条11において「消防機関，都道府県警，民生委員法（昭和二十三年法律第百九十八号）に定める民生委員，社会福祉法（昭和二十六年法律第四十五号）第百九条第一項に規定する市町村社会福祉協議会，自主防災組織その他の避難支援等の実施に携わる関係者」と定義されている．

箇所以北が孤立し，通信手段，陸上からの交通手段が断絶した．現地の消防団員などの協力により，名簿による安否確認や孤立地区からの移送を実施した[3]．

また，自主防災組織・民生委員などによる要支援者の見回り，福祉施設・社会福祉協議会による要支援者の送迎に活用した[3]．このように名簿情報がうまく活用された事例もあるが，名簿情報が更新されていないこと，緊急時には名簿を確認する余裕がない，避難支援者が不足しているなどの課題も残されている．実効性のある個別避難計画の作成が急務である．

3）避難行動要支援者の安否確認の実施

自宅に被害がなく，避難行動要支援者が無事であっても，介護者などが行方不明となった場合など，その後の支援が必要となることも想定される．そのため，発災直後の避難が落ち着いたところで，災害関連死や二次災害を防ぐため，名簿を活用し，在宅避難者などの安否確認を進める必要がある．近年，ケアマネジャーなどの福祉サービス提供者が中心となって担当者の安否・居住環境の確認が行われている．福祉サービスの提供者と積極的に連携していくことも有効である．

4）避難先に到着して以降の避難行動要支援者への対応

避難行動要支援者および名簿情報は，避難支援等関係者から避難所などの責任者に引き継ぎ，避難場所や避難所生活後の生活支援に活用できるようにする．

3 ● 個別避難計画の作成と活用

個別避難計画は，避難支援を実施するうえで配慮すべき点などについて，避難行動要支援者や家族，関係者（区長，介護支援専門員や相談支援専門員，かかりつけ医，民生委員など）から情報を得て，ほかに都道府県や市町村，マイナンバーに登録された情報も踏まえて作成する．

1）個別避難計画作成の方針と体制

個別避難計画の作成においては，避難行動要支援者が，家族や関係者とともに計画作成のプロセス，避難訓練，検証，見直しなどを通じて，災害対応の意識や避難の意欲を高めることが重要である．また，個別避難計画は市町村が作成の主体であるが，庁内の防災・福祉・保健・医療・地域づくりなどの関連部署や福祉専門職，民生委員，自治会や自主防災組織，福祉事業者や社会福祉協議会などと連携をはかることで，計画作成が円滑に進められる．

2）個別避難計画作成の同意と避難支援者の確保

個別避難計画を作成する際は，避難行動要支援者の同意が必要である．同意が得られない場合は市町村長は引き続き，同意が得られるよう働きかける必要がある．介護支援専門員や民生委員など日常から関係性のある人が関与することで同意につながることもある．

また，避難支援者確保のためには，地域住民や消防団，自主防災組織などと避難行動要支援者をマッチングし，平時からの関係づくりを促すことも重要である．さらに，支援者が支援を引き受けやすくなるよう，支援の負担感を軽減することも重要である．たとえば，複数人での支援の役割分担や避難行動訓練の実施，避難行動要支援者の心身の状況によっては，あらかじめ近隣の介護施設などの福祉事業者による支援調整などを行っておくことである．

3) 福祉避難所への直接避難

避難に伴う移動により心身の状態の悪化を招く，避難生活で特別な設備が必要であるなどの場合，個別避難計画作成の過程で事前に避難先（福祉避難所）との調整を行っておくことが重要である．また，個別避難計画作成を通じて，避難行動要支援者の避難先の確保や避難先の事前準備を進めることも明示されている．

4) 市町村内部における個別避難計画情報の利用

市町村内部において個別避難計画の情報は，災害時の情報伝達，避難支援，安否確認，救助などに利用されるが，それ以外にも①個別避難計画情報の外部提供に関する本人または避難支援等実施者の同意を得るための連絡，②防災訓練への参加呼びかけなど防災に関する情報提供に利用することも想定している．

5) 避難支援等関係者への事前の個別避難計画情報の提供

平時においては，災害に備え，避難支援などの実施に必要な範囲で避難支援等関係に個別避難計画情報が提供されることは認められているが，避難行動要支援者や避難支援等実施者の同意が得られない場合は提供されないこととなっている．しかし，災害発生時は避難行動要支援者の円滑かつ迅速な避難の確保を図る観点から，情報利用は避難行動要支援者の同意を要しない．

4 ● 避難行動支援に係る共助力の向上

発災時に円滑かつ迅速に避難支援を実施するためには，平常時から住民同士の顔の見える関係をつくるなど，地域の防災力を高めておくことが重要である．防災や福祉，保健，医療などの各分野間の関係者や機関同士が連携して取り組むことが適切である．

1) 避難行動支援者連絡会議（仮称）の設置

避難行動要支援者の支援を的確に実施するため，避難行動支援者連絡会議（仮称）を設置することが望ましい．発災時から避難生活まで組織的な避難行動要支援者対策ができるよう，地域防災計画などに盛り込む事項や役割分担の検討を行い，平常時から決定しておくことが重要である．

2) 要配慮者および避難支援等関係者を対象とした研修などの実施

研修などを開催し，高齢者，障がい者自身が避難について考え，自らの身を守るための自主的な行動がとれるようにしておくことが適切である．

例
- 避難行動要支援者名簿への積極的な登録
- 発災時に支援を期待できる連絡先（人・場所）を3ヵ所程度決める　など

また，同時に支援者自らの生命や安全を守りつつ，避難支援に協力してもらえる人材を育成することも重要である．

例
- 自主防災組織や自治会等の防災関係者に対する，要介護高齢者や障がい者などとのかかわり方などの福祉や保健に関する研修

- 避難行動要支援者名簿や個別避難計画の意義やその活用について普及・啓発するための防災に関する研修　など

3）避難行動支援に係る地域づくり

　平常時から住民相互の助け合いを促し，避難支援体制を構築しておくことが重要である．避難行動要支援者が地域社会で孤立することを防ぎ，地域に溶け込める環境づくりに努める．

　例
- 地域行事への避難行動要支援者などの参加の呼びかけ
- 避難行動要支援者などへの日ごろからの声かけや見守り活動　など

4）民間団体等との連携

　名簿情報の提供先として，ボランティア団体，障がい者団体，民間の企業などの力を借りることも有効な方策の1つであり，あらかじめ地域の民間団体等と連携をはかる．

5）防災訓練

　避難行動要支援者と避難支援等関係者の両者の参加を求め，情報伝達，避難支援などについて実際に機能するか点検しておく．

　例
- 警戒レベル3高齢者等避難の発令や伝達
- 避難場所への避難行動支援
- 名簿情報や個別避難計画情報の平常時からの避難支援等関係者への提供に不同意であったものへの支援の開始　など

　以上のように避難行動要支援者に対する取り組みがなされるよう，内閣府から指針が出されいるが，名簿の作成が有効な避難支援に結び付いていない現状がある．個人情報の問題や，地域コミュニティーの希薄化，地域の高齢化などの問題も重なり，より実効性のある避難支援体制が構築されるまでにはさらなる取り組みが必要である．

D. 在留外国人・訪日外国人への支援

　2021年6月現在，日本には約286万人の在留外国人の登録があり[4)]，総人口の約2.3％である．日本に在留する外国人（在留外国人）は，生活文化や習慣の違い，宗教上の配慮が必要な場合があり，災害発生時には要配慮者となりうる．また，日本語に不慣れである点から，避難に必要な情報を得ることが困難であること，情報を得たとしても災害や避難の知識がなく適切な避難行動がとれない場合があり避難行動要支援者と捉えられる．

　在留外国人は日本で生活していることもあり，簡単な日本語は理解できる場合が多い．そのため，避難指示などはなるべく簡単な日本語を使うよう心がける（例：「高台へ避難してください」ではなく，「高いところへ逃げてください」など）．また学校や職場などのコミュニティーに所属していることがほとんどであるため，そのコミュニティーからの指

示や情報を得られる場合も多い．しかし，同じ外国人であっても短期の旅行者（訪日外国人）は日本語があまり理解できない場合もあり，多言語による情報提供や身振り手振りなど言語によらないコミュニケーションも必要となる．避難時の情報のみならず，避難後の生活に必要な情報の入手が困難なこともあるため，外国人被災者には多言語による情報提供ができるツールを提示したり，困っていることがないか注意しながら様子をみることも必要である．

　在留外国人の数は年々増加傾向にあり，上記のように災害発生時は要配慮者として対応する必要がある．しかし，比較的若い外国人労働者や留学生などは支援者として活動することも可能であり，平時から情報や訓練の機会を提供することで，自身の身を守ることのみならず避難支援などへの協力につなげることも重要である．

例
- 多言語による防災情報を発信するアプリケーション（Safety tips など）
- 行政機関のホームページや災害関連のサイト
- 災害時に便利なアプリと WEB サイト
  http://www.bousai.go.jp/kokusai/web/index.html
- 外国人のための減災のポイント（やさしい日本語と多言語 QR コード対応）
  http://www.bousai.go.jp/kyoiku/gensai/index.html　など

学習課題

1. 要配慮者・避難行動要支援者を支えるための看護師の役割を考えてみよう．
2. 避難行動要支援者を支えるために行われている取り組みについて，自分が住んでいるコミュニティーの中で自分にできることを考えてみよう．

▌引用文献▐

1) 内閣府（防災担当）：福祉避難所の確保・運営ガイドライン，2021 年 5 月．〔http://www.bousai.go.jp/taisaku/hinanjo/pdf/r3_hinanjo_guideline.pdf〕（最終確認：2021 年 9 月 27 日）
2) 内閣府：東日本大震災における高齢者の被害状況．平成 28 年版高齢社会白書（全体版），2016 年 5 月 20 日，p.51-52，〔https://www8.cao.go.jp/kourei/whitepaper/w-2016/zenbun/pdf/1s2s_6_7.pdf〕（最終確認：2021 年 9 月 27 日）
3) 内閣府（防災担当）：避難行動要支援者の避難行動支援に関する事例集．2017 年 3 月，〔https://www.bousai.go.jp/taisaku/hisaisyagyousei/pdf/honbun.pdf〕（最終確認：2022 年 5 月 16 日）
4) 法務省：在留外国人統計 2021 年 6 月統計表．〔https://www.e-stat.go.jp/stat-search/files?page=1&layout=datalist&toukei=00250012&tstat=000001018034&cycle=1&year=20210&month=12040606&tclass1=000001060399〕（最終確認：2022 年 5 月 16 日）

＼現場発／

大阪北部地震（2018年6月）——障がい理解によるみんなで助かる優しいまちへ

　2018年6月18日（月）朝7時58分ごろに発生した大阪北部地震は最大震度6弱と比較的小規模の地震であったが，都市部の通勤時間帯に発生した地震であったため，電車，バスなど公共交通機関が安全確認のため運行を止めると，駅を中心に大混乱となった．メールは遅れて届き，電話はあっという間に輻輳（ふくそう）し通じにくくなった．

　特別支援学校の現場では，地震発生時はちょうどスクールバスに乗り込んでいる時間であった．スクールバス乗車時の非常時対応計画がなかったり，計画はあっても関係者に周知や訓練を行っていなかった学校では，学校と保護者との安否確認に時間がかかる結果となった．

　また，特別支援学校の自力通学者は訓練を重ねることで1人で通学しているが，降車駅やルートを変更するなどの臨機応変の対応は苦手な場合が多い．たまたま担任が生徒とSNSで連絡を取り合い，線路に降ろされた生徒を事故なく迎えに行くことができた事例もあるが，決して事前に計画，訓練されていた訳ではない．

　大阪府内の特別支援学校では府県をまたぎ通勤する教職員も少なくない．電車やバスが止まり3割ほどの職員しか参集できなかった学校もあった．学校での非常事体制はおおむね，児童生徒の安否確認をする班，スクールバスの対応班などの非常時対応班を平常時の分掌で当てはめており，非常時にすぐに参集できる教員をバランスよく配置していなかったため，職員が集まらない活動班ができるなど組織体制の弱さが明らかになった．

　学校では教室内の家具の固定は行われていても教室以外の，とくに職員室や校長室の家具の固定が進まない．校長室の壁にかかった額縁が落ちて校長先生がけがをされたり，図書室の書架が倒れる事例があった．幸いにして重篤な事例ではなかったが，ヒヤリハット事例として速やかな具体的対策が必要だ．特別支援学校の防災の特徴的な点は，児童生徒の安全だけではなく，彼らを支援する教職員の安全確保と防災の知識とスキルの取得が絶対条件であることだ．

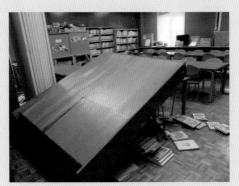

大阪北部地震で被害を受けた特別教室
（写真提供：大阪府教育庁）

　災害時のその場に応じた応用力は事前に準備された基礎力があって初めて発揮される．災害発生後の少ない資源で，福祉と特別支援教育の事業を継続するためには各校の防災計画づくりの段階から，学校だけでなく保護者や地域の多様な主体との有機的な連携が重要である．特別支援学校の多くは複数の市町村を含む広域な通学域をもつが，学校の防災計画を検討するなかで関係する市町村で連携して，学校バスルート上に大型商業施設など複数の緊急避難場所を計画に盛り込む学校も増えてきた．特別支援学校の防災に取り組むことで，障がいがあってもなくても「みんなで助かる」という障がい理解も一緒に啓発され，学校だけでなく地域全体の安心安全な，みんなに優しいまちづくりへと広がっていくことを期待したい．

［一般社団法人福祉防災コミュニティ協会　湯井恵美子］

5　災害における連携

この節で学ぶこと

1. 災害看護の視点から，連携の重要性と必要な知識について理解する.
2. 災害時の連携における看護職の役割を理解する.
3. 地域防災の重要性と地域住民との連携のあり方を理解する.

A.　連携とは

　連携の重要性は，災害時に限らずさまざまな場面で取り上げられる. とくに，異なる複数の専門職が活動するケアの場面では，多職種連携が不可欠といわれる. 異なる専門性をもった者たちが連携することで，対象者により適切で効果的なケアが提供されると考えるからである.

　連携には，「互いに連絡をとりながら物事を行うこと. 手をたずさえて物事をすること」[1] という意味がある. 山中は，医療・保健・福祉分野における連携を「援助において異なった分野，領域，職種に属する複数の援助者が，単独では達成できない，共有された目標を達成するために，相互促進的な協力関係を通じて行為や活動を行うプロセス」[2] と定義している. 援助活動において連携が必要となるのは，単独では達成できない目標があるからであり，この目標を達成するためには，異なる視点や知識，技術をもつ複数の援助者が，互いに連絡を取りながら，力を合わせて援助にあたる必要があるからと言える.

　連携が必要なのは，職種間だけではない. 団体，組織，機関の間の連携という考え方もある. とくに災害時には，生じる問題や必要な支援は個人の健康問題だけではく，また個人の健康問題も被災による地域社会の課題と密接に関係しており，保健・医療・福祉の枠を超えた対応が必要となる. その対応には，さまざまな分野の叡智，力を集結させる必要があり，団体や組織，機関の間の連携が不可欠となる.

　職種（個人）間の連携でも，組織間の連携でも，大切なことは，目標が共有されていること，連絡を取り合い情報を共有していること，そして協力関係を構築し活動する意志があることである. この時，専門性や分野が異なれば，物事の見方や考え方が異なることを忘れてはいけない. 異なっているからこそ多様な活動，支援が可能になるが，互いの相違に気づかず行動してしまうと，混乱を招くことになる. 混乱は支援側だけの問題ではなく，支援を受ける被災者にも及ぶ. そうならないためにも，相互理解に基づく連携が必要であり，そのためのコミュニケーションが不可欠と言える.

┃引用文献┃
1) 日本国語大辞典第二版編集委員会（編）：日本国語大辞典，第2版第13巻，p.1095，小学館，2002
2) 山中京子：医療・保健・福祉領域における「連携」概念の検討と再構成．社會問題研究53（1）：1-22, 2003

B. 災害対応における連携のしくみ

　災害時には災害対応，被災者支援のために，被災地内外からさまざまな組織・団体・機関，そして多種多様な人々が被災地に集まってくる．しかし，過去の大災害時にはしばしば，調整機能の未整備や不足から，支援が集中する場がある一方でほとんど支援が届かない場もでるなど，支援の偏りや抜け落ちが課題として指摘されてきた．このような災害で顕在化した課題に対して，災害時の連携を推進するためのさまざまな体制が整備されてきている．

　阪神・淡路大震災の後には**災害拠点病院**が整備され，平時から災害に備えた病院間の連携体制がつくられ，災害発生時の初期救急医療体制の充実強化がはかられた．また，東日本大震災の経験から，被災地で活動する医療チームの派遣調整や地域の保健医療福祉サービスの回復など，災害時医療体制のコーディネートを担う**災害医療コーディネーター**や，災害医療と小児・周産期医療の連携を担う**災害時小児周産期リエゾン**の養成と配置が行われている．加えて，被災地域全体を視野に入れ，避難所等での保健医療，災害要支援者への対応，さらには公衆衛生上の課題への対応については，関係職種，機関・団体が集まり情報共有と協議の場（**災害時地域保健医療対策会議**）を設置し連携強化をはかることが推奨された．

　しかし，平成28年熊本地震（2016年）では依然として，支援ニーズと実際の支援には乖離があり，被災地の保健医療を総合的にマネジメントする機能の構築が必要であることが指摘された[1]．そこで，災害時には各都道府県の災害対策本部の下に，保健医療活動の総合調整を行う**保健医療調整本部**が設置され，保健所において保健医療活動チームの指揮調整や保健医療ニーズ等の収集および整理・分析を行うことが示された．さらにこれら保健医療調整本部や保健所での活動を支援・補助する目的で被災都道府県以外から**災害時健康危機管理支援チーム**（Disaster Health Emergency Assistance Team：DHEAT）が派遣される体制が整備された．

　災害時にはまた，保健医療分野を超えた連携も重要である．阪神・淡路大震災以降，災害ボランティアの活動が活発となっている．災害ボランティアの受入や調整は社会福祉協議会などが災害ボランティアセンターを設置・運営する流れが定着しつつある．また，災害ボランティアセンターとは別にそれぞれの強みや専門性を活かして活動する**NPO**，さらにはNPOやボランティアの活動調整を行う**中間支援組織**も誕生している．これら被災者支援にかかわる個人，団体・組織と保健医療福祉の連携は，災害時のみならず平時からの災害への備えにおいても必要となってくる．

▌引用文献▌
1)　平成28年熊本地震に係る初動対応検証チーム：平成28年熊本地震に係る初動対応の検証レポート，内閣府，2016，〔https://www.bousai.go.jp/updates/h280414jishin/h28kumamoto/pdf/h280720shodo.pdf〕（最終確認：2022年8月23日）

C. 災害時の連携における看護職の役割

　　看護職は，被災者の健康や生活に直接かかわる専門職として，被災者のニーズ，支援活動から明らかとなった課題を的確にとらえ，これらのニーズ・課題に対応できる職種，団体・組織・機関を把握し，協力を得るために連絡し，支援をつなぐ役割がある．また，相互の連携がうまくいくように，さまざまな関連職種，機関，団体の調整役となることや，関係者ミーティングなどを企画・開催し，課題の集約と調整を行うことも期待される．看護職は，被災地域・住民と関係職種，関係団体・組織をつなぐ災害時の連携の要としての役割がある．

D. 地域住民との連携

　　災害サイクルの静穏期における災害看護の主な役割は，①看護教育機関や医療機関において，災害看護教育や救護訓練を通して人材育成に努めること，②各組織で救護資機材や設備などを点検・調整すること，③災害発生時の緊急対応ネットワークを構築し，運用状態を確認することなどがある．それとともに，専門家の育成に重点を置くだけでなく，地域住民の「災害に備える」意識を高め，住民が自主防災力を獲得できるように防災・減災教育を行うことである．

　　また，看護者自身の生活圏において，実践的な減災活動を行うことができる看護職が不足している．近年の災害多発状況を鑑みると，看護専門職としてもつ知識と技術を基に，自主防災組織や市区町村役所などと連携し，実践的な減災活動を発揮できる「まちの減災ナース」を各地域で育成していくことが重要である．そのためには，まず「まちの減災ナース」を指導できる看護専門職「まちの減災ナース指導者」を養成する必要があると考えた．

　　この節では，地域において「災害に備える」に視点を当て，地域防災に関する基本的知識と，教育機関・病院・自主防災組織の連携の必要性と「まちの減災ナース」育成について解説する．また，「まちの減災ナース」育成の実例として，筆者が取り組んできた「まちの減災ナース指導者」養成研修について紹介したい．

1 ● 地域防災に関する基本的知識

a. 災害への備えとしての防災の基本3体制，地域防災の重要性

　　「自分の命は自分で守る」のは防災の基本である．その背景には「自助・共助・公助」という3つの力を組み合わせていくことが防災にとって不可欠であるという考え方がある．**自助**は自分の命は自分で守ること，**共助**は地域の安全を近隣社会が助け合って守ることである．そして自助や共助では解決できない大がかりな組織的仕事や，個人や地域の取り組

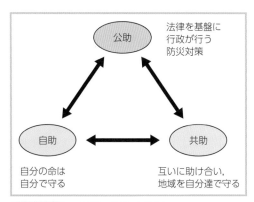

法律を基盤に
行政が行う
防災対策

公助

自助　　　　　　　　　共助

自分の命は
自分で守る

互いに助け合い，
地域を自分達で守る

図Ⅰ-5-1　防災の基本3体制

みを支援すること，災害対策基本法第40条に基づき各都道府県や市町村の行政が地域防災計画を通して具体的に進めるのが**公助**である．1人ひとりが防災意識を高め，自らの安全対策を講じたうえで，地域の一員として地域の安全を守る力を高め，さらには行政機関と力を合わせて防災対策を進めることが，地域全体から災害の被害を減少させること，いわゆる減災につながる．これが**防災の基本3体制**といわれるゆえんである（**図Ⅰ-5-1**）．

　それぞれが役割を果たさないと防災の効果は期待できないが，なかでも重要なのが共助である地域の対策，**地域防災**である．急速な高齢化が進むなか，最近の自然災害では，1人暮らしの高齢者や高齢者世帯の住民が災害の犠牲になっていることが新聞などで報告されている．1人で避難することがむずかしい要配慮者である高齢者がどこに暮らしているかを把握し，平時から地域の中で，対象者の安否確認や避難誘導などの体制を備えておくことが災害発生時の避難対応につながる．市町村によっては，災害時に家族などの援助が困難で，何らかの助けを希望する人の台帳を整備している．台帳への登録は，非常時に備えてその内容を地域の人たちに開示することに同意する人とし，作成した台帳は，行政担当者，民生委員や児童委員などに開示し，普段からの見守りと災害が発生したときに支援が得られる「しくみづくり」を行っている地域もある．

b. 災害看護からみる地域防災に取り組む意味

　地域の防災力向上のためには，地域との協働が欠かせない．地域住民と災害関係各機関がともに**防災活動**を行うことで，一市民としての自覚が高まると同時に，ほかの地域住民や機関との連帯意識が強まり，自己防災，地域防災への意識が高まる．さらには，自己防災および地域防災に必要な知識，技術が習得できる．

　災害看護では，災害サイクルの超急性期，急性期，慢性期，復興期だけでなく，静穏期の看護をも重点的に学ぶことが必要である　すでに述べたように，静穏期における看護の1つが，防災活動を通した地域住民との連携の強化である．防災活動上の連携とは，各団体組織が互いに連絡をとりながら協力して防災活動を行うことである．防災活動は，社会の要請に応えうる災害に関する専門的知識や技術，態度を地域住民が学ぶ機会になる．また，病院，消防署および行政機関との連携や交流の輪が広がることも期待される．さらには，看護職などの援助者側と地域住民の自主防災組織が連携することで，平常時から互いに顔の見える関係を築くことができ，地域の連帯感が強化され，住民1人ひとりの防災意

識を高めることにもなる．ここでいう**自主防災組織**とは，災害対策基本法第5条2において規定されている地域住民の任意による防災組織である*．防災活動によって得られるこれらの変化は，実際の災害発生時に，多数の傷病者の救命やスムーズな避難行動といった効果となって実を結ぶこととなる．

　防災活動を行ううえで重要となる観点は，①地域住民との協働によって，教育機関（大学など）や病院がもっている防災教育に関連するノウハウをどのように地域に還元していくかということ，同時に，②地域住民がもっている自主防災組織の具体的な地域防災のノウハウをどのように教育機関に取り込んでいくかということである．ここで用いている協働の意味は，同じ目的のために対等の立場で協力してともに働くことである．

　2013（平成25）年8月，災害対策基本法の改正において，地域コミュニティの防災活動に関する地区防災計画制度が設定され[1]，2014年4月より実施されている．この計画には，地域コミュニティの住民や事業者の方々が一緒に，防災訓練，食糧や水の備蓄，要配慮者である高齢者や障がい者，子どもの避難行動を支援する内容が想定されている．このような地域コミュニティを中心とした防災活動を強化するために，計画を法に位置づけて，地域住民や事業者などへの取り組み，そして市町村との連携を促進する計画が**地区防災計画**である．

c. 病院防災との関連

　病院防災は準備に含まれ，①予測，②備え（人，物，金，情報，しくみ），③点検・訓練の3つから構成される．

　各医療機関は災害発生に備え，病院防災マニュアルの中で，以下の災害発生時の初動について決定している．①組織の指揮・命令系統および各部署の担う役割，②組織内の具体的な担当者，担当者が不在の場合は，誰が代弁者となるかなど具体的に行動できる指針，③院外の関連機関（関係部署や団体，住民組織）などと連絡網を作成して，情報伝達の方法について共有認識をもち，関係者どうしで役割分担とサポート体制を構築している．災害時に支援が得られる団体は，ボランティア団体，地域住民を含め多岐にわたるため，その受け入れ態勢について，平常時から連携することが必要となる．

　以上のように，災害発生に備え，地域との連携についてマニュアルにうたっている医療機関が存在する．地域と連携する病院防災訓練で，その対応について行動できるように備えることが重要となる．

2 ● 教育機関・病院・自主防災組織の連携の必要性と「まちの減災ナース指導者」養成研修

a. 地域の自主防災組織との交流起点と連携

　住民を対象に防災意識について調査することで，病院の救護活動に対するニーズや家族

---

*災害対策基本法の第5条2で「市町村長は，前項の責務を遂行するため，消防機関，水防団等の組織の整備並びに当該市町村の区域内の公共的団体等の防災に関する組織及び住民の隣保協同の精神に基づく自発的な防災組織（第8条第2項において「自主防災組織」という．）の充実を図り，市町村の有するすべての機能を十分に発揮するように努めなければならない」，第8条2で「国及び地方公共団体は，災害の発生を予防し，又は災害の拡大を防止するため，特に次に掲げる事項（自主防災組織の育成，ボランティアによる防災活動の環境の整備その他国民の自発的な防災活動の促進に関する事項）の実施に努めなければならない」としている．

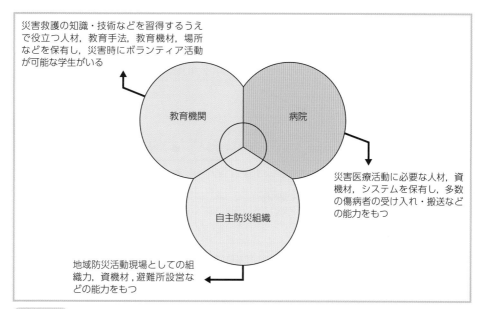

災害救護の知識・技術などを習得するうえ
で役立つ人材，教育手法，教育機材，場所
などを保有し，災害時にボランティア活動
が可能な学生がいる

教育機関

病院

自主防災組織

災害医療活動に必要な人材，資
機材，システムを保有し，多数
の傷病者の受け入れ・搬送など
の能力をもつ

地域防災活動現場としての組
織力，資機材，避難所設営な
どの能力をもつ

図I-5-2　　連携した各組織がもっている能力

のトリアージに対する意識などが明らかになり，住民の防災行動の普及啓発を強化する必要性が見出され，自主防災組織との交流や連携を始めるきっかけとなる．

交流が進むなかで，さらに自主防災組織のメンバーなどへの調査結果から，「住民の防災行動力を災害医療に取り込むことが，災害拠点病院の強化につながること」なども見出される．それによって各組織が保有している防災教育に関連するノウハウをどのように地域に還元していくか，同時に自主防災組織を展開している地域住民と連携することで，具体的な地域防災のノウハウを災害看護教育に取り込める．

図I-5-2は実例をもとに，3つの組織がそれぞれ保有する能力を統合した図である．教育機関がもつ特性は，災害救護の知識・技術などを習得するうえで人材と教育手法，教育機材，教育の場所などの保有，学生防災ボランティアの存在である．病院がもつ特性は，災害医療活動に必要な人材，資機材，システムを保有し，多数傷病者の受け入れと搬送能力を有することである．住民の自主防災組織は，地域防災活動現場の組織力，資機材，避難所設営などの能力である．このように，防災に取り組む複数の組織が連携すること，各組織が保有する能力を統合することにより互いを補完し，また強化できる．

b. 「まちの減災ナース」と指導者養成研修

前述の通り，①各地域で減災活動が可能な人材が不足していること，②地域で実践的な減災活動を普及することができる「まちの減災ナース」を育成しながら地域で減災活動を展開できる指導者を養成することが必要である．指導者によって育成されたまちの減災ナースが，自主防災組織や市区町村役所などと連携し，また要配慮者などの保健・福祉分野にも対応することで，地域防災力を一層高めることが期待できる．そこで，2018年より日本災害看護学会認証の「まちの減災ナース指導者」の養成研修を開始した．

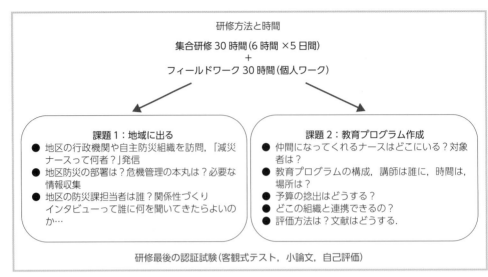

研修方法と時間

集合研修 30 時間 (6 時間 ×5 日間)
＋
フィールドワーク 30 時間 (個人ワーク)

課題 1 ：地域に出る
- 地区の行政機関や自主防災組織を訪問，「減災ナースって何者？」発信
- 地区防災の部署は？危機管理の本丸は？必要な情報収集
- 地区の防災課担当者は誰？関係性づくり　インタビューって誰に何を聞いてきたらよいのか…

課題 2 ：教育プログラム作成
- 仲間になってくれるナースはどこにいる？対象者は？
- 教育プログラムの構成，講師は誰に，時間は，場所は？
- 予算の捻出はどうする？
- どこの組織と連携できるの？
- 評価方法は？文献はどうする．

研修最後の認証試験 (客観式テスト，小論文，自己評価)

図Ⅰ-5-3　研修方法と時間，フィールドワーク 2 つの課題

・指導者養成研修プログラムの概要

　日本災害看護学会教育活動委員会（以下，本会）は，2018年度から学会が認証する「まちの減災ナース指導者」養成研修を立ち上げ，企画運営に取り組んできた．学会認証要件は，①指定科目の受講，②認証試験に合格すること，③認証登録等，の3点である．

　指導者養成研修のプログラムでは，①地域の減災活動に関するコンピテンシー，②地域における減災ナース指導者としての役割能力に関するコンピテンシーの向上を目標として掲げ，内容は全日程5日間30時間（3コース）の集合講義およびワークショップで構成し，さらに各研修の間には次の2つの事項に関するフィールドワークの課題を取り入れた．1つは研修生が居住する地域の市区町村役所や自主防災組織などへのインタビューや住民対象のセミナー運営への参加などのフィールドワーク，もう1つは「まちの減災ナース」育成プログラムの立案で約30時間に相当する課題であり，双方とも集合プレゼンテーションを課している（**図Ⅰ-5-3**）．

・指導者養成研修の内容の工夫

　プログラムの中に，各養成期間にタイムリーな防災関連科目を取り入れ（例：Covid-19感染症），さらにフィールドワークの課題や，同期生とのグループワークだけでなく先輩修了生とのディスカッションなどのワークも取り入れている．フィールドワークの課題では，地域特性，人材，防災組織などを自らが訪問し情報を得るとともに，行政や自主防災組織との関係性を構築することが求められ，地域を知り未知の分野に取り組む動機付けとなっている．また，修了生や同期生との地域防災活動に関するワークは，今後の活動への参考になることや仲間づくりにつながっている．

・指導者養成研修の成果

　これまでに「まちの減災ナース指導者」養成研修修了生として1期生26名，2期生21名，3期生24名，合計71名（**図Ⅰ-5-4**）が審査の結果，認定された（2022年現在，4期生23名が研修を修了し審査結果を待っている）．

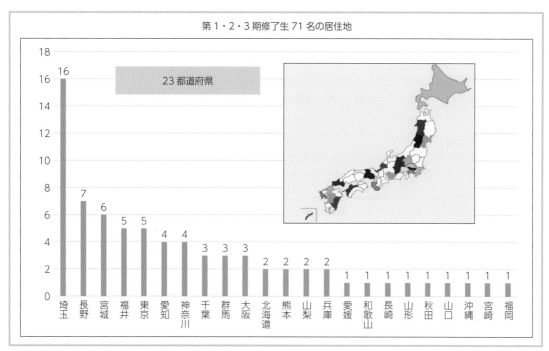

第1・2・3期修了生71名の居住地

23都道府県

図Ⅰ-5-4　都道府県別学会認証まちの減災ナース指導者数

　修了生のその後の活動としては，地元の消防団や防災士と連携した減災ナース育成セミナーの計画と実施，行政と連携したコロナ対策セミナーや防災訓練の実施，被災地における支援活動と地元ボランティアへの引き継ぎ・報告会の実施などが報告されている．2022年現在，指導者養成研修修了生による「まちの減災ナース」の育成は，県別に福井県（3市），長野県（3市），埼玉県（1市），山口県（1市），神奈川県（1市）の各地区において取り組まれている．

3 ●「地域での連携」のこれから

　2011年3月11日に発生した東日本大震災では，地震および津波により東北地方を中心に大規模な災害へと拡大した．死者・行方不明者は22,300人以上（2021年3月現在）[2]，また復興庁の発表によると，災害関連死数3,784人（2021年9月現在）[3]まで増加した．発災当時，被災地における行政機能が低下し，被災者の支援が困難な状態となった市町村があった．このような「公助の限界」の状況下において，大きな役割を果たすのは，被災した地域住民自身による自助と地域コミュニティにおける共助であることは，従来の災害対応からの教訓として語り継がれている．

　「災害への備え」は，災害サイクルの静穏期における災害看護の役割といえる．その方法として「地域住民との連携」と「まちの減災ナース指導者」養成について述べてきた．看護教育機関，病院，自主防災組織等が組織的に連携することで，地域の減災・防災意識を高めていくことが可能となる．連携とは同じ目的をもつ者が互いに連絡を取りとり，協力しあって物事を行うことと野中は述べている[4]．連絡調整をする人材が連携上の要であ

る．一方，病院の看護職も地域からの学びを確認できる機会となる．防災活動を通じて平常時に互いに顔の見える関係を築いていくことは，災害発生時にバイスタンダー（bystander．救急現場に居合わせた人のこと）として，多数の傷病者を救命し，また多数の被災者の避難を可能にする．そして住民の生活復興や地域復興にも大きな役割を期待できる．災害看護の役割として地域住民と連携する防災活動について学ぶ意義は大きい．

▌引用文献▌

1) 内閣府：地区防災計画ガイドライン（概要）―地域防災力の向上と地域コミュニティの活性化に向けて，2014年3月，〔http://www.bousai.go.jp/kyoiku/pdf/guidline_summary.pdf〕（最終確認：2017年11月20日）
2) 消防庁：災害情報詳報―平成23年（2011年）東北地方太平洋沖地震（東日本大震災）について（第161報），2021年3月9日，〔http://www.fdma.go.jp/bn/2011/detail/691.html〕（最終確認：2022年3月8日）
3) 復興庁：東日本大震災における震災関連死の死者数（令和3年9月30日現在），2021年12月27日，〔http://www.reconstruction.go.jp/topics/main-cat2/sub-cat2-6/20140526131634.html〕（最終確認：2022年3月8日）
4) 野中猛：他職種連携の技術―地域生活支援のための理論と実践，中央法規出版，2014

学習課題

1. 連携を継続させる重要性と必要な知識について説明してみよう
2. 災害コーディネーターに必要な能力について考えてみよう
3. 地域住民と連携するために，看護職として何に取り組んだらよいか考えてみよう

第II章

災害発生時の社会の対応やしくみ

学習目標

1. 災害看護に関連の深い災害関連の制度を理解する
2. 災害時の医療活動に必要な情報および情報伝達手段を理解する
3. 災害関係機関の支援体制と国際化時代の災害看護を理解する
4. 災害時のボランティア活動を理解する

1 災害に関する制度——災害対策基本法・災害救助法・防災計画など

この節で学ぶこと

1．災害看護に関係の深い災害関連の制度の基本を理解する．
2．国，地方自治体の役割と個人・民間団体との関係を理解する．

　日本は，世界的にみても自然災害が多い国であり，災害に対応する多くの法律が制定されている．その概要は次のように整理できるであろう（法律名は略称を含む）．

1．基本法：災害対策基本法，国土強靱化基本法
2．予防関係：国土総合開発法，建築基準法，道路法，河川法など
3．応急・復旧対策関係：災害救助法，被災者生活再建支援法など
4．復興対策関係：大規模災害復興法など
5．震災対策関係：南海トラフ地震対策特別措置法，首都直下地震対策特別措置法，大規模地震対策特別措置法など
6．その他：地震以外の災害，財政金融措置などに関する法令など

　この節では，災害対策基本法と災害救助法，被災者生活再建支援法について解説する．

A. 災害対策基本法および防災行政の基本制度

　災害対策基本法は，非常に大きな被害をもたらした1959年の伊勢湾台風をきっかけとして，総合的で計画的な防災体制の整備をはかるため，1961（昭和36）年に制定された．その後，1995年の阪神・淡路大震災，2011年の東日本大震災の教訓を踏まえてそれぞれ大幅な法改正が行われた．さらに，近年続いている風水害とその被害に対応し，2021年にも，避難勧告を廃止し避難指示への一本化，市町村に対する避難行動要支援者の個別避難計画策定の努力義務化などの改正が行われた．

　以下では，災害対策基本法の規定を中心に，防災行政の基本制度を説明する．

1 ● 基本理念

　災害対策基本法の2013（平成25）年の改正で，災害対策についての基本理念が次のように定められた．

・日本の自然的特性や人口，産業など社会経済情勢の変化を踏まえ，災害の発生を常に想定し，災害が発生した場合の被害の最小化と迅速な回復をはかること．
・国，地方公共団体や他の公共機関の適切な役割分担と連携協力を確保し，あわせて住民

1人ひとりが行う防災活動や自主防災組織など地域の多様な主体が自発的に行う防災活動を促進すること.

・災害に備える措置を適切に組み合わせて一体的に実施し, 科学的知見および過去の災害から得られた教訓を踏まえて絶えず改善すること.

・災害の発生直後など必要な情報の収集が困難なときでも, できる限り的確に災害の状況を把握し, これに基づき人材, 物資など必要な資源を適切に配分することで, 人の生命および身体を最も優先して保護すること.

・被災者による主体的な取り組みを妨げないよう配慮しつつ, 被災者の年齢, 性別, 障害の有無などの被災者の事情を踏まえ, 時期に応じて適切に被災者を援護すること.

・災害が発生したら, 速やかに施設の復旧と被災者の援護を行い, 災害からの復興をはかること.

2 ● 防災に関する責務

災害対策基本法では, 国, 都道府県, 市町村, 住民などの責務を次のように規定している.

a. 国の責務

・国は, 組織および機能のすべてをあげて, 防災に関し, 万全の措置を講ずる責務を有する.

・災害予防, 災害応急対策および災害復旧の基本となる計画（防災基本計画）を作成し, これを実施する.

・地方公共団体, 災害に関連する公共機関や地方の公共機関などが処理する防災業務の実施とその総合調整を行い, 災害に関する経費負担の適正化をはかる.

・災害にかかわる国の機関や国の出先機関は, 国の責務が十分に果たされるよう, 相互に協力する.

・災害にかかわる国の機関や国の出先機関は, 都道府県および市町村の「地域防災計画」の作成および実施が円滑に行われるように, 勧告, 指導, 助言などを行う.

b. 都道府県の責務

・都道府県は, その地域, 住民の生命, 身体および財産を災害から保護するため, 関係機関, 他の地方公共団体の協力を得て, 「地域防災計画」を作成し, これを実施する.

・区域内の市町村および地方の公共機関が処理する防災業務の実施を助け, その総合調整を行う.

c. 市町村の責務

・市町村は, 基礎的な地方公共団体として, 地域, 住民の生命, 身体および財産を災害から保護するため, 関係機関, 他の地方公共団体の協力を得て, 「地域防災計画」を作成し, 実施する.

・消防機関, 水防団その他の組織の整備ならびに自主防災組織の充実をはかるほか, 住民の自発的な防災活動の促進をはかり, 市町村のもつすべての機能を十分に発揮するように努める.

d. 国および地方公共団体とボランティアとの連携

・国および地方公共団体は，ボランティアによる防災活動が災害時に果たす役割の重要性を踏まえ，ボランティアの自主性を尊重しつつ，ボランティアとの連携に努める．

e. 災害にかかわる公共機関の責務

・独立行政法人，日本銀行などの公共的機関，電気等の公益的事業を営む法人などの指定公共機関や地方独立行政法人，公共的施設の管理者などの地方指定公共機関は，「防災業務計画」を作成し，実施する．

・国，都道府県および市町村の防災計画の作成および実施が円滑に行われるように，都道府県または市町村に対し，協力する．

・業務の公共性または公益性を踏まえ，それぞれその業務を通じて防災に寄与する．

f. 住民などの責務

・地域の防災に関する責務をもつ者は，誠実にその責務を果たす．

・災害応急対策や復旧に必要な物資や役務の提供を行う事業者は，災害時でもこれらの事業活動を継続的に実施し，国や地方公共団体が実施する防災施策に協力するように努める．

・他の住民は，食品，飲料水などの生活必需物資の備蓄などで自ら災害に備え，防災訓練などの自発的な防災活動に参加するなど，防災に寄与するように努める．

3 ● 防災に関する常設の組織

a. 中央防災会議と国の防災組織

(1) 中央防災会議

　中央防災会議は，内閣の重要政策に関する会議の1つであり，災害対策基本法に基づき内閣府に設置されている．その構成は，**表Ⅱ-1-1**のとおりである．

　中央防災会議は，内閣総理大臣や防災担当大臣の諮問に応じて防災に関する重要事項を審議するなど，総合的な災害対策を推進する役割をもつ．この会議の下には，有識者によるテーマごとの「専門調査会」が複数設けられ，具体的な調査検討や報告を行っている．

(2) 国の防災組織

　内閣には，防災に関して行政各部局の施策の統一をはかる特命担当大臣として防災担当大臣が必置され，通常，国会議員が就任する．それを補佐する副大臣，大臣政務官も同様である．

　政府の府省の組織としては，政府全体の見地から関係行政機関の連携をはかる内閣府が，防災担当大臣の指揮の下で，防災に関する基本的な政策の企画立案，大規模災害発生時の

表Ⅱ-1-1　中央防災会議の構成

会　長	内閣総理大臣
委　員	防災担当大臣，他の全閣僚，内閣危機管理監
	指定公共機関の長（日本銀行総裁，日本赤十字社社長，NHK会長，NTT社長の4人）
	学識経験者（4人）

表Ⅱ-1-2　防災体制の概要

レベル	責任者	担当組織	共同・連携先
国	内閣総理大臣	中央防災会議	指定行政機関・指定公共機関
都道府県	知事	都道府県防災会議	指定地方行政機関・指定地方公共機関
市町村	市町村長	市町村防災会議	

指定行政機関：24の国の行政機関が指定されている.
指定公共機関：独立行政法人の一部, 日本銀行, 日本赤十字社, NHKなどの公共的機関や電力会社, ガス会社,
　　　　　　　NTTなど, 2022年4月現在104機関が指定されている.

対処の総合調整を担っている. 内閣府の防災担当部署は「内閣府防災担当」と通称され, 局長級の官職である政策統括官（防災担当）が統括し, その下に3人の審議官（1人は併任）, 複数の参事官およびスタッフが防災担当業務に従事している.

　また, 内閣直属の内閣官房には, 大規模災害, 重大事故などの緊急事態における政府の危機管理機能を強化するため, 内閣危機管理監および内閣情報集約センターが設置されている. 総理大臣官邸内にあるこのセンターでは, 24時間体制で災害情報の収集を行っている（p.86参照）.

b. 地方防災会議と地方の防災組織

　災害対策基本法に基づき, 都道府県ごとに「**都道府県防災会議**」（会長は知事）が設置されている. 都道府県の幹部, 自衛隊, 警察, 指名された市町村や消防機関, 防災にかかわる公共機関や地方の公共機関の長に加え, 自主防災組織を構成する者または学識経験のある者（知事が任命）も委員となる. 自主防災組織や学識経験者の枠で, 不足しがちな女性委員を増やす取り組みも行われている（後述の市町村でも同様である）. 都道府県ごとの「地域防災計画」を作成し, その実施を推進するとともに, 地域の防災に関する重要事項を審議し, 意見を述べる役割を担う. 一方, 災害が発生した場合には, 都道府県災害対策本部（本部長は知事）が設置され, 情報を収集し, 方針を策定し, 災害予防, 応急の対策を実施し, 関係機関相互の連絡調整を行う.

　また, 市町村には, 「**市町村防災会議**」（会長は市町村長）が設置されている. その組織や業務は, 都道府県防災会議の例に準じて, 市町村の条例で定めることとなっている. 災害が発生した場合には, 市町村災害対策本部（本部長は市町村長）が設置される.

　これらの平常時の体制を整理したのが**表Ⅱ-1-2**である.

4 ● 法定の防災計画

　災害対策基本法は, 国, 都道府県などが定める防災計画について規定している.

　防災基本計画は, 日本の災害対策の根幹となる防災分野の最上位計画であり, 中央防災会議が作成する（**表Ⅱ-1-3**）. 防災体制の確立, 防災事業の促進, 災害復旧の迅速・適切化, 防災に関する科学技術の研究の推進などの防災に関する総合的, かつ長期的な計画などを定めている. 災害の種類別に, 予防, 応急, 復旧・復興の各段階に沿って, 行うべき対策が記述されている.

　また, 「**防災業務計画**」は, 指定された行政機関（省庁など）および災害にかかわる公

表Ⅱ-1-3   法定防災計画の策定主体と種類

策定主体	防災計画名
中央防災会議	防災基本計画
指定行政機関（府省など） 指定公共機関	防災業務計画
都道府県	都道府県地域防災計画
市町村	市町村地域防災計画

共機関が作成する計画であり，「**地域防災計画**」は，都道府県および市町村の防災会議が，地域の実情に即して作成する．これらは，国の「**防災基本計画**」に基づき作成される．

B.　災害の予防に関する法律と制度

災害対策基本法は，災害の予防に関して「組織の整備，防災教育・防災訓練，物資および資材の備蓄，施設および設備の整備・点検などを行うべき」と定めており，関係法令に具体的対策の内容をゆだねている．この災害予防対策の概要は，次のとおりである（**図Ⅱ-1-1**）．

1 ● 防災教育・防災訓練

東日本大震災では，防災教育を受けた中学生が自発的に避難を始め，小学生や地域住民とともに自らの判断で安全と考えられる場所まで津波からの避難を続け被災を免れた事例があり，防災教育の重要性が改めて認識された．現在，学校では，総合的な学習の時間などをはじめとして防災教育が進められている．地域においても，住民参加型の防災まち歩きや防災マップづくりなど，地域コミュニティでの防災教育も重要である．

また，防災訓練については，国は，中央防災会議において，毎年，防災訓練を実施する場合の基本的な考え方と，国，地方公共団体などが連携・協力して行う総合防災訓練の概要を示した「総合防災訓練大綱」を決定し，各種訓練の推進をはかっている．毎年9月1日の「防災の日」，およびその前後には，防災関係機関が連携して，全国各地で広域的かつ大規模な防災訓練が行われている．

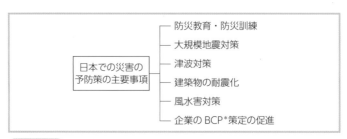

図Ⅱ-1-1   災害予防対策   *BCP：事業継続計画（business continuity plan）

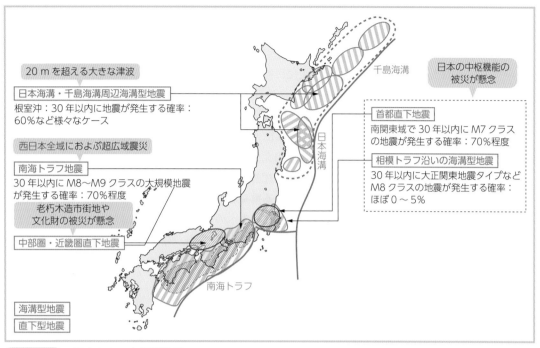

図Ⅱ-1-2　想定される大規模地震

〔内閣府（防災担当）「地震災害，想定される大規模地震」〔http://www.bousai.go.jp/kyoiku/hokenkyousai/jishin.html〕（最終確認：2021年7月24日）より引用〕

2 ● 大規模地震対策

　近い将来に発生が懸念されている大規模地震として，南海トラフ地震，首都直下地震，日本海溝・千島海溝周辺海溝型地震，中部圏・近畿圏直下地震などがある（**図Ⅱ-1-2**）．南海トラフ地震，首都直下地震，日本海溝・千島海溝周辺海溝型地震については，各関係法令に基づき，対策を講ずべき地域の指定，行政機関や民間事業者による防災対策の推進にかかわる計画の策定などが行われている．

　また，中央防災会議において，大規模地震への対策として検討すべき施策，具体的な施策を網羅的に取りまとめた「大規模地震防災・減災対策大綱」，大規模地震が発生した際の災害応急対策の目安としてタイムライン（時系列の行動計画表）と政府が実施する応急対策活動と防災関係機関の役割を示す「大規模地震・津波災害応急対策対処方針」を策定している．

　なお，ここであげた地震以外でも，地元地域の方々が事前に発生を想定していなかった熊本地震（2016年）などをみても，地震は全国どこでも起こる可能性があることから，政府は特定の地域に限らない地震発生に備えた取り組みも行っている．

a. 南海トラフ地震

　南海トラフ（海底にある深い溝）沿いの地域では100～150年の周期で海溝型巨大地震が発生している．中央防災会議では東日本大震災の教訓を踏まえ，「あらゆる可能性を考慮した最大クラスの地震・津波」を想定し，従来，東海地震，東南海地震，南海地震と3つの区域に分けていた地震の一体的発生も考慮することにし，震源域も広げて，最大クラ

スの巨大地震とその津波の推計を行った.

　これにより,従来の被害想定は上方修正され,死者は最大で約32万人,うち津波による死者が約23万人,資産などの被害は約170兆円,生産・サービス低下の影響は約45兆円とされた.ただし,事前対策で大幅に被害を減らすことができるとも想定されている.

　2014(平成26)年には,「南海トラフ地震に係る地震防災対策の推進に関する特別措置法」に基づき,南海トラフ地震防災対策推進地域(1都2府26県707市町村)と南海トラフ地震津波避難対策特別強化地域(1都13県139市町村)が指定され,南海トラフ地震防災対策推進基本計画も策定された(2019[令和元]年に最新の変更がなされている).

　この計画では,きわめて広域の強い揺れと巨大津波が発生する特徴を踏まえ,国,地方公共団体,住民など,さまざまな主体が連携をとって,計画的かつ速やかに,甚大な被害への対応,津波からの人命の確保,超広域被害への対応,国内外の経済に及ぼす甚大な影響の回避,時間差発生などへの対応などを推進し,また,今後10年間の減災目標を,死者数をおおむね8割,建物被害をおおむね5割減少させるなどの減災目標,災害応急対策の実施に関する基本方針などを示している.

b. 首都直下地震対策

　首都地域では,関東大地震のような海溝型巨大地震が200〜400年間隔で発生すると考えられ,また,その発生前にはより小さな「首都直下地震」が数回発生すると予想されている.政府はこれらの地震の被害想定を行っており,「首都直下地震」19パターンのうち,被害が大きく首都中枢機能への影響が大きい都心南部直下地震が発生した場合,最大で死者約2万3千人,要救助者約7万2千人,全壊・焼失家屋約61万棟,資産などの被害は約47兆円,生産・サービス低下の影響は約48兆円と想定している.

　2013(平成25)年には「首都直下地震対策特別措置法」が制定され,首都直下地震緊急対策区域(2014[平成26]年4月現在1都9県310市町村),首都直下地震緊急対策推進基本計画および政府業務継続計画(首都直下地震対策)が策定された.対策については,首都中枢機能の継続性の確保が不可欠なことを踏まえ,また,予防対策・応急対策で被害減少が可能なことを考慮し,計画的・戦略的に各対策を実施するとされている.さらに,膨大な数の避難者・帰宅困難者の発生への対応も大きな課題である.

c. 日本海溝・千島海溝周辺海溝型地震対策

　千葉県東方沖から三陸沖にかけての日本海溝,三陸沖から十勝沖を経て択捉島沖にかけての千島海溝周辺では,マグニチュード(M)7や8クラスの大規模地震が数多く発生している.政府は,2006(平成18)年に,地震防災対策推進地域の指定(2014[平成26]年4月現在1道4県117市町村),「日本海溝・千島海溝周辺海溝型地震防災対策推進基本計画」の策定を行った.また,この領域での最大規模の地震として2011(平成23)年に発生した東日本大震災を受け,日本海溝の東日本大震災の発生領域より北側(岩手県沖以北)および千島海溝で発生する地震・津波について見直しが進められ,2020(令和2)年にその巨大地震モデルが示された.2022(令和4)年3月に対策検討ワーキンググループが報告書を公表した.

3 ● 津波対策

　東日本大震災では，多くの命が津波に奪われ，津波対策の抜本的な見直しが必要となった．2011（平成23）年6月に，津波の観測体制の強化，津波に関する教育・訓練の実施，津波対策のために必要な施設の整備その他の津波対策に関する事項を定めた「津波対策の推進に関する法律」，さらに同年12月に，津波により浸水が想定される区域で，津波防災地域づくりを総合的に推進するための計画の作成や開発行為の制限等を定めた「津波防災地域づくりに関する法律」が策定された．

　また，南海トラフ地震の最大規模の津波高を前提に，「避難」を重視しつつハードとソフトの施策を組み合わせた対策を推進する方針が打ち出され，さらに，災害対策基本法でも津波などの災害からの緊急的な避難場所を市町村が指定することを規定する改正も行われた．

4 ● 建築物の耐震化

　阪神・淡路大震災では犠牲者の8割以上が建築物の倒壊によるものであった．南海トラフ地震や首都直下地震などの大規模地震による被害想定でも，建築物の倒壊による甚大な死者数が想定されている．その中で，2018（平成30）年時点の推計では，建築物の耐震基準が強化された1981（昭和56）年以前に建てられ，耐震性が不足する住宅は全国に約700万戸，約13％ある．国土交通省は，2030（令和12）年度までに耐震性が不十分な住宅をおおむね解消することを目標としている[1]．

　中央防災会議は，2005（平成17）年，建築物の耐震化について緊急課題として関係省庁が密接な連携の下，全国的に緊急かつ強力に実施することを定めた「建築物の耐震化緊急対策方針」を決定した．また，2013（平成25）年には，建築物の耐震改修の促進に関する法律が改正され，病院，店舗などの不特定多数の者が利用する建築物および学校，老人ホームなどの避難に配慮を必要とする者が利用する建築物のうち，大規模なものについて，耐震判断を行い報告することが義務づけられた．

5 ● 風水害対策

　地球規模の地球温暖化の影響も受けて，短時間で非常に強い雨が降る頻度がすべての地域で増加すると予測されており，日本でも，平成30年7月豪雨，令和元年東日本台風をはじめ，風水害の被害が相次いでいる．

　風水害被害を軽減するためには，河川・ダムや下水道の整備などのハード面の対策と，ハザードマップの作成や防災気象情報の提供などのソフト面の対策を一体的に推進する必要がある．ソフト対策として，水防法や土砂災害防止法に基づき，浸水想定区域や土砂災害警戒区域における警戒避難体制の整備が進められている．

　また，水防法に基づき，2020（令和2）年8月時点で，気象庁が国土交通省または都道府県と連携して洪水予報を行う河川は426が指定されている．また，国管理河川448のすべて，都道府県管理河川1,736のすべてについて洪水浸水想定区域が指定済みであり，これらに基づく洪水ハザードマップは，1,386の市区町村で公表されている（市区町村の99％）．これらを活用した対策・対応の推進が求められる．

6 ● 企業・組織の事業継続計画の策定の促進

　災害が発生し企業活動が停止すると，地域の雇用や経済活動に大きく影響し，さらに，取引関係を通じて他の地域，さらには国外にも影響を波及する．このため，災害時にも企業の重要事業の継続をはかるため，事業継続計画（BCP）の策定やその適切な運用・改善を進める事業継続マネジメント（BCM）を促進することが必要となっている．

　政府は，2005（平成17）年に「事業継続ガイドライン」を策定し，その後，2021（令和3）年には3回目の改定版を公開するなど，発生した災害の教訓を生かしつつ普及啓発に取り組むとともに，BCP策定率の目標を「大企業のほぼすべて，中堅企業の50％」に設定している．また，2017（平成29）年に災害拠点病院の指定要件が改正され，業務継続計画（BCP）*を整備し，それに基づく被災を想定した研究・訓練を実施することが指定要件に追加された．

C. 災害応急対策に関する法律と制度

　災害対策基本法は，災害応急対策に関して，「警報の発令および伝達，避難の勧告・指示，消防，水防その他の応急措置，被災者の救難，救助その他保護，災害を受けた児童および生徒の応急の教育，施設および設備の応急の復旧，清掃，防疫その他の保健衛生，犯罪の予防，交通の規制その他災害地における社会秩序の維持，緊急輸送の確保などを行うべき」と定めている．

1 ● 災害リスクの観測および予報・警報

　災害に対する早期警戒体制を確立し，住民の避難や防災機関の活動に役立て，被害の軽減をはかるため，災害リスクを正確かつリアルタイムに把握する観測体制が整備され充実してきており，気象庁などの関係機関により24時間体制で観測・情報提供が行われている．また，これまでの警報の発表基準をはるかに超える大災害が予想される場合には「特別警報」を導入するなどの改善もなされている．

2 ● 避難勧告などの判断・伝達

　政府は，2021（令和3）年の災害対策基本法の改正を経て，災害が発生し・発生のおそれがある場合，気象庁，国土交通省等が発する防災気象情報を踏まえて警戒レベル1から5に区分し，それに対応明確に対応させてわかりやすく行動を促す情報を市町村長が発令する方式を導入した（図Ⅱ-1-3）．警戒レベル4では市町村長が「避難指示」を，警戒レベル3では「高齢者等避難」を発令され，警戒レベル5を待つことなく，警戒レベル4までに必ず避難することを強く促している．

---

*日本では，BCPを，民間企業においては事業継続計画とよび，政府や自治体では業務継続計画とよぶ．これは，後者で「事業」というとプロジェクトと思われることに配慮し，「業務」の語を使うよう政府が決めたからである．ただし，内容は同じである．病院の場合，どちらも使う例があるが，災害拠点病院のBCPについて厚生労働省の通達では「業務継続計画」を使用しているため，ここではそれに従っている．

警戒レベル	状況	住民がとるべき行動	行動を促す情報（避難情報等）
5	災害発生又は切迫	命の危険直ちに安全確保！	緊急安全確保（必ず発令されるものではない）
		＜警戒レベル4までに必ず避難！＞	
4	災害のおそれ高い	危険な場所から全員避難	避難指示（従来の避難勧告のタイミングで発令）
3	災害のおそれあり	危険な場所から高齢者等は避難※	高齢者等避難
2	気象状況悪化	自らの避難行動を確認する	洪水，大雨，高潮注意報
1	今後気象状況悪化のおそれ	災害への心構えを高める	早期注意情報

※高齢者等以外の人も，必要に応じ，普段の行動を見合わせたり，自主的に避難

図Ⅱ-1-3　警戒レベル，行動を促す情報等の一覧表
〔内閣府（防災担当）「新たな避難情報等について」〔http://www.bousai.go.jp/oukyu/hinanjouhou/r3_hinanjouhou_guideline/pdf/hinan_guideline_3.pdf〕（最終確認：2021年7月24日）より引用〕

3 ● 避難行動要支援者の避難行動の支援

　政府は，東日本大震災で高齢者や障がい者の死亡率が高かったことや避難支援をした消防職員や民生委員に多数の犠牲が出たことを踏まえ，2013（平成25）年に災害対策基本法を改正し，災害発生時の避難にとくに支援を要する方の名簿（避難行動要支援者名簿）の作成を市町村長に義務づけた．さらに，令和元年台風19号などの近年の災害においても，多くの高齢者や障がい者などの方々が被害に遭われている状況を踏まえ，同法の2021（令和3）年の改正で，避難行動要支援者の個別避難計画の作成を市町村の努力義務とし，その作成を促進するために，作成モデル事業を開始している．

4 ● 広域応援体制

　地方公共団体の対応能力を超える大規模災害の場合，警察庁（警察広域緊急援助隊），消防庁（緊急消防援助隊），海上保安庁，自衛隊の災害派遣により，広域的な応援が実施される．災害派遣医療チーム（DMAT）・救護班を派遣し，重傷患者を被災地外の災害拠点病院へ搬送し，救命する広域医療搬送の体制整備も進められている（p.88参照）．

　また，東日本大震災では，地方公共団体間の応援が重要な役割を果たした．そこで，2012（平成24）年の災害対策基本法の改正により，地方公共団体間の応援業務について，都道府県・国による調整規定を拡充・新設し，同法に基づく応援の対象となる業務も避難所運営支援などの応急対策一般に拡大し，相互応援を円滑化するため協定の締結など平素

の備えを強化すべきことも規定した．さらに，同法の2021（令和3）年の改正で，地方自治体間の広域避難の協議の方法に関する規定を整備した．

D. 災害救助法

国民の協力の下に，応急的に必要な救助を行い，被災者の保護と社会の秩序の保全をはかることを目的とするものであり，国および地方自治体の災害救助活動を規定する中心的な法律である．1947（昭和22）年に制定された．

1 ● 法律の概要

災害救助法は，自然災害により多数の住宅被害が発生し，生命・身体への危険が大きく，救護が困難な場合に適用される．2021（令和3）年の改正で，大災害が発生するおそれがあり国の災害対策本部が設置されたときは，災害発生前でも都道府県などが避難所の支援をできることとなった．

災害救助法による救助は，主に都道府県知事が行い，市町村長がこれを補助する．都道府県は，自衛隊や日本赤十字社に対して応急的な救助の要請，調整を行う．災害救助法が適用されると，救助の費用は原則として各都道府県が負担し，都道府県の財政力に応じて国も負担する．ただし，必要な場合には，救助の実施に関する事務の一部を市町村長が行うこととすることができる．さらに，2018（平成30）年の法改正で，政令市は国の指定を受ければ都道府県に代わり実施主体となれるしくみが導入された．

対象となる活動の種類には，避難所や応急仮設住宅の設置，食品・飲料水の給与，被服・寝具などの給与，医療，助産，被災者の救出，住宅の応急修理，学用品の給与，埋葬，死体の捜索および処理，住居やその周辺の土石などの障害物の除去などがある．

なお，2013（平成25）年の災害救助法を担当する府省が，厚生労働省から防災施策の総合調整を担う内閣府へと変更された．

2 ● 適用基準

災害救助法による救助は，災害により市町村の人口に応じた一定数以上の住宅の滅失がある場合（例：人口5,000人未満，住宅滅失30世帯以上），多数の住民などが生命または身体に危害を受ける（または受けるおそれがある）場合で，多数の者が避難して継続的に救助が必要な場合，または，孤立などの理由により救出や食料の補給の際に特殊の技術を必要とする場合（例：ヘリコプターなどによる救助）などに行われる．

E. 災害復旧と復興に関する法律と制度

内閣府（防災担当）は，その「復旧・復興ハンドブック」[2]で，被災前と同じ機能に戻すことを「原形復旧」，再度の災害防止の観点から原形復旧だけでなく被災施設やそれに関する施設を改良することを「改良復旧」と定義し，さらに，被災前の状況と比較して「安全性の向上」や「生活環境の向上」，「産業の高度化や地域振興」がはかられるなどの

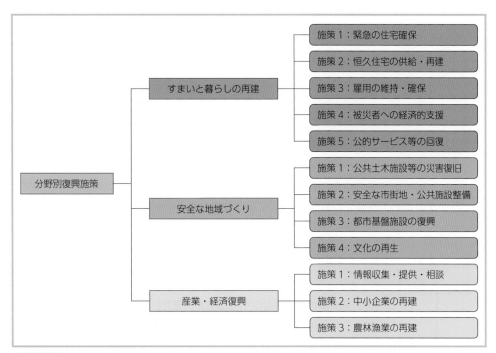

図Ⅱ-1-4 「分野別復興施策」の構成
〔内閣府・防災情報のページ「復旧・復興ハンドブック」（令和3年3月）〔http://www.bousai.go.jp/kaigirep/hou-kokusho/hukkousesaku/saigaitaiou/pdf/handbook_1.pdf〕（最終確認：2021年7月24日）より引用〕

質的な向上を目指すことを復興対策と定義している．また，このハンドブックによると，復興施策は**図Ⅱ-1-4**のとおり分野別に整理される．

1 ● 被災者生活再建支援法と制度

　阪神・淡路大震災後の1998（平成10）年，被災者生活再建支援法が制定され，住民の生活の安定と被災地の速やかな復興に資するため，自然災害によりその生活基盤に著しい被害を受けた者に対し，被災者生活再建支援金を支給することにより，その生活の再建を支援している．具体的には，たとえば，一定規模以上の自然災害により住宅が全壊する被害を受けた世帯に対して，自力で住宅を再建または購入する場合，被災者生活再建支援金（最大300万円）が支給される．

2 ● 大規模災害復興法の概要

　2013（平成25）年の災害関連法の強化の一環として，今後発生が懸念される大規模災害に備えて，あらかじめ復興の枠組みや土地利用の特例を定めておくために制定された．
　主な内容は，①復興に関する組織等（復興対策本部の設置，復興基本方針の策定など），②復興計画の作成等（復興計画を作成，都道府県も復興方針を策定など），③復興計画等における特別の措置（協議会で協議した復興計画を公表，復興整備事業の許認可の緩和，復興拠点や市街地形成施設の都市計画，都道府県が都市計画の決定代行など），④災害復旧事業にかかる工事の国等による代行などである．

F. 災害時の活動の保険制度

　　災害時の救援活動やボランティア活動においては，活動者自身が負傷・死亡する可能性，支援対象者などを負傷・死亡させる可能性，支援対象者などの財産に損害を与える可能性を考えて，保険加入を考えておく必要がある．

　　同じ災害救援活動でも，雇用主あるいは職場の上司の命令により勤務先の業務として行う場合には，自らの負傷・死亡について基本的に労災保険（労働者災害補償保険）の適用対象となると考えられるので（詳細は個々に確認が必要であるが），通常の労働での災害と同様の補償が得られるとみられる．しかし，ボランティア活動には労災保険は適用されないため，別途，自ら保険に加入する必要がある（p.102参照）．

学習課題

1. 政府の災害対策の基本的な法令とは何か．また，そこにはどのようなことが定められているだろうか
2. 日本の災害対策を統括する組織は何か．また，災害発生時の政府の対応体制はどのようになっているか．地方公共団体ではどうだろうか
3. 日本で懸念されている大地震について，どのような対策があるかと併せて説明してみよう
4. 災害時に援護の必要な人たちに対して，どのような備えをしておくべきだろうか
5. 被災者を救済する法制度としてどのようなものがあり，何が実施されるか説明してみよう

▌引用文献▌

1) 国土交通省「住宅の耐震化の進捗状況」〔https://www.mlit.go.jp/jutakukentiku/house/content/00146555.pdf〕（最終確認：2022年9月14日）
2) 内閣府・防災情報のページ「復旧・復興ハンドブック」（令和3年3月）〔http://www.bousai.go.jp/kaigirep/houkokusho/hukkousesaku/saigaitaiou/pdf/handbook_1.pdf〕（最終確認：2021年7月24日）

2 災害情報と伝達のしくみ

この節で学ぶこと

1. 災害対策にかかわる情報について理解する.
2. 医療活動に必要な情報について理解する.
3. 災害時の情報伝達手段について理解する.

A. 災害情報とは

　災害時には生命を守るため，そして被災後の生活を確保するためにさまざまな情報が不可欠になり，これらにかかわる情報を**災害情報**とよんでいる.

　災害情報を大別すると，主に次の4つに分類することができる.

1. **危険回避情報**
   気象警報・注意報，危険度分布，特別警報，緊急地震速報，地震情報，台風情報，避難情報など
2. **被害情報**
   人的被害，家屋被害，道路被害など
3. **生活情報**
   安否，ライフライン復旧，交通，救援物資，仮設住宅など
4. **復興支援情報**
   住宅の応急修理，住宅・集落再建，事業者への再建支援，雇用など

1 ● 危険回避情報

　危険回避情報は，まさに津波や風水害から身を守るための情報であり，気象庁が出す気象警報や注意報，台風，地震や津波，火山に関する情報が該当する.

　気象に関する「警報」とは，重大な災害の起こるおそれのあることを警告する予報であり，その種類としては，暴風，暴風雪，大雨，大雪，高潮，波浪，洪水に関するものがある. 気象庁は従来の警報の基準をはるかに超える豪雨や大津波などが予想され，重大な災害の危険性が著しく高まっている場合「特別警報」を発表している. 重要なことは，避難は時間を追って段階的に発表される気象情報，注意報，警報や危険度分布などを活用して早めに行動を開始することである.

　「注意報」とは，大雨などによって，災害が起こるおそれがある場合にそのことを注意する予報である.

以下，それぞれの危険回避情報の例とともに解説する．

a. 地震情報

地震の概要

検 知 時 刻：4月14日21時26分（最初に地震を検知した時刻）

発 生 時 刻：4月14日21時26分（地震が発生した時刻）

マグニチュード：6.5（暫定値；速報値6.4から更新）

場所および深さ：熊本県熊本地方，深さ11km（暫定値；速報値約10kmから更新）

発 震 機 構：南北方向に張力軸を持つ横ずれ断層型（速報）

震度：【最大震度7】熊本県益城町（ましきまち）で震度7，玉名市（たまなし），西原村（にしはらむら），宇城市（うきし），熊本市（くまもとし）で震度6弱を観測したほか，中部地方の一部から九州地方にかけて震度5強〜1を観測しました．

[気象庁：2016年4月14日23時30分]

(1)震度速報

地震情報は，気象庁から最初に震度速報が発表される．この速報は，地震により震度3以上の揺れが観測された場合に出されることになっており，地震発生から約1分半後に震度3以上を観測した地域名が速報される．

(2)震源に関する情報

次に発表されるのが，震源に関する情報である．その内容は，地震の発生場所（震源）やその規模（マグニチュード，magnitude：M）である．この情報は「津波予報」が出される場合は，一刻を争うことから発表されないことになっている．さらにこの段階で津波の危険性がないときは，この情報のなかに「津波の心配がない」などの内容が付加される．

この「震源に関する情報」を活用すると，発災の初期段階でおおよその被害の様相を予測することができる．一般的に，震源が内陸直下型で，震源の深さが約10km，そして地震の規模を表すマグニチュード（M）が7クラスの場合，被害に関する報道を待つまでもなく，震源に近い地域ではかなり大きな被害が発生していると考えるべきであろう．たとえば，熊本地震が典型的なケースで，この地震は本震が2016年4月16日に発生した．本震の規模はM7.3，震源の深さは12kmで最大震度は「7」を記録した．この地震によって約4万3千棟の家屋が全半壊し，災害関連死を含め273人が亡くなった．

(3)震源・震度に関する情報

震源情報のあとに出るのが震源・震度に関する情報で，その内容は上記の例に示すように震源，マグニチュード，震度3以上の地域名と市町村ごとの震度である．なおこの時点で震度に関する情報はないが，その地域が震度5弱以上であると考えられる地域はその市町村名が発表される．

b. 津波警報・注意報

気象庁はマグニチュード8を超える巨大地震が発生したとき，きわめて大きな津波が襲来することを想定して最初の発表は「巨大」「高い」という言葉で表現することにしている．したがってこのような発表を聞いたときは迷うことなく高い場所に避難する．

c. 地震活動の見通し

　気象庁は，2016年4月の熊本地震を契機に大地震発生直後の余震に関する情報を見直した．同年8月からは余震情報という言葉は使わず，「地震活動の見通しに関する呼びかけ」という方法で注意を喚起することにした．具体的には，地震発生直後は最初の大地震と「同程度の地震」への注意を呼びかける．1週間後からは余震発生確率の数値までは発表せず，「平常時に比べ○倍程度」という表現にすることとした．

　大地震発生後は，「○月△日×時に震度6の地震が発生する」といった余震に関するデマが流れることが多い．しかし現在の科学では日時を特定した予知はできないことから，このようなデマには十分注意する必要がある．

d. 緊急地震速報

緊急地震速報（気象庁）
千葉県で地震　強い揺れに警戒
千葉　茨城　栃木　群馬　埼玉
東京　神奈川　静岡

[NHK広報局：報道資料：緊急地震速報-NHKの放送について，速報画面イメージ，2007]

　緊急地震速報とは，被害の軽減を目的に，地震の発生直後に，震源に近い地震計でとらえた観測データを解析して，各地の主要動（S波）の到達時刻や揺れの大きさ（震度）を推定し，社会に素早く知らせる情報である*．具体的には，最も大きな揺れが震度5弱以上になると推定されたときに，震度4以上の地域を知らせるシステムである．この情報は列車やエレベーターを制御して危険を回避したり，工場，オフィス，家庭などでは出火防止や避難行動などに活用されることが期待されている（**図Ⅱ-2-1**）．

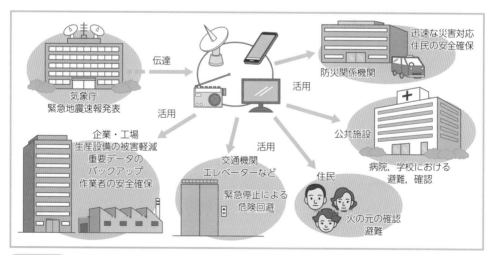

図Ⅱ-2-1　緊急地震速報の伝達システム

---

*緊急地震速報の限界：緊急地震速報は，直下型地震のように震源が近い場合には，主要動（S波）がすぐに到達することから情報の伝達が間に合わない可能性が高い．また，複数の地震が連続して発生した場合も的確な情報が出せないなど，課題があり，注意が必要である．

　2007年より，テレビ，ラジオや携帯電話のエリアメールなどにより一般市民にも知らされるようになった．私たちがこの情報を得てから強い揺れが始まるまでの時間は，数秒から数十秒前である．したがって防災行動は，短い時間内で行うことが求められることになるが，そのためには普段からの防災訓練と，身を守るために家具類などの転倒防止を確実に行っておく必要がある．

e. 避難に関する情報

避難指示（例）

●●地区のみなさん．△△川の堤防が決壊するおそれがあります．
ただちに■■小学校へ避難してください．

　避難に関する情報は，市町村から出され，その種類としては，「高齢者等避難」，「避難指示」，「緊急安全確保」がある（**表Ⅱ-2-1**）．

（1）高齢者等避難

　高齢者等避難は，健常者より避難行動に時間がかかる要配慮者に高齢者等避難が発令された時点で避難を開始してもらおうとするものである．このシステムをスムーズに活用するためには，あらかじめ要配慮者の所在や身体の状況と支援の内容，緊急時の支援者などを記載した避難行動要支援者名簿の作成が求められている．しかし現段階では個人情報保護や支援者不足の問題があり，各自治体とも記載内容にバラツキがあるのが実状である．このため国は市町村の福祉団体や地域住民の連携の促進を促している．

（2）避難指示など

　避難指示は，避難するかどうかの最終的な判断を住民にゆだねている．一方，警戒区域（災害対策基本法第63条）は，生命が非常に危険な状況下にあるときに設定されるが，このとき住民は，強制的な避難を余儀なくされる．

（3）警戒レベル

　ここ数年，気象情報が大きく変化してきた．その結果，自治体が発表する避難情報との関係が複雑になり，その整理が課題となっていた．国は，2019年5月にその関係を整理した「警戒レベル」という考え方を設けた．このレベル化によりで避難開始のタイミング

表Ⅱ-2-1　避難情報と警戒レベル

警戒レベル	気象情報	避難情報（自治体）	住民がとるべき行動
5	大雨特別警報　氾濫発生情報	緊急安全確保	災害がすでに発生している　命を守る最善の行動
～～〈警戒レベル4までに必ず避難！〉～～			
4	土砂災害警戒情報　氾濫危険情報	避難指示	危険な場所から安全な場所へ全員避難
3	大雨警報（土砂災害）　洪水警報，氾濫警戒情報	高齢者等避難	危険な場所から避難に時間を要する人は避難
2	大雨注意報，洪水注意報		避難行動の確認が必要
1	早期注意情報		災害への心構えを高める

（レベル3と4）が明確になったといえる.

2 ● 被害情報

「平成28年熊本地震」熊本県第9回災害対策本部会議資料抜粋（4月17日16時30分
現在）

（1）人的被害

死者41人　行方不明11人　重傷者201人　軽傷者838人

（2）住家被害

全壊400棟　半壊1262棟　一部破損761棟

（3）避難所数，避難者数

723施設　110,816人

（4）断水戸数：約270,300

　被害情報とは，災害による被害に関する情報のことで，家屋の関係では，全壊，半壊，
一部破損，床上・床下浸水，全・半焼などがある.また死者や負傷者，さらには避難者や
被災者の発生状況，また道路や鉄道，電気・水道などの被災状況なども含まれる.

　災害時には，上記の例のような様式でこれらの情報が市町村ごとに発表されることから，
この情報をもとに，地域ごとの被害の大小を知ることができる.

　一方で，あまりにも甚大な被害が発生している地域からは，初期段階で災害対策本部に
報告が上がってこない場合がある.このような地域を「情報の空白域」といい，新潟県中
越地震（2004年）の際の山古志村などが典型的な例である.被害情報がない場合は要注
意である.

3 ● 生活情報

応急仮設住宅の募集について（入居対象者）

1. 平成28年4月14日時点で益城町に住所を有する方
2. 住家が全壊又は大規模半壊となり，居住する家がなく，自己の資力では住家の確
   保が困難な方
3. 二次災害等により住宅が被害を受ける恐れがある，ライフラインが途絶している
   など，長期にわたり自らの住居に居住できない方
4. 「半壊」であっても，住み続けることが危険な程度の傷みや，生活環境保全上の支
   障となっている損壊家屋等取り壊さざるを得ない家屋の解体・撤去に伴い，自ら
   の住居に居住できない方
5. みなし仮設住宅や応急修理制度の公的援助を受けていない方

（「平成28年熊本地震」熊本県益城町HPより引用）

　災害時には，社会システムが麻痺することから，災害前のような生活を営むことがむず
かしくなる.一方で，被災後に生活を再建するためにはいろいろな情報が必要になり，こ
れを**生活情報**とよぶ.

　　具体的には，家族や知人などの安否に関する情報，電気や水道などのライフラインの復旧に関する情報，行政機関からの救援物資の配給などに関する情報，また，応急仮設住宅の入居希望に関する情報など，さまざまな情報がある．上記の例は，熊本地震の応急仮設住宅の募集に関する情報であり，近年は，被害情報やこれらの生活情報を，災害対策本部が発信するホームページでみることができる．

4 ● 復興支援情報

　　今のところ，災害情報の分類として復興に関する情報を単独で扱うケースはほとんどないが，被災者の生活再建にとってきわめて重要な情報であることから，ここでは項目を独立させることにした．その内容としては，①被災した住宅の応急修理の支援に関する情報，②住宅や集落再建に関する情報，③事業者への経済的な支援などが挙げられる．また，生活再建に必要な各種支援制度に関する情報なども該当する．

　　被災地では住宅再建などの生活復興にかかわる問題が，被災した高齢者にとって大きなストレスになっており，健康悪化の一因にもなっている．これらの問題のなかには，簡単なアドバイスで解決するものも多いと思われることから，医療活動に従事する関係者も生活支援に関する基本的な制度を知っておくべきと考えられる．

B. 災害医療活動のための情報体制

1 ● 被災地の医療活動現場の混乱：情報の欠落がもたらすもの

　　災害時には，避難所に併設された救護所や病院など，さまざまな場所で医療活動が実施されるが，災害の規模が大きくなるほどさまざまな混乱が生じている．その代表的なものを以下にまとめた．

- 発災直後，被災地外の病院は正確な被害情報がなかなか入手できず，応援チームを編成すべきかどうか，その判断に苦慮した
- 応援チームが被災地に向かって移動を開始したが，交通規制関係の情報がなく，どのルートを通ればいいのかまったくわからなかった
- 発災直後の混乱のなか被災地外から駆けつけた医療チームに対して情報が提供されないため，どこで活動を開始したらよいのかわからず，右往左往した
- 負傷した住民は，どこの救護所や病院が診察が可能なのか，また，どこが比較的早く診察してもらえるのかといった情報を求めていた
- 被災地内の病院では，非常用電源の燃料や水などが不足したが，その調達先に関する情報がなかったために十分な活動ができなかった
- 重傷の患者を被災地外の設備の整った病院に緊急に搬送したいのだが，どこに要請したらいいのかわからなかった

　　このように，過去に発生した災害では，医療に関する情報が住民に適切に提供されなかったり，外部から応援に来た医療チームに的確に情報が提供できなかったために混乱したというケースなど，数多くの報告が残されている．

　また，2005年に発生したJR福知山線脱線事故の際には，現場に20の医療チームが参集したが相互に情報を交換する手段がなかったため，初期の段階では連携のとれた医療活動ができなかったという．チーム間の連絡ができるようになったのは，千里救命救急センターチームが現場に携帯無線機を5台持参し，それを各医療チームのリーダーに渡したあとのことだった．

　これらの問題に共通しているのは，まさに「情報」である．災害時の医療活動を的確に行うためには，情報ネットワークの整備が不可欠であるが，このネットワーク構築の前提になるのが組織体制づくりである．被災地全域の医療活動のセンターは，どこで誰が担うのか，現場の指揮は誰がとるのかなど，事前にこのような計画が整備されていることが望まれる．

2 ● 自治体の災害対策体制：災害対策本部と医療情報センター

a. 災害対策本部

　日本のすべての自治体は，災害対策基本法に基づいて「**防災会議**」を設置し，法律によって「**地域防災計画書**」の作成が義務づけられている．災害が発生すると自治体は，首長を本部長とする災害対策本部を立ち上げ，本部長の指示の下，各活動班が応急対策活動を開始することになる（**図II-2-2**）．災害によって発生した被害や復旧の見通しなどの情報は，すべてこの災害対策本部に集められることになっている．

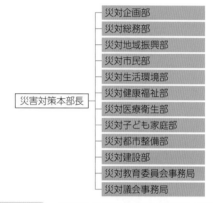

図II-2-2　自治体の災害対策本部体制（例）

　現在，「地域防災計画書」によると，自治体によっては，災害発生直後に避難所などに医療救護所を設置することを定めているところもある．医療救護所で予定されている活動は，以下のとおりである．

医療救護所の主な活動内容
- 傷病者に対する応急処置
- 後方医療施設への転送の要否および転送順位の決定
- 輸送困難な患者，軽症患者などに対する医療
- 助産救護
- 死亡の確認

　医療救護所での活動の内容は，自治体によって多少異なるが，基本は応急処置とトリアージである．

b. 医療情報センター

　被災現場では上記のような活動が中心になるが，被災地の災害医療全体でみたときは，各医療チームの活動を支援する情報センターの設置が不可欠である．具体的には，災害対

策本部のなかに医療情報センターを置き，医療施設の被災状況と負傷者の受け入れの可能性，甚大な被害が出ている地域の把握と医療チームへの情報の提供，救護所までの交通規制情報の提供などが考えられる．また，医療活動を確保するための電気や水などの支援，重傷者を被災地外へ搬送するための手段の確保なども挙げられる．

災害時にこれらの活動を円滑に行うためには，事前に作成される地域防災計画に医療情報センターの設置を明記し，センターのメンバーには医療に詳しい人も参加する内容にしておくべきと考えられる．

3 ● 医療機関の災害対策本部

災害時には，いろいろな局面で病院としての対応方針の決定が求められることになる．たとえば，新規の重傷患者を受け入れるために，すでに入院中の患者のうち，病状が安定している患者には転院してもらうか，大量に発生している負傷者への救急処置のために，予定していたすべての手術が延期できるか，病院としての避難の必要性があるか，被災現場に医療チームを派遣するかなど，いろいろな課題を短時間で判断しなければならないことになる．

災害発生初期段階の判断にあたっては，被災状況の把握が重要であり，これまでの災害では病院に救急患者を搬送してきた救急隊員によって，これらの情報がもたらされるケースが多いようであるが，病院としては，これ以外に時々刻々と変わる災害の全体像を素早く放送するテレビやラジオを積極的に活用すべきである．また，災害時には複数の情報収集伝達手段を活用すべきで，東日本大震災では普段使っていたSNS（LINE，Twitter，Facebook）が役に立ったという報告がある．

収集した被災情報や病院の災害対策本部で決定した内容は，速やかに病院全体に周知徹底する必要がある．このため事前に病院内での情報の共有化計画を整備しておくことが望まれる．

JR福知山線脱線事故の際，現場近くの医療機関で災害対策本部を設置したところは約3割であったという．この事故の教訓として，医療関係者は，病院としての意思決定はもとより，病院機能をコントロールするために，複数の職種で構成する災害対策本部を設けるべきとしている．

大規模災害時に，行政機関は当然，災害対策本部を設置するが，被災地内および被災地近隣の医療機関も災害対策本部を設置し，病院内の混乱防止のためにも外部との情報連絡の窓口を一元化すべきと考えられる．

一方で，被災現場に駆けつける医療チームも関係機関との連絡がとれなくなる可能性があることから，独自に情報を収集伝達する手段を用意しておくべきである．具体的には，テレビやカーラジオはもとより，車載の無線機，災害時優先電話の登録をした携帯電話などの活用が考えられる．また，災害で大混乱のなか，案内なしで現場に行くことも十分あるため，車両にはカーナビゲーションの装備が望まれる．

4 ● 広域災害・救急医療情報システム（EMIS）

　EMISとは，Emergency Medical Information Systemの略称で，厚生労働省が構築したシステムである．大災害時の多数の負傷者を想定して被災した都道府県を越え医療機関の稼動状況など災害医療にかかわる情報の共有を目的にしている．その主な特徴は以下のとおりである．

- 各都道府県システムにおける全国共通の災害医療情報の収集
- 医療機関の災害医療情報を収集，災害時の患者搬送などの医療体制の確保
- 東西2センターによる信頼性の高いネットワーク構成
- 平常時，災害時を問わず，災害救急医療のポータルサイトの役割

5 ● 医療活動と個人情報保護

　2005年のJR福知山線脱線事故では，個人情報保護法施行後の大惨事だったことから，負傷者の情報の取り扱いをめぐって，医療機関も大混乱に陥ったとされる．従来どおり，氏名，住所，年齢，傷病名を公表した医療機関があるかと思えば，まったくいっさい発表しなかった医療機関もあり，その対応はさまざまであった．このため，家族や知人の安否を確認しようと，病院には電話が殺到し，病院の業務に影響が出るありさまだったという．

　とくに病院のマスコミ対応については大きな課題を残したことから，厚生労働省は2006（平成18）年4月に個人情報保護法の解釈を一部改めるガイドラインを発表した．それによると「大規模災害や事故等で，意識不明で身元の確認できない多数の患者が複数の医療機関に分散して搬送されている場合に，患者の家族または関係者から患者が搬送されているかという電話での問い合わせがあり，相手が家族等であるか十分に確認できない状況下で患者の存否情報を回答してもよいか」という問題について次のような見解を出している．

　患者が意識不明であれば，本人の同意を得ることは困難な場合に該当します．また，個人情報保護法第23条第1項第2号の「人の生命，身体又は財産の保護のために必要がある場合」の「人」には，患者本人だけではなく，第3者である患者の家族や職場の人なども含まれます．このため，このような場合は，第3者提供の例外に該当し，本人の同意を得ずに存否情報などを回答することができ得ると考えられるので，災害の規模などを勘案して，本人の安否を家族などの関係者に迅速に伝えることによる本人や家族などの安心や生命，身体または財産の保護などに資するような情報提供を行うべきと考えます．

　なお，「本人の同意を得ることが困難な場合」については，本人が意識不明である場合などのほか，医療機関としての通常の体制と比較して，非常に多数の傷病者が一時に搬送され，家族などからの問い合わせに迅速に対応するためには，本人の同意を得るための作業を行うことが著しく不合理と考えられる場合も含まれるものと考えます．

　また，報道機関や地方公共団体などに情報を提供することについては，次のような見解

を出している.

　これらの機関を経由して，身元不明の患者に関する情報が広く提供されることにより，家族などがより早く患者を探しあてることが可能になると判断できる場合には，「人の生命，身体又は財産の保護のために必要がある場合」に該当するので，医療機関は，存否確認に必要な範囲で，意識不明である患者の同意を得ることなく患者の情報を提供することが可能と考えられます.

　つまり，患者の利益を前提に考えるなら情報の提供は当然であり，しかもそれによって被災地全体の混乱防止につながるという考えである.

C. 災害時の通信手段

　大きな災害が発生したとき，普段なにげなく使っている一般の電話や携帯電話は，まったくといってよいほど使えなくなる. これは，東日本大震災のように電話の中継局自体が被災したり，電話線などの設備関係が被害を受けたり，NTTが異常に増加する通信量を規制するためである.

　一方で，災害医療活動を円滑に行うためには，通信手段の確保は必須である. ここでは身近にある代表的な通信手段を解説する.

1 ● 公衆電話

　NTTは，公衆電話を緊急時に使われる電話として位置づけており，このため，これまで災害後に実施したアンケート調査でも「公衆電話は使えた」という回答が多くみられる.

　公衆電話は，停電の場合はテレホンカードが使用できないが，硬貨は使用できることから有効な通信手段となる. しかし，最近は携帯電話の普及に伴い，多くの公衆電話が撤去されており，その台数は以前に比べて極端に少なくなっている. 医療機関内に設置されている公衆電話は，災害に備えてできるだけ数多く残すことが望まれる.

2 ● 災害用伝言ダイヤル（171）

　災害用伝言ダイヤルは，被災地内の人の安否を音声で確認できるようにしたものである. 使用方法は，「171」をダイヤルし，録音・再生とも，音声ガイダンスに従って操作する. 1電話番号あたりの最大伝言件数は20件で，1件あたりの伝言時間は30秒，保存期間は運用期間終了までである. 災害時におけるこのサービスの開始は，マスコミやインターネットなどを通じて周知されることになっている.

3 ● 災害用伝言板サービス

　災害用伝言板サービスは，いわば音声による「171」の文字版である. 情報の内容は，基本のメニュー以外にコメントが100文字以内で書き込めるようになっている.

　利用できる携帯電話は，Webサービス機能を有した携帯電話で，登録された内容はパソコンでも確認できるようになっている.

4 ● 携帯電話

　災害時には固定電話と同様に携帯電話も通話規制が行われることから，普段と同じような利用が望めないのが実状である．一方で，日常的に使われている携帯電話のメール機能は，災害時にも確実な通信手段として高い評価を得ている．

　被災地では，住民も行政機関もスマホによるLINE（SNS），携帯メール，エリアメール，緊急速報メール，行政機関のホームページの活用などが一般化している．

5 ● その他の通信手段

　災害時の通信手段としては，これまで解説したツール以外にもいくつかあり，それらの概要を紹介する．

a. 災害時優先電話

　災害対策基本法では，行政機関，ライフライン事業者，報道関係，医療機関などを指定行政機関，指定公共機関として指定している．災害時優先電話は，災害時の重要通信を確保するために，これら防災関係機関に設置されている電話である（**図Ⅱ-2-3**）．

　この電話の特徴は，発信優先で先方にかかることである．ただし注意しなければならないことは，このしくみは1つの機関に割り当てられている電話番号に限りがあるため，その番号が広く知られてしまうと，外部からの電話でその電話が常に通話中になってしまう可能性があることである．したがって優先電話の番号は，極力外部に知らせないことが必要である．

　また，過去の災害では，この優先電話の存在を知らなかったために通信手段の確保をめぐって混乱したという報告があり，この電話にはステッカーを貼るなどして普段から機関内に周知しておくことが求められる．さらに，携帯電話にもこの災害時優先電話のシステムがあるので活用が望まれる．

b. 衛星携帯電話

　衛星携帯電話は，文字どおり通信衛星を使った通信手段で，このため，地上の施設や設

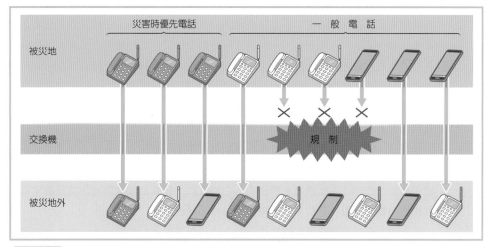

図Ⅱ-2-3　災害時優先電話の機能

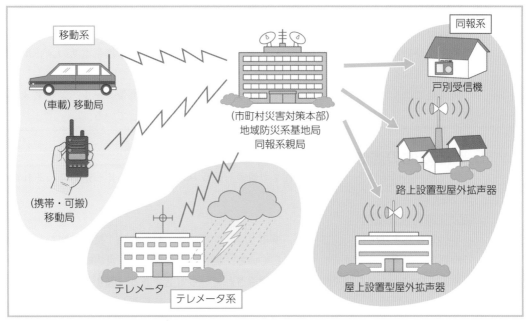

図Ⅱ-2-4　市町村防災行政無線の概念図

備の被害に左右されることなく通信が確保できるのが大きな特徴である．この電話は新潟県中越地震，東日本大震災でも威力を発揮している．新潟県中越地震では山間地の多くの集落が孤立したため，この地震以降，孤立する可能性の高い集落にはあらかじめ衛星携帯電話を整備しておく対策がすすめられている．

c. 無線システム

　災害時には，大規模な停電が発生することから，行政機関は停電時に有効な無線機器の整備を実施している．

　無線設備は，国，都道府県，市町村の段階別に整備されており，このうち，各市町村は**図Ⅱ-2-4**のイラストに示すような「市町村防災行政無線」を有している．この無線システムのなかには，行政機関（基地局）から直接市民に情報を伝達することのできる同報系親局があり，これを活用すると医療関係の情報をきめ細かく市民に知らせることができるようになっている．しかし，全国の市町村のなかにはこの無線システムがないところがあり，これらの地域では，ほかの手段を使って市民へ広報をしなければならないのが実状である．

　無線のシステムとしては，行政関係のネットワーク以外に，民間レベルでのアマチュア無線網があり，これも災害には有効であろう．

　最近は，SNSの普及によって多種多様な情報が早く，しかも広く伝達されるようになったが，一方で発信の時期や発信者が不明だったり，内容が不確かだったりするといった課題がある．このような課題を解決するためには，情報を複数の方法で収集すること，また信頼性の高い情報の発信先を把握しておく必要がある．

　以上のように，現在災害時に活用できる通信手段としてはいろいろなものがあり，今後も新しい通信ツールが開発されることが予想される．大事なことは，災害時の混乱のなか，

確実に通信を確保するためには，これら多種多様な通信手段についての知識をもち，それらを状況に応じて的確に使いこなせるようにしておくことである．

学習課題

1．危険回避に必要な情報の種類と入手方法を考えてみよう
2．災害発生したとき，どのような情報をどのように収集すべきかを考えてみよう
3．災害現場に派遣されたときの身近にある通信手段の活用について考えてみよう

3 災害関係各機関の支援体制

この節で学ぶこと

1. 日本の災害危機管理体制を理解する.
2. 日本の災害時の組織的な支援体制を理解する.
3. 災害時の国際支援・協力体制を理解する.

A. 日本の災害関係各機関の支援体制

1 ● 国の災害危機管理体制

a. 平常時の体制

　防災に関する重要事項は，災害対策基本法に基づき，内閣府に設置された中央防災会議で審議される．その事務局は，内閣府（防災担当）である．その他の常設の防災関連機関としては，官邸危機管理センター[*1]や内閣情報集約センター[*2]があり，いずれも内閣官房に属し，首相官邸に設置されている（p.60，第Ⅱ章「1. 災害に関する制度」参照）.

b. 災害発生時の体制

　災害発生時の各関係機関の支援体制につき，**図Ⅱ-3-1**のチャートに沿って説明する.

(1)災害発生の第1報(図Ⅱ-3-1a)

①マスコミ，公共機関などから災害発生の第1報を受けた内閣情報集約センターが，災害情報を収集・集約し，内閣総理大臣，内閣官房，官邸危機管理センター，防災担当大臣，内閣府防災担当，およびその他関係省庁に状況を報告する.

②内閣危機管理監は報告を受け，官邸危機管理センターに対し支援体制を組むよう指示する.

(2)緊急参集チームの召集(図Ⅱ-3-1b)

　官邸危機管理センターは，①震度5強（東京23区内），震度6弱（東京23区以外）以上の地震が発生した場合，②大津波警報が発表された場合には，内閣官房担当官，内閣府防災担当，各関係省庁の局長級職員など，危機管理要員をただちに危機管理センターへ召集し（災害発生より30分以内），緊急参集チームを組織する.

　被害状況を把握・分析したうえで，内閣総理大臣に報告し，関係省庁連絡会議を開催する．防災担当大臣，副大臣などを団長とする政府調査団やその先遣隊の派遣を決定することもある.

[*1]官邸危機管理センター：テロや災害発生時などの非常事態に備えて，平常時より首相官邸に設置.
[*2]内閣情報集約センター：平常時より24時間体制で，マスコミ，民間公共機関，関係省庁などから情報を収集・整理.

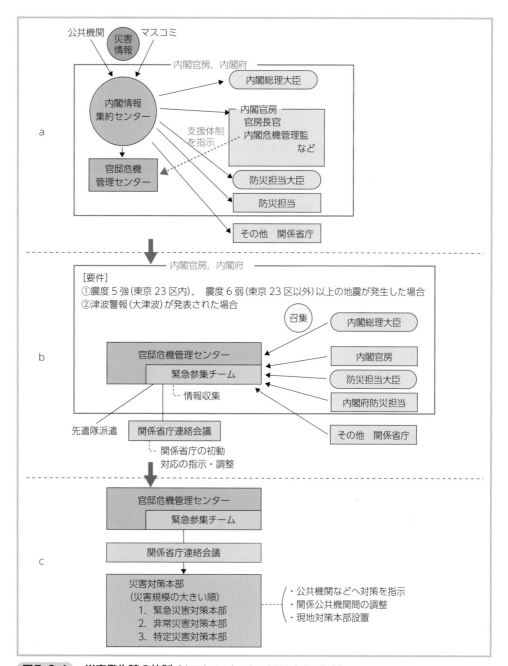

図Ⅱ-3-1　**災害発生時の体制**［内閣官房，内閣府の資料を参考に作成］

(3) 災害対策本部の設置（図Ⅱ-3-1c）[1]

①緊急災害対策本部：著しく異常かつ激甚な非常災害が発生・発生するおそれがある場合

著しく異常かつ激甚な非常災害（災害対策基本法の定義．たとえば，南海トラフ地震，首都直下地震など）が発生した場合には，内閣総理大臣は，閣議にかけて，臨時に内閣府に緊急災害対策本部を設置する．本部長には，内閣総理大臣が就任し，すべての国務大臣，内閣危機管理監その他の政府高官が本部員となる．2011年の東日本大震災で，初めて設

置された．また，必要であれば「緊急災害現地対策本部」を置くこともできる．

②非常災害対策本部：大規模な災害（非常災害）が発生・発生するおそれがある場合

①には至らないが，災害が相当大規模と見込まれる場合，内閣総理大臣は臨時に内閣府に非常災害対策本部を設置する．本部長には内閣総理大臣が就任し，内閣官房長官，防災担当大臣，内閣総理大臣が任命する大臣，副大臣などが本部員となる．本部は，国の機関，出先機関，地方公共団体，災害にかかわる公共機関・地方の公共機関の対策を総合調整する．必要であれば「非常災害現地対策本部」を置くこともできる．

③特定災害対策本部の設置：②に至らない災害で地域の状況等を勘案して特別に必要な場合

②には至らない災害だが，地域の状況などを勘案して災害応急対策を推進するため特別の必要がある場合には，①と同様な手続きで特定災害対策本部を設置することができ，本部長には防災担当大臣が就任し，本部員には内閣官房，内閣府防災担当その他の関係省庁の職員が就任する．

2 ● 都道府県・市町村の支援体制

a. 平常時の体制

災害対策基本法に基づき，都道府県ごとに都道府県防災会議が設置されており，都道府県ごとに「地域防災計画」が作成される．また，各市町村にも市町村防災会議が設置されており，市町村ごとに「地域防災計画」が作成される（p.60，第Ⅱ章「1. 災害に関する制度」参照）．

災害現場の救急医療を支える組織

①災害拠点病院

1996（平成8）年，厚生省は「災害時における初期救急医療体制の充実強化を図るための医療機関」として災害拠点病院を指定した．指定要件の概要は**表Ⅱ-3-1**のとおりである．

災害拠点病院には，①基幹災害拠点病院と，②地域災害拠点病院がある．①は②の機能を有するほか，当該都道府県下全域の②の機能を強化するための訓練・研修機能を有する拠点病院である．②は高度の診療機能，広域搬送への対応機能，医療救護チームの派遣機能，応急用資器材貸出し機能を有する拠点病院をいう．

2021（令和3）年1月現在，災害拠点病院の数は759病院（うち，基幹災害拠点病院64，地域災害拠点病院695）である．

②災害医療派遣チーム（DMAT）

大地震および航空機・列車事故などの災害時に被災者の生命を守るため，被災地に迅速に駆けつけ，救急治療を行うため，厚生労働省の認めた専門的な研修・訓練を受けた災害医療チームである．

③災害派遣精神医療チーム（DPAT）

Disaster Psychiatric Assistance Team の略であり，都道府県および政令指定都市によって組織される専門的な研修・訓練を受けたチームである．

④災害時健康危機管理支援チーム（DHEAT）

Disaster Health Emergency Assistance Team の略であり，重大な健康危機が発生した

表Ⅱ-3-1　災害拠点病院の指定要件（抜粋）

運営体制	①24時間緊急対応し，災害発生時に被災地内の傷病者等の受入れ及び搬出が可能な体制 ②災害発生時に，被災地からの傷病者の受入れ拠点にもなる ③災害派遣医療チーム（DMAT）を保有，派遣体制がある．災害発生時に他のDMATや医療チームの支援の待機場所や対応担当者決定等の体制 ④救命救急センター又は第二次救急医療機関であること ⑤早期に診療機能を回復できるよう業務継続計画の整備，それに基づき研修及び訓練を実施 ⑦地域の第二次救急医療機関及び地域医師会，日本赤十字社等の医療関係団体とともに定期的な訓練を実施．災害時に地域の医療機関への支援体制
医療関係施設・設備等	施設：（ア）病棟（病室，ICU等），診療棟（診察室，検査室，レントゲン室，手術室，人工透析室等）等救急診療に必要な部門 （イ）診療機能を有する施設は耐震構造 （ウ）通常時の6割程度の発電容量のある自家発電機等を保有，3日分程度の備蓄燃料 （エ）災害時に少なくとも3日分の病院の機能を維持するための水の確保 設備：（ア）衛星電話を保有し，衛星回線インターネットが利用可能 （イ）EMISに参加し，災害時に情報を入力する体制 （ウ）災害時に多発する重篤救急患者の救命医療を行うために必要な診療設備 （エ）患者の多数発生時用の簡易ベッド （オ）被災地における自己完結型の医療に対応出来る携行式の応急用医療資器材，応急用医薬品，テント，発電機，飲料水，食料，生活用品等 （カ）トリアージ・タッグ その他：食料，飲料水，医薬品等，3日分程度を備蓄．協定の締結により災害時に優先的に供給される体制
搬送関係施設・設備	施設：原則として，病院敷地内にヘリコプターの離着陸場，患者搬送用の緊急車輌 設備：DMATや医療チームの派遣の緊急車輌を原則として有し，応急用医療資器材，テント，発電機，飲料水，食料，生活用品等の搭載が可能

〔厚生労働省「災害拠点病院指定要件の一部改正について」（令和元年7月17日）〔https://www.mhlw.go.jp/content/10800000/000749617.pdf〕（最終確認：2021年7月24日）より一部抜粋して引用〕

際に，健康危機管理に必要な情報収集・分析や全体調整などの専門的研修・訓練を受けた都道府県および政令指定都市の職員によって組織されたチームである．

b. 災害発生時の体制

　災害発生時の対応は，原則，市町村が対応の主体となり，それを都道府県さらには国が調整・支援する*．災害発生時の各関係機関の支援体制について説明する．

（1）地方自治体の災害対策本部の設置

　災害対策基本法に基づき，災害が発生した場合，または発生するおそれがある場合には，市町村長は，地域防災計画の定めるところにより災害対策本部を設置でき，大災害が発生すれば必ず設置されると考えてよい．災害対策本部長には市町村長が就任し，本部員には任命された市町村の職員が就任する．また，現地災害対策本部を置くことができる．災害対策は基本的に市町村が主体となって実施し，それを都道府県が調整・支援する．また，都道府県知事も，同様に大災害が発生すれば災害対策本部を設置することができ，現地災害対策本部も置くことができる．

---

*ただし，広域災害の場合は，必要があれば，都道府県知事（およびその職員），さらには内閣総理大臣（および政府職員）が，災害対策基本法に基づき市町村に代わり対応にあたる．具体的な体制は前述のとおりである（p.86参照）．

(2)被災都道府県(市町村)による自衛隊,緊急消防援助隊,広域緊急援助隊の派遣要請

　自衛隊の災害派遣の要請は都道府県知事が市町村の要請を受けて行うが,とくに緊急を要する場合は,要請を待たずに防衛大臣またはその指定する者の命令により派遣される.消防の緊急消防援助隊の要請は都道府県知事,市町村長から行うのが原則であり,警察の広域緊急援助隊は都道府県公安委員会から要請するのが原則であるが,要請がなくても消防庁長官,警察庁長官の自主的な判断で援助隊を出動できる.

3 ● 災害現場の医療を支える組織 (DMAT, DPAT, DHEAT)

a. 災害派遣医療チーム (DMAT) [2]

　DMAT (Disaster Medical Assistance Team) とは,災害の発生直後の急性期(おおむね48時間以内)に活動が開始できる機動性を持った,専門的な研修・訓練を受けた医療チームである.DMAT隊の構成は,医師1名,看護師2名,業務調整員1名の4名を基本としており,活動内容は,災害対策本部活動,傷病者を被災地外に搬送する広域医療搬送,地域の医療を維持するための病院支援,避難所や救護所での活動のサポートなど多岐にわたる.DMAT隊員として活動するためには,厚生労働省などが実施する「日本DMAT隊員養成研修」を修了する,もしくはそれと同等の学識・技能を有する者として厚生労働省が認め,厚生労働省に登録される必要がある.

　DMATの派遣は,原則として被災都道府県による要請に基づいており,医療支援が必要な規模の災害が発生した場合,被災地都道府県は他の都道府県や厚生労働省,国立病院機構などに派遣を要請する.しかし,**表Ⅱ-3-2**のような災害が発生した場合,すべてのDMAT指定医療機関は,被災状況にかかわらず,都道府県,厚生労働省などからの要請を待たずに派遣のための待機を行う.

b. 災害派遣精神医療チーム (DPAT) [3]

　DPAT (Disaster Psychiatric Assistance Team) とは,被災地域の精神科医療および精神保健活動の支援を行うために,都道府県および指定都市によって組織される,専門的な研修・訓練を受けた精神医療チームである.精神科医師,看護師,業務調整員で主に構成されるが,被災地のニーズに合わせて,児童精神科医,薬剤師,保健師,精神保健福祉士,臨床心理技術者などを含めて構成することができる.1隊当たりの活動期間は1週間(移動2日,活動5日)を標準とし,発災からおおむね48時間以内に活動できる隊を先遣隊と定義している.

　災害発生後は,被災地域の精神保健医療機能が一時的に低下するだけではなく,災害によるストレスなど新たに精神的問題が生じ,精神保健医療へのニーズが拡大する.DPATの活動内容は,被災地域の精神保健医療ニーズの把握,他の保健医療体制との連携,各種

表Ⅱ-3-2　DMATの自動待機基準

- ・東京都23区で震度5強以上の地震が発生した場合
- ・その他の地域で震度6弱以上の地震が発生した場合
- ・津波警報(大津波)が発表された場合
- ・東海地震注意情報が発表された場合
- ・大規模な航空機墜落事故が発生した場合

関係機関などとのマネジメント，専門性の高い精神科医療の提供と精神保健活動への専門的支援，支援者（地域の医療従事者，救急隊員，自治体職員など）への専門的支援などにわたる．被災地の精神保健医療を支えるために，発災直後から中長期にわたって活動を行っている．

c. 災害時健康危機管理支援チーム（DHEAT）[4, 5]

DHEAT（Disaster Health Emergency Assistance Team）とは，被災都道府県の保健医療調整本部および被災都道府県などの保健所が行う，被災地方公共団体の保健医療行政の指揮調整機能などが円滑に進むように支援を行うために，専門的な研修・訓練を受けた応援派遣チームである．DHEATの編成は，都道府県および指定都市を基本に行われ，構成員は，専門的な研修・訓練を受けた都道府県等の職員の中から，公衆衛生医師，保健師，業務調整員のほか，歯科医師，薬剤師，獣医師，臨床検査技師，管理栄養士，精神保健福祉士など現地のニーズに合わせて1班当たり5名程度で構成し，活動期間は1週間以上を標準としている．

DHEATの活動内容は，健康危機管理組織の立ち上げの支援や健康危機管理組織によるマネジメント業務の支援であり，これらの支援を行うことで，被災都道府県が担う災害急性期から慢性期までの「医療提供体制の再構築及び避難所等における保健予防活動と生活環境衛生の確保」を支え，「防ぎえた死と二次的な健康被害」を最小化することを任務としている．

▌引用文献▌

1) 内閣府　防災情報のページ「災害対策基本法等の一部を改正する法律（令和3年法律第30号）〔http://www.bousai.go.jp/taisaku/kihonhou/kihonhou_r3_01.html〕（最終確認：2021年7月24日）
2) 厚生労働省：日本DMAT活動要領2016年3月31日改正．〔https://www.mhlw.go.jp/file/06-Seisakujouhou-10800000-Iseikyoku/0000089045.pdf〕（最終確認：2021年7月26日）
3) 厚生労働省：「災害派遣精神医療チーム（DPAT）活動要領について」の一部改正について，平成30年3月30日〔https://www.mhlw.go.jp/stf/seisakunitsuite/bunya/0000204723.html〕（最終確認：2021年7月26日）
4) 厚生労働省：災害時健康危機管理支援チーム活動要領について平成30年3月20日〔https://www.mhlw.go.jp/file/06-Seisakujouhou-10900000-Kenkoukyoku/0000198472.pdf〕（最終確認：2021年7月26日）
5) 厚生労働省：平成28年保健師中央会議（7月22日）資料—災害時健康危機管理支援チームについて〔https://www.mhlw.go.jp/stf/shingi2/0000131944.html〕（最終確認：2021年7月26日）

\現場発/

熊本県医療救護活動拠点本部における本部活動を経験して

　熊本地震は2016年4月14日午後21時26分に発生した．震度7を超える地震が4月16日にも発生し，全壊8,696棟，半壊34,530棟，死者232人，負傷者2,770人の被害をもたらした[i]．

　熊本地震において4月14日から23日の間で，全国より466チーム，延べ2071人のDMAT隊員が活動した．熊本地震の特徴としては，倒壊家屋が多数，死者，負傷者は183人と少なく，保健医療のニーズが多い状況であった．さまざまな医療支援活動が行われたが，なかでも，倒壊の危険性のある病院からの延べ1400人の病院避難により，二次被害を最小限に抑えられた．

　地震発生後，熊本県庁には医療救護活動を統括する熊本県医療救護調整本部が設置され，2次医療圏にはDMAT活動拠点本部が3ヵ所設置された．DMATはEMIS（救急医療情報システム）や実際に現地へ確認しにいくなど，さまざまな方法で病院被災状況などのスクリーニングを行い，救助現場活動，病院支援，病院避難，患者搬送，応急処置，避難所スクリーニングや診療を行った．

　筆者は発災後より，日本DMAT厚生労働省DMAT事務局において本部活動を行い，4月23日より，熊本県医療救護調整本部（以下本部）内において県の医療コーディネーターの指示のもと本部活動を行った．熊本市内はライフラインの復旧もままならない状態であり，宿泊の確保も困難な状況で県庁内に仮眠しながらの活動となった．

　本部内には，熊本県職員，日赤，DPAT（精神医療保健チーム），JRAT（リハビリ関連団体），JMAT（日本医師会災害医療チーム），日本病院薬剤師会，厚生労働省など，さまざまな団体が集結し情報を共有して協働した．

　また，筆者は医療情報班として，EMISや避難所アセスメントシート，J-SPEED*などの診療情報から避難所情報の集約，診療患者の集計を行い，分析結果からさまざまな対策へつなげる活動を行った．

　避難所データの分析からは，感染症の発生状況や車中泊が多数発生していることからのDVTリスクなどが上がり，感染症対策や弾性ストッキングの配布支援へとつながった．

　これまでの震災では，消防，警察，自衛隊，医療関係など，各機関における情報共有・連携も課題となっていた．しかし，県庁で行われた災害医療コーディネート会議では，保健所長，医師会，薬剤師会，看護協会，栄養士会など，さまざまな関係機関で情報が共有され，各団体が一体となって対応していた．

　これまでの震災を学びとして，災害対応が発展してきていることが実感できた．今後はさらに，各組織が一致団結した災害対応ができれば良いと思う．

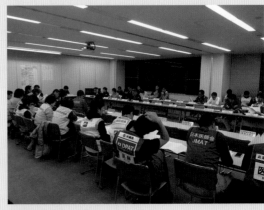
災害医療コーディネート会議

■ 引用文献

i) 消防庁：熊本県熊本地方を震源とする地震（第102報），2017年5月15日，〔http://www.fdma.go.jp/bn/2016/detail/960.html〕（最終確認：2017年11月21日）

［国立病院機構災害医療センター診療看護師（副看護師長）　髙以良仁］

*J-SPEED：Japan Surveillance in Post Extreme Emergencies and Disaster．大規模災害時サーベイランスシステムの日本版．被災地で活動する医療チームが避難所などでの診療活動を入力することで，現場の診療状況を迅速に集約することができる．アプリでの入力も可能．

B. 海外における災害関係各機関の支援体制

　災害時の海外での救援活動も災害看護では重要な分野である．そこで，ここでは災害時に国際的な救援をするための組織や団体，人材派遣のシステムについて紹介する．被災地で活動する国際的な救援機関は大きく次の2つに分けられる．

1. 国際連合（United Nations：UN）に属する機関
2. 非政府組織（non-governmental organization：NGO）

　また，日本からの国際的な救援活動としての派遣には以下の3つがある．

1. 政府から派遣される国際救援隊（日本の場合は，JDR [Japan Disaster Relief Team，国際救急援助隊]）の医療チームの一員としての派遣
2. 日本赤十字社本社からの派遣
3. NGOのメンバーとしての派遣

　緊急事態への対応は，人的資材，物的資源，財源が必要であり，迅速にこれらを必要な場所に必要な物を必要な量だけ送ることが重要になる．現場からの情報の提供と資源の調整，後方での情報収集・発信，資源の確保，適切な配給（ロジスティック*）がなければ救援活動は成功しないだろう．また開発途上国の災害救援は，復興・開発につながる援助を必要とする．下記の機関の多くは開発援助などにも力を入れているが，ここでは緊急援助の活動にかかわる部分のみ紹介する．

1 ● 災害に関連する国際連合（国連）の組織

a. 国連人道問題調整事務所（The Office for the Coordination of Humanitarian Affairs：OCHA）

　災害や紛争など，人道的緊急事態に対して活動する国連の中心であり，緊急事態への対応の調整をする．国連諸機関が派遣する現地調査団の活動調整，資金を得るためのアピールを行う．また，24時間緊急事態を監視して，紛争や災害に関する情報収集と，インターネット「リリーフウェブ」（http://www.reliefweb.int）を通して最新の情報を発信している．

〈被災地での調整〉

　災害が発生するとOCHAに属する国連災害評価調整チーム（United Nations Disaster Assessment and Coordination Team：UNDAC）のメンバーが被災地へおもむき，情報収集，被災状況をアセスメントをして，被災国の飛行場などに現地活動調整センター（On-Site Operations Coordination Center：OSOCC）を開設する．国際的な救援団体はOSOCCへ登録して活動することが求められる．被災国の政府と協力して，救援活動の調整に当たる．

---

*ロジスティック：もともとは軍隊で使用されていた用語．日本語では兵站（へいたん），後方支援業務，企業の物流管理システムなどをいう．災害時に派遣され活動するときは担当者は調整員などの名前でよばれることが多い．業務内容はチームで活動するときに活動がスムーズにいくように，人・物・金・情報などを調整する．

b. 国連開発計画 (United Nations Development Programme : UNDP)

　自然災害の被害緩和, 予防, 事前対策などの活動を調整する. 緊急事態が発生すると世界166ヵ国にある現地の代表が被災国の救援活動や復興活動を調整する. UNDPの常駐代表は, 通常, 国連システム全体の開発活動の常駐調整官を兼務している. 救援活動とともに開発援助にも力を入れている.

c. 国連児童基金 (United Nations Children's Fund : UNICEF)*

　「子どもの生命と健やかな成長を守る」をモットーに子どもに重点をおいた活動を展開している組織. 水と衛生, 予防接種など子どもの死に直結する衛生状態の改善に力を入れている. 紛争地帯や災害地域での予防接種, 子どもの保護などの活動をする. 被災した地域に送られるUNICEFのマークがついた食糧などをニュースなどでよく見かける.

d. 世界食糧計画 (United Nations World Food Programme : WFP)

　難民や国内避難民, 自然災害の被災者など死の危険にさらされた人々の生命を守ることを目的に緊急食糧援助をしている. そのほかに子どもの成長のための食糧援助, ジェンダーと食糧援助, 人権と食糧援助など, 食糧の配布を通して開発援助でも活動している.

e. 世界保健機関 (World Health Organization : WHO)

　緊急事態や災害の被災者の保健に関するニーズを評価し, 情報提供, 援助計画策定, 調整をする. 災害が原因で発生する伝染病の予防, 撲滅, 技術援助などを行う. また, 開発途上国などで使用する基本的な薬品のリストなどを作成している.

f. 国連難民高等弁務官事務所 (United Nations High Commissioner for Refugees : UNHCR)

難民の認定, 保護, 帰還, 再定住のために活動している. 難民の地位に関する条約に基づき, 被災者を難民と認定し, 難民キャンプなどに保護する. 自国への帰還が第一であるが, 帰還が困難な場合には第三国へ再定住できるよう難民を援助する. 難民キャンプ内で活動する団体はUNHCRが調整する.

2 ● 災害と赤十字

　国連やそのファミリーといわれる組織の活動以外に, 災害や紛争のときに活動する代表として赤十字がある. 緊急事態に対応する赤十字の組織には, **赤十字国際委員会と国際赤十字・赤新月社連盟**がある. 災害発生から救援派遣までの流れを**図Ⅱ-3-2**に示した.

a. 赤十字国際委員会 (International Committee of the Red Cross : ICRC)

　1863年に設立され, 戦争や国内騒乱の犠牲者の生命と尊厳を保護し援助を提供することを使命とし, 紛争地域での活動をする組織である. アンリ・デュナン (Jean Henri Dunant) が北イタリアの戦地で, 地域の住民とともに敵味方の区別をせず, 傷病兵の介護に当たった経験がもととなり, 赤十字が設立された. スイスのジュネーブに本部があり, 世界各地で紛争に関する監視や, 調整などを行っている. 紛争が発生し救援が必要なときに紛争地域で活動する医療要員やロジスティック (適切な配給) の要員は各国赤十字社か

---

*国連児童基金 (ユニセフ) : 1946年の第1回国連総会で, 第二次世界大戦で被災した子どもたちの緊急援助を目的に, 国連国際児童緊急基金 (United Nations International Children's Emergency Fund : UNICEF) として設立されたが, その後, 活動の重点を開発途上国の子どもたちを対象とした社会開発に移したことから, 国連児童基金 (United Nations Children's Fund) と改称された. ただし, UNICEFの略称は, そのまま引き継がれている.

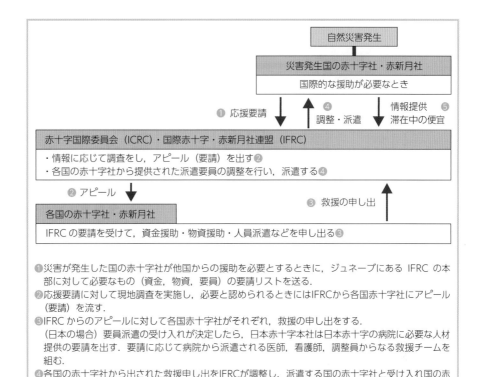

図Ⅱ-3-2　自然災害時における赤十字の活動の流れ

ら派遣される.

b. 国際赤十字・赤新月社連盟 (International Federation of Red Cross and Red Crescent Societies：IFRC)

　1919年に設立された. 災害時に赤十字のネットワークを生かして国際的な活動をする. また, 緊急時だけではなく, 災害後の復興・開発も長期の災害支援ととらえ, 活動している. 被災地の赤十字社から援助要請(支援アピールとよぶ)に応じて, 各国赤十字が救援の資金, 物資, 人材を提供する.

3 ● 緊急救援活動をするその他の国際的なNGO

a. 国境なき医師団 (Medecins Sans Frontieres：MSF)

　赤十字で活動した医師たちが中心となり, 1971年にフランスで設立された. 紛争や災害の緊急時の医療救援を目的として活動している. 紛争による人々の人権侵害の状況を国際世論に訴えることも目的にしている.

b. オックスファム (Oxford Committee for Famine Relief：OXFAM)

　1942年の第二次世界大戦のときに, 英国のオックスフォード市民5人がギリシア市民に食糧や古着を送ったことが, オックスファムの始まりである. 大戦後のヨーロッパの戦後復興, 植民地独立への難民支援, 自然災害に対する緊急支援などを行っている. 50年以

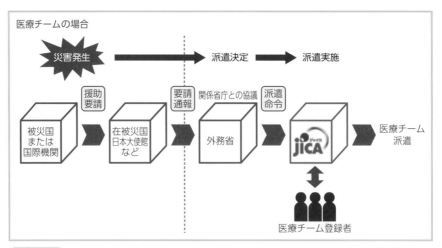

図Ⅱ-3-3　国際緊急援助隊（JDR）の派遣までの流れ
〔独立行政法人国際協力機構：派遣までのプロセス(国際緊急援助隊), 〔https://www.jica.go.jp/jdr/about/process_jdr.html〕(最終確認：2022年10月7日)より引用〕

上の経験がある「水の専門家*」として活動し，食糧・生活必需品の供給での実績がある．

c.　セーブ・ザ・チルドレン（Save the Children）

1919年に英国で創設された．第一次世界大戦後の飢えに苦しむヨーロッパの子どもたちを救うため，食糧と薬を送ったのが始まりで，教育，食糧の支援・栄養指導，医療保健などを実施している．

4 ● 日本から国際緊急救援の医療スタッフを派遣している組織

a.　国際緊急援助隊（Japan Disaster Relief Team：JDR）（図Ⅱ-3-3）

1979年の内戦によりタイに大量に流れ出たカンボジア難民救援のため日本政府は，国公立・私立病院，日本赤十字社，JICA（国際協力事業団．2003年10月より国際協力機構）などから構成されるJapan Medical Team（JMT）を初めて派遣した．しかし，このような事態に対応する体制が確立されていなかったため，日本の援助は他の先進諸国に比べて遅かったといわれる．この反省とカンボジアでの経験を生かし1982年に国際緊急医療チーム（Japan Medical Team for Disaster Relief：JMTDR）を設置した．その後1985年のメキシコ地震，コロンビアの火山噴火災害の経験から「医療支援だけでなく，救助隊員や災害対策の専門家の派遣を含めた，総合的な国際緊急援助体制の整備が必要」と認識されるようになった．その結果，1987年に「国際緊急援助隊の派遣に関する法律」（JDR法）が施行され，救助チーム・医療チーム・専門家チームという体制の基盤が完成した．1991年に緊急援助活動をより効果的にかつ，機動的に実施するため，JICA内に独立した部局として国際緊急援助隊事務局が設置された．現在の医療チームは個人の意思で登録している医師，看護師，薬剤師，調整員に加え外務省，JICAの職員から編成される．

---

*オックスファムでは，水の専門家がいてこの分野の活動を得意としている．緊急災害時にも健康を守るために重要な，清潔な水の供給と衛生設備の供給をしている．

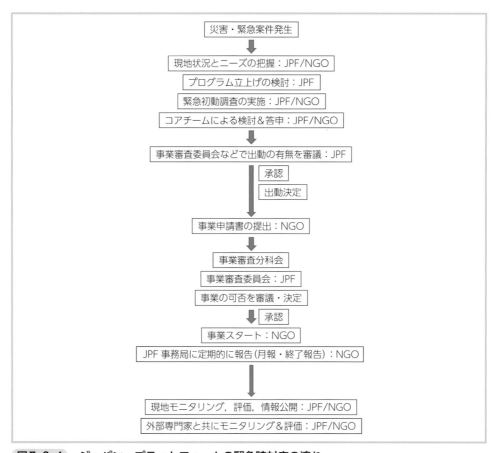

図Ⅱ-3-4　ジャパン・プラットフォームの緊急時対応の流れ
〔特定非営利法人ジャパン・プラットフォーム（JPF）：緊急時対応の流れ，〔http://www.japanplatform.org/about/flow.html〕（最終確認：2022年11月4日）より作成〕

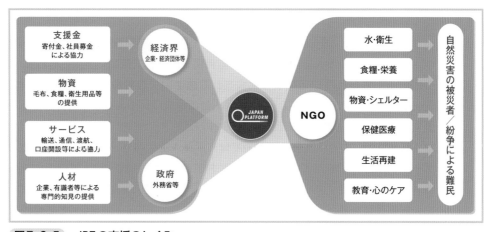

図Ⅱ-3-5　JPFの支援のしくみ
〔JPFのしくみ，〔https://www.japanplatform.org/about/jpf.html〕（最終確認：2022年11月4日）より引用〕

b. ジャパン・プラットフォーム（Japan Platform：JPF）（図Ⅱ-3-4）

　2000年発足した（図Ⅱ-3-5）. ジャパン・プラットフォーム（JPF）は, NGO・経済界・政府（外務省）および多様な人々が連携する市民社会のプラットフォームとして機能する, 日本の緊急人道支援のしくみであり, 国内外の災害発生時に, 各加盟NGOがその専門性を活かして迅速に被災者に支援を届けられるよう, その事業内容を厳正に審査したうえで資金サポートする. また, モニタリング等により, 活動が受益者のためになっているか評価しながら支援の質の向上を目指す.

c. 国際救援に人員を派遣している日本国内のNGO

(1) AMDA[*1]

　AMDAは, 1984年に設立した多国籍医師団で, 本部は岡山県にある. 災害による被災者に医療救援・生活物資支援を行い, 被災地に近い国の支部スタッフを中心として, 各国支部から編成するスタッフによって実施する. また国内の災害でも活躍している.

(2) 災害人道医療支援会（Humanitarian Medical Assistance：HuMA）

　災害人道医療支援会は, 海外へ医療チームを派遣するほか, メンバーの多くは国内の災害でも自分の所属する組織から被災地へ派遣され活躍している. 最近は, NGOが海外で活躍するようになってきたが, NGOでは派遣要員の教育研修する余裕がない. このような状況に対して, HuMAでは, 国内外での災害救援活動の経験の蓄積のあるメンバーが災害医療にかかわる人々の教育研修を行っている.

C.　災害時の国際協力の実際

1 ● 国際連合（国連）を中心とした人道支援システム, 国際協力・支援調整のしくみ[1)]

　先に紹介したように, 緊急・人道的課題に対応する国際的な機関・団体は多くあり, これらの機関・団体が個別に活動することは支援の偏りや被災国・被災者に無用の混乱を招く結果ともなりかねない. 現在は, 国連を中心とした人道支援システムにより, 適切な支援が効率的に被災国・被災者に届くように努められている.

　この人道支援システムの中核をなすのが, 国連人道問題調整事務所（OCHA）であり, OCHAを含む国連の人道支援にかかわる機関（国連人道機関）と国連外機関であるNGOや国際赤十字などの18組織から構成される機関間常設委員会（Inter-Agency Standing Committee：IASC）である. IASCは, 人道的危機に対する政策や方針の決定や, 戦略的優先事項[*21)], 資源の動員などを決定している.

　支援活動が行われる被災国においては, 国連人道機関とNGOからなる人道カントリーチーム（Humanitarian Country Team：HCT）が設置され, 被災現地での関係機関・関係者間の調整を担当する. HCTでは, 当該国で活動する国連機関の国連職員から最も上位の経験豊富な者が人道調整官（Humanitarian Coordinator：HC）として任命され全体

[*1] AMDA：the Association of Medical Doctors of Asia（設立時の名称：アジア医師連絡協議会）の頭文字をとったもの.

[*2] 戦略的優先事項：IASCが2年ごとに定めている, 人命を守り, 人々の苦痛を減らすための人道的活動の有効性と効率を高めるために国際社会が優先的に取り組むべき事項.

表Ⅱ-3-3　クラスター・アプローチ：各クラスターとリード機関

クラスター（分野）	リード機関
キャンプ調整・管理 Camp Coordination and Camp Management	国際移住機関（IMO） 国連難民高等弁務官事務所（UNHCR）
早期復旧 Early Recovery	国連開発計画（UNDP）
教育 Education	国連児童基金（UNICEF） (Save the Children)
緊急通信 Emergency Telecommunication	国連世界食糧計画（WFP）
食糧安全保障 Food Security	国連世界食糧計画（WFP） 国連食糧農業機関（FAO）
保健 Health	世界保健機関（WHO）
ロジスティクス Logistics	国連世界食糧計画（WFP）
栄養 Nutrition	国連児童基金（UNICEF）
保護 Protection	国連難民高等弁務官事務所（UNHCR）
緊急シェルター Shelter	国際赤十字赤新月社連盟（IFRC） 国連難民高等弁務官事務所（UNHCR）
水と衛生 Water, Sanitation and Hygiene	国連児童基金（UNICEF）

〔UNHCR: Cluster Approach（IASC）, Emergency Handbook,〔https://emergency.unhcr.org/entry/61190/cluster-approach-iasc〕を参考に作成〕

を統率し，被災国政府と連携して国際支援の調整をはかり，支援を届ける．

2 ● クラスター・アプローチ

　被災国で必要となる支援は多岐にわたることから，HCT による支援調整には，支援を11の分野に分けた**クラスター・アプローチ**が導入されている．分野（クラスター）ごとに取りまとめを行うリード機関が定められ（**表Ⅱ-3-3**），分野ごとに各リード機関が中心となって支援ニーズ調査，優先順位づけ，支援関係者の特定，対応計画と支援の実施が行われるとともに，クラスター間の連携・調整もはかられる．クラスターごとに支援にかかわる機関の役割と責任範囲を明確にすることで，支援の偏りや重複を避けて効率的な支援を実現しようとするアプローチである．

　看護が関係するクラスターは，保健（Health）**クラスター**として分類されており，世界保健機関（World Health Organization：WHO）がリード機関である．医療チームとして支援に参加する場合には，この保健クラスターの関係機関として活動することになる．

3 ● 保健クラスターの活動

　保健クラスターの目標は，避けられる死や傷病，障害の発生を減らすことであり，必要な保健医療が公平に提供されるよう可能な限り迅速，かつ持続的な方法でヘルスケアサー

ビスを回復させることである[2]．被災国内での保健クラスターの主要な機能は，1）保健医療サービス提供の支援，2）戦略的な意思決定に関する情報提供，3）戦略の計画，4）活動のモニタリングと評価，5）国内の対応力の向上，6）アドボカシーの実行である[3]．具体的な活動としては，被災者への直接的な保健医療活動のほか，被災地内の保健医療サービスの回復に向けた現地の医療従事者などの支援，保健医療活動に必要な資源を集め適切に分配すること，これらの活動のための情報収集や分析，さらには国際社会に向けて被災地の状況や支援の必要性について声を上げていくことなどがある．

　各支援機関・組織には，リード機関のWHOの調整のもと，被災国の保健医療水準を考慮した活動が求められる．また，国際的支援が終了した後を見据えて，被災国内の資源・体制で保健医療サービスが持続できるよう，被災国内の保健医療従事者と協力しながら活動するとともに，彼らの能力開発も含めた支援が必要とされることもある．

　被災地では，直接的な保健医療活動以外にも，避難所／避難シェルターで生活する被災者への支援，避難生活の場での水や衛生の管理，栄養や食事の問題など，被災者の健康に直結する課題が多く生じる．これらの課題は，それぞれ別のクラスターの対応範囲でもあり，ほかのクラスターと連携が必要となる．

▌引用文献▌

1) United Nations Office of the Coordination of Humanitarian Affairs: 国際人道システム，〔https://www.unocha.org/japan/国際人道システム〕（最終確認：2022年8月24日）
2) World Health Organization. Health Cluster Guide. A practical guide for country-level implementation of the health cluster- IASC Health Cluster. World Health Organization: Geneva. 2009，〔https://apps.who.int/iris/bitstream/handle/10665/70128/WHO_HAC_MAN_2009.7_eng.pdf?sequence=1&isAllowed=y〕（最終確認：2022年8月24日）
3) World Health Organization. Health cluster guide: A practical handbook, Geneva：World Health Organization. 2020，〔https://apps.who.int/iris/bitstream/handle/10665/334129/9789240004726-eng.pdf?sequence=1&isAllowed=y〕（最終確認：2022年8月24日）

学習課題

1. 国・地方自治体の災害危機管理体制，災害支援体制について説明してみよう．
2. 災害時に活動する主な国際機関，NGOを挙げ，その組織の特徴と役割を説明してみよう．
3. 日本から外国の被災地に人員の派遣をしている組織を挙げ，その特徴と役割を説明してみよう．各国際機関における災害発生から人員派遣までの流れを説明してみよう．

\現場発/

ネパール地震（2015年4月）——手術・透析・病棟機能をもった医療チームとして日本初派遣

2015年4月25日，マグニチュード［M］7.8の大地震にネパールは襲われた．ネパール政府からの要請を受けて，日本政府はJICA国際緊急援助隊医療チームの派遣を決定し4月28日に成田空港を出発した．今回の医療チームは従来の外来診療だけではなく，手術・透析・病棟の機能をもったチームとして日本初の派遣となった．

国際緊急援助隊は，日本の国際貢献の1つで，海外における災害活動に関して自発的な意志をもった人たちが登録者となり構成されている．日本政府が派遣を決定した際には，登録者に対してJICAから連絡が入り，応募者の中から選抜された人が派遣されることとなる．

われわれは成田出発翌日にネパール空港に到着し，活動場所はネパール政府の要請で首都カトマンズより東に自動車で4時間のところにある山間部のバラビセ村となった．中学校を借りて，敷地内の教室を診察室や病室として使い，校庭に十字型のエアテントを張り手術室として利用した．

今回の派遣メンバーは45人で，看護師16人の中に私を含めて手術室経験看護師が4人おり，その4人が手術室担当となった．テントに，ゼロから手術室を設営し，安全な手術を行うために何が必要かなど，手術室でチームを組む麻酔科や外科の医師，臨床工学技士，薬剤師とミーティングを重ねた．チームとして同じ目的に向かって進むことがとても大事であった．

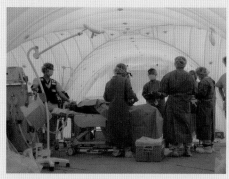
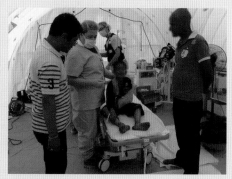

十字型エアテントを利用した手術室　　　　治療を受ける親子（左の男性は通訳）

四肢の骨折や顔面のけがなどの手術を行い，手足が不自由になったり，顔に目立つ傷跡が残ったりすることなく今後生活できる手助けができたことは何よりうれしかった．

また，現地の協力も重要であった．手術の際にはインフォームド・コンセントや手術の説明などの通訳や現地の医師からの説明を一緒に行ってもらった．また，活動場所が英語を教えている学校だったので，生徒たちが被災者にもかかわらず通訳として外来の問診などを手伝ってくれた．このように，たくさんの人の協力があってチームとしての2週間のミッションが無事に終了した．

今回の派遣は，初めてのことが多かったが，自分の積み重ねてきた経験が活動を行ううえで臨機応変な対応や工夫に活かされた．経験を得て見識を深めていくことがさまざまな場面で役立つことを改めて再認識した．

［国立病院機構災害医療センター看護師　後藤由美子］

4 災害時のボランティア活動

この節で学ぶこと

1. ボランティア活動時の心構えを学ぶ.
2. 災害時のボランティア活動における今後の課題を理解する.

A. ボランティア活動とは—活動前の準備

　災害時のボランティア活動が注目されたのは「ボランティア元年」と称賛された1995年の阪神・淡路大震災である.「元年」たるゆえんは, 被災地に1年間で137万人を超える空前のボランティアが集まったことであり, そのうち, 初心者が7割でさらにその内の6割が若者という現象からである. 初心者ボランティアや未組織の個人が復旧活動に大きく貢献したことによって,「経験がなくても誰でもボランティアができる」という意識が高まり, それまで専門性が求められたボランティア活動を身近にしたといえる. 当時のボランティアに関する新聞記事を繰ると,「何もできないかもしれないが, 何か役に立つのでは?」という動機で被災地に駆けつけた人たちが多かった. その後, 全国各地で災害が発生しているが, その度に救援ボランティアが駆けつけるようになった. そして阪神・淡路大震災後に全国各地で行われている災害ボランティア研修などの影響か, ボランティアに必要な衣食住は自分で確保するという自己完結の基本も定着してきた（服装については, **図Ⅱ-4-1**を参照）.

　このように災害時における最低限のボランティアの心構えが浸透しつつあるといえるだろう.

　なお, ボランティア活動に入る前には, 必ず「**ボランティア保険**」に加入しておくことを勧めたい. 住んでいる地元の社会福祉協議会で手続きが可能なので, 活動する前に問い合わせ, 保険の内容を理解しておくことが必要である. また, ボランティアに関する求人情報をチェックし, 被災地のボランティアセンターでは, どのような活動をしているのか, どれくらいの人数を募集しているのかなどを調べておくことが肝要である. 最近は被災地まで送迎してくれるボランティアバスを運行するケースがあるので, 初心者は見逃さないことがポイントだ. さらにこれからはSNSなどの情報ツールが多様に活用される. 積極的に情報共有することも大切であるが, SNSは間違った情報も流れ, 混乱を招くことも少なくないので, 正確な情報を見極めるリテラシーの力を備えておくことを心がけなければならない.

●水・食料，寝袋は各自用意，梅干し(塩分補給のため推奨).
●服装：基本的に動きやすいもの．長袖・長ズボン(暑い時期でも，けが防止・防虫のための用意)．帽子(またはヘルメット)，ゴーグル，厚めで長いゴム手袋(感染防止)，防塵マスク.
●履物：長靴，運動靴，室内用としてスリッパ.
●持ち物：現金，健康保険証のコピー，身分証明書，ウエストポーチ・デイバック(両手が使えるように)，防寒具(冬はカイロも有用)，雨具，ミニ応急セット，軽量ライト，筆記用具，減菌グッズ.

※荷物は常にひとまとめにし，自己管理すること

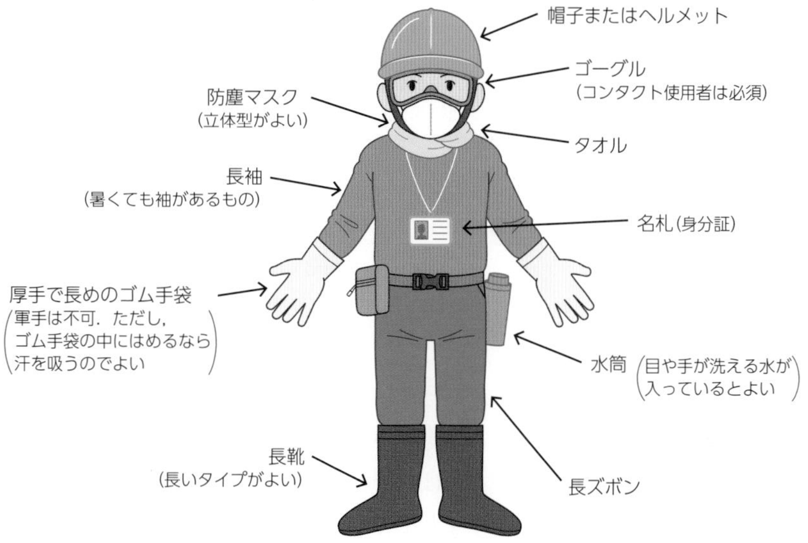

帽子またはヘルメット

ゴーグル
(コンタクト使用者は必須)

防塵マスク
(立体型がよい)

タオル

長袖
(暑くても袖があるもの)

名札(身分証)

厚手で長めのゴム手袋
(軍手は不可．ただし，
ゴム手袋の中にはめるなら
汗を吸うのでよい)

水筒 (目や手が洗える水が
入っているとよい)

長靴
(長いタイプがよい)

長ズボン

図Ⅱ-4-1　ボランティア活動時の服装・持ち物（泥出しガレキ撤去を例に）

B. 創造力と柔軟性を備えたボランティア活動とは

　被災直後の活動は災害の種類によって異なる．地震の場合は実に多彩な要望に対応できる柔軟性が求められる（**表Ⅱ-4-1**）.

　ボランティアの柔軟性と創造力を発揮する活動としては，まず「炊き出し」が挙げられる．炊き出しは通常，支援側が食事をつくって被災者に配膳するというパターンだが，阪神・淡路大震災時に筆者が所属する小さなボランティアグループは，「鍋釜作戦」と称して，被災者に調理器具（鍋・釜・まな板・包丁など）や食材を提供し，被災者自ら調理することを促す作戦を展開した．久しぶりに自分で調理をし，温かいお味噌汁のにおいを嗅ぐというふるまいが，結果的にもとの暮らしの感覚を取り戻すことになり，"自立の第一歩"となった.

　また，水害で泥水に浸った食器や家財道具，仏壇などの清掃や片づけを行う場面で，黙々と作業をするだけではなく，被災者にとっては思い出の品々なので，作業の合間にボランティアに思い出を語りかける場合も少なくない．そのようなときは，作業の手を止めてじっくりと話に耳を傾けることを勧めたい.

　東日本大震災（2011年）では，政府は仮設住宅の空き室をボランティアの活動拠点に使えるようにした．この東日本限定の制度を利用して福島大学災害ボランティアセンター

表Ⅱ-4-1　ボランティア活動の種類

地震による被害に対するボランティア活動	水害による被害に対するボランティア活動
・看護，病院送迎，心のケア ・引っ越し手伝い，イベント紹介，宝物探し ・何でも相談，お茶会，話し相手（足湯ボランティア） ・入浴サービス，家事手伝い，買い物代行，バザー ・学習サポート，子どものサポート，託児代行 ・DV被災者支援 ・避難所やテント生活のサポート，洗濯ボランティア ・炊き出し（鍋釜作戦） ・個別のニーズ対応（アトピー食，糖尿病食） ・大工ボランティア，避難所から地域再建（魚崎地区） ・自然環境保護運動，ペット救済活動 ・読経ボランティア ・災害時最優先配慮者のボランティア ・レスキューボランティア（海外から）	・汚水に浸かった家具・畳・電気製品・仏壇などの集積場への運び出し ・室内の清婦，食器整理 ・床下のヘドロの掻き出し，側溝の清掃，消毒液の散布 ・新しい畳の搬入後は家財道具の移動

［河田惠昭：日本沈没, 朝日新書, p. 151, 朝日新聞出版, 2016 より引用］

は，「いるだけ支援」を展開した．「いるだけ支援」とは，ボランティアが仮設住宅の空き室に寝泊まりし，同じ仮設住宅に住む被災者に「○号棟の○号室に "いる" のですが，いつでも何か困ったことがあれば声をかけてくださいね！」とアピールするユニークな活動である．被災者から要望があれば，できることは何でも支援するというスタイルだ．高齢者の多い仮設住宅で，声かけなどを行うことで，孤独死・関連死・自殺を防ぐのに役立つ場合もある．こうしてボランティアは創造力をはたらかせ，活動に創意工夫をして欲しいものである．

C. 減災サイクルを生みだすボランティア活動とは

　ボランティア活動を行うにあたって大切なのは，被災直後の活動がその後の復旧復興，さらには平時における備えにつながるように，どのようにすれば支援に切れ目のない取り組みになるのかを，減災サイクルを参考に行動に移すことである（**図Ⅱ-4-2**）．

　先述したように，被災直後の支援活動が，被災者の自立を促す第一歩となると，その後の復旧復興の段階に生きてくる．たとえば，損傷した屋根のブルーシート張りは，災害後の暮らしを再建する第一歩でもある．屋根から雨漏りがする被害宅では，もとの家で暮らすことができない．応急処置でも雨漏りを防ぐことができれば，とにかく「ホッ」とするものである．暮らし再建の第一歩は，まず居場所の確保だ．とりあえず居場所が確保できることによって，次のステージである復興のことをじっくりと考えることができる．

　また，「足湯ボランティア」という活動がある．（看護の世界では足浴という）バケツに入れた湯（40〜41℃）に被災者の足をくるぶしまで浸し，その間，手をさすりながら会話（といっても，聴くことに徹する）をするという活動である．足湯で体が芯から温まると，被災者はつらい体験を淡々とボランティアに話し始める．これまでの経験から，つらさを吐露することで，被災者が少しずつストレスを軽減させていることがわかった．そしてこのときの会話を記憶・記録しておき，後で精神科医やこころのケアといった専門家や社会

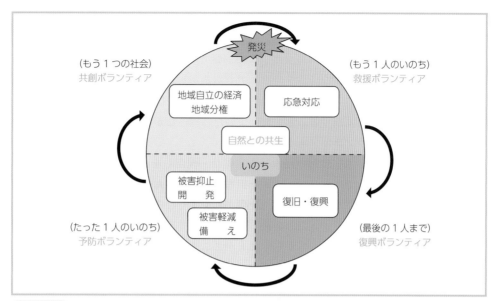

図Ⅱ-4-2　減災サイクルの図

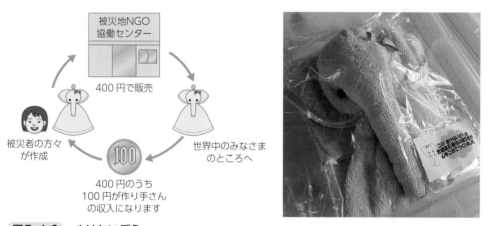

図Ⅱ-4-3　まけないぞう

福祉協議会はじめしかるべき公的機関につなぐことで，ときには課題解決に結びつくことがある．まさに被災者が自立するまでの切れ目のない支援である．

　そして，「まけないぞう」という若干の収入が見込まれる活動がある．（**図Ⅱ-4-3**）これは，新品のタオルを縫って象の顔をかたどった壁かけタオルづくりだ．作り手の被災者には1つ100円が支払われる．「まけないぞうのおかげで元気になった」「まけないぞうは心の癒し，心の空間も埋めてくれる」「心が折れそうになったとき，まけないぞうを作っていると辛いことも忘れる」といった声も少なくない．この活動は，被災者を孤立させない活動となっており，ボランティアでもできる「心のケア」の1つで専門家からも評価が高い．こうして災害直後の段階で心の安定を取り戻すことで，その後の生活設計も苦にならずに向き合える．やはり「まけないぞう」も切れ目のない活動である．

D. 新たな制度の導入によって期待されるボランティアの増大

　前項で触れた「屋根へのブルーシート張り」は，1円の公的補償もない一部損壊家庭にとっては大変ありがたいボランティアである．しかし，ともすれば屋根から落ちて大けがをすることもある．したがって最低限の研修制度を国がつくり，その研修を受けたものは屋根に上がることができるとすればよいだろう．なかには「玄人はだし」のようなブルーシート張りボランティアも現れてきた．

　同じように，水害に遭い浸水した家屋は，泥だしをして乾燥させればOK！というものではない．最近では，リフォームを担当する大工さんや工務店さんが「ここまでていねいにしてくれたら，本当に助かる．仕事がしやすくなる」と喜ばれるような仕事をするボランティアが存在する．泥だしの後，床下から天井裏まで，細やかに清掃し，乾燥まで徹底して仕上げるのである．しかし，誰もがここまでできるというものでもない．これもやはりベテランのボランティアの指導の下で，誰でもその域に達することができるような研修制度が不可欠である．被災者は水に浸かった家にはもう住めないと最初は諦めていたのが，ボランティアの献身的なリフォーム手前までの作業を見ていて，「よし，やっぱりここにもう一度住みたい！」と変わる方が少なくない．いわゆる傷ついた心を癒すボランティアといえる．

　実はここ数年，災害後のボランティアが激減している．この2つの研修制度を公的資金で整備することで，初心者ボランティアを確保できると期待したい．

E. 今後の課題

　急がれる課題は，災害関連死を防ぐことと新型コロナウィルスのような感染症との複合災害となった時にボランティア対応をどうするかである．

1 ● 災害関連死

　専門家もボランティアも，災害関連死を1人も出さないという覚悟で取り組めば，必ず結果が出るはずである．せっかく生き延びたにもかかわらず尊いいのちを喪うということには耐えられない．災害関連死の原因はストレスであることが多いとされている．直後の避難所生活，そしてその後の仮設住宅あるいは在宅避難生活など，避難生活の環境を整えるにはボランティアも一役を買うことができる．先述したように，「まけないぞう」や「足湯ボランティア」のような活動はまちがいなくストレスの軽減につながっている．また避難所の環境改善には，T・K・Bを整えるということが大事だ（Tはトイレ，Kはキッチン，Bはベッドの略だが，詳細は第1章及び第Ⅳ章を参照してされたい）

　いまでは，医療，保健，福祉，介護系の支援チーム*が複数生まれており，今後に希望を抱かせる．こうした専門家と一般ボランティアが連携し，より被災者に寄り添うことが

---

*DMAT（災害派遣医療チーム），JMAT（日本医師会災害医療チーム），DMORT（災害死亡者家族支援チーム），DHERT（災害時健康危機管理チーム），DCAT（災害派遣福祉チーム），DPAT（災害派遣精神医療チーム），DPAT（災害派遣公衆衛生チーム），JRAT（大規模災害リハビリテーション支援関連団体協議会）などの存在である．

できれば，間違いなくよい成果をおさめることができると筆者は確信している．足湯ボランティアではこうしてその現場に専門家が同席していて，被災者が話す悩みを受け止めてあげると，即対応ができる内容もあるだろう．被災者はそうして「自分を気遣っている人がいる」ということがわかるだけで，安心される．

そして，社会福祉協議会のスタッフや行政が設置する見守り支援員だけでは，早期の関連死予備軍発見にヌケ・モレがでるだろう．一定の研修を受けたNGO・NPOも見守りに参加できるような制度設計が急がれる．とくに，災害前のコミュニティのまま入居することが不可能なみなし仮設住宅に入居した被災者への見守りは心配で，改善が不可欠である．

2 ● 感染症との複合災害

令和2年7月豪雨災害（2020年）においては課題が山積した．国および当該行政，社会福祉協議会，ボランティアセンターなどが「ウイルスを持ち込むな」「ウイルスを持ち帰るな」というメッセージとともに，感染拡大防止に尽力した．しかし，一方で被災地の熊本県では「県外ボランティアは自粛！」を呼びかけたことにより，ボランティアは激減した．被災者は，泥と猛暑との闘いで大変な経験をされた．もちろん，感染拡大の要因をボランティアがもたらしてしまえば，本末転倒である．

ただ，自粛を連呼するだけではなく，知恵を絞って，どうすれば被災者を助けることができるのかを考え，行動することも求められるのではないだろうか．筆者が所属するNGOでは，健康管理・行動記録をしっかり踏まえ，事前のPCR検査はもちろん，マスク着用・手指消毒・うがい・3密防止を徹底した上で，最小限のスタッフが被災地入りし，被災地の過酷な状況，被災者に必要な物，資金などを心配している全国に発信し，仲介して必要な物を，必要なだけ届けることは可能だと活動してきた．たとえば，若干の資金提供はじめ，米を約2 t近く全国から集め，被災地で活動する被災地内ボランティアに託し届けてきた．工夫をすれば被災者支援を確実なものにできる．

最後に，ここ数年7月になると豪雨災害による犠牲者が後を絶たない．でも気象情報を見ていると，早期避難が可能だ．「とにかく早目に逃げることだ！」というのが，九死に一生を得た経験者の貴重な言葉であることを伝えたい．

学習課題

1. 被災地でのボランティア活動を具体的にイメージし，ボランティアの心構えにつなげてみよう．
2. 今後の課題解決のためにどのような方法があるか考えてみよう．

＼現場発／

佐賀県武雄市の水害（2019年8月27日）——被災者に寄り添う看護

　2019年8月27日（火）早朝に襲った豪雨により，佐賀県下は水害に見舞われた．佐賀災害支援プラットフォーム医療・福祉部門リーダーをしている私は，発災当日から行われた「葉隠会議（災害支援会議名称）」からの要請で武雄市の支援に入ることが決定した．

　9月4日（水），私は民間で立ち上げた「おもやいボランティアセンター」に医療支援として入った．最初何をしてよいかわからない中で，「何かできることはありませんか？看護師としても活動できます」とあいさつをすると，センター代表の鈴木隆太さんが「今，ニーズ調査に廻っているので，健康に問題がある方のところに行って，お話を聞いて来てください」と説明があり，すぐさま地域の看護師と一緒に地域の高齢者のお宅を訪問した．

　私としては発災直後の早い時期での支援は初めてで，「私に何ができるのだろう？健康チェック位しかできないのだろうか」と考えていた．訪問したお宅では，水害が起きるまでの様子から現在までの状況，どんなに怖かったか，体調が悪化したことなど矢継ぎ早に話してくれた．そして，「こうやって人が来てくれると嬉しい．話せて良かった．また来てください」との言葉に「何か支援をしないといけない」と肩に入っていた力が，スーッと抜けた．初日は2軒ほど訪問し，医療職の方々と今後の支援について，ニーズアセスメントシートの見直しに取り掛かることになった．

　翌日から，大学での業務の合間に被災者のニーズ調査やフェーズが変わるごとに必要になる支援内容の洗い出しなどを行った．

　たとえば，ニーズ調査で訪問した1人暮らしのAさんは，「片付けができない，どこから何をすればいいかわからない」と話された．私たちからは，まずは床下を乾燥させないといけないこと，水に浸かったものと大丈夫なものを分けていただいたらボランティアが廃棄できること，生活に必要なものがあればボランティアセンターにあるものを持参すること，体調が気になるときにはボランティアセ

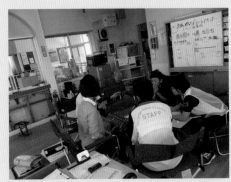

ニーズアセスメントシートを見直す

ンターに連絡してよいことを説明した．するとAさんは「そんなことまでボランティアに頼めると，迷惑じゃないね．お金がかかるとね．1人でできる分だけするから大丈夫」と答えられた．私たちからは，ボランティアへのお金はかからず，水害で困っていることは手伝うことができることを説明すると，ようやく「少し考えてみる……電話がつながらん」と答えられた．その日はAさんも疲れていることも考え，血圧を測って，ボランティアセンターに戻った．その後，Aさん宅に訪問したボランティアに床下の乾燥の依頼が来たと聞き，災害時だからこそ相手の心のペースに合わせることが大事だと改めて思った．

　毎日支援に行けるわけではないため，毎回違う方がAさんを訪問し，部屋が少しずつ片付くと段々自分の体調のことが気になるようになり，自分の病気や薬のこと，通院などの質問が増えてきた．これが，「フェーズが変わる」ということなのだと体感した．次には，健康状態のチェックだけでなくリラックスが必要であると考え，みんなで足浴用バケツを持参し，足浴やマッサージを行いながら，現在の話，昔話などたくさん話をした．帰る頃には笑顔になっている様子に「来てよかった」と心から思えた．

　「寄り添う」という言葉は，看護師であれば誰もが使う言葉である．しかし，被災者に「寄り添う」とは単に傍にいるだけではなく，今までの思い出や大切なものを失ってしまった喪失感，これからどうして良いかわからない，自分の身体もままならないなど，さまざまな不安な気持ちに「寄り添う」ため，一緒に片付け，一緒に笑い，一緒に泣くという共感とともに何かを行っていたことなのだと心から思った．

［佐賀大学医学部看護学科教授　鈴木智惠子］

第Ⅲ章

災害時の被災者および援助者の心理

1 被災者および援助者が抱えるストレスとその過程

この節で学ぶこと

1. 災害後の被災者のストレスと援助のポイントについて理解する.

A. 災害はストレス事態である

　　災害は，自然災害，人為災害，特殊災害などに分けられるが，いずれの災害でも大きな衝撃を人々に与える．それは生命の危機であり，財産の喪失，大事な人を亡くすことであり，安心であったはずの住居や自然の恵みである海や山や川が凶器となることである．災害とは喪失を伴う大きなストレス事態であり，身体ばかりかこころにも影響を与える．そして援助者にも同様に大きな打撃を与え，影響を残すことがある．しかし，災害時にみられる反応の多くは正常な反応であり，このことはストレス概念から理解できる.

　　こころをボールにみたてたモデル図で表すと，外力によって内部に起こるゆがみの力（応力）をストレスといい，外力はストレッサーとよぶ（図Ⅲ-1-1）．このとき生じるボールのゆがみが，ストレス反応である．通常はあまりストレッサーとストレスとを区別して使っていないが，この概念図をみても，ストレス（応力）によってストレス反応（ボールのゆがみ）が起きることはむしろ自然であることがわかる.

B. 被災者と援助者のストレスとその反応

　　被災者の経験するストレスの大きさは，災害の衝撃や被害の程度，災害をどのように体験したかなどが影響し，また，ストレス反応は，身体的あるいは精神的資質，過去の災害

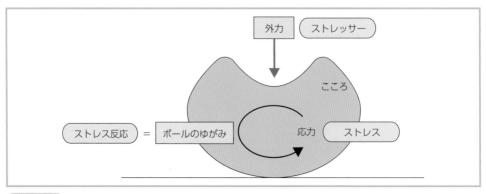

図Ⅲ-1-1　ストレスとストレッサー，ストレス反応の関係

体験，生活基盤の盤石さ，周囲からの支援や社会保障の有無・程度，将来への見通しの明暗などのさまざまな要因が関係してくる．

　また，援助者が経験するストレスとストレス反応も，やはりさまざまな要因が関係している．災害の種類や被害の程度，援助者自身の立場（たとえば，援助者自身も被災者であるなど），そしていつ被災地に入るかという援助活動の時期によっても異なってくる．

1 ● 被災者の心理過程

被災者が受けるストレスと，時間の流れに従って現れるストレス反応について述べる．

a. 被災者のストレス

　災害によるストレスは，**危機的ストレス**，**避難ストレス**，**応急仮設住宅ストレス**，**生活再建ストレス**に分けて考えることができる．これを大まかにまとめたのが，**表Ⅲ-1-1**である．

(1)危機的ストレス

　災害による喪失を伴う直接的被害であり，自分や家族，親戚，知人など人に対する生命や身体の直接的危機で住居や財産など大切な物の喪失である．

(2)避難ストレス

　そのような直接的危機から逃れ，なんとか一命をとりとめても，被災者は避難生活を強いられる．公民館や学校の体育館，テントや車に避難するが，車中泊を重ねるうちにエコノミークラス症候群（静脈血栓塞栓症）で命を落とす場合もある．避難所に避難しても，

表Ⅲ-1-1　被災者のストレス

ストレス分類	ストレッサー
危機的ストレス	生死の危機にさらされる けがをする 大事な人を亡くす 家を失う 思い出の品を失う 大事な人の危機に遭遇する 助けられなかった無念/生き残った罪悪感
避難ストレス	食料・水・生活物資の不足 トイレ・入浴の困難 集団生活 知らない人と過ごす プライバシーの欠如 病気やけがの人がそばにいる
応急仮設住宅ストレス	安普請 暑さ寒さ対策 新しい隣人との付合い 不便な立地条件 入居期限がある
生活再建ストレス	孤立感/取り残され感 不公平感 終わりのなさ 再建に向けたさまざまな手続き 新しい環境に適応する

食料や水などの生活物資や寝具，トイレや風呂，プライバシーも不十分な生活に耐えねばならないのである．

(3)応急仮設住宅ストレス

避難所から仮設住宅に入居すると，雑多な集団生活から落ち着いた個人および家族生活を営むことができるようになる．その一方で仮住いのため安普請で，暑さ寒さに苦しんだり，隣人との新しいつきあいや土地にも慣れていく苦労が伴う．仮設住宅は2年で退居することが決められており，落ち着いたと思ったところで新しく住む場所を求めなければならず，被害の大きかった人ほど先の見通しが立てることがむずかしくなる．

(4)生活再建ストレス

災害から時間が経過するに従って，外部から援助機関が集結し始め，援助物資も集まるようになり，道路や，ガス，電気，水道など生活に必要なインフラも徐々に整い始める．被害状況が明らかになる一方で，被害の程度に個人差があることがはっきりしてくる．

被害程度の軽かった人は自宅に早く戻り，被害の大きかった人は長期にわたって避難所や応急仮設住宅での生活を送らねばならない．また，それぞれが住環境や田畑の片づけや，傷の手当てを行い，行方不明者がいる場合にはその探索を続け，身近に死者が出た場合には，まだ生活もままならないなかで弔いも考えなければならない．これらの災害の後始末と生活の再建は，それぞれの被災者にゆだねられることになる．時には生活再建そのものの見通しが立たないまま，何年も一時しのぎの生活を送るという場合も出てくる．このような生活再建ストレスは，災害に関連して被災者が経験する大きなストレスとなる．

b. 被災者のストレス反応と心的外傷後ストレス反応

被災者の示すストレス反応を，時間経過に従って大まかにまとめたものが**表Ⅲ-1-2**である．

時間は目安であって，絶対的なものではなく，また表にあるストレス反応は，すべて正常反応である．被災者にすべての反応が現れるわけではなく，いずれかの反応を被災者は経験するのである．被災直後に「眠れない」「落ち着かない」「最低血圧が上昇する」などはよくみられるストレス反応である．

一方，時間経過に従って，ストレス反応が軽減せず深まっていく場合もある．とくに，**心的外傷後ストレス反応**（posttraumatic stress response：PTSR）として知られている反応が，1ヵ月以上たってもなお継続し，生活に支障がある場合には，精神科医や心理学専門家の介入が必要である．

c. 心的外傷後ストレス反応（PTSR）

心的外傷後ストレス反応は，①過覚醒，②侵入・再体験，③麻痺・回避という反応を基本とする．

①過覚醒とは，緊張感が持続し，不眠や怒りの爆発，集中困難を示す状態である．また，②侵入・再体験とは，悪夢やフラッシュバック，何かをきっかけに強い苦痛体験を思い出してしまうことなどである．③麻痺・回避とは，心的外傷にかかわる人物や事物を避けたり，思い出すこともできなくなったり，周囲や将来に関心がなくなり，感情も萎縮するようになる状態をさす．

これらの状態が1ヵ月以内に自然あるいは適切な対処により治癒するものを**急性ストレ**

表Ⅲ-1-2　時間経過とストレス反応

反応/時期	超急性期・急性期	亜急性期	慢性期（復旧復興期）初期
	発災直後から7日間	7日〜1ヵ月間	1ヵ月〜6ヵ月
身　体	・心拍数の増加 ・呼吸が速くなる ・血圧の上昇 ・発汗や震え，めまい ・不眠/食欲不振	・頭痛 ・腰痛 ・疲労の蓄積 ・悪夢・睡眠障害 ・風邪・便秘	・反応期と同じだが徐々に強度が減じていく
思　考	・合理的思考の困難さ，思考狭窄 ・集中力の低下 ・記憶力の低下 ・判断能力の低下	・自分のおかれたつらい状況がわかってくる ・何がいけなかったかと自分を責める考え	・徐々に自立的な考えができるようになってくる
感　情	・茫然自失 ・恐怖感 ・不安感 ・悲しみ ・怒り	・悲しみとつらさ ・恐怖がしばしばよみがえる ・抑うつ感，喪失感 ・罪悪感 ・気分の高揚	・悲しみ ・淋しさ ・不安
行　動	・いらいら ・落ち着きがない ・硬直化 ・非難がましさ ・コミュニケーション能力の低下	・被災現場に戻ることへの恐れ ・アルコール・タバコの摂取量の増加 ・過度に世話をやく	・被災現場に近づくことを避ける
主な特徴	・逃走・闘争反応	・抑えていた感情がわき出してくる	・日常生活や将来について考えられるようになるが，災害の記憶がよみがえり，つらい思いをする

［槙島敏治，前田潤（編著）：災害時のこころのケア，日本赤十字社より許諾を得て改変し転載］

ス障害（acute stress disorder：ASD）といい，1ヵ月以上続く場合には，**心的外傷後ストレス障害**（posttraumatic stress disorder：PTSD）（p.287参照）を考慮する必要がある．

2 ● 援助者の心理過程

　災害時に援助者は，被災者同様に大きなストレスを経験する．被災地の情報がほとんどないまま被災現場に向かうこと，現場で悲惨な情景を目の当たりにすること，援助活動への義務感や使命感から休みをとることなく活動をし続けることなどは大きなストレスであり，終わりのみえない作業で疲労困憊（こんぱい）することもある．

　ここでは援助者自身の援助活動に伴う心理過程について，①援助者の4つの立場，②援助ストレス，③援助者のストレス反応，という観点から述べる．

a. 援助者の4つの立場

　援助者が援助活動を行うとき，援助者のおかれた立場によって，経験する心理状態は異なってくる．援助者の立場を，①援助者自らも被災したか否か，②援助活動が自発的支援か，もしくは個人の意志を超えた職務・命令によるものか，の2つの観点から分けて考えてみると，**図Ⅲ-1-2**に示すように大きく4つの立場があることがわかる．

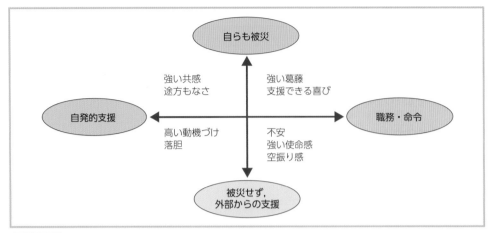

図Ⅲ-1-2　援助者の4つの立場
[前田潤：災害時の被災者および救援者の心理(心理回復プロセス). 新版 災害看護—人間の生命と生活を守る(黒田裕子, 酒井明子監), p.77, メディカ出版, 2008より許諾を得て改変し転載]

(1)「自らも被災」し,「職務・命令」である立場

　自らも被災し, 援助活動が職務である場合に, 職場を援助者は大きな葛藤を経験する. 職務で援助に向かわなければならないが, 自分もショックを受けているとき, 家族や自宅が被害を受けたとき, 家族や近親者の安否がわからないときなどは個人の事情と職責との間で大きなジレンマを抱くことになる. 反面, 地元住民に対して職務を通じて役に立てるという喜びを体験することもある.

(2)「自らも被災」し,「自発的支援」である立場

　被災したが, 援助活動はボランティアであるという場合は, 同じ被災体験をもっていることから, 強い共感をもって被災者に接することができる. ただ, 区切りを自分でつけられず, 終わりのみえない作業に圧倒され, 支援疲れや無力感, 途方もなさや戸惑いを経験することもある. また, そのように感じる自分に罪悪感を抱くこともある.

(3)「被災せず,外部からの支援」であり「自発的支援」である立場

　外部からボランティアとして援助活動を行う場合には, 高い動機づけをもち, 意欲的に臨む. 被害の大きさに心を痛めながらも被災者からの感謝の言葉に接して意欲を新たにすることもあれば, 思ったほどの手応えを得られず, 時には被災者の怒りに接し, もどかしさと大きな落胆, そして傷心を経験することがある.

(4)「被災せず,外部からの支援」であり「職務・命令」である立場

　外部から職務や命令で行く場合には, 職場を不在にする心苦しさや, これまでの救護経験の有無にもよるが, 援助活動に不安を覚えたりもする. 被災地に着いてからは, 不眠不休で援助活動を行うほどの使命感がわき上がるが, 思いのほか救護の必要性を感じられず, 空振り感と落胆を経験することもある.

b. 援助者のストレス

　援助者のストレスは, ストレッサーの種類を, ①危機的（トラウマ的）ストレス, ②基礎的（生活）ストレス, ③累積的ストレスの3つに分類してとらえるのが一般的である[1].

(1)危機的(トラウマ的)ストレス

同僚や近親者の死，自分自身の負傷や恐怖体験，悲惨な現場を目撃したり，大きな苦悩や苦痛に接すること，トリアージなど生死を左右する判断を行う重責を担うことなどの強いストレッサーは援助者に大きな影響を与える．

(2)基礎的(生活)ストレス

援助活動は，普段の生活の場と異なった環境で行われる．睡眠，食事，トイレ，風呂など，必要な生活条件が十分確保されていないなかで活動にあたることは大きなストレス要因となる．また，援助者どうしの人間関係がうまくいかないことから生じるストレスがある．援助者にとっての支えとなる環境から離れていること自体，大きなストレス要因である．

さらに援助者は，被災者に深く共感するために起こる共感疲労や二次的外傷性ストレスを受けることがあることも知られている．

(3)累積的ストレス

どんなに精一杯活動しても終わりがみえず，徐々に無力感や自己効力感の低下をきたし，罪悪感さえ抱いたり，被災者の悲しみに触れ，または怒りを向けられることも大きなストレス要因となる．しかも，援助活動が職務である場合には常に冷静を保たねばならず，任務から逃れることもできないためストレスが蓄積していくのである．

c. 援助者のストレス反応

援助者に現れるストレス反応は被災者とほぼ同じといわれているが，援助者の示す特有のストレス反応として，①「私にしかできない」状態，②燃え尽き症候群（バーンアウト），③被災者離れ困難症，④もとに戻れない状態，の4つが知られている[1]．

(1)「私にしかできない」状態

援助活動を休みなく続け，「私にしかできない」と思い込み，他の人に仕事を任せることができなくなる状態をさす．このとき本人は万能感ともいえるような高揚した気分でいることがある．この状態が続くと燃え尽きてしまうことになる．

(2)燃え尽き症候群(バーンアウト)

高いストレス下で能力や適応力を使い果たしたあとに陥る極度の疲弊状態をいう．仕事から逃避したり，酒におぼれたり，逆に仕事に没頭したりするようになる．また，同僚や被災者につらくあたるようになったり，冷笑的になることもある．

(3)被災者離れ困難症

援助活動は強いストレスを伴うが，被災者から感謝されたり自分の活動に大きな充実感を味わえることがある．しかし，徐々に被災者が援助や援助者を必要としなくなると，自分が拒否されているように感じたり，自分がいらない存在であるかのような気持ちを味わうことがある．これは援助者としてのストレス反応であると理解することが大切である．

(4)もとに戻れない状態

自分自身の援助活動が終わっても，被災者や他の仲間を残して帰るという気持ちから，なかなか終わった気持ちになれず，日常生活に戻っても居場所を失ったような疎外感を感じることがある．また，平凡な日常の仕事に価値を見出せなくなったり，自分の体験が適切に評価されていないという失望や怒り，いらだちを経験することがある．これらもスト

レス反応の現れである.

　このほか，熱心に援助活動にあたり，他の人に比べて元気で活躍してみえるような状態もあることに注意したい．とくに本人が高揚したり，英雄的な積極性を示している場合は，ストレス反応であることに本人も周囲も気づきにくいのである．また，援助者どうしの災害時恋愛（Disaster Love）が知られている．これは危機的状況下で互いに求める気持ちが高まることで，冷静さが必要な場合もある．

学習課題

　1．災害後，被災者が経験するストレスにはどのようなことがあるかを考えてみよう．
　2．心的外傷後ストレス反応と心的外傷後ストレス障害との関係について考えてみよう．
　3．援助者のストレスにはどのようなものがあるかを考えてみよう．

演習❶

　病院で勤務中，夜中3時に震度7の激しい揺れを観測する地震があった．入院患者の安否確認や建物損壊状況の確認や，外部支援者の調整など病院での対応に追われ2日が経過した．被災地で生活する家族とは連絡がとれず，安否確認もできていない．通常でも過剰勤務気味なのに，震災後は休む暇もなく，肉体的にも限界を自覚するようになった．しかし，現段階で交代要員はいない状態である．

問1　疲労困憊（こんぱい）している被災した支援者への対応をどうすればよいか．

［解答への視点 ▶ p.364］

▎引用文献▎
1）　槙島敏治，前田潤（編著）：災害時のこころのケア，日本赤十字社，2004年6月〔http://www.jrc.or.jp/vcms_lf/care2.pdf〕（最終確認：2017年11月21日）

被災者および援助者の こころのケア

　災害は大きなストレス事態であり，ストレス反応はストレスに対する正常反応である. それゆえ，多くのストレスは時間経過と生活条件や住宅環境，集落や街の復興，日常生活への回帰によって徐々に軽減していく. 一方で，時間が経過しても，ストレス反応が軽減せず逆に深まっていく場合もあり，このような場合には個別の精神的治療も求められる. また，正常反応であるからといって，そのままにしておけばよいということではなく，早期からの質のよい支援がストレス反応を軽減し，その深まりを抑止することが知られている.

A. 被災者への心理的援助

　被災者への心理的援助といっても，実は特別な方法があるわけではない. 被災者への心理的援助とは，ストレス概念からみると「ストレス反応を起こさせるストレッサーを軽減し，内部に発生したストレスを軽減する援助のすべて」ということになる.
　災害サイクルからそのポイントを述べることとする.

1 ● 災害各期の援助のポイント

a. 超急性期・急性期：直後〜7日間

　この時期は，危機的ストレスにさらされ，緊急対応が求められるとともに，基本的生活物資の不足，生活条件の劣悪さなどの避難ストレスが同時に襲ってくる時期でもある.
　援助者には，適切かつ迅速な処置や対応，優しい言葉かけ，親切で親身な態度が求められる. 時にはスキンシップが被災者を癒す. 緊急時では，多くの被災者への処置や対応に追われ，つい軽傷者や無傷の人を軽視してしまうことがある. しかし，これらの人たちも大きな精神的ショックにさらされている場合もあり，親身に声をかけていくことが大きな支援となる. 普段経験したことのない不眠，食欲不振，過度の興奮などの自分の状態に戸惑う被災者に対しては，大きな災害の後には誰もが普通でいられなくなり，それが正常反応であることを伝え，多くは自然に回復することを知らせる心理教育が役に立つ. これは次の反応期でも同様である.

b. 亜急性期：7日〜1ヵ月間

　この時期は，多くの援助者が被災地に集まり，避難所などでも生活物資が整い，不安定でもそれなりに秩序だった生活となっていく時期である. 被害の程度が明らかになって，

徐々に被害の個別性が明らかになる．それでもはじめは助け合いや協調の精神が満ちており，「ハネムーン期」とよぶこともある．一方，たまっていた疲れが実感され，かぜや腰痛，頭痛，便秘などの身体症状が現れることもある．この場合も身体の症状だけでなく，被災者が語ることに耳を傾け，親身な態度で接することが大切である．また救護所に訪れる人ばかりでなく，避難生活を送っているところに巡回診療を行うことも必要である．

　住宅の片付けなどを行っている被災者には，傷薬や水，お菓子を配布するなど，被災者の活動に即して援助方法を工夫することが大切である．

c. 慢性期（復旧復興期）初期：1ヵ月～6ヵ月

　被害の全容と個別性が明らかになり，多くの被災者は自宅に戻り，日常生活を営むようになる．徐々に避難所には人がいなくなり，避難所の統廃合が進む．この時期の援助者には被災地の復興にいそしむ多くの被災者の姿が目につき，援助活動の意味を見出せなくなる場合がある．

　しかし，この時期に避難生活をしている被災者は，住居などへの被害の程度が大きく，かつ，長期の避難生活を強いられ，将来への不安を抱いている被災者である．援助者には親切で親身な態度が求められることはもちろんであるが，被災者の話を聞き，その痛ましさにしばしば言葉を失うことがある．このような場合は，被災者の被災体験を聞くとともに，これまでどのように過ごし，どのように対処してきたのかを尋ね，それを肯定し，尊重する態度を援助者が示すことが被災者を支えることになることがある．どんなに絶望している人であっても，その人のこれまでの過ごし方を尋ね，またそれを尊重することはできる．一方で，無理に話を聞かない姿勢も大切である．被災体験を思い出さず，語らないことで自分を保っている場合もあるのである．

　また，この時期にストレス反応を示す被災者がいる場合にはPTSDを疑い，精神科医や心理学専門家の介入を考える必要がある．

d. 慢性期（復旧復興期）・静穏期・災害準備期：6ヵ月～

　この時期，被災地は復興に向けて動き出し，社会の関心も薄れていく時期である．被災地の通常の機能の多くは回復し，病院もほぼ通常の活動が再開しているので，援助者，とくに看護者は，被災地の地元の医療従事者として地元住民としての被災者と接することになる．日常の医療活動のなかで，つい忘れがちとなる，現在の患者の状態と被害との関連を意識することが復興期には大切である．生活が安定して，やっとよみがえってきたり，反応として現れることがあり，本人もつながりを意識できないでいる場合もある．

2 ● 遺族ケア—サバイバーズ・ギルト，悲嘆反応，日本DMORT

　災害によって突然家族や恋人を失うことがある．それは愛情の対象が奪われるだけでなく，生活や経済の基盤，そして未来が断たれることも意味する．

　大切な人やものを亡くすということを対象喪失という．災害で人々は突然にさまざまな喪失を体験し，悲嘆にくれる．対象喪失によって悲嘆を体験することは自然なことであり，さまざまな反応がみられる．これらの反応は喪失を受け入れるまでにみられるプロセスとしての反応だと考えることができる．

　直後はショックで茫然自失となり，次には亡くなった事実を否定し，あるいは運命に怒

る．そして，どこかで生きているのではないか，これは夢ではないか，再び取り戻せるのではないかとありえない可能性を願う．しかし，失った人が戻らない事実に，落ち込み，悲しみを深める．そうしながら徐々に現実を受け入れ，再出発を期すことができるようになるが，長い時間と人々の援助を必要とするのである．

　すべての人が同じ経過をたどるわけではないが，共通していることは，大事な人を失くしてすぐに喪失を受け入れて再出発できるわけではない，ということである．

　サバイバーズ・ギルト（Survivor's Guilt）とよばれる生き残ったことへの罪悪感を覚える遺族がいることが知られている．ああしたら良かったと自分を責め，あるいは，自分がこうしなければ良かったと自責の念にさいなまれる．なぜ自分が生き残ったのか，むしろ自分が死ぬべきだった，という考えがわき起こる．こうした罪悪感は，正常な反応であるが，自殺と結びつきやすい感情である．死んだら愛する家族や恋人に会えるのではないか，という期待や強烈な思慕の念による自殺への誘惑もある．

　災害後に自殺行動は，通常時より増加する傾向にある．自殺によって残された家族にはたえがたい罪意識を招き，悲しみとともに自殺した家族に怒りがわくこともある．

　災害ではいくつもの対象喪失が重なる場合があることは述べた．そうすると，悲しいのだけれど感じないようにしようとするプロセスが働くなどして，悲嘆のプロセスが阻害されてしまうことがあり，それを複雑性悲嘆とよぶ．通常の心理的，身体的，社会的機能が障害され，無気力状態が続くならば，それはうつ病と似たような状態である．このようなうつ状態が，6ヵ月を超えてなおも続くようならば，専門家の介入があったほうが良い．またPTSD症状が1ヵ月を超えたり，自殺念慮，アルコール問題などの通常の悲嘆のプロセスを超えた反応も，専門家の介入を必要とする．

　遺族が，喪失を受け入れるために適応しなければならない領域は4つある，といわれている．1つ目は，喪失したことを認める情緒的認知的への適応であり，2つ目は，悲しみ，怒り，絶望などの悲嘆感情を乗り切ることである．3つ目は生きていくための現実適応であり，4つ目は，失ったことを受け入れながら未来を向くようになることである．

　遺族が喪失を受け入れるためにはさまざまな困難があるが，遺族のケアとして，家族や友人，周囲の人が，①遺族が語るままを共感的に受け入れ聞くこと，②食事の提供・連絡や子どもの世話など具体的な援助を行う．遺族の気持ちを尊重しながらではあるが，③故人の誕生日や命日に何かすることを提案したり，④大勢が故人となったような災害では，故人を偲ぶことができるような場所や記念碑を建てることなどが考えられる．

　日本には日本DMORT（災害死亡者家族支援チーム）という，災害直後から災害死亡者の家族の支援を行うための専門チームがある．チームメンバーは，医師，歯科医師，救命救急士，臨床心理士や看護師であり，遺族の心理状態に対する適切な支援を早期から行えるように日頃から教育訓練を行い，さまざまな災害で対応してきている．

3 ● こころのトリアージ

　トリアージとは優先順位を決めることであるが，心理的事象についてはつい忘れがちになりやすい．そして何もかも自分ひとりで援助するのではなく，必要な援助のために他の専門家と協働することが大切である（**表III-2-1**）．

表Ⅲ-2-1　こころのトリアージの分類と援助者の対応

分　類	判断基準	対　応
トリアージ1 （即時ケア群）	・暴力行為や自殺未遂の恐れがある ・パニック状態あるいは解離状態にある	・付き添う必要があるか，専門家のケアが必要である ・最優先で対処し，心の専門家（精神科医/心理カウンセラー）に相談する
トリアージ2 （待機ケア群）	・放置により即時ケア群にみられる状況に陥るリスクのある状態 ・悲嘆が強く，引きこもりや過剰行動がみられる	・相互支援やカウンセリングが必要である ・即時ケアの必要な人への対応が済んだあとに対応を行う
トリアージ3 （維持ケア群）	・自分で対処できそうである ・会話を中心としたコミュニケーションが維持できる	・ストレス処理法を伝える ・即時ケア，待機ケアの必要な人への対処が終わったあとに対応する

［槙島敏治, 前田潤（編著）：災害時のこころのケア, 日本赤十字社より許諾を得て改変し転載］

　心理的援助の優先順位の高い人は，暴力行為や自殺未遂のおそれがあったり，そのほのめかしがあったり，またはパニック状態あるいは解離状態にある人である．このような人がいた場合，精神科医や心理カウンセラー，災害現場に派遣されている災害派遣精神医療チーム（DPAT）に相談したり，紹介したりする必要がある．また重症な家族や身内に付き添ってきた人も，心理的援助の優先順位が高い．さらに，一見すると普通に振る舞っているので発見することがむずかしい，麻痺（まひ）・回避というストレス反応があることも覚えておきたい．また重症な家族や身内に付き添ってきた人も，しばし忘れられがちであるが心理的援助の優先順位が高い．

B.　援助者のストレス軽減法

　ここでは，援助者がストレスを処理するうえでの工夫や方法について述べる．ストレス処理は，自分で行えるものと他者からの支援が必要なものがあり，また，援助活動前か活動中か活動後かによってストレス処理法が異なる．

a.　援助活動前
（1）役割の明確化

　援助でするべき役割を限定したり，明確にして，活動に備える．

（2）無事に行って無事に帰ることがいちばん重要なことだと自分に言い聞かせる

　援助に行くときに，自分に過度な期待や義務を課すことは，ストレスを高め，冷静な判断ができなくなり，自分ばかりか周囲を危険にさらすことになる場合がある．援助でいちばん大切なことは，自分が無事に戻ることである．たとえ諸事情により援助らしい活動ができなくても，無事に帰ることが大切である．とくに，リーダーや責任者の人は，このことを心にとめておく必要がある．

b.　援助活動中

　援助活動中は意外とストレスへの抵抗力は高く，不眠不休で頑張れるほどであるが，あとで疲労や影響を残すことが多い．活動中であっても，少しでもストレスを軽減すること

は援助者にとって大切な営みである.

(1)少しでも休息をとり,笑ったり泣いたりする機会をつくる

　被災地の深刻な状況と援助の忙しさから,われを忘れ,自分らしさを失いがちになる.適当な機会と場所をみつけて食事を楽しみ,仲間と冗談を言って笑ったり,つらさを表現して涙を流すことはとても大事なストレス緩和法である.リーダーはとくにこれを心がける必要がある.

(2)自分にも他人にも寛容になる

　忙しいなかでは,とくに口調が荒くなったり早口になったり,機敏や迅速さを追い求めがちになるが,終わりのみえない作業であれば,なおさら感情を高ぶらせることがないように努めるべきである.少しあせったところで終わりがないのだから.人間関係を損なうことは大きな損失である.

c. 援助活動後

　援助活動を終えても,もとの生活や自分にすぐに戻れるわけではない.被災地でのさまざまな出来事や体験が影響して,活動を終えて自分の生活の場に帰って,はじめて感情をもっていろいろなできごとを振り返ることができるようになる.または,頭にこびりついて離れないということも起きる.しかし,一方で,目の前には援助に行っている間にたまった仕事をこなさなければならなかったり,留守の間に負担をかけた人の労をねぎらう気遣いをしなければいけない現実がある.このように援助活動後は,心情と現実とのずれがストレスの原因となることがある.このようなときのストレス軽減の工夫として,以下のようなことが役に立つ.

(1)体験をまとめる

　援助活動が脳裏から離れないときに,情景が思い出されるままに書きとめ,そのときの心情や考え,まわりの状況を叙述し,できればそこから今後の備えや災害看護学にとって得られたことは何かをまとめる.そして,報告会や発表の場に参加するようにする.

(2)体験を語る

　信頼し,安心できる相手や場所で,体験をありのままに情緒を伴って語ることは,ストレスの大きな軽減につながることはよく知られている.このとき,相手からアドバイスや意見を求めているのではなく,ただ聞いてくれることを必要としていることをよく自覚し,必要な場合には相手にもそのことを伝えることである.情緒的になると相手も動揺することがあるので,経験豊かな先輩や仲間,心理カウンセラーに聞いてもらうのもよい.

(3)留守を守ってくれていた人の話を聞く

　援助活動から帰ると,援助活動時の体験に気持ちが奪われがちであるが,援助者の不在によって,家族や同僚,またその職場は普段と異なった体験をしたことになる.不在時の様子を聞くことは,援助者にとって周囲の人々とのつながりを回復するプロセスにもなる.

　援助活動は,被災者の大変さに目を奪われて,援助者自身のストレスを自覚しにくいものである.援助者が被災地でよい援助活動をし,次の機会につなげるためにも,援助者自身がストレスの軽減を意識する必要がある.被災者同様,援助者も人間であり,援助や支援が必要なのである.

学習課題

1. 災害サイクルからみた被災者の状況と求められる援助の関係について考えてみよう.
2. チームで援助を行うときに，お互いのストレスを軽減するための工夫について考えてみよう.

つくば市竜巻災害（2012年5月）——保健師活動の現場から

　2012年5月6日，午後12時46分頃，日本で過去最大級（藤田スケールF3）の竜巻が茨城県つくば市の北西部に発生．家々の屋根を砕き，水の張った田んぼを通り抜けながら強大化．北条地区の家々を破壊し，筑波山手前の山にぶつかって消滅する．ほんの10〜20分の間に町は様変わりしてしまった．

　つくば市内の人的な被害は，死者1人，負傷者37人．家屋被害は筑波地域862棟，大穂地域251棟で計1,113棟．工業団地被害41棟．竜巻が通り抜けた道は誰が見ても明白だった．家財が吹き飛ばされ柱と土台だけ残された家，ガラスが刺さった壁．風の通り道から10m先は何事もなかったかのように人も家も無事だった．

　被災直後から日本赤十字社，DMATの方々による救出，夕方にはボランティアの皆さんの協力により炊き出しが始まった．被災された方は鍵を閉めることのできないわが家を守りながら，炊き出しの食事を食べ，家族が身を寄せ助け合いながら過ごした．間もなくして，瓦礫の片づけ，ライフラインの復旧，防犯と情報伝達のための市役所職員による訪問が始まった．同じ頃，市の保健師による健康状態を把握するための家庭訪問や保健センターなどでの健康相談も開始した．家庭訪問は，独居や障害など対象者が重複しないよう他課との調整を行い，1回目の訪問は被災から1〜2ヵ月後に対象者全員を実施した．さらに，3〜5ヵ月後，1年後（2013年5月），1年半後（2013年11月）に家庭訪問を実施した．

　たくさんの人々にさまざまな形で復興に協力していただいたが，何よりも被災者の力になったのは，押し入れの中の泥や細かなガラスの破片や田んぼのガラスを取り除き，被災者のこころをほぐしてくれた，ボランティアの皆さんの"手とこころ"だった．

　災害は，かろうじて難を逃れた被災周辺の人々にも大きなショックを与えていた．そばに居ながら何もできなかった自責の念．惨事の現場を通り抜け，通常どおり仕事に行くことへの罪悪感．

　しかし，家屋が再建され，復興を願う人々の活動とそれを支える人の活動が活発になるにつれ，被災者も周辺住民・関係者も，徐々に落ち着きを見せる．黒い雲を見ると怖いような気がする，風が強く吹くとまた竜巻が起こるのではないか，などの不安も時の流れとともに軽減されていった．

　災害から9年が過ぎ，被害にあった多くの人が北条地区に戻り，真新しい家々で生活している．その一方で，当時のまま更地になったところも多く，別の土地でそれまでとはまったく別の生活を送っている人もいる．

　災害のあった5月の連休には，恒例の「春の北条市」（2020年，2021年は新型コロナウイルス感染症拡大防止のため中止）のなかで追悼の意を込めて黙祷をささげ，災害当時を思い出すと同時に防災への意識を高めている．また，北条の人々が戻ってきたときに集える場所として，震災直後より「北条ふれあい館」（土日祝日開館）を北条に住む有志が営んでいる．それぞれの思いを抱きながら時を生きているのが印象的だった．

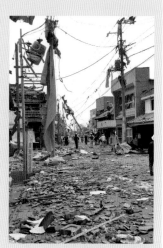

［写真提供：つくば市］

［元つくば市保健部感染症対策室室長（保健師）　小野村順子］

\現場発/

新型コロナウイルス禍の医療従事者のメンタルヘルス

　兵庫県立病院では新型コロナウイルス感染症に係る兵庫県対処方針[i]に基づき，重症患者に対応する施設へスタッフを応援派遣するとともに，それぞれの施設で対応病棟・病床を確保するなど，組織全体で新型コロナウイルス感染症対応にあたってきた．臨床状況が刻一刻と変化するなか，筆者が所属していた兵庫県立姫路循環器病センターでは，2020年4月から精神科医師，臨床心理士，精神看護専門看護師（筆者）でこころのサポートチームを立ち上げ，患者・職員対応に取り組んでいた．

　医療従事者のメンタルヘルス支援において筆者が心がけていたことは，能動的に話を聴きに行くことである．たとえば，対応病棟には可能な限り毎日御用聞きラウンドを行い，「私たちにお手伝いできることはありませんか？」とスタッフに声をかける．また応援派遣スタッフには，看護管理者とともに定期的に面接の場を設定してもらう．メンタルヘルス不調の職員の相談があった際には，「竹原が会って話がしたいといっている」と本人に伝えてもらい，面接する機会をつくる．

　話を聴かせてもらう際には，日本災害看護学会の1枚のメッセージカード（下図）を手渡すようにしていた．「メッセージカードの作成にこめられた思い」[ii]に能動的に話を聴きに行く理由が書かれているので，一読いただくと幸いである．

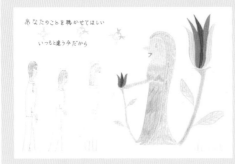

メッセージカード（表面）　　　　　　　　　　メッセージカード（裏面）

［日本災害看護学会：メッセージカード，〔http://www.jsdn.gr.jp/CMS/wp-content/uploads/6143b7dfde07a04084e6ff7040db9551.pdf〕（最終確認：2021年7月6日より許諾を得て転載）］

引用文献
i)　兵庫県：新型コロナウイルス感染症に係る兵庫県対処方針，〔https://web.pref.hyogo.lg.jp/kk03/taisho/coronataishohoushin0413.html〕（最終確認：2022年8月25日）
ii)　日本災害看護学会：メッセージカードの作成の意図と使い方について，〔http://www.jsdn.gr.jp/CMS/wp-content/uploads/e6493ba5c46ebdd50d11d23a198c1da7.pdf〕（最終確認：2021年7月6日）

［兵庫県立はりま姫路総合医療センター看護部(看護師)　竹原歩］

災害各期における看護活動

1 災害サイクル各期における看護活動

この節で学ぶこと

1. 看護の視点からみた災害サイクルの流れを理解する.
2. 災害サイクル各期における看護職の役割について理解する.
3. 活動場所の違いにおける看護職の役割について理解する.

　人がいないところに災害は発生しない,人が関与しているから災害というのであり,災害発生といわれるところには人間の存在が必ずある.とすれば災害は,人間の生活を援助することを目的とする看護の本領が発揮される場といえる.災害看護活動を実践するためには,本来の看護師としての基礎知識と,災害看護研修・訓練による災害看護特有の知識と技術を身につけることが重要なことである.

　災害看護の定義にはいくつかあるが,筆者は災害看護とは,「刻々と変化する状況のなかで被災者に必要とされる医療および看護の専門知識を提供することであり,その能力を最大限に生かして被災地域,被災者のために働くことである.したがって,被災直後の災害救急医療から精神看護,感染症対策,保健指導など広範囲にわたり,災害急性期における被災者・被災地域への援助だけでなく,災害サイクルすべてが対象となる看護をいう」[1]と考える.

　災害サイクルの基本的な考えと各期の特徴は第Ⅰ章-3を参照いただきたい(災害サイクル,p.33,図Ⅰ-3-3参照).この節では,保健医療施設内・避難所・在宅被災者に対する,各期における看護職の役割について学ぶ(図Ⅳ-1-1).

　災害サイクルによって被災者や地域住民のニーズは刻々と変化していく.看護職として看護の原点,基本に戻り,臨機応変に柔軟な対応と限られた資源のなかで創意工夫ができるかどうかが問われ,この点が災害看護の特殊性であり,求められるいちばん重要な点である.どの期においても共通していえることは,①被災者の視点で看護実践をとらえ,看護の専門家として被災者のニーズに対応できるよう専門性を最大限に生かすこと,②主となるのは被災者であること,③常に「心身ともに健康となる援助」につながるように考えて支援活動をすることである.

A. 超急性期(災害発生～72時間)

1 ● 救出・救助期(災害発生直後,被災地外からの救援活動が開始されるまでの間)

　竜巻・地震・水害のような地域を巻き込むような広域災害が発生した被災地域では,医

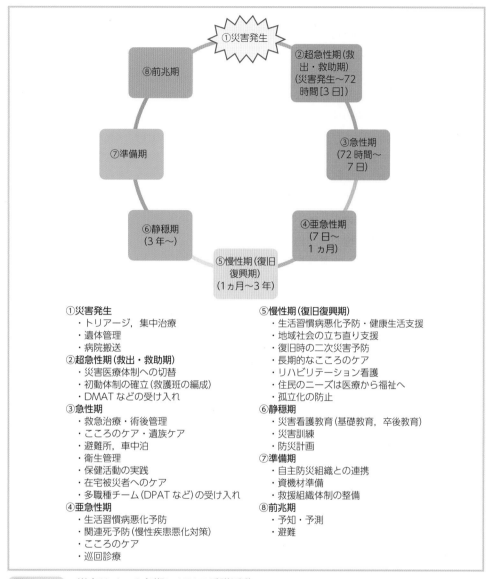

①災害発生
　・トリアージ，集中治療
　・遺体管理
　・病院搬送
②超急性期(救出・救助期)
　・災害医療体制への切替
　・初動体制の確立(救護班の編成)
　・DMATなどの受け入れ
③急性期
　・救急治療・術後管理
　・こころのケア・遺族ケア
　・避難所，車中泊
　・衛生管理
　・保健活動の実践
　・在宅被災者へのケア
　・多職種チーム(DPATなど)の受け入れ
④亜急性期
　・生活習慣病悪化予防
　・関連死予防(慢性疾患悪化対策)
　・こころのケア
　・巡回診療

⑤慢性期(復旧復興期)
　・生活習慣病悪化予防・健康生活支援
　・地域社会の立ち直り支援
　・復旧時の二次災害予防
　・長期的なこころのケア
　・リハビリテーション看護
　・住民のニーズは医療から福祉へ
　・孤立化の防止
⑥静穏期
　・災害看護教育(基礎教育，卒後教育)
　・災害訓練
　・防災計画
⑦準備期
　・自主防災組織との連携
　・資機材準備
　・救援組織体制の整備
⑧前兆期
　・予知・予測
　・避難

図Ⅳ-1-1　災害サイクル各期における看護活動

療施設の倒壊に伴う医療従事者の死傷やライフラインの途絶により，保健医療システムに支障をきたし，医療施設はさらに脆弱になる．外部からの応援はすぐに入れず，その結果，限られた人的・物的資源と限られた時間のなかで，自助と近隣による共助による対応活動をしなりればならない．

a. 精神的動揺をおさえる

　看護職は，まず自分自身の身の安全を確保し，窓ぎわや書籍棚などの倒れやすいものから離れ，いち早く冷静になり，落ち着きを取り戻す．施設内患者および外来患者に状況説明して動揺を鎮め，協力を求める．入院患者と職員の安全を確保しながら，安否確認を行う．大きな声で患者へ「看護師の指示に従ってください．心配しないでそのまま動かないでください」と声かけをすることで，入院患者と同時に看護職員自身も落ち着きを取り戻

すことができる.

b. 施設内全体の損害状況の情報収集

(1) 人的被害の確認

職員・患者の安否を確認する. 建物の下敷きによる直接的死傷者, 人工呼吸・酸素使用患者への酸素供給の途絶による間接的死傷者が発生することも考えられる. 施設内の損害状況・設備点検の確認, ライフラインは停止していないかどうか, 院内通信システムなどを確認する. とくに患者の生命と直結するME機器の作動状況が自家発電に切り替わっているか, 充電されているか, 手動操作が必要かどうかを確認し, できていない場合は緊急時対応に切り替えなければならない. 応急救護処置についてはできるだけ多くの数の傷病者に対応するため, 生命維持のための最低限の応急処置, 呼吸管理にとどめ, この期の積極的な治療は避ける.

(2) 避難の必要性

被災後, 必ずしも避難しなければならないわけではない. ただし, 建物内にとどまることが危険な場合は避難する. 避難経路の確保, 避難誘導の順位・方法・場所の判断と決定を速やかに行い, 全員に知らせ, 避難を開始する. 援護の必要な支援優先度の高い乳幼児・高齢者・障がい者などにはさらに配慮して安全が確保される広さの場所へ避難誘導を行う.

2 ● 早期（災害発生後～72時間）

a. 救急医療から災害医療へ

時間の経過とともに, 災害現場に近い医療施設ほど, 多くの傷病者が次々と家族に連れられ, または自力歩行で, さらには救急隊に搬送されて押し寄せ, 最も混雑・混乱する時間となる. 被災状況が徐々に明らかになるにつれ被災者は「悲惨」「不安感」などが増強する. 一瞬にして多くの負傷者が発生し, 発生地域の広範囲な破壊が起こり, 治療の場となるはずの病院も破壊され, 医療従事者が被災者となることもある. したがって, 平常時の救急医療とは違い, 以上のような事象が伴いがちであるため, 速やかに災害医療体制に切り替えることが, 効率のよい救急対応につながる.

(1) 災害傷病者の受け入れ体制の整備

診療が継続できるかどうか, 可能な場合は多数傷病者を受け入れられるよう医療救護体制を整え, 病院内での救護・治療の準備（臨時外来設置）, 臨時病床を確保する. 災害発生と同時に暫定的でも「災害対策本部」を設置し,「誰が」「誰に」「何を」指示・報告するかなど, 指揮命令系統を確立する. 災害直後の混乱した災害現場において, 応急救護活動の視点, "より多くの傷病者に対して最善がつくせる"よう, 体系的な基本原則である「CSCATTT」という言葉をよく理解し行動することである. 災害時の組織体制と医療支援として, 災害対策の7つのポイントともいわれている（p.194参照）.

受け入れ後は応急処置を行いながらも, 被災地域の範囲と被災者数, 負傷者数と負傷内容および重症度の情報を把握して, 自施設での継続診療が可能かどうかを常に考え対策本部に報告する. 自施設に許容範囲を超える多数の傷病者が搬送され, 医療能力の低下のおそれがあるときには, 他施設への転送も検討する.

(2) 被災現場への医療救護班の派遣

ときには，被災地内の医療施設は医療救護班を現場に派遣することがある．また，救護所で救急・救護活動を行ったり，避難所・在宅被災者への巡回診療も行う．

現場でトリアージが行われ，必要に応じて現場救護所で応急処置され，搬送可能な状態となったあと，重症度や緊急度に応じて救急車・ヘリコプターまたは一般車により，あらかじめ指定された医療施設に搬送される．なお救護の際には，下記の時間を目安に，救命率の向上に力を注ぐことが求められる．

> **プラチナタイム（10分）**：現場の状況確認，傷病者の重症度の判定，適切な応急処置を10分以内に行うことが望ましい．その10分をプラチナタイムという
>
> **ゴールデンアワー**：病態に応じて定められた，適切な医療機関に搬送され適切に処置が行われることが望ましいとされる時間帯をさす．ゴールデンアワーに医療施設において治療・手術が開始されることが，後の救命率・社会復帰率の向上につながるといわれている．外傷のゴールデンアワーは約1時間，眼球圧迫は約3時間，脳梗塞は約4時間，開放骨折による感染の危険性や，気道熱傷による気道浮腫の危険性は約6時間といわれている

(3) 他の医療機関との連携

より重症の人は被災地外へ搬送し，被災地域内の医療施設に集中して搬送するのではなく分散搬送する．被災現場より適切な医療施設まで搬送するには時間を要するため，被災者の状態では厳しいときなどは，最寄りの医療施設で治療を受けたあと，適切な医療施設に後方搬送ということもある．

被災者の病状に応じた受け入れ可能な施設の決定など，被災地内外の医療機関の協力体制は，被災者の救命〜社会復帰に結びつけるという点からも重要なことである．

b. 初動体制の確立

地域を巻き込み，被災範囲が広範囲に及ぶような広域災害では，傷を負って医療施設に搬送される被災者だけではない．自宅に戻れない，または戻ると危険な人は，安全の確保の面からもあらかじめ指定された避難所などに避難をせざるをえない．自宅が無事であっても，ライフラインの中断から自宅での生活に支障がある人も，一時的に避難施設を使用することになる．日本の避難場所は学校や公民館などの公共の施設が指定されており，とくに学校の体育館が利用されることが多い．しかし，体育館はそもそも生活の場として建てられていないことからも，利用者にとっては大変不便な場所となる．多くの被災者が一気に避難して，看護師をはじめ援助者らは忙殺状態となる．したがって活動計画などを作成している余裕はない．

(1) 生命と安全の確保

自宅の倒壊で住む家を失った人々は，一時的な避難ではなく，応急仮設住宅に移れる間は避難所生活となる．したがって避難所では「衣・食（水）・住，そして医療」の生活支援が最優先される．また，被災地域のなかにいる在宅被災者についても支援を忘れてはならない．

被災者は「命さえ助かれば」と生命危機・恐怖のなかで避難し，二次災害の発生の恐怖

\現場発/

新潟県中越地震（2004年10月）——災害派遣，超急性期の経験から

2004年10月23日（土）17時56分，震度6強の地震に見舞われた新潟県小千谷市に初期災害医療班として2班（1班：医師1，看護師2，事務官1）が出動し，病院2施設と体育館で医療活動を行った．

災害派遣メンバーの参集——携帯電話はつながりにくい

災害発生時，自宅のテレビを見ながらできるだけ多くの情報を得ようとしたが，被災者がいるのかいないのか，なかなかわからない．そこへ看護部長から出動指示が入り，災害時初期医療班の派遣リーダーであった私は，緊急連絡網を使いメンバーに対し参集の指示を開始した．メンバーの自宅への有線電話はつながったが，携帯電話にはなかなかつながらない．身じたくをしながらメンバーに電話をかけ続けた．

最初の派遣先が二転三転

病院へ駆けつけて10分後の20時30分には，被災地に向け出発準備が完了．21時13分，当院の救急車とワゴン車で2班が病院を出発した．出発時，厚生労働省から長岡赤十字病院に行くように指示を受けたが，途中，県立十日町病院と六日町病院に1班ずつ行くよう変更された．その後，さらに新潟県医薬国保課の指示にてJA新潟厚生連魚沼病院へと行き先が変更され，最初の活動場所が決定した．そのつど，車内で医療資機材の調整を行った．

活動場所および活動内容

翌朝6時10分，魚沼病院に到着．急患室での対応をすべて任され，26人の患者の診療を実施した．来院患者が少なくなった12時30分から小千谷総合病院へ移動し，20時まで急患室で29人の診療を行った．この間，もう1班は小千谷総合体育館におもむき，日本赤十字病院の医療班と合同で17人の診療にあたった．

これらの病院間の距離は車で約5分である．診療上の違いは，魚沼病院（当時）では水が使用でき，生化学・超音波検査ができたのに対し，小千谷総合病院（当時）は水が使用できないかわりに，X線撮影ができたことである．医療チーム内でこのような情報が十分に共有されていれば，患者移送の判断に役立ったのではないだろうか．改めて，災害時における情報伝達の重要性を感じた．

家屋倒壊により，腹部が圧迫されたある患者はクラッシュ症候群（挫滅症候群）と診断され，即治療が開始された．その他は，打撲26人，切創10人，熱傷I度4人などでほとんどが緑タグの患者であった．眼疾患者の診察後のコンタクトレンズケースにはペットボトルのふたを応用した．災害時は，即席の創意工夫が大事である．

また，高齢者で黒タグの患者3人が車椅子で来院．しかし，彼らは歩行可能であり，緑タグに分類されるべき患者である．話を聞くと，ヘリ搬送中に人ごみにもまれ，もぎりとられたらしい．患者本人たちはタグの重要性を理解していない．びっくりする出来事であった．繰り返しトリアージすることの重要性と被災者へのトリアージ教育の必要性を感じたできごとでもあった．

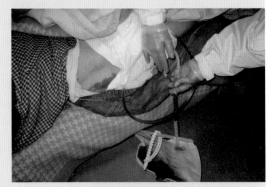

クラッシュ症候群（圧挫され極度に腫脹，尿：茶褐色）

［元国立病院機構災害医療センター災害看護師長　三浦京子］

のなかにいる。混乱し興奮状態にあるので、看護職は少しでも不安を取り除き、安心感を与え、安全・安眠の確保、保健衛生などの環境の整備をすることが大切である。被災地域内の道が途絶えることにより支援物資が届かない時期でもあり、まずトイレの確保、安全な水の確保、適切な食事の支援など、生命と安全の確保、生活への支援が求められる。

支援物資は到着後も被災者全体に平等に届かず、物資の供給が不十分な時期でもある。避難所には健康な人ばかりが避難しているわけではない。要配慮者といわれる高齢者や障がい者、慢性疾患を有する人、妊娠中の女性や小さな子どもを抱えた両親も避難してくる。とくに要配慮者に対しては特別に配慮することが必要である。

(2)身体状況の変化への対応

避難所で過ごす被災者は、次のような病気になりやすいと予測できる。

避難施設として利用される学校の体育館は生活する場ではない。したがって、トイレの数は被災者数に見合っておらず、トイレに行く回数を減らすことを考え、飲食を避けたりして、脱水になりやすい。食物の不足や環境の変化により、便秘にもなりやすい。また仮設トイレがまだ設置されていない時期であり、通常のトイレに排泄物がたまるなど、衛生状態の悪化も考えられる。

また、避難時は避難するのに精一杯で、着の身着のままで家を飛び出し、眼鏡・薬・義歯・補聴器などを持ち出せないことが多い。治療食や内服薬の中断によって慢性疾患の急性増悪（ぞうあく）がみられたり、避難するときに傷を負ってしまっても、軽症なために優先的に治療を受けることはなかなかむずかしい。

さらに、「助かった」との安堵感の一方で、これから先の見えない不安などで混乱状態となり、夜も眠れない日が続き、ストレスの強い状態となる。

(3)ボランティアなど支援者の受け入れ準備

緊急対応として外部に支援を要請した場合、被災地域外から多くのボランティアが集まってくる。支援者どうしの連携や協働が求められることから、支援者間のミーティングの開催、情報交換などが円滑に行えるよう準備が必要である。

B. 急性期（災害発生後72時間〜7日間）

災害発生後3日を過ぎると、「瓦礫（がれき）の下の生存者」の救助がおおむね終了するころとなる。この時期での行方不明者の生存率は急激に低くなるといわれている。災害サイクルの「急性期」においては、助かった人々へのさまざまな救援活動が中心に行われる。

保健活動の実践

被災地内のライフラインはまだ回復していない。被災地内の医療従事者は疲労が強く、限界状態にあり、疲弊している。各種の専門家やボランティア、復旧作業員など多くの人々が被災地内に集まり活動を開始するために、人口密度は高くなる。

この時期では助かった命を二次災害・災害関連死によって失うことのないように、災害前の日常の医療レベルに近づけることを目標とする。被災者の状況把握、看護ニーズの把握、一般市民の健康状態の把握、医薬品・衛生材料・食糧などの備蓄状態の確認などを中心に行う。

　ライフラインが徐々に復旧すると，被災地外施設への転送の整備も整い始めると考えられる．

　避難所では，仮設トイレ，食事の時間など徐々に支援体制が整いつつある．この時期は，被災地の保健所の役割が重要となる．

(1) 身体の変調への対応

　避難者は，これまでの生活に比べ行動範囲が狭くなることによるADLの低下，また，トイレの数が少なく使いづらい，汚れていることから飲食を控え，引き起こされる脱水症，肺血栓塞栓症，自己免疫の低下，さらに，多くの人々が集まっていることによるインフルエンザや感染性下痢などの感染症の発症などの問題を抱えることになる．

　プライバシーもなく，我慢することが多い避難所生活によって人々のストレスはさらに増強し，体調不良やストレスにより循環器疾患，喘息，精神疾患，アレルギーなどの悪化がみられることがある．また，内服中断により慢性疾患が増悪したり，自宅の後片付けと避難所生活により，ストレスや疲労により集中力が乏しくなり，けがが多くなる．

(2) 多職種との連携

　子どもは，指しゃぶり，夜尿症などの退行現象や，災害時の恐怖で突然泣き出すなど情緒不安定となることもある．自宅の被災状況から，再建に向けて個人差が生じてくる．なかには避難所生活不適応者の問題も出てくる．

　食事の偏りから，タンパク質，食物繊維不足などの食事の問題が発生する．ペットを連れた避難者は，ペットの世話などの問題が浮上する．また，動物も被災により食欲低下，落ち着きなく興奮状態などが現れる．高齢者は，入れ歯を使用している人も多い．ライフラインが止まるような災害ではきれいな水は使えなくなるので，口腔内の清潔が保てなくなり，誤嚥性肺炎などが多くなる．

　栄養士，臨床心理士，獣医，歯科医師，歯科衛生士，教師，保育士などの専門家への依頼と調整が必要となる．

　多職種のボランティアが被災地に入るようになり医療ニーズも高まる時期であるが，撤退と引き継ぎが行われるなど，一時的に医療支援が低下することも考えられる．

　超急性期から急性期の時期に求められる看護の資質を以下にまとめた．

1. 予測性：災害の種類とメカニズムから疾患が予測でき，冷静な状況把握ができる
2. 準備性：災害の種類とメカニズムの違いに応じた人，物，情報，組織の準備ができる
3. 即応性：素早い状況判断ができる
4. 自主性：どのような災害現場にも積極的に支援活動ができる
5. 柔軟性：限られた厳しい状況下でありながらも，その場に応じた柔軟な対応ができる
6. 専門性：災害時に予測される事態を考えることができ，その場に応じた専門的知識を提供できる
7. 強い精神力：劣悪な環境下で，時に災害時の医療を守るために厳しい判断をする

ことができる．たとえば救命処置を行っても助かる見込みの厳しい傷病者には黒タグを装着することができるなど．また，自分自身の安全を守るために「安全確認」や「無理な行動は慎むこと」など理性的な行動がとれる

C. 亜急性期（災害発生後7日～1ヵ月間）

災害発生により医療施設に入院する新たな外傷患者数は徐々に減少し，入院患者の状態も落ち着いてくる頃である．避難所でも徐々に状況が落ち着き，暫定的な活動計画の立案・実施・評価・見直しができるなど，通常業務の調整に入る頃である．

ただし，多くのボランティアや避難所にいる被災者，在宅被災者は，慣れない復旧活動による疲労により，抵抗力が低下している頃でもある．破傷風など，小さな傷から感染することも少なくないが，「これくらいは普段と変わらない」と思い込み，医療施設を受診しないことが多い．

在宅被災者は，慢性疾患の急性増悪や季節によって注意の必要な感染など新たな疾患の発生が問題となってくる．この頃から避難所や在宅被災者の新たな疾患が増し，医療施設と状況が逆転する．死亡につながる感染症もあるので，看護者は被災者の健康状態をしっかりと観察する必要がある．

a. 心身・生活の安定への支援

医療施設では，災害発生直後と比べ，重傷者に対する緊急対応や傷病者数の増加はなくなり，落ち着いてくる頃である．手術後の管理やクラッシュ症候群などの災害特有な疾患の治療の継続，衛生状態の悪化による感染症の予防対策は必要である．また，被災地域外から支援活動に来ているボランティアの受診もこの頃多くなる．

(1)こころのケア

急性期には精神的に余裕がなく，被災体験を振り返ることは少ないが，亜急性期になると徐々に被災当時のことを思い出し，家族や自宅を失ったことなどを実感してくる．自分が助かったことの喜びから一転して，他の者が亡くなり自分が助かったことに対する罪悪感を感じる人も出てくる．また，被災後のショックから精神障害を発症し，社会生活を送るのが困難となることもある．

不安・不眠・抑うつ状態，外傷性悲嘆や心的外傷後ストレス障害（PTSD），急性ストレス障害（ASD）の人に対して，傾聴し寄り添う「こころのケア」が必要となる．こころのケアを専門とする関係者により，施設内でケア方法の研修を企画・実施し，精神的なダメージを負った職員や被災者の援助に役立てるとよい．看護職ができるこころのケアを積極的に行う必要がある．

(2)在宅被災者への巡回診療の継続

被災地内の医療施設を利用していた被災者には，引き続き在宅被災者への巡回診療を行い，高齢者，身体障がいなどで避難所に避難できない・しない要配慮者の発見，慢性疾患患者への指導，治療中断による増悪の防止，個々の健康状態の観察，疾病の早期発見，医療機関受診のすすめなどを行う．

b. 健康を守る看護

(1)感染管理

　被災後のこの時期の感染管理はとても重要である．過去の災害の例をみてみると，避難所での衛生管理上の問題によって感染症が流行したことが少なくない．

　たとえば，冬季には食中毒・ロタウイルスのような腸管感染症，インフルエンザのような気道感染症（呼吸器感染症），夏季には夏かぜ症候群，インフルエンザのような気道感染症（呼吸器感染症），食中毒などの腸管感染症などで，これらにはとくに注意が必要である．対策としては，環境・保健衛生の調査，改善への支援と指導，受けられる支援の紹介，避難所のアセスメントシートを活用し，避難者の健康状態を把握し，記録の作成を行い，新たな病気の発生を防ぐことである．

(2)応急仮設住宅移動への支援

　応急仮設住宅もできあがり，応急仮設住宅移動への支援も必要となる．プライバシーが確保されていない学校の体育館などから，完全とはいえないまでもプライバシーが守られた応急仮設住宅に移動し，家族単位の生活が開始される．とくに高齢化率の高い地域では，老老夫婦や認認夫婦（夫婦両者が認知症），高齢者の1人暮らしの被災者が多い．したがって，被災者を孤立化させないことが大切である．積極的にコミュニティ組織をつくり，地域内でお互いに見守りながら，安心して安全な生活が続けられるよう健康管理に留意し，被災者1人ひとりの暮らしを守ることに視点をおいて支援することが望ましい．

　この時期，看護師が積極的に被災者にかかわることにより，医療につなげる必要もなく未然に防げる死がたくさんある．2004年の新潟県中越地震では68人の人が死亡したが，その内訳は，「住宅・建物の倒壊，土砂災害」16人，「ストレス，疲労，持病，エコノミークラス症候群（静脈血栓塞栓症）」52人であった．つまり，後者52人の死は看護のかかわりによって改善しうる，まさに「看護の力」によって未然に防ぐことも可能なことである．また熊本地震（2016年）では，直接死が50人で，災害関連死が192人であった[2]．

　いかに被災者に寄り添い，観察し，問題と考えられることを予測して積極的に対応していけるかどうか．看護の力で災害関連死を防ぐことができるのである．このことを私たち看護師は肝に銘ずるべきである．生活環境が人の健康に大きく影響している．そこで生活する人々の生活環境に視点をおいた，健康を守る看護を提供する必要がある．

D. 慢性期（復旧復興期）（災害発生後1ヵ月〜3年）

　災害発生後の中・長期に入る．被災地外からの救援者の多くは地元に帰り，新聞の一面やテレビのニュースなどからその災害の情報が消えていく頃，被災地は急に人々が少なくなり，被災住民は取り残されたような寂しい気持ちになると同時に復興に向けた長い戦いの始まりとなる．日常生活への移行に向けた生活支援，地域医療の再建や在宅被災者に目を向けた保健活動が援助の中心となる．

　また，この時期は復興の格差が現れる頃である．被災後の復興状況には，個人の経済格差が顕著に現れてくるため，もともと経済的に恵まれない人の場合，被災によって人生が

変わるほどの大きな被害を受けることがある．それらの人たちは，「医療・福祉・保健の対応が遅く，国は・県は・地域社会は何もしてくれない」と行政への不満が強く，こころの健康回復まで長い年月を要する人も少なくない．何をもって復興が終わったといえるのか，これは判断のむずかしい永遠の課題である．

地域の再建への支援

避難所から応急仮設住宅（自宅），応急仮設住宅からさらに災害公営住宅（自宅）に移動する時期であり，移動に伴う健康問題への支援，巡回訪問による健康相談・指導など健康管理活動を行う．

応急仮設住宅や災害公営住宅では，新たなコミュニティづくりが必要となる．地域の自治組織・医療施設などの関連機関・ボランティアなどと連携しながら地域とのかかわりを深める．巡回訪問を行い，生活状況を観察し，必要な支援の確保と情報提供したり，こころのケアを行うなど，被災者を孤立させないことが大切である．

在宅被災者に対しては，災害発生後初期の段階から巡回して生活状況の観察，異常の早期発見やこころのケアを心がける．アルコール・薬への依存性が高くなり精神看護が求められるときである．ケアが必要な人に適切な支援ができるよう，支援活動を行っている人や地域の行政・医療者へ情報提供を行っていく．

E. 静穏期（災害発生後3年〜）

次の災害はいつか必ずやってくる．災害発生を止めることはできないが，この時期に次の災害発生に向けて災害の被害を少なくする「減災」への準備は可能である．日本は過去の災害を教訓に知識や技術を備え，防災文化を育んできた．この静穏期にいかに対策を立て，備えられるかが，災害発生時の対応に大きく影響を与える鍵となる．

a. 減災に向けての体制づくり

防災対策，教育・訓練・人材育成，備蓄の充実化，病院—BCP（事業継続計画）を取り入れた災害対応マニュアル・地域医療マニュアルの作成を行う．そして作成したマニュアルに基づいた訓練を実施し，訓練後にはマニュアルが適切に機能したかを検証して必要に応じてマニュアルを改訂する．その後さらに，改訂したマニュアルに基づいてアクションカードを作成し，訓練を実施する，というように実施と検証を繰り返しリアリティのある訓練を行うことが大切である．このことが減災に対するモチベーションの維持にもつながっていく．

(1)災害医療教育

災害を体験した人は少ないことから，段階的・断続的な訓練，全員参加型・適材適所型の訓練や教育を実施する．災害時には，突然見舞われる天変地異の出来事で刻一刻と状況は変化し，入院・外来患者を守りつつ，ありとあらゆる疾患の傷病者が来院し，阿鼻叫喚のなかで，多くの未経験者が対応しなければならない．

速やかに災害モードや救急体制に切り替えられるようするには，過去の災害の教訓を生かし，考えられる多種多様な災害を想定し，全職員，地域，保健・福祉・行政の参加による訓練を行っておくべきである．

(2) 災害に向けた資器材の工夫

施設によっては階段が狭く，災害時，患者の搬送に支障が生じるところもある．その対策として担架の角をななめにカットし，まわりの物へのひっかかりを少なくするといった工夫があるが，これらの工夫の多くは，防災訓練の経験によって見出されていくことが多い．そのほか，災害時に必要となりそうな資器材を軽くて使いやすいものに改善していくなど，災害用に医療資器材を"開発"，"備蓄"していくことが大切である．

(3) 質の高い対応に向けての防災教育

業務達成に向かい，計画（Plan），実行（Do），評価（See）のサイクルでは，計画が日常業務（実行）を通じて評価され，計画の改定が行われていく．しかし，災害とは発生を予定・計画できるものではなく，突然に発生することのほうが多い．また常時，規則的に同様の災害が発生することはない．したがって，災害対応計画を実際の災害時の救援活動（実行）を通じて評価することは困難なことである．その代替となるのが訓練を通じた計画の改定であり，災害時により質の高い対応をするためには，次の4つの過程を経ることが重要となる．

1. 災害対応計画・マニュアルの整備
2. 訓練を通じた計画・マニュアルの周知徹底
3. 計画・マニュアルの検証・評価
4. 計画・マニュアルの改善

災害対策には，何よりも計画・訓練が重要である．リアリティのある訓練を通して災害対応計画を徹底し評価することは，質の高い災害対応の鍵となる活動である．なお，対応計画やマニュアルの内容は日常業務ではなく，施設の職員にとっては不慣れなことが多い．そのためより詳細に，誰が読んでもわかりやすい記述にする必要がある．

b. 静穏期に求められる看護師の資質

静穏期に活動する看護師には，以下のような資質が求められる．

・実際の災害や防災訓練から得た教訓を生かし，その後の防災・減災のために学んだことをまわりの人たちに広め，共有することができる（情報の風化を防ぐ）
・次の災害に生かせるように災害の備え，備えのシステムをつくることができる
・訓練は実践のように，常に臨場感のある訓練の実施ができる

災害サイクルとは，繰り返すことになるが必ずしも一定の時間どおりに経過するわけではなく，災害の種類，被害状況，被災地における防災・減災への構えや復興に向けての経済力などから，時間の経過はおのずと違ってくる．

日本は災害多発国といわれている．したがって，また新たな災害が発生すると考えられる．災害による被害を少なくするよう，過去の災害の教訓を生かし，学び得たことを次の災害に備えることで災害発生時に被害が少なくなることにつなげていくことができる．

被災直後のみならず，すべての災害サイクルにおいて，被災者・被災地域の健康の保持・増進・疾病の予防など，負傷しなかった地域住民すべての人々に対し，心身ともに健康な生活が1日も早く送れるよう支援することが大切である．一方で，災害の経験から得

た知識を多くの人に伝承することも重要である。これらの意味において，看護職は災害支援活動のあらゆる場面で重要な役割を担う職種ということができるだろう．

阪神・淡路大震災を舞台にした『ありがとう』という映画のなかで，「何をもって復興が終わったと言えるのだろうか．衣・食・住が確保されただけではダメなのです．そこに夢と希望と笑顔がなければ」というセリフがある．これはまさに看護に向けられた重要なテーマではないだろうか．被災者の生活に密着した看護の力が，人々の本来の笑顔を取り戻す．これから多くの看護師によって，そのような災害看護が実践されていくことを願っている．

学習課題

1. 看護の視点からみた災害サイクルの流れを説明してみよう
2. 看護支援活動の場所ごとに分けて支援活動の同じ点と違う点を説明してみよう

演習 ②

午後10時頃，震度7の地震が発生，地域住民は避難所に指定された小学校の体育館に着の身着のままで避難してきた．家屋が全壊・半壊して自宅に戻れない被災者も多く，避難所生活も3日目となった．余震も続いている．これからも続くと思われる．避難者数は250人ほどで高齢化率は約28％と高いようである．

問1▶ 疲れも出てきているようで，終始横になっている人がいる．このような人への対応をどうすればよいか
問2▶ 避難所生活をしている高齢者への対応をどうすればよいか

[解答への視点 ▶ p.364]

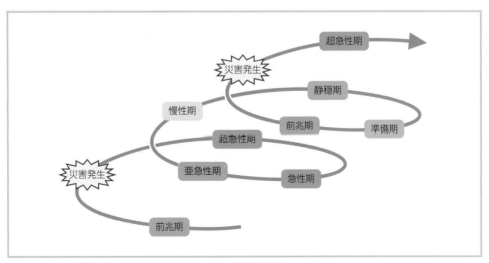

過去の災害や訓練で得た学びを教訓として，次の災害に備え減災に取り組んでいく．

▌引用文献▌
1) 山﨑達枝：災害看護．災害医学（山本保博，鵜飼卓，杉本勝彦監），p.268-272，南山堂，2002
2) 産経WEST：熊本地震犠牲者247人に，2017年8月3日，〔http://www.sankei.com/west/news/170803/wst1708030078-n1.html〕（最終確認：2017年11月21日）

＼現場発／

九州北部豪雨（2012年7月）──病院が泥水に覆われ，日々の備えの大切さを痛感

　夜中に降り始めた大雨と雷鳴が朝まで続き，私は眠れぬ夜を過ごした．阿蘇谷を縦断して流れる黒川上流では外輪山の土砂崩れが至る所で起こり，土石流が家や田畑を飲み込みながら自宅にも押し寄せ，命を守ることがやっとという状況で家族とともに朝を迎えた．泥水は下流へ一気に流れ，火山灰を含んだ真っ黒な濁流が10km下流の勤務先の病院も飲み込んだ．病院周囲の職員も，自宅1階を流木が流れる中，必死に2階へ逃げた者，出窓や流しの上で命をつないだ者など恐怖の朝を迎えていた．

　病院は1mの高さまで真っ黒な泥水に覆われ，1階の大型精密医療機器はすべて使用できなくなった．当日の夜勤者は恐怖と不安感に襲われながら患者対応を行っており，患者を守れるのか，食事の提供はどうしよう，家族は大丈夫か，同僚は無事か，などが頭をよぎりながら患者対応に追われていた．窓の外の泥水はなかなか引かず，誰も駆けつけられない．230人の患者の元へリレーで非常食を届けるなど「交代が来るまで頑張れ」とお互い励まし合いながら対応していたが，最初の職員が泥水を掻き分けて病院に入ったのは昼過ぎであった．

　また，降雨情報や周囲の状況から全職員に「出勤せず自宅待機」の一斉メールを早朝に配信したことで，出勤途中に土石流や濁流に巻き込まれ命を落とす職員が出なかったことは，その後の復旧作業の救いとなった．

　「法人の各機能を早期に再開する」ことが復旧活動の目標であり，①患者の治療や療養環境を守り不安を最小限にする，②住民のために外来対応する，③デイケアを早期に再開する，④透析治療を再開する，など早く復旧し近隣住民を支えることが，地域密着の本院の任務であった．避難所や自宅で過ごせない要介護被災者を2階以上の病棟ですぐに受け入れた．外来では薬を流された患者，暑さや復旧作業，避難生活に疲れた患者の対応に追われた．

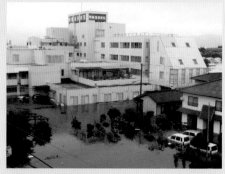

阿蘇温泉病院本館

　集中豪雨が頻発する現代では，いつ病院が浸水するかわからない．今回の被災体験から，浸水しても医療機能が継続できる日々の備えが大事であることを伝えたい．備蓄や医療機器の上層階への設置，連絡体制整備や復旧のための人員確保などの備えとともに，日々の訓練や正確な情報の発信や共有も大事である．また，自身も被災し勤務する職員のこころのケアに配慮しながら病院機能を回復するにはチームワークが重要であり，協力し合えるチーム力や連携力も大事であった．この被災経験を通して改めて日々の備えが重要であると感じ，今後に向けて備えていきたい．

［医療法人社団坂梨会阿蘇温泉病院事務部次長　西村美喜子］

2 避難所・応急仮設住宅・災害公営住宅における看護

この節で学ぶこと

1. 避難所での生活が心身の健康障害に及ぼす影響と看護の役割を学ぶ.
2. 応急仮設住宅でのコミュニティづくりの重要性と看護の役割を学ぶ.
3. 災害公営住宅での生活と看護の役割を学ぶ.

〈看護の原点はいかなる時・場・対象であっても変わらない〉

　ナイチンゲール（Nightingale F）著の『看護覚え書』の中の序章「看護は何をなすべきか」に「看護とは, 新鮮な空気, 陽光, 暖かさ, 清潔さ, 静かさなどを適切に整え, これらを活かして用いること, また, 食事内容を適切に選択し適切に与えること—こういったことのすべてを, 患者の生命力の消耗を最小にするように整えること, を意味すべきである」[1] とある. これは,「暮らしを整える」こと, つまり, 生命力の消耗を最小にするように「環境を整備すること」である. いかなる時・場・対象であっても「いのちを守る」「暮らしを整える」ことが重要であり, それが, 健康障害を予防し安全・安心で快適な暮らしにつながる. 災害時の看護は災害時から始まるのではなく, 平時から「いのち」と「その人らしい暮らし」を守ることから始まる. そして, 人は地域で暮らしており, 地域社会とのつながりが重要である. 高齢者や障がい者などの要配慮者が安心して地域で暮らすために, 平時から多職種, 多機関が包括的にかかわる地域包括システムの構築の重要性がいわれて久しい. とくに災害発生時の避難をはじめ, 災害後の復旧・復興には地域で支えることが必須である. どんな状況であっても看護の原点に立ち返り, 人として尊厳を守り, 住み慣れた地域でその人らしく暮らせるように, 意思決定を支援し, 1人ひとりのニーズに合わせて対応することが必要である. この節では, 避難所・応急仮設住宅・災害公営住宅における看護について述べる.

A. 避難所における看護

　避難所には, 市町村が指定する指定避難所や福祉避難所のほかに, 多様な避難所の形態がある. ホテル, アパート, 公営住宅などを一時的に避難所とみなして活用する場合や地域住民同士が集まり自然発生したものを避難所として活用する場合がある. また, 余震が多発する場合にはテントや車中泊避難を選択する人も多い. そして, 昨今の新型コロナウイルス感染症拡大により, 国は避難場所について親戚や知人宅, ホテルや旅館などの多種多様な分散避難を推奨している[2].

1 ● 指定避難所

a. 指定避難所とは

　指定避難所の定義は「災害の危険性があり避難した住民等を災害の危険性がなくなるまで必要な期間滞在させ，または災害により家に戻れなくなった住民等を一時的に滞在させることを目的とした施設であり，市町村が指定するもの」[3]とされている．避難所は，災害により生活の基盤を失った被災者が「安全」と「安心」を求めて避難してくる．看護者は避難所が「暮らしの拠点」であることを理解し，少しでも快適な環境を整える必要がある[4]．

b. 避難所における良好な生活環境の確保に向けた取り組み指針[5]

　指定避難所の生活環境などの環境整備について，災害対策基本法第86号第6および7に地方公共団体等が配慮すべき事項が規定された[5]．これに続き，内閣府より2013（平成25）年8月に策定された「避難所における良好な生活環境の確保に向けた取り組み指針」が2022（令和4）年に改定され，「平常時の対応」と，「発災後の対応」の指針に分けて整理され公表されている．看護者として避難所の被災者の健康と暮らしを守るために，これら国の指針も参考にしながら，避難所において行政や保健師とともに協働し看護活動していく必要がある．

c. 避難や避難所設置に関する災害対策基本法等の改正[6]

　災害対策基本法の改正では，（令和3年5月20日施行）[6]．災害時における円滑かつ迅速な避難の確保として，避難勧告・指示を1本化し避難情報のあり方が見直され，避難行動要支援者の迅速な避難のために市町村に個別避難計画の作成が努力義務化された．また，災害発生のおそれ段階での国の災害対策本部の設置，広域避難の係る居住者等の受け入れに関する規定の措置等が追加された[6]．さらに，災害救助法の一部改正として，国の災害対策本部設置時には，これまで適用されなかった災害が発生する前段階においても災害救助法の適用を可能とし，都道府県などが避難所の供与を実施できることとなった[6]．看護職は災害に関する法律改正に関して関心をもち，理解しながら避難や避難所の支援を行っていく必要がある．

2 ● 福祉避難所

a. 福祉避難所とは

　災害対策基本法施行令に，災害対策基本法による福祉避難所の指定基準として「主として高齢者，障害者，乳幼児その他の特に配慮を要する要配慮者を滞在させることが想定されるものにあっては，要配慮者の円滑な利用の確保，要配慮者が相談し又は助言その他の支援を受けることができる体制の整備，その他の要配慮者の良好な生活環境の確保に資する事項について内閣府令で定める基準に適合するものであること」（災害対策基本法施行令第20条の6第5号）と規定されている[7]．2021（令和3）年の災害対策基本法施行規則改正によって，指定福祉避難所は，市町村が災害対策基本法などで定める基準に適合すると判断した避難所であり，要配慮者の円滑な避難につながるよう公示が義務となっている．また，個別避難計画で避難先とすることにより必要な支援の準備をできることから，協定などによる福祉避難所のうち指定福祉避難所の基準に適合するものは，指定福祉避難所と

して指定し公示することが望ましいとされる[8]．さらに，指定福祉避難所は基準を満たしていない場合でも，要配慮者のために何らかの配慮がされているスペースがあることが必要とされる[8]．既存の建物を活用し，介護の必要な高齢者や障がい者など一般の避難所では生活に支障をきたす人に対して，ケアが行われるほか，**要配慮者に配慮したポータブルトイレ**，手すりや仮設スロープなどバリアフリーがはかられた避難所のことである．

b. 福祉避難所のこれまでの経緯

(1) 阪神・淡路大震災での福祉避難所

福祉避難所は阪神・淡路大震災（1995年）当時には存在しなかった避難所である．しかし，一部のボランティアが行政と交渉し老人ホームの空き室を借りて臨時の高齢者の避難所を設置し，最後の1人までも見捨てない体制をつくり上げたといわれる．これが福祉避難所の原型とされる．悲惨な現状の必然性から福祉避難所が設置することになったと考える．

(2) 介護保険制度と能登半島地震・新潟県中越沖地震での福祉避難所

介護保険制度が2000年から始まったことも相まって，2007年3月の能登半島地震，7月の新潟県中越沖地震では福祉避難所が法的な位置づけで設置された．能登半島地震では，老人保健施設のデールームに設置され，自宅などでは自分のことは自分でできるが，普通の避難所においては共同生活ができない高齢者が利用したとされる[9]．2004年の新潟県中越地震の際には，必要に迫られて体育館に別室，ケアハウスが暫定的に置かれたが，災害救助法に基づく正式な福祉避難所とはいえなかった．この経験を踏まえて，新潟県中越沖地震では，一般の避難所に別室を設け，保健師や看護師，介護職とともに高齢者や乳児などの受け入れを行い福祉避難所が機能したとされる[10]．

(3) 東日本大震災での福祉避難所

東日本大震災（2011年）においては災害が甚大であったため，福祉避難所が設置され機能している箇所もあったが，あまり機能せず要配慮者が在宅で支援も受けられず寝たきりのまま排泄物で畳まで汚染していた事例もあったという．内閣府の平成27年度防災白書において，「東日本大震災においては，多数の被災者が長期にわたる避難生活を余儀なくされる状況の中，被災者の心身の機能低下や様々な疾患の発生・悪化が見られたこと，多くの要配慮者が避難所のハード面の問題や他の避難者との関係等から自宅での生活を余儀なくされることも少なくなかったことなどが課題となった」[11]と報告されていることからも，発災後，要配慮者を守るためには福祉避難所が機能することが重要である．これら東日本大震災の教訓から2013（平成25）年6月に災害対策基本法が一部改正され，福祉避難所の指定制度が盛り込まれた．

(4) 福祉避難所の指定状況と熊本地震での課題

内閣府による避難所の運営などに関する実態調査において，指定避難所の指定状況は48,014ヵ所で，うち指定福祉避難所が7,647ヵ所といわれている（2014年10月時点）[12]．しかし，熊本地震（2016年）では福祉避難所に一般の避難者が避難し，介護施設の職員が対応に困難な状況となり，福祉避難所が十分に機能しなかったとされる[13]．その要因の1つには社会的な周知の不足が課題とされた．

(5)令和元年台風19号での高齢者などの避難における福祉避難所の課題（10月）

台風19号による死者は84名であり（2019年12月現在，災害関連死を除く），65歳以上の高齢者が66％を占めた[14]．夜間にかけて発災したこともあり，高齢者や障がい者などの要配慮者には，情報がわかりにくいこと，避難しにくいこと，一般の避難所では生活困難となることなどの課題があった．平時から利用している施設へ直接避難したいとの声があったことや，指定避難所として公表された後，受け入れを想定していない被災者の避難により福祉避難所としての対応に支障があるという懸念から，福祉避難所の確保が進んでいない状況であった[8]．さらに，感染症対策や熱中症対策などの保健・医療のニーズも高まっている．

(6)超高齢化社会における福祉避難所

今後日本では少子高齢化社会が進み，認知症の高齢者は2012年時点で462万人と推計され，認知症有病率は65歳以上高齢者の15％を占め，2018年には500万人を超えると推計され，要介護認定者が増えていくと予想される[15]．多様な災害が頻発しているなか，認知症有病率の増加から要配慮者は確実に増加すると考えられる．そのため，災害超急性期から福祉避難所の体制を整えられるよう，社会的な周知とともに前述の「福祉避難所の確保・運営ガイドライン」[8]を参考にしながら，平時からの福祉避難所としての備えの体制づくりが急務であると考える．さらに，福祉避難所における被災者の健康を守るためには，看護職を中心とした医師，介護職，理学療法士，栄養士などとの多職種連携とともに医療機関や介護施設との連携が必要不可欠となる．私たち看護職の災害時における責務は，非日常な状況であっても被災者が"人として生ききる"ことができるように，1人ひとりの尊厳を守り，"暮らしを整える"視点を持って，被災者にとって安全・安心で快適な環境を整えることが重要である．2021（令和3）年4月の介護報酬改定においても，感染症や災害時の対応力強化として[16]，介護サービス事業者に新型コロナ対策（介護施設・事業所における新型コロナウイルス感染症発生時の事業継続ガイドライン）[17]や災害時のBCPの策定（介護施設・事業所における自然災害発生時の事業継続ガイドライン）[18]，災害訓練や研修などの義務化（3年の経過措置期間あり）が盛り込まれた．看護職は，これらのガイドラインを参考に，各々の地域で実効力のある福祉避難所を運営するためにも，平時から備え，住民を巻き込んだ訓練，研修を実施することが求められる．

c.　福祉避難所の確保・運営ガイドライン[8]

内閣府より2016（平成28）年4月に「福祉避難所の確保・運営ガイドライン」が公表され，要配慮者の避難時の生活環境の改善を目指し対応が遅れることのないよう，体制づくりが求められた．しかし，指定福祉避難所の確保や体制づくりが進んでおらず（令和2年時点で9,072ヵ所）[8]，そのようななかで自然災害が頻発し，高齢者や障がい者の被害が大きい現状があった．

そして，令和元年台風19号などによる災害での高齢者などの避難に関する課題を踏まえ，また災害対策基本法が2021（令和3）年に改正されたことを受け，指定福祉避難所の指定促進，事前の受入対象者の調整，人的物的体制の整備，災害時の直接の避難等の促進など，要配慮者の支援強化を趣旨にガイドラインが改定された[8]．具体的には①指定福祉避難所の指定およびその受入対象者の公示（災害対策基本法施行規則の改正に伴う措置），

②指定福祉避難所への直接の避難の促進，③避難所の感染症・熱中症・衛生環境対策，④緊急防災・減災事業債等を活用した指定福祉避難所の機能強化，などの内容である[8]．

　高齢者や障がい者などの要配慮者では，避難しないことでの直接の被害だけではなく，避難後の生活環境や長引く避難生活によって，健康を害し，災害関連死につながる．そのため，看護者は平時から，ガイドラインを理解し，行政やケアマネジャーなどと協働し，要配慮者の個別避難計画策定や，事前に対象者の調整を図り，福祉避難所への直接避難を推進する必要がある．

3 ● 避難所の生活における課題と看護

　被災者は災害により自宅が被災し，命の危険性が伴いやむなく避難所に避難してくる．ライフラインが整わないなか，災害や今後の生活への不安やストレスを抱え，プライバシーも損なわれ，十分な食事もできないなど忍耐の連続である．そのため，避難所の看護において，人道憲章と人道対応に関する最低基準であるスフィア基準[*19]を参考に看護を実践することが必要である．また，避難所は災害救助法にて原則7日間の設置基準があるものの，東日本大震災など大きな災害では避難所での生活は発災後7ヵ月以上の長期にわたった[20]．避難所での生活の身体的な疲労や精神的なストレスを軽減し，暮らしを整え，健康障害を予防するために，保健・医療・福祉が連携し，応急仮設住宅への移行期をも含めて支援する必要がある．さらに，今般の新型コロナウイルス感染症拡大に伴い，3密（密閉・密集・密接）の環境を避け，ゾーニング，マスクの着用や手指衛生の徹底などの標準予防策を軸にした感染対策，発症者や有熱者への対応，感染対策物品の管理など，集団生活を余儀なくされる避難所においてはこれまで以上の感染対策を求められている．

　表IV-2-1に，避難所で発症しやすい疾患と看護支援について示す．

表IV-2-1　避難所で発症しやすい疾患と看護

災害時，避難所で発症しやすい疾患	避難所での看護
・集団感染症（ノロ，インフルエンザ，感冒など） ・深部静脈血栓症 ・肺塞栓症 ・心筋梗塞 ・脳梗塞 ・肺炎 ・喘息の悪化 ・津波肺（津波にのまれた人）	・環境整備（トイレ，入浴，居住部分）（図IV-2-1） ・感染予防と脱水予防 ・異常の早期発見と救急対応 ・治療継続の支援 ・適切な栄養摂取の支援 ・身体の保清と口腔ケア ・生活リズムを整える ・睡眠環境を整え休息を促す ・定期的な運動（生活不活発病［廃用症候群］予防） ・ストレスを軽減する ・プライバシーの確保（更衣室）

---

*スフィア基準：1997年にNGOグループと国際赤十字・赤新月運動が開始したスフィアプロジェクトにて作成された．紛争や災害の被害者が尊厳ある生活を送ることを目的に定められた基準である．「人道憲章」「権利保護の原則」「コア基準」とともに「人間の存続のために必要不可欠な4つの要素：（1）給水・衛生・衛生促進，（2）食糧の確保と栄養および，（3）シェルター，居留地，ノン・フードアイテム（非食糧物資），および（4）保健活動」の分野における最低基準が定められている．

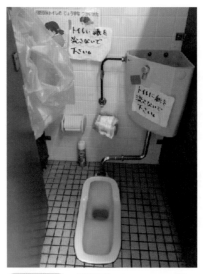

図Ⅳ-2-1　避難所のトイレの一例

a. 災害関連死につながる避難所生活

　災害関連死は，災害での直接的なけがなどが原因ではなく，精神的ショックや厳しい避難環境での生活で体調を崩し，災害が間接的な原因となって死亡することである．2021年3月31日現在，東日本大震災における福島県での災害関連死の報告において2,319人にのぼった[21]．長期間にわたる避難生活を余儀なくされ，肉体的・精神的疲労や慢性疾患の治療継続の困難な状況が健康障害を引き起こし，災害関連死の増加につながったといえる（p.35参照）．とくに，災害が起こると高血圧，糖尿病，パーキンソン（Parkinson）病などの難病，喘息，がんなどの慢性的な疾患の治療をしている者が医療機関の機能停止のため，治療の中断を余儀なくされた[22]．たとえば，筋萎縮性側索硬化症（ALS）など，在宅で人工呼吸器（気管切開下陽圧人工呼吸［TPPV］，非侵襲的陽圧人工呼吸［NPPV］の総計）を使用している者は2,018年全国で19,509名おり[23]，災害が発生すると在宅医療の継続が困難となり，医療機関の機能停止による影響は計り知れない．

b. 避難所における看護のあり方

(1) コロナ禍での経験を踏まえた感染症対策を含む避難所の看護

　2020年に感染拡大した新型コロナウイルス感染症の影響で，それ以降に発生した自然災害では外部支援者を受け入れることが困難となり，避難所でのボランティア活動にも影響があり，また多くの社会福祉協議会はボランティアの募集範囲を当該市町村内や同一県内在住者等に限っている場合が多く，復旧・復興に影響した．これらの経験から，支援者は被災地に負担をかけないように，自分自身の健康管理を含め，感染対策に留意して看護活動することが求められる．

　また，インフルエンザやノロなどの流行性感染性疾患が発生した場合には，感染拡大しないように「新型コロナウイルス感染症対策に配慮した避難所運営のポイント」（内閣府）などを参考に，感染症対応時の避難所のレイアウト（**図Ⅳ-2-2**）を工夫する必要がある．集団生活を余儀なくされる避難所では，看護者は日頃の標準予防策などの感染対策

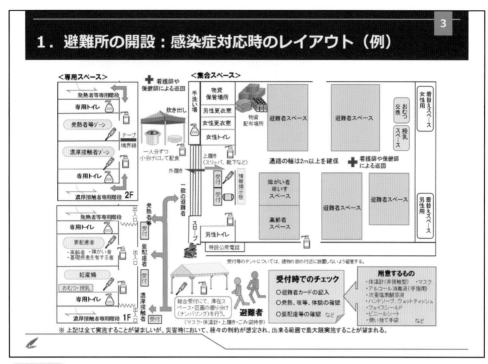

図IV-2-2　感染症対応時の避難所のレイアウト例
[内閣府：新型コロナウイルス感染症対策に配慮した避難所運営のポイントについて（第2版）[http://www.bousai.go.jp/pdf/hinanjyo_covid19_02.pdf]（最終確認：2021年7月27日）より引用]

を基盤に，避難所での衛生環境を管理し感染拡大に留意し，被災住民への感染対策指導を行っていく必要がある．たとえば，①感染者を隔離するなどのゾーニング，②標準予防策の徹底，③清掃や換気などの環境管理などの感染症対策は最優先事項である．また，季節によっては食中毒発生のおそれもあり，食品管理やごみ管理などの衛生管理も重要である．

(2)その避難所の成り立ちと地域性

たとえ同じ地区であっても，避難所ごとに，ライフラインの状況や，避難所の行政担当者の考え，外部支援者・支援物資の状況，その対応や情報共有の工夫などによって，「避難所の成り立ち」が異なり，自然と特徴が生まれるものである（**図IV-2-3**）．避難所は同じ災害であっても，避難所ごとの沿革や歴史が違うということを理解して支援に入ることが重要である．外部支援者は文化や地域性も加味し「避難所の成り立ち」を把握しながら，特徴に合わせた支援を行っていくことが重要である．

(3)避難所の看護のあり方と看護のポイント

避難所では，保健師が中心となって，避難所の医療・保健・福祉に関する支援がなされる．避難所の看護支援では，日赤救護班，日本看護協会の災害支援ナース，各種NPOなどのあらゆる組織の看護職が活動する．また，医師，保健師，薬剤師，栄養士，理学療法士などの専門職をはじめ，DMAT（Disaster Medical Assistance Team：災害派遣医療チーム），DHEAT（Disaster Health Emergency Assistance Team：災害時健康危機管理支援チーム）など，多種の災害医療チームなどとともに連携と協働しながら活動することを理解しておく．つまり，避難所の看護実践では複数の専門職がそれぞれの知識と技術を

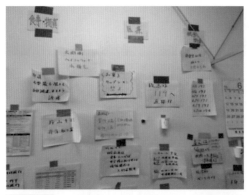

図Ⅳ-2-3　避難所本部の壁を利用した情報共有
食事や物資，医療，総務などに関するメモを貼り，情報共
有を行っていた．

生かし，相互に作用しながら，共通の目標達成に向けて被災住民を巻き込んだ専門職連携
実践（IPW：interprofessional work）が重要である[24]．そして，看護職には避難所の衛
生環境や被災住民の生活リズムを整え，健康障害を予防すること，異常の早期発見を行う
こと，意思決定をサポートすることが必要である．看護職として被災住民が避難所生活を
安心して過ごせるように被災者の健康ニーズに対応する必要がある．

　一方で，被災地の保健師や支援者は多様な医療チームやボランティアが来ることに「気
を遣い・疲弊している」ことも多い．必要なニーズをとらえ，支援活動を自分たちで見出
し，被災地支援者を「疲弊させない調整や支援活動」をすることが重要である．そのため
には，看護者はこれまでの経験知をそのままあてはめず，現場での知を大切にし，日常生
活支援を行いながら，自然に寄り添い，被災地のニーズに添った適切な支援につなげるこ
とが重要である．そして支援には，「自立の視点をもった看護支援」が重要である．下記
に被災地外の看護者が避難所で看護活動を行ううえでの重要なポイントをまとめた．

被災地外の看護者が避難所で看護活動を行ううえでの重要なポイント
1．避難所支援では被災地支援者の負担にならないよう支援
- 被災者を尊重し被災地や被災者の生活や価値観に「土足ではいらない」
- 避難所運営の行政担当者との信頼関係を結ぶことが重要
- 環境清掃などの生活支援を行いながら自然に現場に入る
- 外部支援者の行動が被災者の心身や生活に与える影響を理解
- 被災者個々のかかわりを大事することが全体の支援に影響することを知る
- 次の外部支援者や現地支援者へ自己完結型で支援活動をつなぐ
- 避難所での看護活動には自律したコーディネート（調整）が必要

**2．「その避難所の成り立ち（歴史・沿革）」「地域性」「文化」をとらえ，ニーズに合
わせ支援**
- 画一的な対応でなく，その避難所の成り立ち，被災地域の歴史，地域性，文化，
風習，価値観などを尊重

- 被災者のニーズ，避難所の置かれている段階（stage）に合わせて，被災者自身が選択できる支援
  - 例）平成28年熊本地震のある避難所では，洗濯機をどのように使用するかを行政や支援者が指示することなく，被災住民自身がルールをつくり運用
3. **被災地支援者や専門職を有する外部支援者などとの多職種連携の重要性を理解**
  - 被災地の行政担当者，保健師などの支援者との連携
  - 災害支援ナースやボランティアセンターに登録された外部支援者との連携
    - 例）外部支援の栄養士と連携して被災住民の疾患や障がいに合わせた食事管理・調整
4. **健康障害の予防につながる避難所の暮らしや感染予防に配慮した環境整備が重要**
5. **応急仮設住宅への移行を意識した支援を行う**
  - 避難所集約や自立（自律）を意識した物資管理と看護支援

(4) 避難所生活後の生活再建支援について

　自然災害により生活基盤に著しい被害を受けた者には，公的支援として被災者生活再建支援法に則って支給を行う制度[25]があり，支援を受けるためには罹災証明書の交付が必要である．また，災害救助法が適用された場合には，日常生活に必要な最少限度の部分を応急的に修理する制度もある[26]．看護者はこれらの被災後の生活再建に関する制度についても理解したうえで避難所での看護活動を行っていく必要がある．

　生活基盤が整わず，経済的に困窮することで，医療機関を受診しなかったり，介護・福祉サービスを受けなかったりと，健康維持への行動ができなくなり，健康障害を引き起こし，慢性疾患が悪化・重症化し緊急入院につながるおそれがある．避難所では集団生活のため，経済的問題のある被災住民を見つけにくいこともある．

　看護者は被災住民の健康問題を早期発見し，経済的な問題がある被災住民には適切なタイミングで必要な社会資源を活用できるように，保健師や社会福祉士（ソーシャルワーカー）などの専門職や行政に知り得た情報をつなぐ必要がある．被災住民自身が生活を再建していけるように，自立の視点でかかわり支援していく必要がある．応急仮設住宅や自宅再建など，避難所生活から次の住まいへ移行することを考え，看護職として生活再建の物理的な支援だけでなく，不安の表出・軽減などの心理的な支援や，コミュニティ保持や見守りなどの社会的支援を行っていく必要がある．

(5) 在留外国人への避難所等での支援

　災害が頻発している日本での在留外国人は，避難情報も得られにくく，避難所においてもコミュニケーションが困難となり，支援が十分に受けられない状況となることが予測され，災害時避難行動要支援者となり，避難所では要配慮者となる．避難所での健康維持のために必要な支援について，在留外国人からは，薬や基本的な生活物資などの物的支援，身体面精神面のサポート，情報提供・共有が求められる．看護者はわかりやすい簡単な日本語やピクトグラムを使いながら，積極的に情報提供し，アウトリーチしながら支援していくことが必要である．

4 ● その他の多様な避難場所

　東日本大震災などの大規模災害時では，市町村が設置を判断しホテルや旅館などが避難所に一時的に指定された．また，福島では原発事故が発生したため，遠くの知人や親戚の家を頼って避難した者も多く存在した．新潟県中越地震や熊本地震は震度7の大きな揺れであり，とくに熊本地震では前震と本震の後の余震が続き，テントや車中で避難生活している者が多くいた．さらに，新型コロナウイルス感染症の流行下では，分散避難が推奨されたことから，被災した自宅を含め，知人や親戚宅，ホテルや旅館などが避難場所として選択されると考えられる．ホテルや旅館などは，生活環境は整っているものの，行政が避難住民の把握が困難となることもあり，情報が得られないことや支援が遅れることも予測される．とくに被災した自宅に避難している被災者は，情報，食料・水の供与が受けられず，排泄・清潔などの環境が整わないことによる健康障害を起こしやすいと考えられる．

a. 車中泊避難者の課題と看護

　車中泊避難者は，地震の大きな揺れから死への恐怖を感じ建物の中にいられない，ペットとともに避難している，乳児を抱えている，他の被災者との関係性をもてないなどの理由で，車中泊を選ぶことが多い．新潟県中越地震ならびに熊本地震では車中泊から深部静脈血栓症からの肺塞栓症（静脈血栓塞栓症，通称：エコノミークラス症候群）による死亡を認め，問題となった．また，避難所以外の場所での避難は食事や物資の配給の連絡や行政などからの情報が入りにくく，在宅避難者同様に支援が届きにくくなるなど対応が遅れがちになる．看護者として，避難所以外の場所で避難生活を送る被災者の居場所・生活環境・健康状態の把握，物資の配布，医療支援，深部静脈血栓症の予防法のチラシの配布など，現場に出向き健康ニーズを見出し，健康障害を予防する必要がある．

b. 車中泊避難者の看護のポイント

　前述した車中泊のリスクを理解したうえで，被災者の状況やニーズに添いながら，相手を気遣い，押しつけるなどの一方的にならないように柔軟な対応が望まれる．次に車中泊避難者の看護のポイントを述べる．

車中泊避難者への看護のポイント

- 車中泊の危険性の理解を促しハイリスク者把握のための巡回と聞き取りを行う
- ハイリスク者を継続的にアセスメントするため保健師などと連携し体制を整える
- 食糧や物資の配給情報や行政の連絡などの情報を積極的にとるように伝える
- 応急救護所などの医療支援の場所や時間などの情報を伝える
- 深部静脈血栓症の予防のため長時間の同一姿勢禁忌や脱水を予防するよう促す
- 睡眠不足からの過度のストレスや疲労に対して注意するように伝える
- 体調が悪いときには救護所や医療機関へ受診するよう促す
- 車中泊を解消するために応急仮設住宅などへの早期移行を促す

B. 応急仮設住宅の看護

1 ● 応急仮設住宅とは

　　応急仮設住宅*は，災害救助法において都道府県より設置される（**図Ⅳ-2-4**）．供与期間は原則2年までとされており，被災者に生活の基盤を与える．東日本大震災では53,194戸の応急仮設住宅が供与された[28]．また，東日本大震災では市営住宅の空き室や民間のアパートを行政が借り上げ，**みなし仮設住宅**として被災者が生活できるような試みもあった．しかし，各種の軋轢（あつれき）を生じさせ，居住地域と離れることで孤立したり情報が入りにくいなどの問題も指摘されている．

2 ● 応急仮設住宅の課題

　　東日本大震災において，災害公営住宅の移転が進まず，震災後4年目でも応急仮設住宅47,839戸に83,958人が避難していた[29]．応急仮設住宅の生活は，構造上の問題や寒さ・暑さ対策の不備などがあり，活動が低下し社会参加が減少することで生活不活発となり，高齢者の災害関連死につながる生活習慣病や慢性疾患の増悪を引き起こす．応急仮設住宅被災者は社会的な孤立や個人的なサポート源をもたない人も多く，アルコール依存症，うつによる自殺，孤独死，認知症の発症や悪化などもいわれている．とくに，独居高齢被災者は注意を要し，応急仮設住宅の高齢化率も問題となっている．

3 ● 応急仮設住宅の被災者をとりまく地域と人とのつながりの重要性

　　応急仮設住宅に暮らす高齢者は，震災によりいままで暮らしてきた住み慣れた家とコミュニティが破壊され，暮らしの場もコミュニティも変化するため，高齢者がその人なり

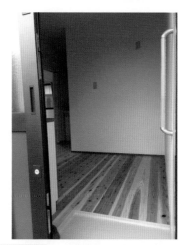

図Ⅳ-2-4　応急仮設住宅の内覧の写真
（平成30年7月豪雨：岡山県真備地域）

---

*応急仮設住宅の「建設型仮設住宅」から「建設型応急住宅」へ，「借上型仮設住宅」から「賃貸型応急住宅」に呼称変更（令和元年10月公布）となった[27]．

の暮らしを守ることが容易ではない．震災後長期間を過ごす応急仮設住宅で高齢者が健康に暮らすには，生活不活発病を予防し社会参加を促すために何らかの役割を果たし社会とつながることが重要といわれている．筆者は，東日本大震災後から4年目までの応急仮設住宅で暮らす独居高齢被災者が社会とどのようにつながりをもち，生活してきたのかを明らかにする研究を行った[30]．その結果，東日本大震災の仮設住宅の高齢者において「活動参加」のレベル低下がみられたとの報告が多いなか，本研究の対象となった応急仮設住宅の独居高齢被災者では，応急仮設住宅内にいても自ら能動的に家庭生活での役割を担い，工夫して，こだわりを失わずに暮らしていた．このことが社会とのつながりをもつ基礎となっており，震災前の役割が継続して担えるよう支援を行う必要が示唆された．また，応急仮設住宅で暮らす独居高齢被災者を取りまく人とのかかわりは，震災後のそれぞれの暮らしの場に合わせて，家族，住民，親戚，医療職，行政，見守り，ボランティアの支援者など，さまざまであり，信頼し合い交流活動や支え合いを行っていた．住み慣れた地域で安心して生活できる地域づくりを行うことが必要であることが示唆された．

4 ● 応急仮設住宅での看護の役割

応急仮設住宅では，高齢者や障がいをもつ人が孤立しないようなはたらきかけ，自治会運営への支援，健康チェックや健康教室などを行いながらコミュニティづくりへのかかわり，寝たきりや孤立を防ぐ戸別訪問など，地域づくりを支援しながら看護活動を行っていくことが必要である．家族や自治会などの地域，行政，保健師，包括支援センター，医療機関と連携しネットワークを構築しながら，1人ひとりを見守り支援し，その人らしいQOL（quality of life）の向上を目指し，「自助」「共助」「公助」を意識した看護支援が重要である．

a. コミュニティ形成の支援

避難所支援においても地区ごとのゾーニングや自治会を生かした避難所運営を行ったり，応急仮設住宅への移住においても元の地域を集約したり，住民がコミュニティを形成しやすいように配慮することが必要である．とくに，復興期には，子どもから高齢者まで，安心して健やかに暮らせる「まち」をつくるために，地域の住民同士の結びつきを生み出し，地域の「コミュニティ」を形成することが重要である．応急仮設住宅や災害復興住宅では，行政のみならず，NPO，NGO団体にも協力を得ながら，新たなコミュニティ形成を再構築するためのしくみづくりや，被災者が孤立しない取り組みが必要である．被災地では，子どもの成長を育む地域の遊び場づくり，コミュニティ・サポートのプロトタイプ開発，ICTを活用した無人販売所プロジェクト，次世代型地域包括ケア（被災者・障がい者も対象），栄養士，保育所と連携した高齢者の健康づくり，地域住民が主体となった地区防災計画づくりなどの取り組みが行われている[31]．近年，看護現場においても地域包括システムや在宅医療が推進されており，復興期や静穏期には，医療機関や在宅施設・事業所が主体となって地域の住民に発信し，高齢者や障がい者を巻き込んだ訓練や研修を地域で行っていくことが，コミュニティ形成に寄与できると考える．

b. セーフティネットについて

社会セーフティネットの構築には，憲法第25条の「健康で文化的な最低限の生活を営

\現場発/

台風による水害と応急仮設住宅について

令和元年東日本台風（台風19号）の被害（宮城県大郷町）

　p.28のとおり，大きな被害があったが，幸いにも死者・行方不明者が出なかったのは，過去の災害経験を活かした地域に根付いた防災意識と避難行動を支えたコミュニティ力の賜物であったといえる．

応急仮設住宅での暮らしの実際

　段ボール仕切りだけの避難所生活はいつも誰かに監視されているような感覚にとらわれていた．そのような過酷な生活を経験した応急仮設住宅に移行した人の多くは，壁に囲われた，鍵のかかるプライバシー空間が確保されたことに安堵している．

　しかしながら，応急仮設住宅での生活が始まると，住み慣れた家・地域には当たり前に存在していたものが，そうではなかったことに気づかされることが多くあった（表）．

　自由に修繕をしたり手を加えたりすること

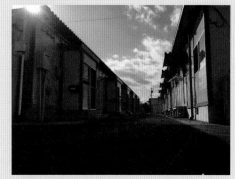

応急仮設住宅（宮城県大郷町）

ができない応急仮設住宅の特性も暮らしづらさにつながっているようにうかがえた．

住み慣れた家・地域で暮らすことの喜びと保健師の役割

　いつもの生活を早く取り戻してほしいと，応急仮設住宅において戸別訪問を繰り返し行い，健康相談やサロン，畑の運営なども手がけた．被災地域ではコミュニティ力の維持をはかるためのイベントも展開した．

	応急仮設住宅における生活の苦労（一例）	住み慣れた家・地域の当たり前
家（住まい）	1. 部屋が狭くて居心地が悪い 2. カーテンの仕切りでは家族間のプライバシーが保てない 3. トイレットペーパーホルダーの位置が低いため位置を変更したい 4. 備え付けのエアコンや新しく購入した家電の使い方が分からない 5. 自分が出している生活音が近隣の迷惑になっていないか気になる	1. 大きな部屋があって，畳のにおいや，窓からは見慣れた景色を眺めることができた 2. 家族員それぞれの部屋があって，自分の時間を楽しみながら家族団らんの空間があった 3. 自分にあった位置に設定することができていた．利用に不便を感じなかった 4. 戸惑うことなく家電を使うことができていた 5. 少し大きな声を出しても，夜中に洗濯機を回しても，走っても何も苦情はなかった
地域	1. ゴミ出しのルールがわからない 2. 子どもの声がうるさい 3. いつもお茶飲みをしていた人と疎遠になってしまった	1. 生活する行政区のゴミ出しルールがあって，違和感なくゴミ出しができていた 2. 戸建てのため，生活音で「子ども」を感じることはなかった．地域いる子どもたちの声はうれしかった 3. 隣の畑をみればいつもの人がいて，休憩を一緒にとっていた

　支援の在り方が適切であるのか，自問自答の毎日であったが，支援を重ねるなかで，住み慣れた家・地域で暮らせることがどれほど幸せなことで，尊いことであるかを被災者は気づかせてくれた．

　保健師は公衆衛生の担い手である．「生命」「生活」「生業」「生きがい」など，さまざまな「生」を「衛る」存在として，人と地域に寄り添い，住み慣れた家・地域を大切にしながら，防災を含めた災害対応のなかにその価値を見出していきたい．

［大郷町役場保健福祉課健康推進係長（保健師）　千葉真也］

む権利」を保障する制度が必要である．同第2項には「国はすべての生活部面について，社会福祉，社会保障及び公衆衛生の向上及び増進に努めなければならない」と規定され，国民には生存権があり，国家には生活保障の義務があるという意である[32]．少子高齢化，労働環境の変化，人口減少社会など，社会構造の大きな変化により，社会保障制度が暮らしを支えるセーフティネットとして，持続可能性・安定性を確保することが必要である[33]．災害時に国が行う金融サポートの制度として，セーフティネット保証制度（4号：突発的災害［自然災害等］）がある．突発的災害（自然災害等）の発生に起因して売上高が減少している中小企業者を支援するための金融サポートの措置である．2021（令和3）年7月現在の指定案件は，新型コロナウイルス感染症，令和3年福島県沖を震源とする地震，令和3年7月1日からの大雨による災害であった[34]．災害が発生した場合，国には国民の生活保障の義務があることから，あらゆるセーフティネットを活用して，タイミングよく公助として国民の生活を保証しなければならない．県市区町村は地域防災計画の整備や，地区防災の計画を推進し，地域で支え合えるように，要配慮者の名簿作成や個別避難計画の立案を進め，共助として地域力を向上させる必要がある．国民1人ひとりは，ハザードマップを確認し，避難準備を行い，災害時の保険の加入なども含めて災害に備え，自助力として個々のもてる力を発揮できるように災害に備えなければならない．そこで，看護職として，住民が地域で安心して，安全に暮らせるように，国や県市区町村の社会保障に関する知識を持ち，地域のセーフティネットである地域包括ケアシステムを駆使して，社会資源を活用しながら被災者1人ひとりの状況やニーズに沿って対応していく必要ある．

C. 災害公営住宅の看護

1 ● 災害公営住宅（災害復興住宅）とは

　災害公営住宅とは地震や津波などの災害で自宅を失い，自力での住宅再建が困難な被災者のために自治体が設置する公営住宅である（**図Ⅳ-2-5**）[35]．公営住宅法に則って建設され，被災の状況や収入により費用の補助や入居者資格の規則がある[19]．2016年3月に，内閣府より発表された復旧・復興ハンドブックの中に恒久住宅の供給・再建の施策が打ち出されている[19]．その留意点の中に，集会所などのコミュニティを促進させる施設の整備や共同生活を行うようなコレクティブハウスの提供を促すなど入居者間の良好なコミュニティ形成に関するもの，住宅のバリアフリー化を進めるとともに生活指導員による生活相談，安否確認，緊急通報設備などのついたシルバーハウジングの供給など，高齢者に配慮した公営住宅の整備など，行政が公営住宅を提供するうえで必要なことが記載されている[14]．このような行政の施策のハンドブックも活用しながら，災害公営住宅に移住される前から，移住した直後やその後においても支援を継続していくことが重要である．とくに，災害公営住宅においても自治会を運営することや集会所でのコミュニティを形成するためのイベントなどを支援するなど近隣住民や地域の支え合い「共助」の活性化が必須である．

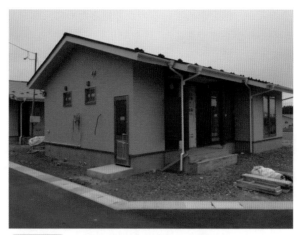

図Ⅳ-2-5　災害公営住宅の一例（戸建てタイプ）

2 ● 災害公営住宅での課題と看護の役割

　災害公営住宅に移住すると，応急仮設住宅で形成されたコミュニティが再び壊されることになる．環境の変化に適応しにくい高齢者では応急仮設住宅よりもさらにコミュニティが形成されにくく，孤立し，うつ病を発症する場合もある．また，移住した公営住宅の場所によっては買い物などの利便性が悪い場合もあり，交通手段をもたない高齢者では社会参加が阻害され生活不活発になり，心身機能の低下をきたし寝たきりになっていくことから，**孤独死**にも注意を要する．避難所の時期から注意を要する方のピックアップを行い，応急仮設住宅での見守りによる安否確認の継続，必要な支援が継続できるように地域包括支援センターが有効に機能することが重要である．そのためにも災害により機能が低下した地域包括支援センターへ社会福祉士や看護職の支援者支援が必要である．看護者は災害公営住宅などの被災者がその人らしく「生ききる」ことができるように，被災地の地域包括支援センター職員，介護専門員，生活相談者，保健師，行政担当者，訪問看護，居宅支援事業者の職員ともに連携しネットワークを構築し支援を継続しつないでいく必要がある．

　復興途中の地域で暮らす高齢者に対しては，震災前の暮らしや生き方を支える援助が必要である．熊本地震で，筆者が包括支援のボランティア活動を通して知り合った80代の独居の方は，"自分のことは自分で決め，すべて自分で行いたい"と思い生活していた．対象者の思いや価値観を大事にしたかかわりが重要であり，生活の見守りを継続しながら，適切な時期に必要となるサービスを納得して受けることができるまで待つことや，「自分らしく生きる」ことを尊重することが「生ききる力」につながる．支援者目線で常識を押しつけるような画一した支援にとらわれがちになるが，「どのように生きていきたいのか」など対象の価値観や思いを知り，一緒に話し合い，意思決定を支援し「納得して，精一杯生きる」プロセスを支援することが重要である．今後，在宅医療が進むなかで，災害時にも切れ目のないケアが望まれる．

　急性期看護や病院の看護では，アルゴリズムやガイドラインなど看護においても標準化が進み，網羅的，画一的な看護が展開される傾向にある．私たち看護者は経験知の枠にあてはめ，効率的で，短絡的で，対象に添わない看護をあてはめていないだろうか．その時，

その場，その人が，何を求めているのかを知るために，個をていねいに見ていき，相手を尊重したかかわりが必要である．「目を配り」，「気を配り」，「心を配り」，些細なことに気づき，リフレクションしながら深く考え，見えないニーズを見ようとする実践的推論が必要である．

学習課題

1. 避難所で発症しやすい疾患と看護のポイントについて考えよう．
2. 被災地外の看護者が避難所で支援活動を行ううえでの重要なポイントについて考えよう．
3. 応急仮設住宅や災害公営住宅においてコミュニティづくりの支援が重要なのはなぜか考えよう．

演習 ③

　震度7の地震が発生したが，母親が90代で息子が60代の2人暮らしの親子は震災直後には近くの避難所で過ごしていた．しかし，震災から3ヵ月が経過し避難所が集約されたため，その親子は，倒壊はしていないものの，荒れ果てた自宅へ戻って過ごすことになった．その母親は認知症が進行し，なんとか歩行はできるものの，排泄や食事など日常生活介助を要していたが，息子がデイサービスなどの支援を受けることにあまり理解がなかった．

　地域包括支援センターからその親子の様子を確認してくるように指示され，自宅へ向かった．主要な道路から入り込んだ山沿いの集落の上方に自宅はあった．自宅までの小道には惣菜などのパック容器などのごみが散乱し，自宅横の小屋は次に大きな地震が起きたら倒壊することは確実なほど傾いていた．インターホンを押すが反応がないため，玄関を開けると，玄関も廊下も足の踏み場がないほど物が散乱していた．大声で声をかけると，高齢な白髪の女性がふらつきながらやっと玄関先に出て来られた．話すと息子は不在であった．

問1 在宅避難者の訪問をする場合，まず行うべき看護支援は何でしょうか．また，家族が不在の場合の対応についても考えましょう．

問2 必要な社会資源・サービスは何でしょうか．

[解答への視点 ▶ p.364]

引用文献

1) ナイチンゲール F：看護覚え書—看護であること看護でないこと，改訂第7版（湯槇ます，薄井坦子，小玉香津子ほか訳），p.14，現代社，2011
2) 内閣府：防災情報のページ：避難所における新型コロナウイルス感染症への更なる対応について〔http://www.bousai.go.jp/pdf/hinan_korona.pdf〕（最終確認：2021年7月27日）
3) 内閣府：福祉避難所の確保・運営ガイドライン，2016年4月，〔http://www.bousai.go.jp/taisaku/hinanjo/pdf/1604hinanjo_hukushi_guideline.pdf〕（最終確認：2017年11月21日）
4) 黒田裕子，酒井明子：災害看護，ナーシング・グラフィカ—看護の統合と実践，p.93-100，メディカ出版，2014

5) 内閣府：避難所における良好な生活環境の確保に向けた取り取組指針（令和4年4月改定），〔http://www.bousai.go.jp/taisaku/hinanjo/pdf/2204kankyokakuho.pdf〕（最終確認：2022年9月19日）

6) 内閣府：災害対策基本法等の一部を改正する法律の概要，〔http://www.bousai.go.jp/taisaku/kihonhou/pdf/r3_01_gaiyou.pdf〕（最終確認：2021年7月15日）

7) e-GOV法令検索　昭和37年政令第二百八十八号災害対策基本法施行令，〔https://elaws.e-gov.go.jp/document?lawid=337CO0000000288〕（最終確認：2021年7月27日）

8) 福祉避難所の確保・運営ガイドラインの改定（令和3年5月），〔http://www.bousai.go.jp/taisaku/hinanjo/r3_guideline.html〕（最終確認：2021年7月18日）

9) 内閣府：福祉避難所ワーキンググループ（第1回）—資料8　能登半島地震での福祉避難所の設置・運営とその後の取組み，2015年9月2日，〔http://www.bousai.go.jp/kaigirep/kentokai/hinanzyokakuho/wg/index.html〕（最終確認：2017年11月21日）

10) 新潟県：本編—保健福祉班．新潟県中越沖地震検証報告書（新潟大学災害復興科学センター），p.42，2009年11月24日〔https://www.pref.niigata.lg.jp/uploaded/attachment/130198.pdf〕（最終確認：2022年9月19日）

11) 内閣府：指定緊急避難場所・指定避難所．平成27年度版防災白書，2015年，〔http://www.bousai.go.jp/kaigirep/hakusho/h27/honbun/1b_1s_02_02.html〕（最終確認：2017年11月21日）

12) 内閣府：避難所の運営等に関する実態調査（市区町村アンケート調査）調査報告書，p.3，2015年3月，〔http://www.bousai.go.jp/taisaku/hinanjo/pdf/hinanjo_kekkahoukoku_150331.pdf〕（最終確認：2017年11月21日）

13) 内閣府：平成28年熊本地震に係る初動対応検証チーム（第3回）—資料3-1 H28年熊本地震　避難所運営に対する厚生労働省の取組と検証，p.4，2016年6月17日，〔http://www.bousai.go.jp/updates/h280414jishin/h28kumamoto/shodotaio.html〕（最終確認：2017年11月21日）

14) 内閣府：令和元年台風19号等による災害からの避難に関するワーキンググループ（令和元年12月18日），〔http://www.bousai.go.jp/fusuigai/typhoonworking/pdf/dai1kai/siryo6.pdf〕（最終確認：2021年7月25日）

15) 厚生労働省HP：認知症施策推進大綱について，〔https://www.mhlw.go.jp/content/000522832.pdf〕（最終確認：2021年7月24日）

16) 厚生労働省：令和3年介護報酬の改定．〔https://www.mhlw.go.jp/content/12404000/000753776.pdf〕（最終確認：2021年7月23日）

17) 厚生労働省：介護施設・事業所における新型コロナウイルス感染症発生時の事業継続ガイドライン，〔https://www.mhlw.go.jp/content/000922077.pdf〕（最終確認：2022年9月19日）

18) 厚生労働省：介護施設・事業所における自然災害発生時の事業継続ガイドライン，〔https://www.mhlw.go.jp/content/000749543.pdf〕（最終確認：2021年7月23日）

19) 内閣府国際平和協力本部事務局：人道憲章と人道対応に関する最低基準（スフィア基準），2013年8月9日，〔https://www.cao.go.jp/pko/pko_j/organization/researcher/atpkonow/article055.html〕（最終確認：2022年9月19日）

20) 復興庁：避難所生活者・避難所の推移（東日本大震災，阪神・淡路大震災及び中越地震の比較），2011年10月12日，〔http://www.reconstruction.go.jp/topics/000185.html〕（最終確認：2017年11月21日）

21) 復興庁：震災関連死の死者数について（東日本大震災における震災関連死の死者数（令和3年3月31日現在）），2021年6月30日，〔https://www.reconstruction.go.jp/topics/main-cat2/sub-cat2-6/20210630_kanrenshi.pdf〕（最終確認：2021年7月27日）

22) 復興庁：東日本大震災における災害関連死に関する報告，2012年8月21日，〔https://www.reconstruction.go.jp/topics/20120821_shinsaikanrenshihoukoku.pdf〕（最終確認：2017年11月21日）

23) 宮地隆史（2018）全国都道府県別の在宅人工呼吸器装着者調査，〔https://plaza.umin.ac.jp/nanbyo-kenkyu/asset/cont/uploads/2019/04/全国都道府県別在宅人工呼吸器装着者調査2018.pdf〕（2021年7月27日検索）

24) 大塚眞理子：チーム医療推進協議会2015年1月勉強会資料，IPE/IPWにおけるコンピテンシーの重要性と課題，〔http://www.team-med.jp/wp-content/uploads/2016/04/0e05efcd024c434d9942b94a8da18fbd.pdf〕（最終確認：2021年7月27日）

25) 内閣府：被災者生活再建の概要，〔http://www.bousai.go.jp/taisaku/seikatsusaiken/pdf/140612gaiyou.pdf〕（最終確認：2021年7月23日）

26) 内閣府：内閣府（防災）からの重要なお知らせ，水害・地震から我が家を守る保険・共済の加入のすすめ，〔http://www.bousai.go.jp/taisaku/seikatsusaiken/pdf/201204susume.pdf〕（最終確認：2021年7月23日）

27) 内閣府：災害救助法の概要（令和2年度），内閣府政策統括官（防災担当），〔http://www.bousai.go.jp/taisaku/kyuujo/pdf/siryo1-1.pdf〕（最終確認：2021年8月1日）

28) 復興庁：東日本大震災からの復興状況（2012年11月版），〔http://www.reconstruction.go.jp/topics/20121127_higashinippondaishinsai_fukkohjokyoh.pdf〕（最終確認：2017年11月21日）

29) 復興庁：復興の現状と取組（2015年3月10日），〔https://www.reconstruction.go.jp/topics/main-cat7/sub-cat7-2/201503_pamphlet.pdf〕（最終確認：2022年9月19日）

30) 窪田直美：東日本大震災後の応急仮設住宅で暮らす独居高齢被災者の社会とのつながりに関する研究，2016年8月27日第18回日本災害看護学会にて発表，福井大学大学院医学系研究科災害看護専門看護師教育課程修正論文．

31) 復興庁：被災地で展開されている「新たな挑戦」（事例紹介より），〔https://www.reconstruction.go.jp/topics/main-cat1/sub-cat1-11/20150806120532.html〕（最終確認：2021年7月23日）

32) 厚生労働省：ナショナルミニマムに関する議論の参考資料，〔https://www.mhlw.go.jp/stf/houdou/2r9852000000

3xfq-img/2r98520000003z9o.pdf〕（最終確認：2021年7月23日）

33）厚生労働省：厚生労働白書（20）生涯を通じた自立と支え合いの構築，〔https://www.mhlw.go.jp/wp/hakusyo/kousei/08/dl/06.pdf〕（2021年7月23日検索）

34）中小企業庁：セーフティネット保証制度（4号：突発的災害（自然災害等）），〔https://www.chusho.meti.go.jp/kinyu/sefu_net_4gou.htm〕（最終確認：2021年7月23日）

35）内閣府：復旧・復興ハンドブック，2016年3月，〔http://www.bousai.go.jp/kaigirep/houkokusho/hukkousesaku/saigaitaiou/〕（最終確認：2017年11月21日）

熊本地震（2016年4月）——西原中学校避難所を運営して

2016年4月14，16日に発災した熊本地震で，西原中学校避難所の運営にあたった．当初の2日間はまったく食糧がなく，中学校の給食室も被災しており，村の職員が農家から集めた米をおにぎりにして支給するのが精一杯で，避難者約600人に十分な食事は提供できなかった．18日に自衛隊の炊き出し車両が到着し，次第に支援物資が届くようになり4月下旬には商店も再開し始めた．この頃，村内の医院も再開したが，受診した避難者の体重が増加していると医師から聞いた．支援物資置き場から菓子，カップ麺などを廃止し，タオル，歯ブラシなど必要最小限とした．必要ならば自分で調達してほしいと考えた．健康面もさることながら，避難者が支援物資に頼りすぎているようにも感じていたからである．

米は十分あったが肉や野菜が手に入らず，おにぎりとわずかな副菜で過ごす日々が4月下旬まで続いた．高齢者の中には，食べ残したおにぎりを捨てずにいくつも持っている人があった．この頃になり避難者の中から「隣の人のごみがくさい」という苦情が聞かれた．食中毒の心配もしたが，「隣のゴミがくさい」は日常聞いている苦情に似ていて，ここで日常が始まりつつあることを感じた．よく見ると避難所から仕事に出かける人がみられるようになっていた．また，避難所は避難者を収容する場所ではあるが，そこには家庭があり朝食をとり仕事に出かけ，家族やご近所との会話や交流があり日常がある，1つのコミュニティとしてとらえようと考えた．必要以上に介入することなく，ある時は行政の職員としてお世話をし，ある時はコミュニティの中の人間としてかかわることを意識した．

西中避難所の水道は1週間程度で仮設の水道管により復旧したが，自衛隊の炊き出し車両が撤退する5月11日までは水場がなく洗濯機が置けなかった．自衛隊の撤退後1台だけ空いていた洗濯機を避難所に運んできて据えつけた．夕方，仕事から帰った女性が洗濯機を見つけ，「使っていいと？」と聞いてきた．「いいんじゃない？」と答えた．数人の女性が何やら話をしていたが，やがて洗濯機に段ボール紙を貼り名前を記入して使い始めた．自分が終わると次に名前を書いた人に知らせその人が使う．これが洗濯機使用のルールになった．

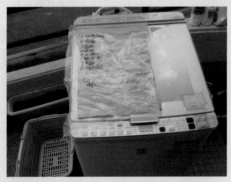

段ボール紙が貼られ，洗濯機の使用者・順番待ちの名前が記されている．

最後まで仕切りは置かなかった．避難者が多く物理的に不可能でもあったが，もう1つ理由があった．歩行困難な高齢者が夜中にトイレに行かれるとき，周りの方たちが起きて介助されていた．この人たちに「仕切り置かんでね，介助できなくなるけん」と言われたのである．複数の集落の人と集落に属さない人が避難していたが，顔が見えることで次第に仲良くなり，夜ごとあちこちで車座になって談笑する様子がみられた．仕切りを置かないことには賛否が分かれると思うが，避難者に顔見知りが多く，その中の1人を考えた結果がこの選択だった．けれどもこれが正しかったのかは今でもわからない．

［西原村役場産業課　南利孝文］

＼現場発／

熊本地震（2016年4月）──全入院患者搬出，日常の診療を失った後の災害看護活動

　4月14日21時26分「前震」発生，耐震基準に満たない建物を有していた熊本市立熊本市民病院は，被害が生じたが診療を継続し，約300人の患者を受け入れた．落ち着きかけた4月16日1時25分，「ドン」という衝撃，比べものにならない大きな「本震」発生，建物損傷拡大，患者が負傷しなかったのは奇跡だった．職員は危険と認識，1階への避難誘導が自然発生的に開始された．2勤務分の看護師がいたことで，慌てず短時間で避難経路，方法，順番を話し合い，NICUではアクションカードも活用された．階段から避難の際，1人の患者に対し6～8人を要した搬送は混乱したが，3時30分，1階への避難が終了した．余震が続くなか，パニックになる患者はなく，看護師が付き添い，声をかけ続けた．その後，病院の判断は診療継続不可，全入院患者搬出であった．NICU，ICUなどの重症患者はヘリやDMATの支援を受け，ほかは他県の救急車などの協力で県内外の医療機関へ転院搬送となった．本震発生から約12時間後の14時に，全入院患者搬出が終了した．

　後の建物診断で，病棟は使用不能，入院診療再開はかなわず，残された建物で外来診療のみを再開した．多くの看護師は自分の身に起こったことを整理する間もなく，患者転院先への応援，救護班，避難所巡回チーム活動を開始した．さらに，避難所や罹災証明手続き等の行政職への応援を依頼された．避難所では土足禁止やトイレの衛生環境改善，感染対策に取り組み，感染症の集団発生防止に努めた．しかし，避難所運営は行政職員も未体験で，マニュアルは活かされず，ルールも徹底せず，相談先もわからず戸惑うばかりであった．熊本市が拠点避難所を開設，24時間2交替で看護師配置となる際に，病院内に支援チームをつくり，マニュアルを見直し，報告・相談先を明確化した．避難所の看護師からの定時報告内容を検討，区役所などへ相談，問題は徐々に解決されたが，避難者のモラル問題，運営職員との考えの相違は9月半ばの避難所閉鎖まで残った．避難者の方から「避難所に看護師さんがいてくれて良かった」の声が，震災後にさまざまな経験をした看護師の心の支えだった．突然の患者避難搬出，初めての避難所看護を経験，対象者へ最善の援助を行うという基本的な看護の姿勢は，どんな場面でも同じであると改めて感じた．

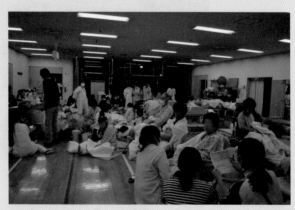

1階リハビリテーション室への避難

[熊本市教育委員会総合支援課　江上純子/
　熊本市立熊本市民病院HCU主任看護師（集中ケア認定看護師）　中川美樹]

第V章

災害時に必要な技術

学習目標

1. 災害時のトリアージおよび治療・搬送について理解する

1 トリアージ

この節で学ぶこと

1. 災害時におけるトリアージとその重要性を理解し，トリアージの方法を理解する.
2. 災害時の対応の多様性を理解し，実際の災害現場でも活動できる技術や精神力を習得する.

　トリアージ（triage）とは，良質なコーヒー豆や綿花をよりわける行為を示すフランス語が語源であるといわれている. トリアージ，搬送（transport），応急処置（treatment）のいわゆる3Tの概念を導入したのは，ナポレオンの軍医長官ドミニク・ジャン・ラレ（Dominique Jean Larrey）である. ラレは1797年に救急馬車（ambulance volantes）を導入し，戦場から重傷者を前線病院に搬送する体制を樹立した. 前線病院では，限られた人員や資機材のもと，戦場に復帰できる可能性のある傷病者から治療する必要があったであろう. もちろん，戦列に復帰できない傷病者は，さらに後方の病院や本国に送られたのかもしれない. このように，トリアージの概念は戦傷医学において誕生した.

　現在，災害以外の日常救急のいろいろな場面で「トリアージ」という用語が使われている. たとえば救急隊による病院前搬送トリアージ，病院の救急外来での電話トリアージ，トリアージナースなど，使用される局面で意味が異なるので注意してほしい.

　この節では災害におけるトリアージについて，とくに現在，日本DMAT（Disaster Medical Assistance Team：災害派遣医療チーム）研修会において，看護師の隊員に対して教えられている内容を述べる.

A. トリアージとは

1 ● トリアージの目的

　トリアージとは，人的・物的に制限がある環境下で最大多数の救命をはかり，後遺症を改善することを目的に応急処置・搬送に優先順位をつける行為である. 以下にトリアージが行われる条件を示す.

トリアージが行われる条件

1. 多数の傷病者や死者が同時に多数発生するような究極の状態であること
2. 人的・物的に対応能力が不足しており，複数の傷病者の処置や搬送を同時に行えないために優先順位をつける必要があること

2● トリアージ区分

日本ではトリアージタグ（triage tag）が統一されており，以下の4段階に区分される．

トリアージ区分

Ⅰ. 最優先治療群（赤）

Ⅱ. 非緊急治療群（黄）

Ⅲ. 治療不要もしくは軽処置群（緑）

0. 死亡もしくは救命困難群（黒）

a. 最優先治療群（赤）：区分Ⅰ

生命を救うために，ただちに処置を必要とするもの．気道の異常（窒息など），呼吸の異常（緊張性気胸など），循環に異常のあるもの（多量の出血，ショックなど），意識の異常（頭部外傷で昏睡など）で生命の危険が高いと判断されるものがこの群に入る．

例：気道閉塞，呼吸困難，意識障害，多発外傷，ショック，大量出血，血気胸，胸部開放創，腹腔内出血，広範囲熱傷，気道熱傷，腹膜炎，クラッシュ症候群，多発骨折など

b. 非緊急治療群（黄）：区分Ⅱ

多少治療の時間が遅れても，生命に危険がないもの．基本的にはバイタルサインが安定しているもの．

例：脊髄損傷，四肢長管骨骨折，脱臼，中等度熱傷など

c. 治療不要もしくは軽処置群（緑）：区分Ⅲ

軽微な傷病で，ほとんど専門医の治療を必要としないもの．

例：外来処置が可能な，四肢骨折，脱臼，打撲，捻挫，擦過傷，切創，挫創，軽度熱傷，過換気症候群など

d. 死亡もしくは救命困難群（黒）：区分0

すでに死亡しているもの，または心肺蘇生を施しても蘇生の可能性のないもの．

3● トリアージを行う場所

災害において，トリアージはさまざまな局面で，さまざまな目的のために使われる．①災害現場での救助救出の順位，②応急救護所での応急治療や搬送の順位，③救急車やヘリコプターに乗り込むところでは搬送順位や搬送先医療機関の選定のため，④病院の玄関では診療の順位と場所を決めるため，⑤診療室では手術や集中治療室の優先順位を決めるためにトリアージが行われる．

したがって，一概に"トリアージ"といっても単一の方法では不可能であるし，必要に応じてトリアージを繰り返し行うことが肝要である．また，トリアージの結果は変わりうるものであり，緑色の傷病者が赤色になったり，赤色の傷病者が黄色になったりすることもある．

B. 具体的なトリアージ方法

トリアージの方法には，1次トリアージ法と，2次トリアージ法がある．

トリアージ法
1. 1次トリアージ法
   - 主に災害現場で行う
   - 迅速に大別する
   - START法を用いる
2. 2次トリアージ法
   - 主に現場救護所や病院で行う
   - 生理学的，解剖学的に評価し優先順位を確定させる
   - 受傷機転や要配慮者（災害弱者）を考慮できる

1 ● 1次トリアージ法

大勢の傷病者を短時間に分ける方法である．START（simple triage and rapid treatment）法を用いる．ふるいに土を載せて左右に振ると，粒子が大きな石と粒子が小さな土や砂を簡便に分けることができる．「ふるい」は，英語でシーブ（sieve）というので，シーブ法（ふるい法）ともよばれている．

START法

START法は30秒以内にトリアージカテゴリーに分ける方法である（**図Ⅴ-1-1**）．

(1)歩行が可能か？(図Ⅴ-1-1)

まず「歩けますか」と問いかける．自力で歩行可能であれば「緑」と判断し，独歩での移動を促す．独力で歩ける人は「緑」と判断し，トリアージは終了となる．歩行できない人は次に進む．

(2)呼吸の確認

①自発呼吸の有無の確認（図Ⅴ-1-1）

歩けなければ，自発呼吸の有無を確認する．「お名前を教えてください」などの質問により会話させ，発声ができれば気道開通と判断して次に進む．もし自発呼吸がなければ，用手的に気道を開放し，自発呼吸の出現を確認する．気道開放によっても自発呼吸が出現しなければ，「黒」と判断する．気道開放により自発呼吸が出現したならば，「赤」と判断する．「赤」と決まれば先に進む必要はない．

②呼吸数の確認（図Ⅴ-1-1③）

6秒間呼吸を観察し呼吸数を数え，6秒間の呼吸数を10倍する．呼吸数が9回/分以下または30回/分以上であれば，「赤」と判断する．

呼吸数が10回〜29回/分と判断されれば，次に進む．

(3) 循環の確認：橈骨動脈の確認（図Ⅴ-1-1④）

橈骨動脈を触れ，脈拍をよく触知できれば正常と判断し，脈が触れなければ「赤」と判断する．以前は毛細血管再充満時間（capillary refill time：CRT）[*1]が標準とされていた

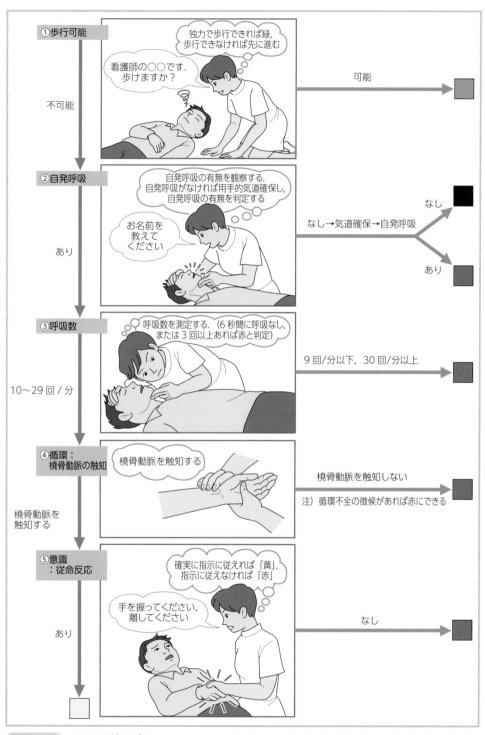

図V-1-1 START法の流れ

---

*[1] 毛細血管再充満時間（CRT）：中指の爪を圧迫したのち，パッと離すと白色であった爪床（そうしょう）が再灌流（かんりゅう）とともに赤く変化する．循環状態が悪いショック患者ではその変化が遷延（せんえん）する．この爪床が再灌流とともに赤く変化するのに要する時間をCRTという．

が，寒冷地や夜間は正確に判定できないことが多いため，とくに屋外でのトリアージには CRT は推奨されない．冷汗湿潤，頻脈（120回/分を超える），脈が弱いなどの循環不全の所見が把握できれば，脈拍を触知できても，「赤」と判定してもよい．

(4) 意識の確認：指示に対する反応の有無（図Ⅴ-1-1⑤）

　簡単な指示・命令を与えて指示に従えたら「黄」，簡単な指示に従えなければ「赤」と判定する．指示命令としては「目を閉じてください，開けてください」「口を開けてくだ

コラム

SALT(sort, assess, life-saving interventions, treatment and/or transport)トリアージ

　米国疾病対策センター（CDC：Centers for Disease Control）の補助を受けた委員会によりさまざまなトリアージ法のエビデンスが評価され，統一的なトリアージ法として提唱された方法である．最初のステップで患者に触れることなくおおまかに3群に分類し，緊急救命処置（LSI：life-saving intervention）を行った後に，次のステップで「従命反応あるかまたは目的のある動きか」「橈骨動脈触知するか」「呼吸状態は良いか」「出血は制御されているか」の評価により Immediate（赤），Delayed（黄），Minimal（緑），Dead（黒）に区分する．なお現場医療器材の不足があり医療資源を用いたとしても安定化が得られない場合は「救命困難例（Expectant）（灰色）」とする．本トリアージ法は全年齢に可能であり，化学テロのような特殊災害にも適応できる特徴を有する（図Ⅴ-1-2）．

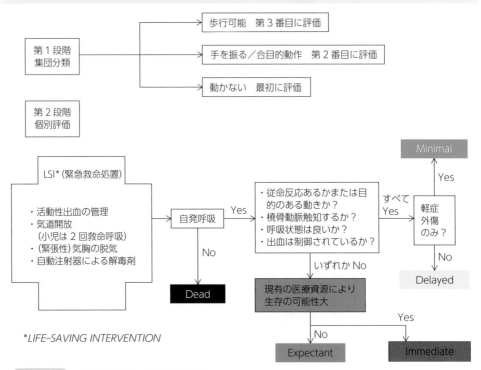

図Ⅴ-1-2　1次トリアージ：SALT法
2009年（開発は2006年）に米国CDCが採用した，1次トリアージSALT（sort, assess, life-saving interventions, treatment and/or transport）triage である．SALTの特徴は，（1）ステップ1により患者に触れることなくおおまかに分類し，（2）LSIとよばれる緊急処置を導入，（3）現場医療器材を用いたとしても安定化が得られない場合の「救命困難例（Expectant）」を設けたことである．これは現場における医療資源の限界と，現場の救命処置の限界を評価したものと考えられる．

コラム

トリアージでの医療行為に関する法律上の問題

　トリアージとは，多数の患者に対して限られた医療資源で可能な限りの命を救命するために，緊急度と重症度に応じて患者を区分けすることをいう．本来すべての患者を救済しなければならないにもかかわらず，救済すべき患者を選別することから法的な問題が生じる．

　文献によれば[i]，トリアージには10～30％の確率で誤りが生じるとされ，全体の70％以上で適切に判断できれば，適正なトリアージであるといわれている．そこで，トリアージに誤りが生じた場合，たとえば，赤タグをつけるべき患者に誤って黄色タグを付けたため最優先の搬送・治療ができなくなり，患者が死亡したり症状の増悪が生じた場合，法律上の責任が生じるかが問題となる．民事事件でいえば，不法行為に基づく損害賠償責任（民法709条）を負うかどうかである．裁判所は，医療行為が救急医療の場合でも，救急医療の特殊性を考慮して注意義務を軽減することなく，平時と同じ程度の注意義務を求めている．したがって，災害医療でも注意義務が軽減されない可能性が高い．この点，緊急事務管理（民法698条）によって責任が免れるという見解もあるが，条文の文言からすれば，トリアージに緊急事務管理を適用することは困難である．

　また，刑事事件では，保護責任者遺棄罪（刑法218条）や業務上過失致死傷罪（刑法211条）に該当する可能性がある．この場合，正当行為（刑法35条）や緊急避難（刑法37条）によって違法性がなくなることも考えられるが，そのような解釈は通常困難である．以上からすれば，トリアージに過誤があれば，民事上損害賠償責任を負ったり，刑事上起訴される可能性があるといわざるを得ない．

　また，医師が災害現場にただちに到着することは困難であり，まず看護師がトリアージを実施することも多い．医師でない者は罰則をもって医業が禁止されている．そこで，トリアージが「医療行為」に該当しなければ問題は生じないが，「医療行為」に該当するなら看護師がトリアージを行うことは違法になるということになる．最高裁判所（令和2年9月16日）は，医療行為とは「医療及び保健指導に属する行為のうち，医師が行うのでなければ保健衛生上危害を生ずるおそれのある行為」としている．この定義からすれば，トリアージは「患者の緊急度と重傷度を判断する行為」なので「医療行為」に該当することになる．そこで，看護師がトリアージを行い，その判断に過誤があった場合は，判断に過誤があるだけでなく，権限なく行ったということになるので法的な責任は重大になり得る．

　患者の権利意識は年々高まっており，刑事告訴や民事訴訟の提起のリスクも高くなっている．他方で大規模災害は日本で今後も予想され，トリアージの重要性は高まっている．したがって，①トリアージ実施当時の専門家の医学的知見に応じて相当な注意を払った場合は結果が悪くなっても法的責任を免除される，②トリアージの実施主体は厚労省の研修を受けた看護師，救命士とするなどと明記した法律の整備が必要であると考える．

［引用文献］
i) フレデリック M. バーグル. Jrほか（編）：大災害と救急医療（青野充訳），p.65，情報開発研究所，1985

［参考文献］
1) 永井幸寿：災害医療におけるトリアージの法律上の問題点（平成23年3月3日）．災害復興研究4：85-89，2012
2) 永井幸寿：災害医療におけるトリアージの法律上の問題と対策．トリアージ（山本保博，鵜飼卓 監，二宮宣文，山口孝治 編），荘道社，2014

［アンサー法律事務所所長　永井幸寿］

さい，閉じてください」「手を握ってください，離してください」などが一般的である．音声による驚愕による開眼や強制把握反射の場合もあるので，必ず複数の行動（たとえば，「目を開ける」と「目を閉じる」）を指示して判断することが重要である．

ただし，運動麻痺がある場合，聴力障害がある場合（たとえば爆発外傷などでは鼓膜破裂が多い）では正しい評価が得られない可能性があるため注意を要する．

2 ● 2次トリアージ法

1次トリアージで大まかに分けられた患者をさらに詳しく観察し，よりトリアージの精度を向上させることを2次トリアージという．

a. 生理学的解剖学的評価（PAT法）による方法（図Ⅴ-1-3）

PAT（physiological and anatomical triage）法は，日本でJPTEC（Japan Prehospital Trauma Evaluation and Care）[*2]として普及している方法を応用したものである．

気道，呼吸，循環，意識の生理学的所見に加え，頭部から両大腿までの所見を系統的に観察する方法であり，図Ⅴ-1-3に示したような所見（第1段階，第2段階）から生命を脅かす可能性のある疾患や外傷を診断するものである．受傷機転（第3段階），要配慮者（災害弱者）（第4段階）の項目に当てはまれば，必要に応じて「黄」と判断することができる．救護所で使用できると考えられる心電図モニター，血圧計，経皮的酸素飽和度モニター，聴診器，ペンライトなどの医療機材を可能であれば最大限使用する．1人の患者の観察に要する時間は3～5分である．患者の重症度は，次のb. で述べる方法のように定量的には判定できないが，院内での診療と同様に，疑われる疾患の重症度・緊急度を総合的に判断するという考え方に基づいている．

b. 呼吸，循環，意識障害を定量的にスコアリングする方法（図Ⅴ-1-4）

英国の標準的な大事故災害対応であるMIMMS（Major Incident Medical Management and Support）[*3]で用いられている方法で，呼吸数，収縮期血圧（SBP），意識レベル（グラスゴー・コーマ・スケール，Glasgow Coma Scale：GCS）を点数化したもので，合計点が0～12点となり，点数が低いほど重症となる．

C. トリアージタグ

1 ● トリアージタグ記載のポイント

大災害が起こるたびに，トリアージの記載不備の問題がとりざたされる．トリアージタグを記載することは，重症度を判断するよりむずかしい．そこで，トリアージタグの記載のポイントを解説する．

a. 標準化トリアージタグについて

日本国内においてさまざまなトリアージタグが使われていたが，現在では，形式や色の

[*2]JPTEC：外傷病院前救護ガイドライン．日本救急医学会公認のプログラム．
[*3]MIMMS：英国には，大災害時の医療にかかわる警察，消防，救急，医療機関，ボランティア，行政などの各部門の役割と責任，組織体系，連携のしかた，対処法，装備などをまとめて講義・訓練するMIMMSとよばれる少人数向けの教育システムがある．

第 1 段階：生理学的評価	第 2 段階：解剖学的評価
意識：JCS 2 桁以上 呼吸：9 /分以下，30 /分以上 脈拍：120 /分以上，50 /分未満 血圧：収縮期血圧 90 mmHg 未満，200 mmHg 以上 SpO₂（動脈血酸素飽和度）：90% 未満 その他：ショック症状 　　　　低体温（35℃以下） （JCS：ジャパン・コーマ・スケール．数字が大きくなるほど重度の意識障害になる）	開放性頭蓋骨陥没骨折 外頸静脈の著しい怒張 頸部または胸部の皮下気腫 胸郭動揺，フレイルチェスト 開放性気胸 腹部膨隆，腹壁緊張 骨盤骨折（骨盤の動揺，圧痛，下肢長差） 両側大腿骨骨折 四肢の切断（1 肢以上） 四肢麻痺 穿通性外傷 デグロービング損傷* 15% 以上の熱傷，顔面気道熱傷の合併

→ いずれかに当てはまれば最優先治療群（赤）に分類 ←

第 3 段階：受傷機転	第 4 段階：いわゆる要配慮者（災害弱者）
体幹部の挟圧 1 肢以上の挟圧（4 時間以上） 爆発 高所墜落 異常温度環境 有毒ガス発生 汚染（NBC，放射性物質や化学剤による災害）	小児 高齢者 妊婦 基礎疾患（心疾患，呼吸器疾患，糖尿病，肝硬変，透析患者，出血性疾患など） 旅行者

第 3 段階の「受傷機転」，第 4 段階の「いわゆる要配慮者」に当てはまれば，軽症にみえても非緊急治療群（黄）以上に分類できる

*デグロービング損傷：回転しているローラーやベルトなどに手を巻き込まれて皮膚が剥脱される損傷．

図V-1-3　　2次トリアージ：PAT法

意識（GCS）		呼吸数		収縮期血圧	
13〜15	4 点	10〜29	4 点	90 以上	4 点
9〜12	3 点	30 以上	3 点	76〜89 以上	3 点
6〜8	2 点	6〜9	2 点	50〜75	2 点
4〜5	1 点	1〜5	1 点	1〜49	1 点
3	0 点	0	0 点	0	0 点

合計　10 点以下：最優先
　　　11 点　　：優先
　　　12 点　　：待機

（GCS：グラスゴー・コーマ・スケール．点数が低いほど重症になる）

図V-1-4　　2次トリアージ：呼吸，循環，意識レベルを定量的にスコアリングする方法

配列などについて統一されている．タグはもぎり方式のもので，表面の黒い太枠で囲まれた標準化部分とその他の自由裁量部分からなる．

標準化部分——

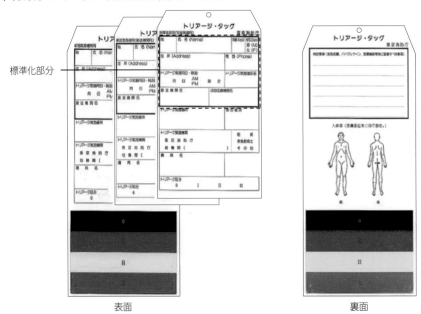

| 表面 | 裏面 |

色別もぎり式の3枚複写型で，タグ表面上段が標準化部分，表面下段および裏面が自由裁量部分となった．　　　　　　　　　　　　　　　　　　　　　　　　[東京消防庁提供]

b. 現場に到着する前に書けるところは書いておく

現場に到着する前に，記載できるところは記載しておくことがポイントである．記載できる部分は，①通し番号，②トリアージ日時，③トリアージ実施場所，④トリアージ実施者名・職種，⑤トリアージ実施機関である．

現場に到着する前に記載できるところは記載する

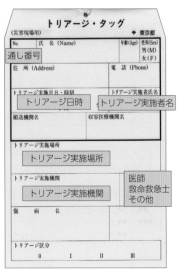

c. 書くべき項目には優先順位がある

(1)START法の場合

災害現場で30秒以内に実施するSTART法の場合は，すべてを規定時間内に記載する

ことは不可能であるため，より重要な項目から記載する．記載すべき項目は，①患者氏名（カタカナ），②傷病名，③トリアージ区分に○，の3つである．

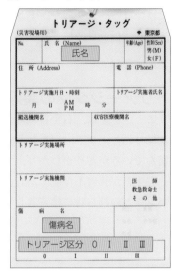

1次トリアージ（START法）の場合は，重要な項目を最低限記載する

(2)救護所で行うPAT法の場合

時間が許す限り，全項目を記載することが好ましい．裏面に，①測定したバイタルサイン，②観察内容，③実施した処置内容を記載する．

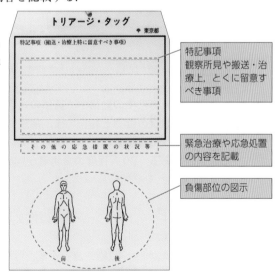

救護所で行う全身観察では，裏面にバイタルサイン，観察内容，実施した処置などを記載する
受傷機転や要配慮者の情報も記入する

特記事項
観察所見や搬送・治療上，とくに留意すべき事項

緊急治療や応急処置の内容を記載

負傷部位の図示

(3)黒タグをつける場合

黒タグをつける場合は，とくに注意が必要である．最低限，①黒タグの根拠（たとえば呼吸停止，脈触知不可など），②判定時刻，③トリアージ実施者名・職種は記載する．

2● トリアージを行うチーム編成

「トリアージは1人で行うべきですか，2人1組で行うべきですか？」との質問をよく受ける．

トリアージを実施し，単に色を決めることのみを目的とするのであれば，1人のほうが

効率がよい．しかし，トリアージタグの記載までを目的とするのであれば，1人がトリアージ実施，1人がタグ記載の2人1組のほうが速く，正確である．

　色だけつけるべきなのか，トリアージタグを完成させるべきなのかは，災害現場状況の判断であり，何を目的にトリアージを行うかを判断し，それに応じて実施方法を検討すべきである．

3 ● トリアージタグの装着部位

　トリアージタグは，右手首に装着することが原則となる．大事故の災害現場では，大勢の人が繰り返しトリアージを行うことになる．その際に，右手だけを確認すればトリアージが済んでいるかどうかわかり，すでに装着されたトリアージタグを探すのにも効率的である．右手首が装着不可能であれば，左手首→右足首→左足首→首の順に選択する．衣服やカバンなどの持ち物には装着してはならない．

学習課題

1．トリアージ区分を分類し，それぞれを説明してみよう．
2．トリアージ方法についてその手順を具体的に説明してみよう．
3．トリアージタグに記載するポイントを説明してみよう．

演習④

　病院で救急外来での勤務中，突然の大きな地震を体感した．外来患者の安否確認や建物の被害状況の確認と報告の後，病院玄関前で1人の研修医とともにトリアージを担当するように指示された．病院の玄関前でマイクロバスと乗用車の交通事故も発生したようである．30人程度の負傷者が同時に運び込まれ，トリアージエリアは，混乱している．

問1 どのようなトリアージ法を選択するか．以下の傷病者に対してトリアージを実施せよ．
　傷病者1：女性，40歳，歩行不能，呼吸数24回/分，橈骨動脈触知不可，従命反応あり
　傷病者2：男児，8歳，動けない，呼吸数18回/分，橈骨動脈触知可，自分の名前をしっかり答える
　傷病者3：男性，26歳，歩行不能，呼吸数36回/分，橈骨動脈触知不可，痛み刺激でかろうじて開眼
　傷病者4：男性，33歳，歩行不能，呼吸数18回/分，橈骨動脈触知可，指示に従える
　傷病者5：女性，35歳，歩行不能，呼吸数16回/分，橈骨動脈触知可，痛み刺激で開眼，意味不明な発声

傷病者6：女性，30歳，男児につき添っている，歩行可能．呼吸数12回/分，橈骨
　　　　動脈触知可

傷病者7：男性，31歳，呼吸数20回/分，橈骨動脈触知可，従命反応なし

傷病者8：女性，23歳，担架搬送，呼吸数30回/分，橈骨動脈触知不可，強い腹痛
　　　　を訴える

傷病者9：女性，25歳，歩行不能，呼吸数24回/分，橈骨動脈触知可，指示に従う

傷病者10：女性，30歳ぐらい，気道確保しても呼吸なし，脈拍なし，橈骨動脈触
　　　　知不明

　トリアージエリアが落ち着いてきたので，赤エリアを援助するように指示された．
赤エリアでは3人の患者が処置を受けずに横たわっている．2次トリアージを援助す
ることになった．

問2 2次トリアージでのカテゴリー，疑われる病態，今後医師が行うであろう処置
　　を述べよ．

傷病者A：女性，23歳，意識は呼びかけで開眼あり，呼吸数32回/分，脈拍数
　　　　120回/分，橈骨動脈の触知は弱い，四肢に冷汗，湿潤あり．腹部膨満
　　　　あり．腹部触診で右上腹部に圧痛あり．腹部に反跳痛あり．聴診で腸雑
　　　　音の減弱あり．

傷病者B：50歳男性，自発的に開眼あり，呼吸数33回/分，脈拍数90回/分，橈
　　　　骨動脈の触知良好，頸静脈怒張あり，右胸部に皮下気腫あり，右呼吸音
　　　　の減弱あり，右胸部鼓音あり．

傷病者C：60歳男性，自発的に開眼あり，呼吸数28回/分，脈拍数90回/分，橈
　　　　骨動脈の触知良好，右胸部に圧痛あり，右呼吸音の減弱あり，左胸は吸
　　　　気時に挙上するが右胸は吸気時に下降する奇異性呼吸を認める．

　救急隊が，災害現場でトリアージタグを装着してきた．病院内では病院のトリアー
ジタグと災害用カルテで運用することになっている．

問3 救急隊が装着してきたトリアージタグの扱いはどうすべきか．

［解答への視点 ▶ p.364］

\現場発/

JR福知山線脱線事故（2005年4月）——現場でのトリアージ：看護の原点に触れて

　2005（平成17）年4月25日に発生したJR福知山線列車脱線事故では，事故発生直後から消防・医療従事者によって，たくさんのトリアージタグが切られた．救命の可能性のない黒タグの傷病者は，病院へは搬送されず，近隣の自動車工場や工場倉庫に搬送・安置された．このことが現場の医療活動をスムーズにし，病院の混乱を最小限にとどめた大きな要因の1つであったと報告されている．

　当日私は，現場へ医師とともにドクターカーで駆けつけ，救援活動を行った．あふれかえる傷病者に対しトリアージを行い，何が起こったのかわからないと話す傷病者へ対しては，わかる範囲での説明を行った．また，緊張性気胸への脱気や輸液路の確保，創傷処置を行う医師の介助や搬送の介助も行った．トリアージタグを実際に使用するのは，医師ともども初めての経験であった．事故発生から間もない時間帯には，赤もしくは黄のトリアージタグの傷病者が多かったが，しばらく経つと救助される傷病者は，生命徴候のない黒タグばかりとなった．列車の脱線事故ということもあり，黒タグの傷病者は激しい外傷を負っていた．普段であれば，屋内の温かい布団の上で家族に看取られたであろう犠牲者の方々に対し，限られた時間を使ってその手を胸の前で組み，乱れた衣服を整え，限られた物資を使って，少しでもプライバシーが守られるよう毛布で全身をくるんでいった．この事故では，発生後早い段階からマスコミの報道がなされたが，たくさんの取材用のカメラが事故現場や傷病者に対しても向けられ，ブルーシートで囲んでいるにもかかわらず，黒タグの傷病者へカメラを向けるマスコミも多く，憤りを覚えた．

　当日現場では一般市民，病院から駆けつけた医師や看護師のほか，救急隊やレスキュー隊，警察などが活動していた．そのなかで私は，「看護師として何をすべきか」を常に考えながら傷病者の手当てをしていた．事故後も「私は現場で何ができたのか」と悩み考えていた．事故からしばらく経って「災害看護は看護の原点である」という言葉に出会った．看護の歴史には常に戦争や地震などの災害があった．現場での応急処置だけでなく，限られた物と時間のなかで環境を整えるなど，当日私の行った行動は「看護」であったと考えることができるようになった．日々の病院業務のなかでも，疾患の治療だけでなく，環境を整え，患者やその家族へ対しての看護を考え，実践することは私たち看護師の重要な任務である．看護の原点に触れた者として臨床の現場から災害看護について考え，今後も積極的にかかわっていきたい．

[国立病院機構本部厚生労働省DMAT事務局　千島佳也子]

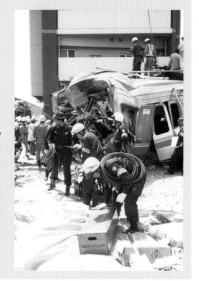

2　治療・搬送

この節で学ぶこと

1. 限られた資材と人材のなかでの治療と搬送について理解する.

　この節では，災害時の組織体制と医療支援の原則，CSCATTTの3Tであるトリアージの後の治療・搬送の部分を解説する.

災害現場で1次トリアージを受けた傷病者は，まずは災害現場近くの医療救護所に搬送される. 搬送された傷病者は，医療資源が揃っていれば2次トリアージが行われ，治療の優先順位が決められる. 根本治療（手術・塞栓術など）は病院でしかできないものなので，搬送手段・搬送先が確保されるまで，救護所内では安定化治療が行われる（**図Ⅳ-2-1**）.

A. 治　療

　災害現場では，平時（日常診療）に行っている処置がすべて行えるわけではない. 限られた医療資源（人・資機材）のなかでそこにいる最大多数の人に，最大の治療を行う必要がある.

　現場で行う治療は，その災害の状況によるが，限られた資機材のなかで処置を行わなければいけないことをふまえ，治療の優先順位を決めて処置にあたる必要性がある. 看護師は，医師の介助のほか，点滴や酸素投与，活動性出血に対する止血術と骨折に対する処置などを行う.

　また，処置後は，傷病者に対する継続した観察が必要になる. 現場では，医師は多数の

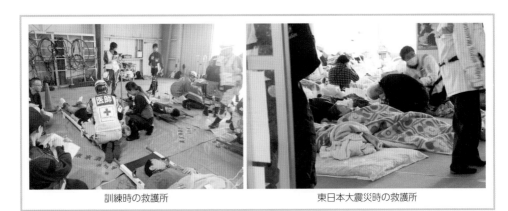

訓練時の救護所　　　　　　　　　　東日本大震災時の救護所

図Ⅴ-2-1　救護所

　傷病者の医師にしかできない処置に対応しているため，処置後の継続した観察や処置の必要性があるか否かの判断は，看護師が行うことになる可能性が高い．

1 ● 医師が現場で行う処置

　気道確保，フレイルチェスト*固定術や緊急胸腔ドレナージ術があり，看護師はこれらがどのように行われ，どのように介助を行うか，処置の適応と手順に熟知する必要がある．

a. 気道確保の手技と介助

　気道確保は，吸引，エアウェイの挿入，用手的気道確保，バッグバルブマスク換気，気管挿管によって行われる．

　気管挿管以外は医師の指示の下，看護師が単独で行う可能性があり，気管挿管においても看護師の介助が不可欠となる．気管挿管の介助法を**図Ⅴ-2-2**に示す．

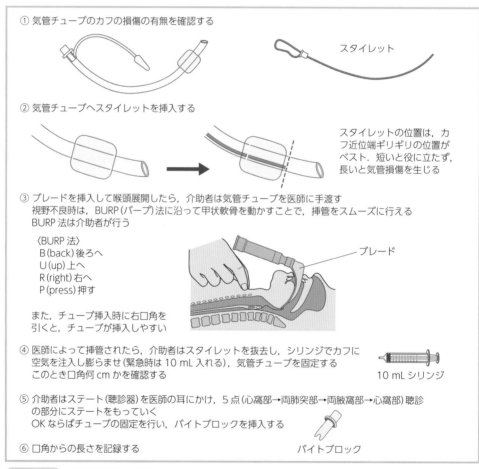

① 気管チューブのカフの損傷の有無を確認する

スタイレット

② 気管チューブへスタイレットを挿入する

スタイレットの位置は，カフ近位端ギリギリの位置がベスト．短いと役に立たず，長いと気管損傷を生じる

③ ブレードを挿入して喉頭展開したら，介助者は気管チューブを医師に手渡す
　視野不良時は，BURP（バープ）法に沿って甲状軟骨を動かすことで，挿管をスムーズに行える
　BURP 法は介助者が行う

　〈BURP 法〉
　B（back）後ろへ
　U（up）上へ
　R（right）右へ
　P（press）押す

　また，チューブ挿入時に右口角を引くと，チューブが挿入しやすい

ブレード

④ 医師によって挿管されたら，介助者はスタイレットを抜去し，シリンジでカフに空気を注入し膨らませ（緊急時は 10 mL 入れる），気管チューブを固定する
　このとき口角何 cm かを確認する

10 mL シリンジ

⑤ 介助者はステート（聴診器）を医師の耳にかけ，5 点（心窩部→両肺突部→両腋窩部→心窩部）聴診の部分にステートをもっていく
　OK ならばチューブの固定を行い，バイトブロックを挿入する

⑥ 口角からの長さを記録する

バイトブロック

図Ⅴ-2-2　気管挿管の介助法

---

*フレイルチェスト（胸壁動揺）：多発肋骨骨折のうち，連続する3本以上の肋骨が2ヵ所以上骨折した場合などに，胸郭全体との連続性を断たれて，正常の呼吸運動と逆の動き，すなわち吸気時に陥没して呼気時に突出するという奇異呼吸を示すようになることをいう．激痛を伴い，患者の呼吸を著しく障害する．

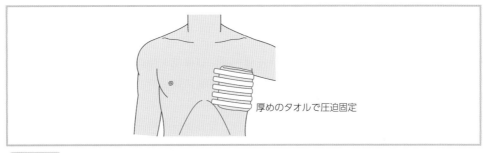

図Ⅴ-2-3　フレイルチェスト固定術（外固定法）
奇異呼吸している部分（呼吸時に陥没）に厚めのタオルで圧迫した状態で固定する．これは救急隊や看護師が行う処置である

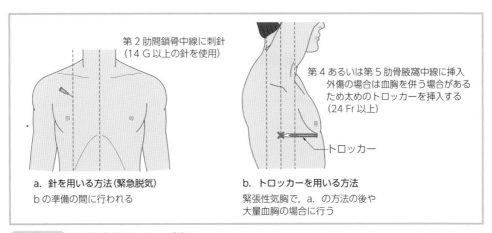

図Ⅴ-2-4　緊急胸腔ドレナージ術

b. フレイルチェスト固定術の手技と介助

　フレイルチェスト固定術は，内固定法と外固定法がある．内固定法は気管挿管し，陽圧換気を行うことで固定する方法，外固定法は多発肋骨骨折部分を厚めのタオルなどで圧迫し固定する方法（**図Ⅴ-2-3**）である．挿管は医師の処置であり，看護師が挿管の介助を行う．外固定法は救急隊や看護師が行うことができる．

c. 緊急胸腔ドレナージ術の手技と介助

　緊急胸腔ドレナージには，①緊張性気胸[*1]に対して，一時的に刺針し脱気を行う方法（**図Ⅴ-2-4a**）と，②脱気後や大量血胸[*2]が認められる場合に，トロッカーを挿入する方法（**図Ⅴ-2-4b**）とがある．

d. クラッシュ症候群[*3]（挫滅症候群）

　重量物を除去する前に1～2Lの細胞外液の急速輸液を行い，高カリウム血症の治療としてグルコン酸カルシウム水和物（カルチコール®），炭酸水素ナトリウム（メイロン®）

[*1] 緊張性気胸：気胸（2層の胸膜の間に空気がたまった状態のこと）の一種であり，胸腔内圧が異常に上昇した結果，肺は完全につぶれ，胸腔内にある心臓など他の器官は胸部の反対側に押しこまれる．ただちに治療をしないと，数分間で死にいたるためすぐに空気を抜き取る「胸腔ドレナージ」を行う．
[*2] 血胸：胸腔内に血液がたまった状態のこと．
[*3] p.25参照．

を投与する．除去時に致死的不整脈が生じる可能性があるためAEDの装着も必要となる．

種々の処置による効果

限られた資機材のなかで，誰に優先的に資機材を使用するのかを考える必要がある．緊急処置を行うことにより，ほかの傷病者に資機材を回すことが可能となり，限られた資機材の有効活用となる．以下に例を示す．

・点滴：緊急胸腔ドレナージにより，ショックを離脱できるため，点滴の必要性がなくなる．出血性ショックなどのほかの傷病者に点滴を回せる．
・酸素療法：災害時に酸素機材が準備されることは少ないと思われる．緊急胸腔ドレナージにより酸素化の改善がはかられ，この傷病者の酸素療法優先度を下げることが可能となる．

2 ● 看護師が単独で実施可能な処置

a. 出血に対する処置

傷病者のどこかに活動性の出血（動脈性，静脈性のいずれでも）が認められた場合は，

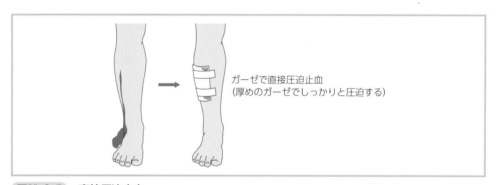

ガーゼで直接圧迫止血
（厚めのガーゼでしっかりと圧迫する）

図Ⅴ-2-5　直接圧迫止血

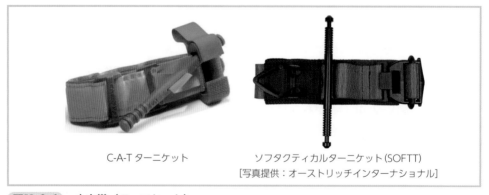

C-A-T ターニケット　　　ソフタクティカルターニケット（SOFTT）
[写真提供：オーストリッチインターナショナル]

図Ⅴ-2-6　止血帯（ターニケット）
出血部から5～8cm中枢側に縛り，止血されるまで締める．時間を記入し，病院で処置されるまで，外さない．

第一選択として清潔なガーゼで直接圧迫止血を行う（**図V-2-5**）．直接圧迫で止血されない場合は，止血帯法を行う．最近は止血帯としてC-A-T（Combat Application Tourniquent）やSOFTT（Special Operation Forces Tactical Tourniquet）などのターニケット（**図V-2-6**）が救出現場や災害現場で活用される．ターニケットがない場合は緊縛を行う（3 cm以上の幅の三角巾などを使用）．

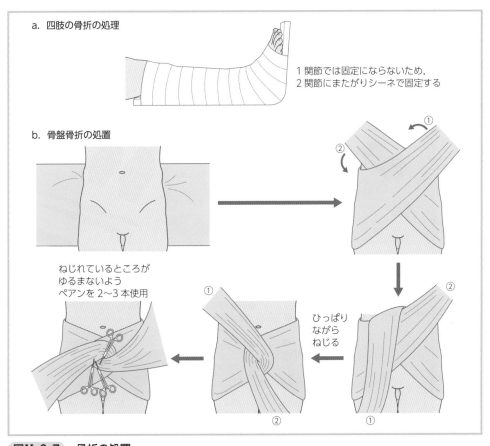

a. 四肢の骨折の処理

1 関節では固定にならないため，
2 関節にまたがりシーネで固定する

b. 骨盤骨折の処置

ねじれているところが
ゆるまないよう
ペアンを2～3本使用

ひっぱり
ながら
ねじる

図V-2-7 　骨折の処置

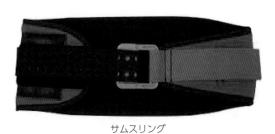

サムスリング
［写真提供：アコードインターナショナル］

図V-2-8 　骨盤固定具

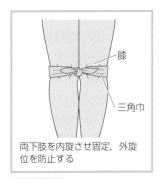

膝

三角巾

両下肢を内旋させ固定，外旋位を防止する

図V-2-9 　両膝を固定する

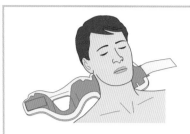

a. 頸椎カラーの装着

他の人が用手的な頸椎保護を行いながら，ベルト部分を先にそっと入れておくと装置しやすい．そして中心点を合わせて，えりなどを巻き込まないで締める

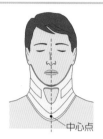

中心点

鼻とへそとカラーの中心が一直線になるように装着

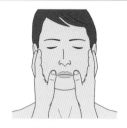

b. 用手的保護

呼びかけを行いながら脊柱がまっすぐになるように，傷病者が勝手に首を動かさないようにカラーをつけるまで行う処置

図Ⅴ-2-10　頸椎損傷の処置

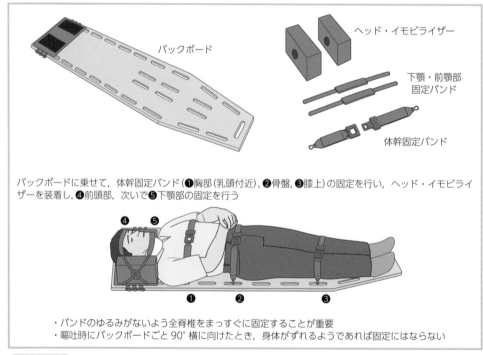

バックボードに乗せて，体幹固定バンド（❶胸部（乳頭付近），❷骨盤，❸膝上）の固定を行い，ヘッド・イモビライザーを装着し，❹前頭部，次いで❺下顎部の固定を行う

・バンドのゆるみがないよう全脊椎をまっすぐに固定することが重要
・嘔吐時にバックボードごと90°横に向けたとき，身体がずれるようであれば固定にはならない

図Ⅴ-2-11　脊髄損傷の処置

b. 骨折に対する処置

　四肢の骨折が疑われた場合は，2関節にまたがりシーネを当てて固定を行う（**図Ⅴ-2-7a**）．骨盤骨折の処置では，シーツラッピング（**図Ⅴ-2-7b**）やサムスリング（**図Ⅴ-2-8**），その他市販機材を使用し骨盤の動揺を避ける．そのほか，両下肢を内転させ，膝の部分を縛り，外施位を防止し固定する（**図Ⅴ-2-9**）．

c. 頸椎の損傷が疑われた場合の処置

　頸椎カラーがあれば装着し（**図Ⅴ-2-10a**），なければ用手的保護（**図Ⅴ-2-10b**）あるいは砂囊・毛布などを用いて固定することが最善である．外傷患者において，意識障害が

あり，頭部の外傷が疑われる者の5〜15%に頸椎の損傷の危険があることを念頭におく．

d. 大きな外力が加わり脊髄の損傷が疑われる場合の処置

　全脊柱の固定をバックボードで行うことが推奨される（図Ⅴ-2-11）．頸椎カラーのみでは頸椎の固定率は70%前後であるが，ヘッド・イモビライザーを装着することにより，ほぼ100%に近い固定率となる．災害現場にバックボードが常にあるわけではないが，全脊柱の固定が必要と判断された場合は，必要に応じて使用される．

　固定ばかりではなく，救出や搬送にバックボードが使用される場合もある．

　災害の現場では，いま何をいちばんの優先とするか，そして傷病者に何の外傷や疾患が疑われ，何を行うことにより状態の悪化を回避できるかを考え，限られた資機材を有用に使用し，また，その資機材に代わる物を見つけ，工夫し治療やケアを行う必要がある．

　おのおのの手技や介助に関して熟知しておくことはもちろんであるが，災害時においては限られた資機材で必要な者に必要な処置を行い，その場での最大限の医療を提供することを心がけることが大切である．

e. トリアージタグの記載

　救護所内で行った処置やバイタルサインを記載する．病院のカルテと同等の扱いになる．

f. 広域搬送（空路）

　気胸がある傷病者はトロッカーを挿入する．気管挿管されている傷病者は，気圧の変化でカフ内のエアが膨張することがあるため，カフ圧を測定したりカフを蒸留水におきかえる．意識障害の傷病者は，胃管を挿入する．点滴はエア抜きをするなどの処置が必要となる．

B. 搬　送

　救護所内の赤の傷病者のなかで，どの傷病者が搬送する優先度が高いのかを把握する必要性がある．

　例）赤の傷病者が10人いて，3台しか救急車が来ない．

　このような場合，搬送の優先順位をつける必要がある．救護所内で，どの傷病者から治療に取りかかるべきなのかのトリアージが行われるのと同様，搬送の優先順位をつけるトリアージも救護所内で行われる．

　DMAT隊員は救護所内で傷病者情報（バイタルサイン・傷病名・処置など）の一覧表作りを行い搬送の優先順位を決定するが，誰がどこでどのような情報を得ているのかを知っておく必要があり，またこの一覧表作りの補助を行うことも必要となる．搬送優先順位は救護所のリーダーが決定するが，搬送手段や搬送先は消防本部と連携し決定される．

a. 搬送手段

　陸路：救急車・警察車両・陸上自衛隊など

　空路：ドクターヘリ・消防防災ヘリ・自衛隊機

　海路：海上保安庁・海上自衛隊

b. 搬送先

　病院選定は消防本部で選定されるが，病院の受け入れ状況・病院までの距離などを加味

する必要がある．災害の規模により，広域搬送もされる．軽症患者・中等症患者は遠くの病院へ，重症患者は近い病院が選定されるが，重症傷病者は分散搬送されるべきである．

学習課題

1．災害時に生じやすい疾患とその処置法について説明してみよう．

演習❺

　近隣で電車の脱線事故が発生．救護所の医療班として，医師1人，看護師2人，ロジスティック1人のチームで派遣された．

　すでに赤10人・黄20人・緑60人に1次トリアージがされており，消防より赤のエリアでの活動の任命を受けた．現在，赤には救急隊6人と他チーム医師2人，看護師2人が活動をしており，救護所リーダーより3人の治療にあたるよう指示を受けた．

問1　担架に乗せられている3人に対する活動を開始する．役割分担や手順をどのようにするか．

問2　3人の処置を行った．次に行うことは何か．

［解答への視点 ▶ p.365］

病院における
災害看護

1 病院における災害への備え，災害訓練

この節で学ぶこと

1. 病院において必要な災害への備えについて理解する.
2. 病院における災害訓練について理解する.

　災害の発生を予知することはむずかしく，備えがなければ壊滅的な被害を受ける．減災のためには平常時の備えを十分にすることである．災害サイクルにおける静穏期・準備期には知識・技術を習得し，資機材を準備し，災害対応マニュアルを整備する．災害時対応を迅速に組織的に行うには，全職員に災害時の初動体制が周知されていることが必要であり，そのためには病院内での災害教育・訓練が必須である．

　災害訓練ではマニュアルが有効に機能するかどうかの検証を行い，必要に応じてその修正・改善を行う．災害時対応能力のレベルアップにつながるため，訓練は定期的に繰り返し行うことに意味がある．災害に備えるマネジメントサイクルとして，計画（マニュアルの整備），実施（訓練），評価（検証），改善（マニュアルの見直し）のPDCAサイクル*を回し続けることが課題であり，評価では多角的な視点から分析し改善につなげることが重要である．訓練は災害時の状況を想定し，このような状態になったときどう対応するのか，現実的な対応策を訓練内容に盛り込むことが実効性のあるマニュアルとなる．さらに，医療機関が被災することを想定した研修および訓練を実施することも重要である．そして，初期対応のみでなく，事業継続計画（BCP）（p.68参照）の考えに基づいた災害対応マニュアルの整備が求められている．

　多くの病院で看護職は全職員の約半数を占めており，災害発生時には，入院患者の避難や不安の解消，傷病者の受け入れ準備など，災害時対応においてその能力の発揮が最も期待される職種でもある．いざというときに，すべての看護職が冷静に行動できるように準備したいものである．「常日頃から行っていないことは，災害時にもできない」ということを肝に銘じよう．

A. 病院における災害への備え

　いつ起こるかわからない災害に対し，平常時の準備ほど大事なことはない．東日本大震災において，岩手・宮城・福島の被災3県の病院では，全壊10，一部損壊290という被害状況であった[1]．また，熊本地震ではライフライン，構造物，建築設備・医療設備等の被

---

*PDCA：Plan，Do，Check，Actの略.

害は大きく, 医療活動に大きな支障をきたした[2]. 自施設周辺地域のハザードマップ, 施設の耐震構造や脆弱性などを含め, 備えの現状をよく知っておくことが重要である. それが災害時対応の重要なポイントになる.

1 ● ライフラインの確保

　災害時には建物自体の損壊とともに, 水・電気・通信などライフラインの途絶により, 病院の医療機能が著しく低下することは容易に理解できる. 東日本大震災 (2011年) では固定電話の不通, 携帯電話の停波, 広範囲で長時間の停電, 被災3県で4.5万戸の断水などの被害が発生している. 災害時に医療活動を早期に開始するためにも十分な備えが必要である. 自施設の医療機能を保持するための備えは, 自分たちでしなければならない.

a. 給水

　病院という特殊性から, 平常時も災害時もともに水を大量に必要とする. 過去の経験において, 災害時に水が使用できず, 診療に支障をきたす危険のあることは周知の事実である. 飲料水はもとより, 手洗い, 滅菌業務, 外傷の洗浄, 検査, 透析などのために水の確保が必要とされる. 具体的な方法としては, 貯水槽や井戸のほか, ペットボトルやポリタンクなどにより備蓄する方法もある. また, 水洗トイレが使用できず, 支障をきたす場合もあることを考慮しなければならない.

b. 電気

　災害による停電に際しても, 自家発電装置, 無停電装置の整備により, 救命救急センター, 手術室, 救急外来, 各病棟の人工呼吸器などの生命維持に必要な機器の電源は確保される. これらの非常用のコンセントは一般用と区別しておく.

　また, 電子カルテシステムの停止に対しては, 検査・処方などの帳票類, 職員・患者登録などが伝票運用となるために, その対応をマニュアル化するほか, ナースコール, 物品搬送, エレベーターなどに対してもそれぞれ対応を考えておく. 防災常備品の中には, 懐中電灯, ヘッドライト, 電池, ろうそく, ライターなどを備えておく.

　なお防災常備品は, 定位置を決めて収納箱に入れ, 全員に周知することが大切である.

防災常備品

トランシーバー, 懐中電灯, ヘッドライト, 電池, ろうそく, ライター, 軍手, ラジオ, 拡声器, ホイッスル, 防塵マスク, ヘルメット, 非常用布袋, 報告用紙, 被災患者名簿

c. 食糧・医薬品

　「災害医療等のあり方に関する検討会報告書 (平成23年10月)」では, 食料, 飲料水, 医薬品などの備蓄は, 流通を通じて適切に供給されるまでの期間に必要な量として, 3日分程度とすることが適当であるとしている[3]. しかし, 東日本大震災では入院患者だけではなく職員やその家族, 一時的な避難者の食料が必要になった病院もあった. また, 非常食としては1人分用の缶詰, レトルト食品類が多いが, セット食として, 1日用, 電気などの復旧された後は30人程度の多人数用のセット食を選択することで, 配食の効率化, 喫食後のごみの減少に役立つ.

表Ⅵ-1-1　災害対応レベル

災害レベル	対　応
0	救急センターのみで対応可
1	救急センターの対応能力を超え，災害対策本部の設置が必要 ・関連職員の応援を要する ・診療体制はおおむね平常通り，一部の外来で対応可 ・予定手術は延期 　　　　　　　　　　　　　　例）近隣中事故：バス横転事故，競輪場将棋倒し 　　　　　　　　　　　　　　例）遠隔大事故・災害：医療班の派遣
2	多くの関連職員の対応を要する ・外来を中止（あるいは被災患者優先）とし，必要な新設部門を設置 ・職員のマンパワー，被災患者の数に応じて中等症患者対応に外来ホールを使用 ・軽症者（緑）は救護所（平日日勤帯）または1階外来（休日・夜間）で処理 　　　　　　　　　　　　　　例）近隣大事故：列車事故，航空機墜落，ガス爆発
3	全職員で長時間にわたり対応（直下型地震など） ・全新設部門の設置（救護所は立体駐車場第3備蓄庫） ・当院の被害状況の程度でさらに次の3段階に分ける 3A：被害なし，おおむね通常の診療が可能 3B：被害あり，部分的には診療が可能 3C：甚大な被害，診療不能（避難態勢をとる）

［国立病院機構災害医療センター：災害対応マニュアル，第2章「急性期の災害対応」，2015より引用］

d. 通　信

　電話回線，災害時優先回線，携帯電話，FAX回線，インターネット回線，衛星電話，防災無線など複数の通信手段を整備しておく必要がある．また，災害拠点病院では災害時の情報手段として，広域災害・救急医療情報システム（EMIS）の整備が求められている．災害時に情報収集や発信ができるように，入力担当者を決めておく，操作方法の研修・訓練をしておくことが必要である．医療機関基本情報として，EMISに自家発電や燃料，貯水槽，容量，生命維持に必要な医療機器台数などの情報をあらかじめ入力しておくことは，災害時に支援が必要となったときに有効である．

e. その他

　各部署に災害時用のトランシーバーを備えるとよい．地震災害はもちろん，病院のあらゆる非常時に活用できる．トランシーバーの使用基準を作成し，各部署の職員が一斉にスイッチをオンにするタイミングを明記しておく．他部署の状況がわかり，情報を共有できるため，災害時には非常に有効である．

2 ● 災害対応レベルの策定と周知

　災害発生時，初期段階の行動を円滑に進めるために，以下のように施設の近隣において予測される災害を想定し，あらかじめ対応レベルを決めておくことが重要である．そして各レベルがそれぞれどのような対応方法を指すのか，すべての職員に周知されていることが大事である．そうすることで，「レベル1」と全職員に伝えるだけで具体的な対応方法を共通認識としてもつことができ，素早く効率的に対応できる．**表Ⅵ-1-1**に災害医療センターの例を示す．

表Ⅵ-1-2　職員の対応（レベル別）

レベル1	院内職員	本部の指示に従う
	院外職員	本部の指示によって登院
レベル2	院内職員	職員登録（夜間）を行い，新設部門の設置，担当部門へ
	院外職員	招集により登院，職員登録（夜間），新設部門の設置，担当部門へ
レベル3	院内職員	職場の点検・報告，職員登録，新設部門の設置，担当部門へ
	院外職員	自主登院，職員登録，新設部門の設置，担当部門へ

［国立病院機構災害医療センター：災害対応マニュアル，第2章「急性期の災害対応」，2015を参考に作成］

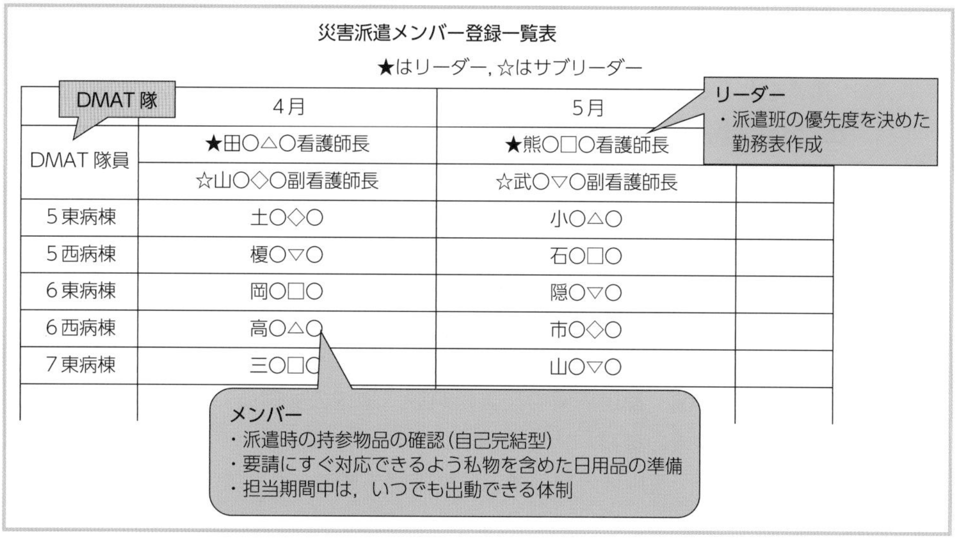

図Ⅵ-1-1　災害時派遣メンバー予定表

3 ● 職員非常招集レベルの策定と周知

　災害は，多くの職員が院内にいるときに起こるとは限らない．休日や夜間に発生した場合を想定し，職員の招集レベルを策定するとよい．災害対応レベルに合わせて職員の招集方法（レベル別）を策定し，全職員へ周知をはかることで，職員は災害の内容により登院の必要性の判断ができる．また，取り決めがあると職員の招集がしやすい．たとえば次のような取り決めがあるとわかりやすい．表Ⅵ-1-2に災害医療センターの例を示す．

4 ● 緊急連絡網の作成

　東日本大震災では，東北の被災地域はもちろん関東でも携帯電話での通信が一部不能であった．電話での緊急連絡網の代替手段として，メールでの職員安否確認や緊急呼び出しも可能なシステムの整備が必要である．

a. 災害時派遣メンバー連絡網

　災害時や緊急時にすぐ駆けつけるメンバーを決め連絡網を作成しておくとよい．国立病院機構災害医療センターでは，DMAT 2隊，医療班3隊分の派遣メンバーを各部署から毎月1名登録し，1年間の予定表を作成している（図Ⅵ-1-1）．リーダー（看護師長）は訓

練として，予告なしでメンバーへの緊急連絡を試みる．また連絡網には，各自の自宅から病院までの登院所要時間と電話番号を記載する．毎月月末に派遣メンバー交替の引き継ぎを行う．

　この方法は，東日本大震災のときにも有効に機能した．

b. 看護師宿舎連絡網

　多くの病院には敷地内など近距離に看護師宿舎がある．災害時，緊急時には有効な力になる．あらかじめ招集基準を作成しておく．

c. 手術室・救命救急センター・透析室看護師，助産師などの経験者リスト

　特殊な技術は誰もができるわけではない．災害時にそれらの技能が必要になった場合のために，あらかじめいろいろな経験者別のリストを作成しておくと，素早く必要な経験者へ連絡をとることができる．

d. 外部関係機関への通信方法の明記，電話番号リスト

　災害対応に失敗する原因でもっとも多いのは，「情報伝達の不備」であるといわれる．災害時の指揮命令を的確に行い，関係機関への活動要請を迅速に行うために，情報連絡体制の整備は大変重要である．有線（電話）や防災無線の使用など，通信方法もマニュアルとして明記しておき，全職員への周知をはかる．電話番号リストも作成しておくとよい．

電話番号リストに控えておきたい外部関係機関
施設の上部機関，都道府県の災害対策課，地域の保健所，地域医師会，地域医療機関，看護協会，地域の警察，地域の消防，地域災害医療コーディネーター，血液供給機関，医療ガス業者，医療機器関係業者，食糧関係業者　など

5 ● 日常点検：チェックリストの作成

　災害への備えは，日常業務のなかで行うことが重要である．各部署の特性に合わせて日常点検チェックリスト（**表Ⅵ-1-3**）を作成し，点検を行い，不可に対しては早急に改善する．

　また個人チェックリスト（**表Ⅵ-1-4**）は，看護師それぞれが把握していなければならない項目である．

B. 災害訓練

　災害時には相当なパニックが予想される．冷静な行動ができるためには，日頃の訓練と役割を明確にしておくことが何よりも重要である．訓練はマニュアルに沿って行い，訓練の結果からマニュアルの修正や改善を行う．病院における訓練は以下のように分けられる．

- 近隣の震災，大事故による多数傷病者の受け入れ
- CBRNE災害（p.21参照）などの特殊災害時対応
- 遠隔地からの患者の受け入れ
- 医療班の派遣

表VI-1-3　病棟日常点検チェックリスト

点　検　事　項
□　ベッド柵を取り付けているか
□　ベンチレーターは無停電コンセントにしているか
□　戸棚の扉はきちんと閉めているか
□　花びんなどをサイドテーブルに置いていないか
□　夜間，ブラインドおよび窓側のカーテンを閉める　　など，飛散防止対策がとられているか
□　懐中電灯は定位置にあるか
□　トランシーバーは充電され，すぐ使用できるか
□　救急カート，包交車はすぐ使えるか
□　引火性薬品は安全な場所に保管されているか
□　消火器の設置場所および個数は指定どおりか
□　防火扉・シャッターの場所および廊下に障害物は　　ないか
□　排煙窓の開閉機能は正常か
□　避難はしごは使用可能か
□　避難経路の環境が整備されているか
□　トイレの鍵の開閉機能は正常に作動するか
□　救急連絡表・災害時報告用紙はすぐ使用できるか
□　アクションカードはすぐに使用できる状態になっ　　ているか
□　その他

表VI-1-4　個人チェックリスト

把　握　す　べ　き　事　項
□　消火器の設置場所および取り扱い方法
□　消火栓の設置場所および取り扱い方法
□　防火扉およびシャッターの設置場所
□　防火区画
□　排煙装置の場所および取り扱い方法
□　医療ガスの元栓の場所
□　避難はしごの設置場所および使用方法
□　非常電話の設置場所
□　非常電話での連絡方法
□　非常時エレベーター使用について
□　独歩患者の避難誘導方法
□　護送患者の避難誘導方法
□　担送患者の避難誘導方法
□　避難応援の要請・指示・出動方法
□　電源の種類と色分けの意味
□　災害時連絡・報告の内容および報告場所

- 病院避難

訓練は以下の4点の目的を念頭に置き行う.

- 職員の緊急時対応能力の養成
- 職員の意識向上
- 災害マニュアルの検証
- 災害用機器使用の習熟およびメンテナンス

1 ● 多数傷病者受け入れ訓練

　多数傷病者受け入れ訓練において，同時に多数来院した傷病者に対し，医療施設が的確に重傷者のトリアージ（選別）を行い，混乱することなく受け入れ体制を整えることを考慮すべきである．加えて，現場の混乱を避けるためには，災害対応の基本コンセプトである「CSCATTT」におけるC（指揮命令，統制・調整），S（安全），C（情報伝達），A（評価）のマネジメントの確立が前提となる．さらに，多数傷病者受け入れのための新設部門設置の必要性や手順を職員が理解し，重症エリア（赤）を優先的に立ち上げなければならない．

　災害訓練想定において配慮すべきことは，傷病者数，職員数，医療資機材（人工呼吸器の台数など），処置，検査などは，実践可能で現実的なシナリオとすることである．そうすることで，現在の災害対応マニュアルや対応能力を評価することができ，訓練を通して医療施設が多数傷病者を受け入れるうえでの問題を明確化し，次の改善につなげることが

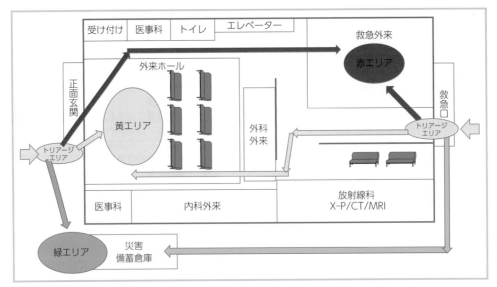

図Ⅵ-1-2　多数傷病者受け入れフロー図（例）

できる．また，想定した災害により発生する停電，エレベーター停止などのインフラ被害に対する対応を訓練に含めることも必要である．さらに，土日，祝日，夜間など外来部門，検査部門，勤務者数など体制が十分ではない状況を想定した訓練をすることも重要である．

a. 職員全員への周知

　多数傷病者受け入れ方法は，職員全員に周知されなければならないことから，全職員が参加して訓練を行うことが重要である．訓練を継続的に行うには，訓練を企画するための委員会などをつくるとよい．全職員対象の事前説明会や打ち合わせ，また各部署別の責任者による綿密な打ち合わせが必要である．そして受け入れ体制の改善をはかるため，各部署にチェッカー，写真班，ビデオ班などを配置し，情報を収集するとともに，訓練後に部署間で情報を共有することも大切である．アンケートの作成も訓練評価に有効である．

b. 災害時の必要物品

　マニュアルに必要物品の保管場所を明記し，保管場所の必要物品には災害時に使用する場所を明記しておく．また災害時に誰が必要物品を指定の場所に運び込むかも明記する．

c. 指揮命令系統と連絡体制

　本部と各部門の組織図を作成し，指揮命令の一本化をはかる．夜間・休日の指揮命令を代行する暫定対策本部の位置づけも明確にしておく．

　連絡網（院内各部門間，院外）や連絡方法（電話，PHS，トランシーバー，院内LAN，FAX）についても実際に行ってみる．

d. 災害時に必要な新設部門

　訓練では，多数傷病者受け入れのために実際に新設部門（トリアージエリア・赤（重症）エリア・黄（中等症）エリア・緑（軽症）エリアなど）を立ち上げ，患者の動線を明確にし，多数傷病者受け入れフローを図式化しておく（図Ⅵ-1-2）．また，部門ごとの責任者，構成人員，役割を明確にしておくとともに視覚的に役割が明示できるビブス（図

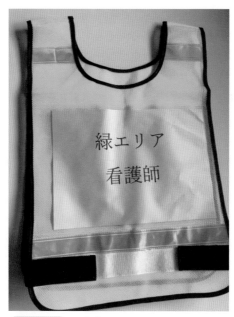

図Ⅵ-1-3　ビブス

Ⅵ-1-3）などを活用する．

e. 傷病者・家族への対応の明文化

　傷病者に対しては，緊急度・重傷度別の患者の流れ・搬送，対応方法を決めておく．メンタルケア（説明，精神的支援），家族への対応について，また問い合わせへの対応についても明文化が必要である．

f. その他

　エレベーターの復旧・使用方法の取り決め，増床体制，遺体安置，院内外の警備・誘導，ヘリポートの運用などの取り決めも行う．

　訓練時も，エレベーターの安全確認ができ作動するまでの時間（約1時間）を想定し，使用できないなかで傷病者の受け入れを開始し，対応することになる．その間，応急処置を行い，入院可能な患者を受け入れるために，ベッドを確保する．

　また，遺体については写真をとり家族が確認できるようにし，外部から目立たない場所へ安置する．ヘリコプターによる傷病者の受け入れも訓練時に併せて実施する．

　トリアージタグ，災害用カルテ，トランシーバー，ホワイトボード，エレベーター，職員招集・登録など，災害対応レベル別に使用・運用方法を明記しておく．

2 ● 特殊災害訓練 （CBRNE災害など）

　CBRNE（化学：Chemical生物：Biological放射性物質：Radiological核：Nuclear爆発物：explosive）などの特殊災害に対する訓練も必要である．

　特殊災害は専門の知識・技術がなければ対応がむずかしい．原因となる化学物質により解毒剤や防護方法が変化するのが特徴である．1995年に発生した地下鉄サリン事件では正しい知識が普及していなかったため，救助隊や医療従事者も2次被害を受けた．

　特殊災害訓練を行う場合には，生物・化学，放射性物質災害などの知識・技術を習得するための事前勉強会が必要である．そして，災害訓練想定としては，解毒剤や除染方法が異なるため原因物質を1つに限定する．さらに，職員の2次被害を予防するため，除染設備の設置や防護服を着用するなど受け入れ体制が整うまで，傷病者の敷地内への搬入を制限する必要がある．また，受け入れまで傷病者を待たせるのではなく，一時除染である汚染された衣類の脱衣を促しつつ待機させることが重要である．

a. 初　動

　被災患者受け入れには，除染やゾーニング*などの特別な対策が必要となる．初動体制として，災害対策本部を設置し，下記のような受け入れのための体制を速やかに整備する必要がある．消防，警察などの関係機関と連携し原因物質などの情報収集に努める．

b. 分　別

　病院内への入場制限（ゲートコントロール），除染の準備，防護服の着用，ゾーニングを行う．

　START法トリアージでの重症度，緊急度の判別に加え，除染レベル（水除染の要否）も決定する．

c. 除　染

　脱衣により汚染は90％軽減されるといわれている．脱衣を早くさせることが患者の被害を最小限に抑える．汚染物質に接触しない，院内に持ち込まないことが，職員の2次被害を予防する．

d. 防護服の着用

　医療者の2次被害を予防する防護服は，以下のレベルA〜Dに分類される．なお，原因物質に直接接触する危険度により装備が異なる．

・レベルA

　全身化学防護服を装着し，自給式呼吸器を使用する．最も危険な現場で活動できるが，ボンベを背負い20〜30分ごとにボンベを入れ替えるため医療活動はできない．救助隊が使用する．

・レベルB

　防護服と呼吸防護具を着用する．レベルAよりも皮膚の防護レベルは低い．原因物質が特定され，皮膚防護の必要レベルが低い場合に使用される．救助現場で使用する．

・レベルC

　防護服と防毒マスクを着用する．レベルABのように酸素ボンベなどの呼吸器は使用しない．病院前などの除染作業で使用される．

・レベルD

　N95マスク，フェイスシールド，プラスチックエプロン，手袋など，生物・化学物質などには対応していない一般的な防護具．除染後の院内対応で着用する．

　医療者は2次被害を予防するため，防護服（レベルC）の着用訓練を徹底して行う．着用者どうしでのダブルチェック，防毒マスクフィルターの適正時間を考慮し活動する．平

---

*ゾーニング：通行規制区域の設定のことであり，汚染の可能性がある区域を危険区域（ホットゾーン），除染などの作業可能区域を準危険区域（ウォームゾーン），清浄な区域を非危険区域（コールドゾーン）と設定する．

時からの訓練が必要であり，特殊災害対応マニュアルに沿って訓練の実施および修正を行う．

e. 事前学習

CBRNE災害についての知識や防護服の着脱訓練，また被災患者の流れについて事前学習を行い，そのうえでシミュレーションを十分に行う．またゾーニング，トリアージ，重症除染エリア，軽症除染エリア，防護服の着脱，汚染水の処理，除染設備，医療ガス，薬剤対応，臨床検査対応，事務対応，などは部署ごとに担当を決めておく．

f. 評　価

タイムキーパーを配置し，エリアの立ち上げと，防護服を着用し受け入れが整うまでの時間を測定する．また，チェッカー，ビデオ班，カメラ班などを配置し，評価時に必要な情報を収集する．アンケート作成も重要な評価方法の1つである．

3 ● 遠隔地からの患者受け入れ訓練

主にヘリコプターで搬送される重症患者，広域航空搬送患者の受け入れ訓練として行う．ヘリポートを設置している施設においては，進入経路の確認，物品の固定方法，声が届かない場所どうしからの意思の疎通方法など，事前に十分な知識を得て訓練に参加する．

4 ● 医療班の派遣訓練

医療材料・薬品・備品の点検や出動を想定した緊急連絡の訓練，災害服・ヘルメット・災害用シューズ・日用品などの個人装備を行うなど，即対応できるよう実際に準備する．自己完結型を基本とする．マニュアルを整備し，派遣可能な看護師の選定基準や業務調整のルールを決め，訓練を行う．

5 ● 病院避難

東日本大震災においても，入院診療の継続が不可能な病院で，入院患者全員の退避「病院避難」が行われた．一時避難場所となる所を，安全性，避難経路，避難手段，搬送計画を考慮し，マニュアル上に明記し，一時避難場所への病院避難訓練を行う．

学習課題

1．災害時対応のために，病院における日頃から必要な備えについて説明してみよう．
2．日常点検にはどのようなことがあるか述べてみよう．

‖ 引用文献 ‖

1) 震災対応セミナー実行委員会（編）：3.11大震災の記録-中央省庁・被災自治体・各士業等の対応，p.137，民事法研究会，2012
2) 小林健一ほか：熊本地震による医療施設の被害状況に関する調査報告書，2016
3) 厚生労働省：災害医療等のあり方に関する検討会報告書，2011年10月31日，〔http://www.mhlw.go.jp/stf/shingi/2r9852000001tf5g.html〕（最終確認：2017年11月21日）

＼現場発／

病院における日頃からの災害への備えと連携の重要性

　2018年9月6日午前3時7分，北海道胆振地方を震源に最大震度7の地震が発生し，震源に近い北海道厚真町では大規模な土砂崩れに伴い，多くの住民やその住宅が被害を受けた．札幌市においても震度6弱を観測し，液状化現象に伴う道路の損壊や住宅被害が生じた．地震の大きさもさることながら，日本で初めてとなるエリア全域に及ぶ大規模停電（ブラックアウト）が発生し，北海道全域でライフラインが制限される事態となったが，その影響は医療機関においても例外ではなかった．

　地震発生当時，私は札幌市の救命救急センターで深夜勤務に従事していた．患者の体位変換を終えてベッドサイドを離れようとした時に大きな揺れを感じた．十数秒で揺れはおさまり，入院患者や勤務していたスタッフに被害はなかったが，その後，センター内の照明が一瞬消え，非常灯に切り替わった．停電に伴い院内の発電が非常電源に切り替わった瞬間であったが，人工呼吸器や体外循環に関連する医療機器は無停電コンセントを使用していたため，自施設の重症患者の機器駆動は幸い問題なく行えていた．しかし，院内のDMAT（Disaster Medical Assistant Team）隊員が中心となり，周辺の医療機関の情報を収集すると，燃料不足によって非常電源の使用継続が困難な病院や，非常電源設備がないために緊急の検査対応が行えないといった病院が複数あることがわかった．心筋梗塞が疑われる患者の緊急カテーテル検査が行えない症例もあり，早朝に転院搬送を受け入れ，検査を実施することとなった．病院に到着した患者が「よかった」と漏らした一言が印象に残った．胸痛による身体的苦痛や，生命の危機を感じながら，災害が発生したことで検査が行えない状況となり非常に不安も大きかったのだと思った．

　突発的な災害発生時，院内の患者の安全を守っていくことはもちろんのこと，病院間の連携や相互に協力していく体制の構築が患者の安全や安心につながるのだということを，この経験から教わったように思う．近年，大規模な自然災害が頻発しており，病院の業務継続計画策定も推進されている．病院ごとの災害対応や，業務の継続・復旧をいかに円滑に行っていくかといった点においては取り組みが進められているが，加えて病院単独での対応が困難となった場合に患者の安全を確保していく方策を考えていく必要がある．当時，勤務していた病院では近隣の病院と合同で災害訓練を開催することで，お互いに顔の見える関係を築けるよう取り組みが進められていた．災害訓練において他施設と協働していく事は，病院間の互助の体制を構築していく契機にもなり，災害時の患者の安全を守る一助になりうるのではないだろうか．地域全体で患者の安全や健康を守れるよう，地道な活動を重ねていきたい．

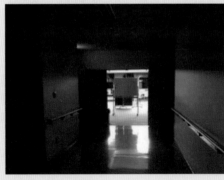

停電時の病院内の様子

［福井大学大学院医学系研究科災害看護専門看護師教育課程　野原正美］

\現場発／

「首都直下型地震」から災害訓練想定を

当院における災害訓練では，東京都北多摩西部医療圏（立川市，昭島市，国分寺市，国立市，東大和市，武蔵村山市）における災害拠点病院として被災患者の受け入れを想定しなければならない．災害訓練の想定患者は，首都直下型地震で実際に発生し，自施設で対応する可能性のある患者数，傷病者を設定している．

看護学部生の参画と次世代教育

隣接する東京医療保健大学立川看護学部生が，模擬患者としてカリキュラム上に位置づけられ役割を担っている．学生には訓練目的や検証内容を説明し，詳細な模擬患者の設定，医療者の対応が滞った場合の容態変化や，家族役の詳細が記載されている模擬患者設定カードを用意している．特殊メイクを施した創傷，非常食，炊き出し支援，ボランティアなどリアルな訓練を実施し，訓練に対する学生目線のフィードバックを得ることに加え，次世代の看護師を育成する教育にもつながっている．

災害時は通常対応の延長！継続した医療提供を！

「外来はすべて中止」「予定手術もすべて中止」など，通常行っていることをすべて止めることは簡単ではない．処置や処方など対応が必要な患者，緊急手術が必要な患者を評価し，縮小した形でも継続した医療の提供を行う必要がある．

災害訓練で「よく対応できた」は訓練にならない

部門ごとに訓練を検証するが，「できたことにする」という訓練は検証にならない．現在のマニュアルではどこが弱いのか，マニュアル修正につながる反省点を見出すことで実災害への対応が強くなる．

目的をもった災害訓練を

災害訓練の想定は，各部門が検証したい内容を以下のように明確に設定する．

- ・一般病棟：既入院患者の対応，被災患者の受け入れ，再トリアージ，家族対応など
- ・一般外来：通常外来患者対応，リハビリ，透析，紹介受診，定期処方，予定手術など
- ・救急外来：既対応中の救急患者，多数傷病者受け入れ，処置の優先順位決定など
- ・手術室：既手術中患者の対応，被災患者を含む緊急対応患者の優先順位決定など

地域の中での患者搬送訓練

すべての病院で軽症から重症まで対応することはむずかしい．たとえば，出産は東京都だけで300件／日あり，地域の病院と患者搬送訓練を行うことで，以下のように専門病院への搬送，患者の分散搬送など実災害時にも対応可能となる．

- ・災害拠点病院：重傷者の収容・治療
- ・連携病院：中等症や容態の安定した重傷者
- ・支援病院：専門医療，慢性疾患の対応，その他の医療救護活動

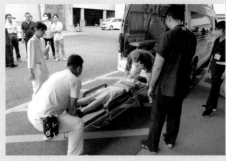

患者搬送訓練風景

［国立病院機構災害医療センター診療看護師（副看護師長）　高以良仁］

2 病院における災害時の初動体制

この節で学ぶこと

1. 病院における災害対応のコンセプトとしてのCSCATTTについて理解する.
2. 病院における災害対策本部の初動体制について理解する.
3. 病棟における災害発生時の初動体制について理解する.

A. 初動のポイント

　災害発生時には想定外の出来事が頻発し，その対応が遅れると混乱をまねくことになる．医療現場においては速やかに指揮命令機能をもつ本部を立ち上げること，職員・患者・施設の安全を確認し，情報の集約をすること，そして災害対応レベルの決定，職員はその指示により新設部門の立ち上げなど，分担された役割を果たす．初動体制はその後の医療活動の開始に大きく影響する.

　災害発生時に効率的に活動するための対応の基本コンセプトとしてCSCATTTがある．CSCATTTとは災害時対応における7つの原則の頭文字を集めたもので，病院における災害時の初動体制の構築においても重要である．また災害発生時，まず病院職員はそれぞれの病棟（所属部署）で初期対応が求められる．その初期対応においてもCSCATTTの基本コンセプトに基づき対応することが重要である．各部署での初期対応，評価が終わると，災害対策本部では病院全体の評価を行い，傷病者受け入れに向け，対応を開始する．そのため，まずは平常の診療モードから災害モードに切り替え，全職員で対応することが必要となる．病院における初動体制構築では，CSCA（指揮命令・統制，安全確保，情報伝達，評価）の部分を確立し，その後，直接的な医療の実践（TTT：3T）を行う.

災害時初動のポイント

(1)指揮命令・統制：コマンド＆コントロール(command & control)

　すべての組織は，組織として有効に機能するために指揮命令系統をもたなければならない．組織での縦の命令系統を指揮（command）といい，組織間での横のつながりを統制（control）という.

(2)安全確保：セーフティ(safety)

　災害時に活動するうえで重要な原則は，考えうるすべての危険に対し，安全を確保することである．安全確保を考えるうえでは3Sの原則（self, scene, survivor）があり，安全の優先順位もこの順位に従う（次の「病棟の初動」を参照）.

(3)情報伝達：コミュニケーション(communication)

　「情報を制するものは災害を制する」といわれるように，いかに必要な情報を正確に収

集し，正しく判断し，的確に対応していくかが重要となる．

(4)評価：アセスメント(assessment)

収集した情報を分析・評価し，活動方針や活動計画を立案し，実行していく．実行したあとも，活動が効果的であるか，改善点がないか再度情報収集を行い，再評価し，活動方針や計画を修正していく．

B. 災害対策本部の初動

災害対策本部は職員への指揮命令，上部機関への報告，関係機関との連絡調整を行うところであり，情報を集約し，的確に判断する能力が求められる．災害対策本部を立ち上げる場所はあらかじめ決めておくとよい．電話配線やテレビがあり，FAXやコピーなどがすぐに使えるところがよい．またホワイトボードの活用は情報の共有化のために有効である．

災害対策本部での初動のポイント

(1)指揮命令・統制：コマンド&コントロール(command & control)

指揮系統のない集団，「頭」のいない組織は迷走する．組織的な活動をするために，災害発生時には速やかに災害対策本部を設置する必要がある．

(2)安全確保：セーフティ(safety)

病院全体の安全確保に関しても3Sの原則から考え，全病院職員，病院設備，患者（入院・外来・付き添い家族・見舞客を含む）の安全確保を考える．

(3)情報伝達：コミュニケーション(communication)

病院の災害対策本部での情報伝達は，病院の活動に影響を与えるため非常に重要である．情報伝達が失敗する原因としては，情報の欠如（情報量の不足，誤った情報），情報伝達手段の不具合（情報伝達手段の使用不能，使用制限，代替手段の準備不足），情報伝達方法の不具合（制御困難，情報の錯綜）がある．正しい情報を適切な部署，的確な時間に伝達できるように活動することが大切である．また，先にも述べた広域災害・救急医療情報システム（EMIS）を活用し，病院状況を外部に発信することも必要である．

(4)評価：アセスメント(assessment)

各部署からの被災状況報告書，院内の建物・施設の損壊状況，稼動できる医療機能（施設の状況や医療資機材の備蓄状況），職員の参集数（予測数）をもとに，医療の継続が可能か判断する．そして，災害対応レベルを決定したら，全職員に周知し，全職員が共通認識をもち，災害対応することが必要である

C. 災害対策本部のすべきこと

災害対応マニュアルに則った対応に加え，被害を最小限にとどめつつ入院患者の治療や被災患者の受け入れ体制を継続するBCP（事業継続計画）に基づいた対応が必要である．

a. 医療継続の準備

院内の建物・施設の損壊状況，稼動できる医療機能（施設の状況や医療資機材の備蓄状

況），職員の参集数（予測数）をもとに医療の継続が可能か判断する．判断基準を決めておく．

　基準に従い，傷病者の受け入れ，他の医療機関からの転送患者の受け入れ，通常外来の閉鎖，予定手術の中止，退院可能な在院患者の退院指示，他の医療機関への転送依頼などを実施し，医療継続に向けての準備を指示する．

b.　職員登録と配置

　自主登院した職員は登録をし，災害時の新設部門の立ち上げなど，部署ごとに決められたところへ行き，役割を果たす．役割を終えた職員は要請待機ゾーンに再登録する．本部は職員登録状況を把握し，部署からの応援要請にただちに応える．

c.　マンパワーの確保

　本部はスタッフの出勤状況や現在の勤務場所を確認する．発災から24時間は職員が一丸となってしのがざるを得ないが，早急に勤務体制を立て直す必要がある．派遣要請も遅滞なく行う．スタッフの食事や休憩場所の確保も重要である．

d.　その他

　医療機器の使用可能数と使用状況（たとえば人工呼吸器など），また手術室の使用状況を把握することも必要である．

D.　病棟の初動

　病棟では本部の指揮の下，医師と連携し初動を開始することになる．そのなかで看護師長の適切な指揮命令は，入院患者の対応や傷病者の受け入れなど，災害看護活動を円滑にし，患者の不安を軽減することにつながる．災害現場で果たす看護職の役割は大きい．

a.　病棟での初動のポイント

(1)指揮命令・統制：コマンド＆コントロール(command & control)

　病棟では病棟看護師長の指揮命令のもと活動を行う．また，看護師長不在時，休日・夜間は看護師長代行，もしくはリーダー看護師の指揮下での活動を行い，指揮者が誰であるのかを明確にする．

(2)安全確保：セーフティ(safety)

　考えうるすべての危険に対して安全を確保することが大切であり，病棟においても安全確保は3Sの原則に基づき考える．

- **self（自分自身）**：災害発生時，まずは自分の身の安全の確保を行う．たとえば地震発生時は，まずテーブル・机・カウンターの下に潜る，動かないものにつかまる，かがんで頭を保護する．揺れが収まった後に活動を開始する．
- **scene（現場）**：自分自身の安全確保ができたら，病棟設備の確認を行う．病室の壁，天井などの破損の有無，ME機器の作動状況を確認し，病棟で継続的に医療が提供できるかを確認する．
- **survivor（傷病者）**：入院患者の確認を行う．また，入院患者だけでなく，家族の受傷の有無も確認する．手術，検査，リハビリテーションなどで病棟不在の患者の安

　否確認も必ず行う．

(3)情報伝達：コミュニケーション(communication)

　病棟での情報伝達手段が確保されているか確認する．トランシーバー，PHSを使用する．病棟内での情報伝達であれば，拡声器，伝令などの代替手段も考慮する．

(4)評価：アセスメント(assessment)

　災害対策本部で病院全体の評価を行い，病院対応レベルを決定するが，それぞれの病棟でしっかり評価することが求められる．評価報告の際は，災害対策本部が迅速に病院全体を評価できるように被災状況報告書などを活用するとよい．

b. 災害初動フローチャートとアクションカード

　災害発生時，混乱した状況で適切に初動活動を行うために，常日頃から災害マニュアルを理解しておく必要がある．また，あらかじめ決められて役割を遂行できるように災害初動フローチャート（図Ⅵ-2-1）やアクションカード（図Ⅵ-2-2）を作成しておくとよい．災害初動フローチャートは病棟全体の初動が把握できるもので，アクションカードとは災害マニュアルから役割，行動を各個人ごとに作成したものである．行動レベルで簡潔に記載し，混乱した状況下でも確実に各個人の役割を遂行できるようにしたものである．

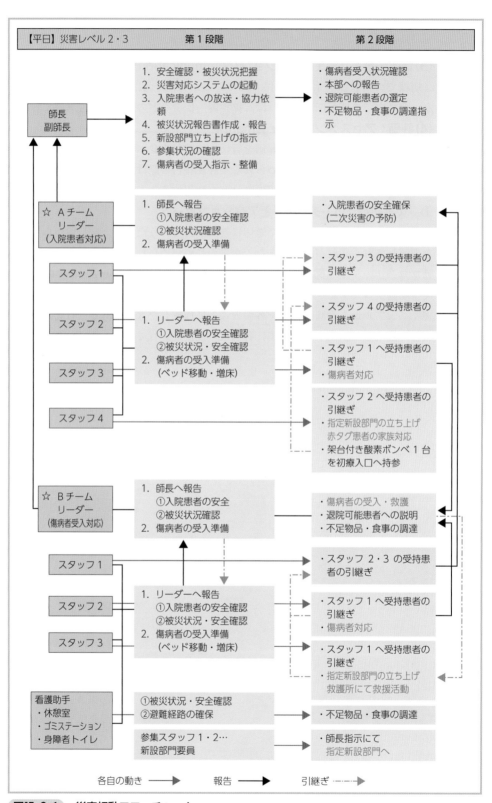

図Ⅵ-2-1　災害初動フローチャート

<table>
<tr><td colspan="2" align="center">○○病棟
看護師リーダー用</td></tr>
</table>

○○病棟
看護師リーダー用

自分自身・患者・設備の確認
□ 自分自身の安全確保

□ 各メンバーへ受け持ち患者・周辺設備
　　の安全確認の指示を出す

□ メンバーからの報告を受け，状況評価を行う

□ 病棟の状況を病棟責任者へ報告

□ 病棟責任者もしくは自身で
　　災害対策本部へ状況報告を行う

○○病棟
看護師メンバー用

自分自身・患者・設備の確認

□ 自分自身の安全確保

□ 受け持ち患者の確認
　　　外傷の有無
　　　バイタルサイン
　　　ルート類の挿入状況
　　　ME 機器の作動状況
　　　心理状態

□ 設備の確認
　　　酸素，吸引の作動状況
　　　ガラス，壁の破損の有無
　　　水漏れ，停電の有無

　　　　　　→確認後看護師リーダーへ報告

図Ⅵ-2-2　アクションカード

学習課題

1. 災害発生時の初期対応について，順を追って考えてみよう
2. 災害時の基本コンセプト CSCATTT において，初動体制の構築として重要なものは何か説明してみよう.
3. 安全確保（safety）を考えるうえで，3S の原則とは何か説明してみよう.
4. 災害発生時に混乱した状況のなかでも確実に役割を遂行できるように，災害マニュアルから役割・行動について各個人ごとに作成したものは何か説明してみよう.

演習⑥

　総合病院5階病棟において夜間勤務中，病棟巡視を終えスタッフステーション内で看護記録をしていたところ，激しい揺れとともに窓ガラスの割れる音がした．とっさに机の下に潜った．揺れが収まり机の下から出ると，スタッフステーション内は棚が倒れ，物が散乱した状態であった．このとき，病棟の患者数は45人，重症患者は3人であり1人は人工呼吸器を装着していた．夜勤は看護師3人，看護助手1人で行っていた.

問1　　看護師は災害発生時の初期対応として何をすればよいか.

[解答への視点 ▶ p.365]

\現場発/

東日本大震災（2011年3月）──津波で孤立した病院での体験

　地震が発生した当時，筆者は福島県のいわき病院勤務で院内ラウンド中だった．揺れが収まると同時に病棟へ猛ダッシュした．入院患者は147人．132人の担送患者のうち，15人が人工呼吸器を装着していた．すぐにベッドごと患者を病院でいちばん高い所に避難させた．まもなく，家や船や石や車を巻き込みながら津波が押し寄せた．太平洋の波打ち際から100mほどの所にあった病院は，1階は病棟2棟を残して浸水し，周囲はあっという間に瓦礫（がれき）の山と化してしまった．

　まず，患者・職員の無事と避難路を確認した．電話は通じにくく，テレビもインターネットも使えなくなった．病院は孤立状態となり，自家発電と3日分の水と食料でしのぐことになった．テレビが映るようになって，震災のあらましを知ったが，どうすることもできず，今できる限りを尽くして患者の安全を守ろうと覚悟するしかなかった．余震が続くので，スキンシップをして患者の不安除去に努めた．医療機器も故障や浸水で使用できなくなったので，医療事故と感染に注意し，病状の悪化を防いだ．やっと衛星電話がつながり，外部に現状報告をできたときは心底ホッとした．突然自家発電が停止したときは，職員が交代で15人のバッグバルブマスクを押し続けて患者の命をつないだ．衛星電話は，内陸の病院に救急搬送する際にも役立った．

　しかし，ここまでが患者を守る限界と判断し，発災から5日目，県外の病院に患者を分散して避難させることにした．職員が家族を残して，着の身着のままで患者に付き添って行き，そのまま避難先で働いた．受け入れ先の病院が全力で支援してくれた．地元に残った職員は避難所で健康チェックや服薬指導，食事指導，リハビリテーションなどの支援活動をした．患者の家族や市民が病院の修繕を手伝ってくれた．

　地震，津波，放射能の風評被害と，次から次に起きる問題に対処する私たちは，まるで転覆しないように必死で波乗りをしているサーファーのようだった．あのときの職員の連携のよさとがんばり続けた力はどこから出てきたのだろうと考える．被災地の消防団の人が「半纏（はんてん）を着ているからには逃げるわけにはいかない」とテレビで話していた．医療者としての使命感，看護知識・技術，災害への備え，そして何よりも柔軟な発想，それらが統合して職員の原動力になったのであれば，看護管理者として，これほど誇らしいことはない．

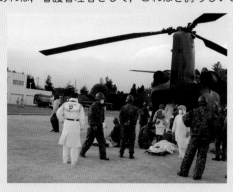

自衛隊ヘリで患者を避難させる様子

［イムス明理会仙台総合病院　及川節子］

災害看護における倫理・教育・理論

学習目標

1．災害看護における倫理原則の基本的な考え方について理解する
2．災害看護教育の現状と教育の実際を理解する
3．災害看護活動に関連する重要な理論を理解する

1 災害看護における倫理原則

この節で学ぶこと

1. 災害看護における倫理原則の基本的な考え方について理解する.

　災害とは，大規模なストレス，負傷，物理的損害，かなりの経済的損失を伴うものであり，人々の健康や生活に与える影響は大きい．このため，人々がどのような体験をしているのか，個々の被災者のそばに寄り添い，尊重し，被災者が自らの生活を編み直していけるようなかかわりが必要となる．このため，災害看護にかかわる専門家は，社会的信頼が維持できるように倫理的指針を学び，倫理的な視点で判断し，思いやりと共感をもって行動できるような教育を受ける必要がある.

　看護倫理への原則に基づくアプローチについては，ビーチャム（Beauchamp TL）とチルドレス（Childress JF）著の『生命医学倫理』[1]に，倫理問題を考える4つのレベルが示されている.

　レベル1は「個々の道徳的判断」であり，個々の意思決定に関係している．レベル2は「道徳規則」で，正直であること，プライバシーを守ること，守秘義務，誠実に行動することが含まれている．レベル3は「倫理原則」，レベル4は「理論」であり，レベル4に近づくほど，一般性の度合いが高くなることがわかる.

　レベル3の倫理原則には，フライ（Fry ST）により以下の4つの原則が挙げられている.

A. 自律尊重の原則

　この原則には，自律的な選択ができるように，他者の能力を増進させ維持する義務が含まれている．自分の考えをもって行動することを認めるだけでなく，自律的に選択する能力を高めることや，他の人々に害を及ぼさないことが原則である.

　自律は，個人が，自ら選択した計画に沿って自分自身の行動を決定する個人的な自由を許されるべきとしている[2]．しかし，看護を必要とする人々は，十分な情報が得られず，また，情報を得ることに戸惑いがあるなど，内的・外的条件によって，自律的に判断する能力に差があるとされている.

　とくに，災害時には，突然の災害発生により，家屋が倒壊し，大切な人を失うこともあり，重大なストレスを抱え現状が認識できない状態に置かれていることが多い．時間は刻々と変化し，避難所から応急仮設住宅，災害公営住宅と次々と生活環境が変化し，先の見通しが立たないなかで，次々と多くの決断を迫られることもあり，心身のストレスは蓄積していく一方である．したがって，被災者が今後の生活を考えて自律的に選択できるよ

うになるためには，どうすればよいかを被災者とともに考えることが重要になる．

　とくに，要配慮者は，災害が発生したことを認識することができず，災害が発生しても，自ら避難行動をとることができないことが多い．また，自宅が倒壊し，身寄りのない要配慮者は，自力で生活し人生を立て直していくことが困難になる．したがって，要配慮者の置かれている立場を考え，必要な情報を提供し，必要な支援を行いながら，よりよい自己決定ができる状況かを考えて，倫理的な視点で判断することが重要である．

B. 無害の原則

　無害とは，害を回避する義務である[2]．害には，人権，自律，自由，生命，健康などに関連した害がある．しかし，誰にとっての害なのか，害の基準はさまざまであり，害を判断することは困難である．しかし，害を判断し対応しなければならない立場にある専門家は，とくに生命に直結する害に関する知識や技術能力を高めておく必要があり，適切に判断し，意図的に害を与えることは避けなければならない．直接害をもたらす意図的な行為でなくても，結果として害をもたらすことが予測される場合は，害を与える行為は避けなければならない．

　災害発生時には，住み慣れた地域や家，地域の歴史や文化や資源が破壊されたことによる被災者のこころのダメージは大きく，生活の場の不安定さなどから被災者の精神的ストレスは高まっている．また，災害による被害は，被災者によって体験に差があり，被害の受け止め方には個人差がある．したがって，個々の被害状況，家族構成，仕事の有無，健康状態など，あらゆる視点から個人にとって何が害になるかを感じ取る必要がある．そのうえで，災害時に，被災者が身体的あるいは心理的に受けるリスクを防いだり，リスクが減少し，被災者に利益が得られるように支援する必要がある．

　また，一方で，援助者も災害直後から不眠不休で活動し，食事や清潔を保つ時間が制限された状態で地域の復興に向けた支援が長期化すると，ストレス状態も限界になり援助者の負担は大きくなる．援助者に対しても早めの休養をとること，食事や睡眠を整えることなど，健康管理を行い，援助者の業務量を調整することはリスクを回避することにつながる．

C. 善行の原則

　善行とは，良いことを行う義務である[2]．人々の幸福を増進するように，利益になるように行動することである．

　災害時には，家屋の損壊や重要な他者を失うことで喪失感を味わう．したがって，被災者の思いを傾聴し，人間としての尊厳を積極的に推進し，被災者が幸福に向かえるような行動をとるよう心がける必要がある．

　建物の倒壊やライフラインの寸断による生活の不安定さなどから被災者の精神的ストレスが高まっていることを理解し，生活が整うような行動を念頭に置く必要がある．具体的には，食事，排泄，睡眠が整うなど，人間として最低限度の生活が保障される必要がある．

避難所や応急仮設住宅は，これまでの生活とは異なり，大きく環境が変化する．応急仮設住宅は応急的ではあるが，復興状況によっては，長期間そこに住まざるを得ない事情を考えると，プレハブ長屋の密集・交通の便の悪さは日々の生活上過酷であり，不眠や慢性疲労も増加する．また，コミュニティの継続が絶たれると家族や地域の人のつながりと支え合いが困難になるため，コミュニティに配慮した支援が必要である．

D. 正義の原則

正義の原則は，他者を公正に扱う義務に関するものであり，ビーチャムとチルドレス[1]は，平等のものは平等に扱われ，不平等のものは不平等に扱わなければならないと，配分について述べている．また，フライ[2]は，利益を提供し害を防ぐことの義務の範疇（はんちゅう）が決められた後には，利益と負担が患者たちのなかでどのように配分されなければならないかを考えねばならないと述べている．

災害時は，被害が甚大であればあるほど被災地は人的，物的，時間的にも不足する環境に置かれる．災害時には1人でも多くの命を救うためにトリアージが必要である．トリアージで治療の優先度を決めることで，ただちに治療を受けなければならない重症者はすぐに搬送され，歩ける負傷者は待機することになる．つまり，トリアージにより重症度の判断によって平等に扱われることになる．また，災害時には，ライフラインが寸断され，家屋倒壊や流出により，多くの物を失う．災害直後は，道路も寸断されすべての被災者に平等に物資を提供することは不可能である．このため，人々のニーズに応じて，利用できる資源をできるだけ平等に配分する必要があるが，地域では，被災者どうしが，互いの被災状況や生活状況をよく把握している場合が多い．したがって利益と負担を考慮した配分については，援助者の決定を優先するのではなく，被災者どうしが話し合うことで，誰もが納得する配分になっているかを見極める必要がある．

学習課題

1．災害時に発生しやすい倫理的問題について具体的な事例で考えてみよう．

■引用文献■
1）ビーチャム TL，チルドレス JF：生命医学倫理（永安幸正，立木教夫訳），成文堂，1997
2）フライ ST ほか：看護実践の倫理—倫理的意思決定のためのガイド，第2版（片田範子，山本あい子訳），日本看護協会出版会，2005

2 災害看護における教育

この節で学ぶこと

1. 災害看護に必要な能力について理解する.
2. 災害看護を学ぶ必要性を理解する.
3. 災害看護を学ぶ方法を理解する.

A. 災害看護のために必要な能力

1 ● 基本的な能力（コンピテンシー）

　災害看護は，災害という特殊な状況下の活動であるが，その本質は人間の生命と生活を守ることである. 災害看護は平常時の看護実践の延長上にあり，刻々と変化する状況下で，看護の専門知識と技能を適用していかに課題に対応するかが問われる. 災害が発生すれば，看護職として，人々の命と健康生活を守るために行動することが求められる. 災害の影響下で看護を実践しなければならない可能性は常にある. 災害看護は，看護職として働く限り，すべての看護職に関係する活動であるといえる. そして，この活動が成功するためには，災害に対して迅速かつ適切に対応するための**コンピテンシー**を看護師が身につけていることが必要である.

2 ● 災害看護のコンピテンシー

　災害看護のコンピテンシーとはどのようなものであろうか. どのような場面で，どのような役割が期待されるかによっても必要となるコンピテンシーは異なる. 災害看護の教育カリキュラムや訓練プログラムを構築するために，災害看護のコンピテンシーが検討されてきた.

　世界保健機関（World Health Organization：WHO）と世界看護師協会（International Council of Nurses：ICN）は，2009年に共同で**災害看護コンピテンシー枠組み**（『**ICN Framework of Disaster Nursing Competencies**』[1]）を発表した. これは，一般の看護師（ジェネラリスト・ナース）のコンピテンシーであり，看護師であれば誰もが基本的に身につけておくべき能力である. 災害発生直後の急性期の対応のみならず，災害への備えから復旧復興期までの災害サイクルのすべての段階を対象範囲としており，10の領域で構成されている（**表Ⅶ-2-1**）. 10の領域のそれぞれに行動レベルで表現されるコンピテンシーが示されており，この災害看護コンピテンシーは，各国で基礎教育や現任教育での災害看護教育カリキュラムの基盤として活用されてきた.

　災害看護コンピテンシー枠組みの発表以降，災害看護に関する論文は飛躍的に増加した.

表Ⅶ-2-1　ICNの災害看護コンピテンシー枠組み

分野	領域
防災・減災	(1) リスク低減，疾病予防と健康増進 (2) 政策立案と計画
事前準備	(3) 倫理的実践，法に基づく実践と責務 (4) コミュニケーションと情報共有 (5) 教育と事前準備
対応	(6) コミュニティのケア (7) 個人と家族のケア (8) 心理的ケア (9) 要配慮者のケア
復旧・復興	(10) 個人，家族とコミュニティの長期的回復

表Ⅶ-2-2　ICN災害看護コンピテンシー 2.0版

領域	コンピテンシーの内容
領域1	**備えと計画立案**（事象の最中に取る行動への準備と自信を高めるために，特定の緊急事態とは別に取られる行動）
領域2	**コミュニケーション**（職場または緊急時の配属内で重要な情報を伝達し，行われた決定を記録するためのアプローチ）
領域3	**危機管理体制**（災害／緊急事態の対応に国家／組織／機関が必要とする構造と効果的に機能するための行動）
領域4	**安全と安心**（看護師とその同僚や患者の安全を確保するための行動）
領域5	**アセスメント**（その後の看護行動の基礎となる，担当する患者／家族／コミュニティに関するデータの収集）
領域6	**介入**（災害事象の危機管理の中で患者／家族／コミュニティのアセスメントに応じて取られる臨床的またはその他の行動）
領域7	**復旧**（個人／家族／コミュニティ／組織の機能が以前に戻るあるいはより高いレベルに移行するためにとられる措置）
領域8	**法と倫理**（災害／救急看護のための法的・倫理的枠組み）

　一方で，気候変動による自然災害や人為的災害は増加しており，看護師には災害に備え，災害発生時には適切に対応し，復旧・復興に向けた活動に参画していくことがさらに求められるようになった．ICNは災害時の看護への期待が変化していることを踏まえ，災害看護コンピテンシーの見直しを行い，2019年に『**ICN災害看護コンピテンシー 2.0版**』[2)] を発表した．2.0版では，コンピテンシーの修得レベルを3段階（レベルⅠ：看護基礎教育を修了した一般看護師，レベルⅡ：施設等で災害対応者として活動する看護師，レベルⅢ：災害派遣チームの一員として活動できる看護師）に分け，レベルごとのコンピテンシーを示した[＊]．2.0版では，災害看護コンピテンシーは8つの領域に分けられている（**表Ⅶ-2-2**）．

[＊]2019年時点では，レベルⅠとⅡのコンピテンシーのみ発表されている．
　日本語訳は兵庫県立大学地域ケア開発研究所がICNより許諾を得て作成し，https://www.u-hyogo.ac.jp/careken/ において公開している．

B. 看護基礎教育課程における災害看護の教育

1 ● カリキュラム内での災害看護の位置づけ

わが国における災害看護教育は，1995年の阪神・淡路大震災を契機に，その必要性が高まり進展してきた．もちろん，それ以前にも災害時の看護活動，災害救護などとして，教育を行っている機関もあったが，ごく限られた状況であった．しかし，阪神・淡路大震災以降に，災害看護学の体系が整理されていくなかで，災害看護として何を学び，身につける必要があるのか，どのような教育が求められるのかについての議論が少しずつ進んでいった．

このような議論の高まりを受けて，2009年のカリキュラム改正において，看護師養成課程カリキュラムに新設された統合分野の「看護の統合と実践」に，留意点として「災害直後から支援できる看護の基礎的知識について理解する内容」が記された．また，保健師養成課程についても，災害を含む健康危機管理への重要性が増したとの認識から「健康危機管理」が教育内容に明示された[3]．この改正は，災害看護に関する知識と技術は，特定の領域で看護に従事する者のみに必要となるわけではなく，看護の基本的知識・技術としてすべての看護職が身につけておくべきものであると認知されたことを示している．

これを受けて，看護基礎教育において，「災害看護」に関する内容を教育の中に積極的に取り入れ，独立した授業科目を設ける課程も増え，近年では必修科目として開講される割合も増えている[4]．また，2022年のカリキュラム改正[5]では，保健師養成課程に，大規模災害や感染症等の健康危機管理能力の強化が盛り込まれ，災害対応で必要となる能力については卒業時の到達レベルも引き上げられた．さらに，助産師養成課程においても災害への備えと対応の内容が追加されることとなった．

2 ● 災害看護の学修内容

災害看護に関連する知識を体系的に学ぶには，災害看護が1つの科目として教授されることが必要不可欠である．一方で，より実践的な理解を促し実践力を身につけるためには，看護基礎教育のさまざまな段階，科目の中で，災害時の看護について考える機会をもつことも必要である．たとえば，避難生活で症状を悪化させやすい慢性疾患患者のケアを学ぶ際に，災害時に想定される課題やその対応を検討することを学修内容として加えていくことが考えられる．災害時の看護ケアの対象は個人，家族，集団，コミュニティ，子どもから高齢者まで多種多様であり，この多様な対象に対して，災害時に必要となる看護ケアの提供ができる力を修得するためには，カリキュラム全体を通して，災害看護の学修内容を組み込んでいくことが重要である．

看護基礎教育において具体的にどのような内容を学修する必要があるかについては，さまざまな議論がなされている．2017年には，文部科学省から「看護学教育モデル・コア・カリキュラム」が発表された．これは学士課程における学修内容と到達レベルを示したものである．この中で「災害時の看護実践」として災害看護に関する学修内容が示された．災害の種類や災害サイクルとフェーズごとの看護実践，災害時の医療救護の基本原則，災害時の医療体制，災害各期の生活・健康上の課題，連携・協働など，どのような場や役割

であったとしても，災害時に看護職として活動するうえで必要となる基本的な知識の修得に焦点が当てられている．

C. 継続教育，専門教育としての災害看護の教育

　　災害看護の教育は，施設内や職能団体による継続教育，大学院での専門教育としても行われている．施設内教育では，災害訓練等と合わせてより実践的な教育が行われることが多い．また，学会などによる研修プログラムもさまざまなものが実施されている．

1 ● 災害支援ナース養成研修

　　災害支援ナース[6]は，災害発生時に看護職能団体の一員として被災地に派遣されて被災者等の支援活動にあたる看護職である．災害支援ナースとなるためには，都道府県看護協会への登録が必要であり，登録には災害支援ナース養成研修を受講が求められている．

　　各都道府県看護協会は，災害支援ナースの登録要件としている災害支援ナース養成研修

表Ⅶ-2-3　災害支援ナース養成プログラムの目的・目標

研修	目的	目標
Part1.「災害支援ナースの第一歩〜災害看護の基本的知識〜」（主として知識を習得する）	1. 看護専門職の災害時支援者として必要な災害医療と看護の基礎知識を習得する． 2. 災害支援ナースの役割と活動の実際を理解する．	1. 災害の種類や特徴および，過去の災害医療の教訓と日本における災害時の医療体制の概要がわかる． 2. 災害サイクルの各期に必要なさまざまな場での災害看護の知識を習得する． 3. 災害時に特徴的な健康被害・疾病の病態と看護の概要がわかる． 4. 災害下での被災者および支援者のストレス反応の特徴を知り，そのケアや対処がわかる． 5. 災害時の支援者としての心構えや倫理的配慮，安全に活動するための留意事項がわかる． 6. 災害支援ナースの役割，機能，派遣のしくみがわかる． 7. 災害支援ナースとして活動するための平時の準備ができる． 8. 災害支援ナースの活動の実際を想定することができる．
Part2.「●●県看護協会災害支援ナース育成研修」（主として実践力を高める）	1. 看護専門職の災害時支援者として，被災地や被災者に対して有効に機能する． 2. 災害支援ナースとして他者と協働でき，自律した活動ができる．	1. 災害支援ナースの活動の実際を想定することができる． 2. 災害支援ナースとして活動する際の基本的な心構えがわかる． 3. 災害支援ナースの活動の展開と展開にあたっての留意事項がわかる．
「災害支援ナース育成研修」企画・指導者研修	1. Part2.「●●県災害支援ナース育成研修」の企画，実施および評価ができる．	1. Part2.「●●県災害支援ナース育成研修」の目的，構成を説明できる． 2. 災害看護に必要なリーダーシップについて説明できる． 3. 災害時の職種間連携，他職種連携の重要性について説明できる． 4. 机上シミュレーションの目的を説明でき，机上シミュレーションを運営できる． 5. Part2.「●●県災害支援ナース育成研修」受講者に災害支援ナースの活動の実際と活動の留意点を説明できる． 6. 机上シミュレーションのファシリテーターの役割が説明できる． 7. Part2.「●●県災害支援ナース育成研修」の評価の意義について説明できる．

〔公益社団法人日本看護協会：災害支援ナース育成研修プログラム（2021年度改訂），〔https://www.nurse.or.jp/nursing/practice/saigai/pdf/program.pdf?ver=2022〕（最終確認：2022年6月3日）を参考に作成〕

（基礎編）のほか，登録にあたって受講を推奨する災害看護研修（実務編），登録者のさらなる実践力向上を目的とした研修などを開催している．**表Ⅶ-2-3**は，日本看護協会が例示している「災害支援ナース育成研修プログラム[7]」の目的と目標である．都道府県の各都道府県看護協会は，このプログラムなどを基に，各都道府県の災害や地理的特性などを踏まえた研修を企画・運営している．

2 ● 大学院教育

　大学院は，学術の理論やその応用を探究する場であり，博士前期課程（修士課程）と博士後期課程がある．研究機能とともに人材養成機能を有し，近年はとくに，従来の研究者や大学教員の養成に加えて，高度専門職業人の養成が期待されている．看護学分野においては高度実践看護師の養成に係る教育が大学院で行われており，その教育課程は，日本看護系大学協議会による認定によって教育の質を保証している．災害看護分野は，2013年度に初めての認定が行われ，2022年4月時点では4課程が認定されている．

D. 教育の手法

　近年は，看護教育に限らず，教員による一方的な講義形式ではなく，学修者が主体的，能動的に学修に参画するアクティブラーニングが積極的に取り入れられるようになった．グループワークやディスカッション，体験学習や調査学習など，さまざまな学習・教授方法が導入されている．単に知識を伝達・注入するだけの教育ではなく，学修者が主体的に課題を発見し，その解を見いだしていくことで，変化の激しい社会において必要となる認知，思考，態度，経験などを獲得する教育への転換が図られている．

　災害看護教育においても，アクティブラーニングが積極的に活用されることが求められる．複雑な社会現象である災害においては，看護職が対応する課題も非常に複雑となる．知識としてこれさえ知っていれば対応できるというものではなく，唯一の正解がない場合がほとんどである．災害時の看護実践では，さまざまな状況下で，限られた資源を用いて，看護職としていかに行動するかを，その場その場で判断することが求められる．また，看護職だけでなく，他の職種や被災者，行政職やボランティア，異なる分野の関係者と連携・協力することも必要となる．

　看護教育では，実場面での体験を通して学習する臨床実習が行われる．しかし，災害看護教育では，災害が平常の出来事ではないことから，実場面の体験（実習）はむずかしい．そこで，活用できるアクティブラーニングは，過去の災害事例に関する調査学習やグループディスカッション，災害場面の状況を設定したシミュレーション学習などが考えられる．シミュレーション学習も，地図や避難所・医療機関の配置図と避難者・負傷者をカードで示したものを活用しての机上訓練や，マネキンや負傷者／避難者に扮した人（模擬患者など）を用いて多数傷者への対応方法を学習するなど，さまざまな方法がある．

避難所運営ゲーム（HUG：Hinanjyo Unei Game）

　避難所運営ゲーム（HUG：Hinanjyo Unei Game）は，避難所での出来事をゲーム感覚で模擬体験し避難所運営を学ぶ机上訓練である．2007年に静岡県危機管理局によって企画・開発され，現在では全国で地区防災に関わるさまざまなレベルの防災訓練・学習で活用されている．HUGは災害看護教育を意図して開発されたものではないが，避難所で発生する可能性のある課題の理解や，それを踏まえて看護支援を検討するなど，看護教育に活用できる可能性は大きい（避難所運営ゲームは，静岡県が著作権・商標権を有しており，改編する場合には使用許可手続きが必要になる*）.

*詳細は静岡県地震防災センターのホームページを参照.
　静岡県地震防災センター：避難所運営ゲーム（HUG）について，http://www.pref,shizuoka.jp/bousai/e-quakes/study/hinanjyo-hug.html

学習課題

1．災害看護に期待される能力が，なぜ災害時に必要なのかを考えてみよう.
2．災害看護に必要な能力を獲得するための学習活動にはどのようなものが考えられるか話し合ってみよう.

‖ 引用文献 ‖

1) World Health Organization and International Council of Nurses（2009）ICN framework of disaster nursing competencies, International Council of Nurses, Geneva, 2009
2) International Council of Nurses：Core competencies in disaster nursing version 2.0,〔https://www.icn.ch/sites/default/files/inline-files/ICN_Disaster-Comp-Report_WEB.pdf〕（最終確認：2022年8月25日）
3) 厚生労働省：看護基礎教育の充実に関する検討会報告書，平成19年4月16日,〔https://www.mhlw.go.jp/shingi/2007/04/dl/s0420-13.pdf〕（最終確認：2022年8月25日）
4) 佐藤美佳：看護基礎教育における災害看護に関する教育体制等の現状と課題—全国実態調査から，日本災害看護学会誌 22（3），85-98. 2021
5) 厚生労働省：看護基礎教育検討会報告書，令和元年10 月15 日,〔https://www.mhlw.go.jp/content/10805000/000557411.pdf〕（最終確認：2022年8月25日）
6) 公益社団法人日本看護協会：災害支援ナース派遣要領,〔https://www.nurse.or.jp/nursing/practice/saigai/pdf/hakenyoryo.pdf〕（最終確認：2022年8月25日）
7) 公益社団法人日本看護協会：災害支援ナース育成研修プログラム（2021年度改訂）,〔https://www.nurse.or.jp/nursing/practice/saigai/pdf/program.pdf?ver=2022〕（最終確認：2022年8月25日）

3 災害看護における理論

この節で学ぶこと

1. 災害看護における活動理論について理解する.
2. 災害看護における時間論について理解する.

　災害は人間の活動と密接に結びついている. 危険性に対して, 防御体制をとっておかないと災害が発生してしまう. 災害が発生した場合, 命や生活への緊急時の対応が必要となる. また, 準備, 探索・救援・処置・緊急医療が行われる際にはネットワークが重要となる. そして, 人々は以前の生活を取り戻そうとして復旧活動を行う. しかし, 生活を取り戻していく時期は人によって差があり, 非常に長い期間が必要になってくる. 次の再建の時期はコミュニティの再建を意味している. 看護職は, これまでに述べたすべての時期にかかわっていく. 援助における重要な観点は, 人々が通常の生活のパターンを回復していくことである. 自分の人生は体験前と同じには戻らない. 通常に戻るということは, 変化を受け入れて新しく立て直すことを表す. 看護職はこの変化に対応した援助を行っていくことになる. このような災害および災害看護活動に関連する理論としては, 活動理論, 危機理論, ストレス・コーピング理論, 変化理論, ネットワーク理論, 時間論などが考えられる. この節では, とくに筆者が災害時の現象の分析や活動に役立てることができると考えている活動理論と時間論について述べていくことにする.

A. 災害看護における活動理論

　活動理論とは何であろうか. 活動理論の創始者とされるのは, ロシアの心理学者ヴィゴツキー (Vygotsky LS) である. 活動理論は, 特定の領域の特殊な理論ではなく, 一般的・学際的な理論と考えられている. つまり, 人間の生産活動に典型的に認められる道具に媒介された活動を, 人間に特有な高次の意識的・社会的行動のモデルと考えているため, 人間の活動に関連した学問で広く用いられている.

〈3つの世代〉

　活動理論を歴史的に眺めてみると, 3つの世代を知ることができる. ヴィゴツキーを中心とするものが第1世代であり, 主体と対象との関係は文化的な道具によって媒介されているという古典的な人間の行為を表している. 第2世代の代表は, レオンチェフ (Leont'ev AN) である. レオンチェフは, 活動における個人の行為と集団の活動の差異を明確にした. 人間の活動は道具に媒介されながら, 共同の集団活動によって行われるという集団活動の概念を表している. 筆者が注目して分析に用いているのは, 第3世代のエンゲ

ストローム（Engestrom Y）である．エンゲストロームの理論は，コンテクストの構成要素が具体的に析出されており，さまざまな活動システムの分析に適用可能である．実際に，エンゲストロームの活動理論の実践分析は，病院・教育・工場など人間活動のあらゆる活動場面で行われている．また，エンゲストロームの理論は，システムと個人の状況的行為の両方に光を当てている．そして，分析過程でみえてくる矛盾を推進力として新たに再構築して活動を活性化していこうとするものである．

では，エンゲストロームの活動理論のシステムについて簡単に紹介しておきたい[1]．

1 ● エンゲストロームの活動理論

エンゲストロームの「活動システムモデル」のコンテクストは，6つの構成要素（①主体，②対象，③道具，④共同体，⑤ルール，⑥分業）から成り立っている（図Ⅶ-3-1）．以下に，構成要素のそれぞれについて説明を加えていくことにする．

①**主体**：分析の際に行為主体として選んだ個人あるいはグループのことである
②**対象**：活動が向けられる素材や問題空間のことをさす
③**道具**：機械のような物理的道具と，言語・図式・芸術作品・その他多種多様な記号，概念，技術，技能，方法などの心理的道具とが含まれる
④**共同体**：同一の対象を共有する活動システムへの多様な参加者のことである
⑤**ルール**：活動システムにおける行為や相互作用を制約する，明示的あるいは暗黙的な規則，規範，慣習，およびそこからの逸脱に対して加えられる制裁のことである
⑥**分業**：共同体の成員間（たとえば，教師―生徒間，生徒―生徒間）での，課題・権力・地位・責任などの水平的・垂直的分割をさす

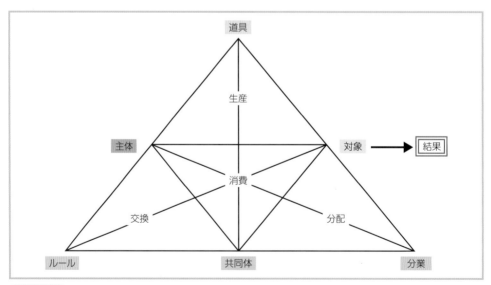

図Ⅶ-3-1　拡張された活動システムのモデル
伝統的な活動理論は，主体―道具―対象の3つの構成要素で成り立っていた．エンゲストロームは，さらに，共同体，分業，ルールという構成要素を加えて，活動モデルを拡張した．
［エンゲストローム Y：拡張による学習―活動理論からのアプローチ，p.79，新曜社，1999より許諾を得て改変し転載］

　以上が6つの構成要素の内容である．この構成要素間には関連性があり，主体は，道具を媒介として対象に働きかける．それは同時に共同体のもつ明示的・暗黙的なルールに従い，他の成員と仕事を分け持つことによって，共同体に参加すると説明されている．

2 ● 活動理論と災害看護

　このエンゲストロームの理論は，先にも述べたが，システムと個人の両方を分析することができ，分析過程でみえてくる矛盾を推進力として新たに活動を再構築し活性化していけるため，筆者は，災害時のあらゆる活動に応用し，組織の活動の矛盾を解明したいと考えた．つまり，災害時においては，個人およびそれぞれ異なった組織が協力して活動を展開している．個人と共同体の複合的な相互関係に焦点を当て，目的を達成するための災害看護活動がどのように行われているのか，そこに矛盾はないか，新たな活動の再構築はどのように行われるかを活動理論によって説明できる．

　以下に，筆者の研究例を紹介する[2]．

〈活動理論の実践への応用〉

　まず，災害時の活動において，現場で感じた疑問を分析することにした．筆者は，災害発生時には，現場で活動することが多いが，被災地外からの応援で活動する看護師と被災地内で活動する看護師では，活動の質に大きな違いがあると感じた．この差異を分析することで，被災地内看護師への支援体制への基礎的資料が得られると考えた．

　研究目的は，水害を体験した被災地内の看護師と体験していない被災地外からの看護師の災害時の活動の想起内容の違いを分析し，その違いの意味を明らかにすることとした．

　調査対象は，被災地内で水害を直接体験し援助活動を行った看護師と被災地外からの援助で活動し水害を体験していない看護師である．

　半構成的面接法で得られたデータの分析は，エンゲストロームの活動システムモデル（活動理論）を用いた．

　その結果，被災地内の看護師からは，「水害特有の被害状況」「助け合いの必要性」「今後の生活への不安」「前兆や事前対策に関する振り返り」などの7つのカテゴリーが抽出された．一方，被災地外の看護師からは，「ケア提供方法に対する振り返り」「情報収集の困難さ」「こころのケアの必要性」など7つのカテゴリーが抽出された．両者に共通するカテゴリーは，「今後の生活に対する不安」「情報収集の困難さ」など3つのカテゴリーであった．「今後の生活に対する不安」の内容の意味を分析すると，被災地外の看護師は，現状の分析や精神的な問題の程度の判断内容を含んでおり，被災地内の看護師は，今後の生活に対する不安・言動そのものの想起であり，後悔・寂しい・実感など共感する感情を含んでいた．さらにこの想起した活動内容をエンゲストロームの活動システムモデルを用いて分析した結果（図Ⅶ-3-2），被災地内看護師と被災地外看護師の災害時の活動における災害想起内容には，活動システムモデルの各構成要素において質的な違いが認められた．「主体」は，災害を体験しているか否かで異なっている．「道具」では，被災地外看護師は，資材の準備性があり予測された知識・技術があるが，被災地内看護師は，資材不足のなか，仲間意識や助け合いを道具としていた．「共同体」はインフォーマルネットワークかフォーマルネットワークで異なり，「ルール」では，被災地外看護師は，決められた活動

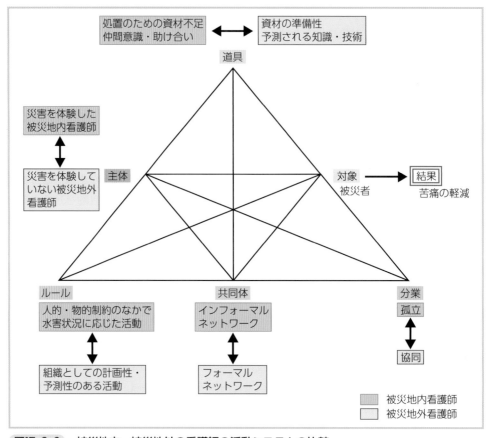

図Ⅶ-3-2　被災地内・被災地外の看護師の活動システムの比較
[酒井明子：災害看護研究と今後の課題. 新版 災害看護―人間の生命と生活を守る（黒田裕子, 酒井明子監）, p.252, メディカ出版, 2008より許諾を得て改変し転載]

時間のなかで計画性や予測性のもとで活動できるかが, 被災地内看護師は, 人的・物的制約のなかで水害状況に応じた活動を不眠不休で行っていた.「分業」では, 被災地内看護師は, 避難所などで孤立して活動するが, 被災地外看護師は, チームで協同して活動しており, すべての構成要素が質的に異なっていた. 被災者としての看護師が身を置いているコンテクストと被災地外の看護師のコンテクストの質的な違いとは, 活動内容や活動方法, 活動形態, 被災者への共感であることが示唆された. これらは, 被災地で災害を体験した看護師の活動の支援体制を検討するうえにおいて, 重要な要因と考えることができる.

B. 災害看護における時間論

　災害看護を実践するうえにおいて時間のとらえ方は重要である. 理由は2つある. 1つは, 災害発生後の物理的な時間の変化であり, もう1つは, 被災者のこころが感じる時間の変化である.
　まず, 自然災害には, 地震, 火山噴火, 暴風雨, 大雨, 洪水, そして, 干ばつなどがあ

る．このような自然災害は主に限られた時間，地理的範囲の中で，人々に破壊的な影響を
与えるような突発的な自然現象と考えられる．また，災害は，発災から一定のパターンの
サイクルを示している．この災害サイクルの時期の区分には，①準備期②対応期③回復期
④復興期の4つの時期など，いくつかの区分があるが，災害は，物理的な時間の変化が突
然に起き，連続した時間経過の中で，人々の生命と生活を破壊する程の重大な影響が持続
し，次の災害への準備につながっていく．災害の被害の程度は，災害の種類や地域の状況
によって異なるがこの時間の変化の捉え方が被害状況に応じた効果的な援助につながる．
　　しかし，上記のような物理的な時間の変化のみで，1人ひとりの被災者への具体的な対
応に関する示唆は得られない．つまり，被災者が時間をどのように認識しているのかに関
する理論的な知識をもたなければ，被災者個々の時間認識がみえてこないことは明らかで
ある．ここで，時間論について，説明しておきたい．

古典的時間論

　　古典的時間論（**表Ⅶ-3-1**）には，アリストテレス（Aristotle）の「存在の時間」とア
ウグスティヌス（Augustine A）の「意識の時間」の2つの原型がある[3]．アリストテレ
スは，時間を存在の変化に基づくとし，われわれが何らかの変化を知覚し識別したときに
時間がある．運動や変化なしには時間はないとして，時間は運動の数であり，運動の前と
後を知って時間は認知されると述べた．そして，外的物体の運動に即する時間を物理学的
時間と呼んでいる．一方，アウグスティヌスは，体験される時間に注目している[4]．時間
はまさしくこころのうちにあるとして，時間は意識の流れに基づき，過去・現在・未来の
3つの時間を説明した．さらに詳しくみていくと，アリストテレスは，われわれがまず何
らかの変化を知覚し，識別したときに時間があるという．運動や変化なしには時間はない．
変化というのは，量が多くなったり，少なくなったり，色が薄くなったり，濃くなったり，
位置が移動したりなど，実態の変化や消滅などが含まれている．その中で一番明確なのは，
位置の変化だという．つまり，位置の変化など運動がなければ時間は存在しないので，運
動を認知し，運動の前後で運動の数を数えるときに時間が認識される．これが「存在の時
間」である．たとえば，災害の場合，災害発生を認識するが，急に目の前の光景が想像も
できないほど変化する場合がある．つまり，災害時の現象は，家屋が倒壊したり，流され

表Ⅶ-3-1　古典的時間論

	存在の時間	意識の時間
起源	紀元前3世紀アリストテレス	紀元後4世紀アウグスティヌス
概念	存在の変化に基づく時間	意識の流れに基づく時間
論旨	われわれが何らかの変化を知覚し識別したときに時間がある．運動や変化なしには時間はない→客観化	時間はまさしくこころのうちにある．過去や未来は存在しない．時間の主観性
図式		過去（記憶）　　現在（直覚）　　未来（期待）

［伊東俊太郎：存在の時間と意識の時間.時間—東京大学公開講座31,東京大学出版会,1980を参考に
作成］

るなど急激な物理的変化が発生する．しかし，この物理的な変化を捉えるのはこころである．こころがなければ物理的な変化（運動の変化）が数えられず，時間を認識することができない．言い換えれば，災害直後は，信じられない光景が目の前に迫り，こころは時間の変化を認識できない状態となる．したがって，時間が止まっているように感じたり，記憶が途切れたりするのではないかと考えられた．

　次に，「意識の時間」について考えてみる．アウグスティヌスは線型時間を土台にしているが1直線上の点系列として表示される線型時間は決して完全でもなくまた信頼できるものでもない[5]と考えていた．過去や現在，未来という3つの時があるのではなく，かと言って現在という1つの時しかないのでもない．3つの時は，過去についての現在，現在についての現在，未来についての現在としてある．過去についての現在とは記憶であり，現在としての現在とは直観であり，未来についての現在とは期待である．だとすれば，時間とは，私とは別のところに，私とは無関係にあるのでない．それは，私の心のありようそのものであり，私のこころの広がりそのものであると述べている[6]．災害が発生し，心身に影響を及ぼし現在の状況を識別できない場合，こころは過去や未来を捉えることができなくなる．言い換えると，現在のつらさから過去を眺めてみたり，あるいは，未来を回想すると考えられるため，災害時のように，こころが変化を識別できない場合は，過去という記憶が途切れ，未来という期待が持てない状態になると考えられる．

　以上のように古典的時間論をもとに考えると，意識の流れには，時間の根源を求める考え方とものの存在の変化に時間の根源を求める考え方があり，両者はこころのありようにおいて関連していることがわかる．したがって，災害時には，その時間を被災者がどのように認識しているかを存在の時間と意識の時間の両方の視点から理解していくことが大切である．災害が起きたという動かしようのない事実によって流れる存在の時間に支配されるのではなく，個々の意識の時間で捉える必要があると考える．それは，被災地で被災者からよく聴く次の言葉からも読み取れる．被災者は，「周囲の時間が早く流れているように感じる．自分たちは，まだ，ここにとどまっている状態である」と．

　われわれは日常の時間のほとんどを社会の秩序を守り人間の活動を効率よくするために常に時間を気にして量の時間を過ごしている．つまり，存在の時間によって物事を判断することのほうが多い．しかし，存在の時間は日常において重要な役割を果たしているが，物理学的な時間が優先されることは，被災者側の時間認識からいえば，違和感しかないのである．

　つまり，過去にとどまっている時間が長い被災者がいるにもかかわらず，支援者は被災者と同じ存在の時間を共有していると思い込みがちになる．被災者が，存在の時間と意識の時間の両方を体験していることの理解が不十分な場合，支援者は存在の時間優位に支援を継続することになる．しかし，存在の時間を提唱したアリストテレスも述べているように，その運動の数を数えるのはこころが数えるのであり，こころなくして時間はないのである．また，アウグスティヌスは，時間は意識の流れに基づきまさしくこころのうちにあるとしている．ここで，重要なことは，時間とは，自己とは別のところに，自己とは無関係にあるのでなく，自己のありようとの関係において自己の時間を形成していると考えることである．

学習課題

　1．災害時の看護活動において，なぜ理論が必要なのか考えてみよう．

　2．災害看護活動に関連する理論には何があるか述べてみよう．

▌引用文献▌

1)　エンゲストローム Y：拡張による学習―活動理論からのアプローチ，新曜社，1999
2)　酒井明子：被災地内看護師と被災地外看護師の災害体験の比較．日本災害看護学会誌 4（1）：61-73，2002
3)　伊東俊太郎：存在の時間と意識の時間．時間―東京大学公開講座 31，東京大学出版会，1980
4)　中山康雄：時間論の構築，勁草書房，2003
5)　大森荘蔵：時間と自我，青土社，1992
6)　富松保文：アウグスティヌス―〈私〉のはじまり，日本放送出版協会，2003

第2部

各　論

第VIII章

対象別にみた
災害看護の実践

学習目標

1. 災害時における人々の反応と生活に及ぼす影響を理解する
2. 災害時の人々のケアニーズに対する看護支援の方法を理解する
3. 災害時における看護職の役割と平常時の予防活動を理解する

1 地域看護と災害

この節で学ぶこと

1. 平常時からの災害に対する予防活動について理解する.
2. 地域において展開する災害時の看護活動の特徴および役割について理解する.
3. 地域の保健活動拠点（市町村，保健所，都道府県［本庁］）における災害時の健康支援体制について理解する.

　この節では，平常時および災害発生時から復旧・復興に至るまでの中長期を視野に入れて，被災地域において地域を単位に展開する看護活動の特徴と役割，および地域の保健活動拠点における災害時の健康支援体制について解説する.

A. 平常時からの災害に対する予防活動

　災害時における看護活動の実践力を高めるためには，平常時から災害に対する関心や危機意識を強くもち，災害時の活動を意識的に考え，平常時から予防的に取り組む必要がある.

　人々の生活の場である地域において展開する平常時の予防活動は，保健・医療・福祉などの関係者だけが取り組めばよいというものではなく，災害時に被災者となる地域住民と問題を共有し連携しながら，それぞれの立場から取り組みを進めることが重要である. 看護職は，平常時から通常業務を通して多様な年代かつ多様な健康課題をもつ人々とかかわる場面が多い. したがって，さまざまな機会を通して，平常時の健康管理と関連づけて災害に対する備えの意義を地域住民に伝え，取り組みを具体化するうえで必要な情報提供や支援を行うことができる.

　図Ⅷ-1-1は，牛尾が実施した調査に基づき[1]，防災あるいは健康危機管理として市町村の**保健師**が平常時から行っている活動の一例を示したものである. たとえば平常時の保健活動のなかで子どもや高齢者の予防接種率を高めておくことは，災害時における避難所での感染症のまん延予防につながる. また，独居高齢者や高齢者世帯，介護保険サービス利用者に対して，災害時を想定し，服用薬や義歯などの管理，室内の環境整備への支援を行うことは，災害時の健康管理に対する準備力の形成につながる.

　安否確認に用いる避難行動要支援者名簿づくりに関しては，リストづくり自体が目的となってしまわないことが重要である. たとえば，自治会などの地域単位で作成する避難行動要支援者名簿においては，災害時に要支援者が抱える可能性の高い問題を当事者の視点から検討し，その結果に基づいて，その地域に特徴的な課題を整理する. そして，その整

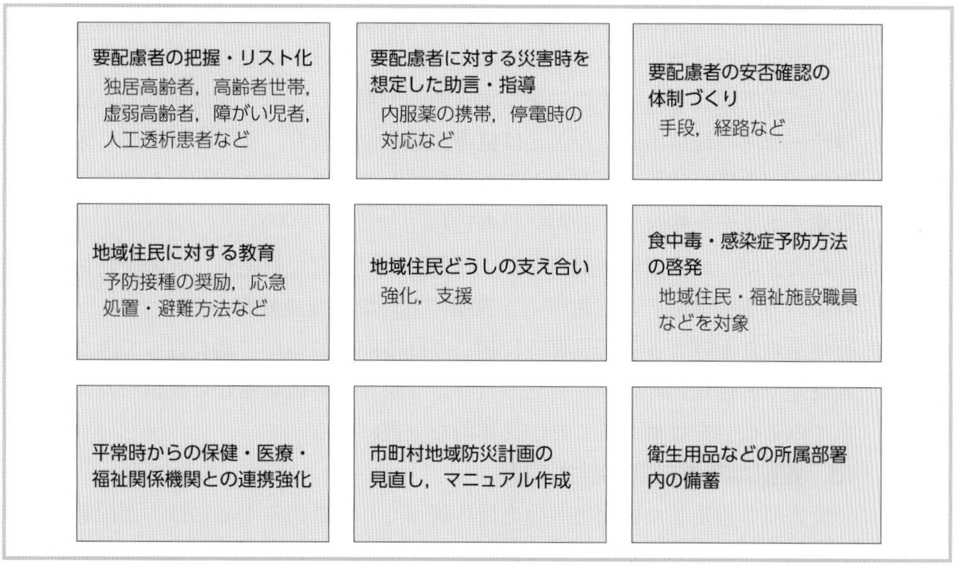

要配慮者の把握・リスト化 独居高齢者，高齢者世帯， 虚弱高齢者，障がい児者， 人工透析患者など	**要配慮者に対する災害時を想定した助言・指導** 内服薬の携帯，停電時の対応など	**要配慮者の安否確認の体制づくり** 手段，経路など
地域住民に対する教育 予防接種の奨励，応急処置・避難方法など	**地域住民どうしの支え合い** 強化，支援	**食中毒・感染症予防方法の啓発** 地域住民・福祉施設職員などを対象
平常時からの保健・医療・福祉関係機関との連携強化	**市町村地域防災計画の見直し，マニュアル作成**	**衛生用品などの所属部署内の備蓄**

図Ⅷ-1-1　防災あるいは健康危機管理として保健師が平常時から行っていること

[牛尾裕子：市町村保健師の健康危機管理機能に関する実態調査，厚生労働科学研究費補助金（がん予防等健康科学総合研究事業）地域の健康危機管理における保健所保健師の機能・役割に関する実証的研究（主任研究者：宮﨑美砂子）平成15年度総括・分担報告書，p.62, 2003を参考に作成]

理をもとに災害時に要配慮者となる可能性の高い当事者（障がい児・者，乳幼児をもつ家族，高齢者など）や患者・家族会の代表，民生委員，行政，医療，福祉，介護保険，消防・警察などの関係者がそれぞれの立場を生かして問題解決のために連携できる体制をつくる．看護職は要配慮者となる可能性の高い人々のニーズを把握し，擁護する立場にあり，体制をつくる過程で中心的役割を担うのに適切である．以下に，平常時の予防活動として，とくに地域で活動を展開する看護職に求められる内容を列挙する．

B. 予防活動を地域で展開するために看護職に求められる内容

a. 災害発生時の組織的体制の理解

　自治体の地域防災計画における各機関・部署の役割，指揮命令系統ならびに連携体制について，あらかじめ理解しておく．また，各機関・部署における災害時対応マニュアルの有無と内容を確認しておく．

b. 災害発生を想定した地域アセスメントの実施

　日頃から災害発生を想定した発想に心がけ，災害に備えるという観点から地域アセスメントを実施し，災害発生時の地域のニーズを分析する．すなわち，地震や水害など災害を想定した場合に，危険性の高い地域やその危険度を把握しておく．また，災害発生時の健康支援ニーズは，当該地域において平常時から存在する健康問題が顕在化したり進展したりする側面が大きく，このような観点から予測されるニーズを整理しておくことが重要である．

c. 通常業務を活用した地域住民に対する防災への意識づけと情報提供

　災害は日頃意識しにくい事柄であるだけに，自分にも起こりうる状況として，具体的に考えてみる機会を地域住民に提供することが重要となる．通常業務として実施している看護サービスの提供場面，たとえば健康相談や健康教育，グループ支援，家庭訪問時の技術提供などの場を使って，どのような活動のなかに災害時を想定した問題提起や情報提供が可能であるかを検討し，計画に組み込む．

　たとえば，母子保健活動のなかで行われている育児教室や，介護予防活動のなかで行われている虚弱高齢者の健康づくり教室において，健康教育のテーマの1つに災害時の健康管理を取り上げてみる．災害時に起こりうる問題について話し合ってみたり，これまでの被災地での住民の経験から役立ったという情報を看護職側から提供したりして，実際に考えてみる機会を提供することが具体的な支援になる．

d. 要配慮者の支援体制づくり

　災害時を想定した要配慮者の支援体制づくりを進めるためには，要配慮者自身の防災意識の高まりと災害時に向けた準備行動を支えることが基本となる．すなわち，災害を想定したときの療養上の問題点について，要配慮者となりうる当事者・家族と話し合うことは，当事者自身の災害に対する問題意識を喚起していくうえで重要なかかわりとなる．さらに，当事者の問題を集約し，資料化して，関係者との協議に発展させることは，支援体制づくりを具体化するうえで重要である．

> **事例**　自宅療養している難病患者の平常時からの災害対策
>
> 　Aさん，60代男性．妻と2人暮らし．筋萎縮性側索硬化症（ALS）を10年前に発症．現在，寝たきり状態となり，自宅療養している．要介護5の介護認定を受け，訪問看護，訪問介護，入浴サービスを利用している．医療機器は人工呼吸器と吸引器を使用している．
>
> 　保健師は定期的にAさん宅を家庭訪問し，療養生活全般の相談役と調整役を担っている．保健師からAさんと妻に，災害発生時の備えやいざというときに援助を得たい人について尋ねたところ，Aさんからは「とくに考えていない．助けが来るまで待つしかない」，妻からは「停電時の人工呼吸器の対応について医療機器取扱業者から説明を聞いたけれどよくわからなくてそのままになっている．近隣者とのつき合いも最近は疎遠となり，頼りにできない」と返答があった．

　患者・家族は，災害発生時のことを考える契機や余裕のないことが多い．また災害時のことを考えること自体に戸惑いのある人も多い．訪問看護師や保健師は，日頃の援助を通して，災害発生時について考える契機を提供し，患者・家族それぞれの考えを聞くことが大切である．そのうえで必要な情報を提供し，患者・家族が主体的に災害時の準備について考え行動できるようにかかわり，少なくとも年1回は災害時の準備を患者・家族とともに点検する機会を援助のなかに位置づけることが重要である．

要配慮者に対する災害時を想定した具体的な準備として，以下が考えられる．

(1)患者の日頃の備え

　お薬手帳（患者手帳）や予備の内服薬・医療物品の管理，バッグバルブマスクや手動式

吸引器をただちに取り出せるようにしておくことと，操作方法の理解，医療機器のバッテリーの充電と緊急時の使い方の理解，ベッドなど身のまわりの環境整備（家具の固定など）について確認しておく．

(2) 災害発生時の対応の備え

安否連絡や支援要請の依頼先（隣人・民生委員，主治医・介護支援専門員［ケアマネジャー］，保健所，消防署・電力会社，医療機器取扱業者，患者会など），少なくとも3日間は自宅待機できるための準備（飲料水・経管栄養剤，医薬物品，バッテリーや代替機器），避難先（医療機関または避難所）と搬送方法，避難所で必要となる支援（介護方法）について確認しておく．

e. 地域住民の主体的な取り組みによる災害に備えた地域づくり

身近な住民どうしが日頃から，挨拶，声かけ，交流，見守りが自然にできるように，住民どうしのつながりの形成をあらゆる地域での平常時の健康支援活動のなかに織り込んでいく．そのことが，ひいては，災害時における住民どうしの支え合いにつながる．また，自治会などの住民組織や民生委員などとの平常時の接点のなかで，災害時の健康支援に対する行政の関連部署やそのなかでの看護職の役割，医療等関係機関の役割について情報提供し，併せて災害時対応にかかわる住民側の主体的な役割の重要性について話し合う機会をつくる．

f. 関係者との連携による災害に備えた体制づくり

災害時の健康支援ニーズは，平常時の健康課題がその根底にあって顕在化したり，進展したりする．災害時に起こりうる健康問題を平常時と関連づけて関係者が認識できるように，看護職は関係者を意識づけることが大事である．

とくに，保育所や障がい児・者施設，介護老人保健施設などの要配慮者の通園施設や入所施設の職員や，介護保険サービス利用者のケアにかかわる介護支援専門員（ケアマネジャー）などの災害に対する認識が重要となる．災害時を視野に入れた平常時の業務の実施や災害時対応マニュアルの整備を通じて，看護職はそれら関係者のよき相談役となることが重要である．

また，地域内の関係者どうしの日頃からの連携経験が，災害時のような非常時の連携を迅速かつ効果的に推進するうえで鍵となるので，平常時から良好な関係形成に努める必要がある．

g. 平常時から研鑽・研修

所属組織の部署内で，年1回以上，災害発生を想定した対応のシミュレーション，備蓄品の点検，自家発電機などの機材の使用方法の確認を行い，部署内メンバー全員の災害対応能力を高め，維持できるようにする．

また，経験年数や職位に応じて，災害時対応に求められる能力がある．宮崎らによると[2]，保健師の場合，キャリア・ラダーに応じて，健康危機管理に求められる能力は，**表Ⅷ-1-1**のとおりである．キャリア・ラダーを意識して，災害時対応にかかるこれらの能力開発が促されるように，現任教育のなかに，計画的に災害時対応力を高める研修を組み込むことが重要である．

表VIII-1-1 保健師のキャリア・ラダーに応じた健康危機管理能力

時　期	経験年数	求められる能力
Ⅰ. 新任期	経験3年	個人・家族への責任ある対応の実施
Ⅱ. 中堅前期	4〜10年	集団・地域を視野に入れた組織的対応の実施
Ⅲ. 中堅後期	11年以降	リーダーシップを発揮した活動の推進・評価の実施
Ⅳ. 管理者	管理的職位にある者	自治体における対応策のシステム形成

[宮﨑美砂子, 奥田博子, 牛尾裕子ほか：健康危機管理における保健師のキャリア・ラダーの検討, 保健師指導者の育成プログラムの開発(主任研究者：佐伯和子). 平成18年度厚生労働科学研究費補助金(健康科学総合研究事業)総括・分担研究報告書, p.17-25, 2007 を参考に作成]

C. 地域において展開する災害時の看護活動の特徴と役割

1 ● 地域における災害時の看護活動の特徴

a. 災害発生時，慢性期（復旧復興期），平常時（準備期）のすべての災害サイクルにかかわる

　人々の生活が営まれている地域には，さまざまな健康レベル，発達段階にある地域住民がおり，地域において活動を展開する看護職は，それら多様な人々の健康支援に携わる．したがって，災害時においても，災害発生時，慢性期（復旧復興期），平常時（準備期）のすべての災害サイクルにおいて，地域住民の多様な健康支援にかかわることは看護職の担うべき重要な役割である（図VIII-1-2）．とくに市町村の保健師は，基礎自治体の職員としての立場にあることから，災害対策基本法における市町村の責務に基づいて，すべての災害サイクルにおいて，地域住民への健康支援に一貫して持続的にかかわる職責をもつ．

　地域住民の災害時の健康支援にかかわるということは，①災害時に情報が届きにくく，迅速な対処行動がとりにくいことが予測される要配慮者への対応や，②災害時に潜在しがちな「こころの問題」や生活の質などへの対応，③災害に伴って発生する高齢者や障がい者の社会からの孤立などの2次的問題への対応について，優先順位を高く設定して活動を行う．

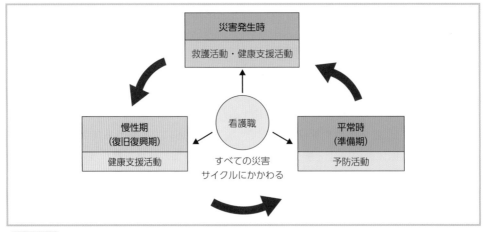

図VIII-1-2 災害に対する看護職の活動の特徴

b. 所属機関・部署の災害時の役割に基づき，組織的な行動をとる

　各自治体の地域防災計画には，災害時における当該自治体の各部署の役割や活動体制，指揮命令系統が定められているが，それとともに，自治体内外の関係機関・団体との連携および役割分担について協定を結んでいる内容が記載されている．

　地域において災害時の健康支援を担う看護職は，平常時から所属機関・部署の災害時の役割や活動体制を十分に理解しておき，災害発生時には，他機関・他部署と連携・協働して，迅速かつ的確な行動をとり，地域住民の必要とする支援を組織的な体制の下で提供できるように判断し行動する．

c. 被災者の健康支援ニーズに基づき，必要な対策の立案，調整を行う

　井伊は，災害時における健康支援活動の内容は大きく3つに分けられ，①直接支援，②ニーズ集約，③調整であると説明している[3]．

　地域住民への災害時の支援を個々の対応で終わらせずに，それらの支援を通して把握することのできたニーズを集約し，資料化して，必要とされる活動や，対策・施策の立案につなげていくことは，地域住民に活動を波及・浸透させていくために重要である．

　また，災害時に必要とされる活動を持続性のあるものとしていくためには，保健・医療・福祉などの関係者，ボランティアはもちろんのこと，被災者である住民代表者や自治会などの住民組織とも連携をはかっていく必要がある．地域で活動する看護職は，被災者の健康支援ニーズを最もよく把握しうる職務上の立場から，支援関係者間の役割の調整，問題の共有と連携・引き継ぎのための場づくりなどを担うことが求められる．

d. 外部支援者として，被災地域で支援活動にあたる

　大規模災害においては，増大する被災者への救護・健康支援ニーズに対して，被災地域内のマンパワーだけでは迅速かつ十分に対応できるだけの人員が不足する．また，被災地においては看護職自身も被災者である場合が少なくない．そのような状況から，災害発生時には，県内あるいは県外からの外部支援者の応援を受けて，迅速かつ十分な支援を被災者に提供することは被害の拡大を最小限にとどめるうえで重要である．これまでの災害時対応においても，その被害規模に応じて，県内の被災地外の保健所や市町村，災害時相互応援協定を結んでいる自治体，隣接県あるいは近県ブロックエリア，全国のいずれかのレベルにおいて，他の自治体に対して看護職など支援者の派遣要請がなされている．

　派遣要請は，派遣元の自治体の通常業務を一時的に中断，ないしは業務量を調整することによって応援職員を提供してもらうことになるため，被災地への外部支援が必要不可欠な時期，派遣者の人数，必要な活動内容を考慮して行われることが重要である[4]．

　このように，被災自治体から派遣要請のあった場合，看護職は外部支援者として被災地におもむいて被災地の支援活動を行うことが期待されるため，災害時の支援者としての姿勢や実践力を平常時より養っておくことが求められる．

2 ● 災害発生時に必要とされる地域における健康支援活動

　災害サイクルの変化に伴い，各時期に起こりうる被害状況と健康問題，それに応じて必要とされる地域での健康支援活動について，あらかじめ理解しておくことが重要である．それによって顕在しているニーズへの対応にとどまらず，潜在しているニーズをも意識的

にとらえ，予防対応を含めて必要とされる支援活動が展開できるように，支援者としての準備性を高めておく．以下では地震を例に，災害サイクルごとに必要とされる地域における健康支援活動について述べる[5~7]（表Ⅷ-1-2）.

表Ⅷ-1-2　災害サイクルと地域看護活動（地震を例に）

サイクル	フェーズ	起こりうる被災状況・健康問題	必要とされる地域看護活動
超急性期	フェーズ0（発災直後～数時間）	・ライフラインの途絶，家の倒壊 ・道路や鉄道の損壊 ・職員も被災し，出勤者が限られる ・停電，電話不通などにより情報収集が困難 ・負傷者，避難者の増大（避難所，車中，テントなど） ・災害規模によっては，医療機関も被害を受け，機能できなくなる	初動体制の確立，生命・安全の確保 ・自己の安否を上司や同僚に伝える ・職場の片づけと初動体制づくり ・災害対策本部からの被災状況，避難所設置状況の把握 ・保健・福祉・介護保険分野などの担当部署との連携による要配慮者の安否確認 ・救護所の設置・運営に参画 ・初期医療チーム（DMATなど）との連携 ・緊急に医療・介護・配慮の必要な人への支援の確保 ・避難所の衛生管理の体制確立
	フェーズ1（発災後数時間～72時間）	・避難所数・避難者数の増大 ・余震の継続 ・倒壊家屋に残っている人の孤立 ・避難所の衛生状態の悪化 ・避難者の体調悪化（便秘・下痢，不眠，不安，食欲不振，血圧上昇） ・慢性疾患患者の治療・服薬中断 ・高齢者や障がい者のADL低下 ・車中生活による腰痛，身体の痛み	避難所を中心とした支援体制の確立，二次的健康被害の予防 ・外部支援者との協働による支援体制づくり（人員配置，指揮命令系統，情報集約・引き継ぎ方法の明確化） ・避難者個々の健康状態・配慮の必要な状態の把握と対応（慢性疾患患者の医療の確保や必要に応じ，要配慮者の福祉避難所への移動や福祉施設などへの緊急入所対応） ・医療班，避難所管理責任者，避難者の代表者，ボランティアとの連携 ・二次的健康被害の予防のための情報発信（感染症，エコノミークラス症候群，ADL低下の予防） ・生活環境の整備（換気，加湿，手洗い，トイレ・ごみ対策，食中毒予防） ・自宅などに残っている要配慮者の安否確認の継続
急性期・亜急性期	フェーズ2・フェーズ3（発災後3日～1ヵ月）	・体調不良者の増加（かぜ，便秘・下痢，食欲不振など．とくに高齢者や乳幼児などの要配慮者に顕著） ・ストレスにより悪化しやすい疾病の顕在化（喘息，アレルギー，循環器系疾患，精神疾患など） ・子どもの情緒の変化（退行現象など） ・自宅の被災状況により，生活再建の見通しに個人差が現れる ・飲酒量の増加 ・日中の自宅の片づけや仕事の再開による疲労蓄積 ・避難所の統合・縮小・閉鎖 ・巡回等医療班の縮小・撤退 ・自治体職員・関係者の疲労の顕在化	避難所における支援活動の継続および地域活動の開始 ・関係者との役割調整・連携 ・要配慮者への支援の継続 ・被災者の健康管理の継続（こころのケア[PTSDの予防]，食生活への支援[乳幼児，高齢者，慢性疾患患者に対して]，清潔の保持，睡眠・プライバシー確保への支援，運動・体操，子どもの成長・発達・学習のための場づくり） ・被災者の代表者，自治会など地域組織，ボランティアと連携した予防活動の企画・実施 ・在宅者への家庭訪問によるニーズ把握と健康相談・情報提供 ・被災地域住民のニーズ把握（在宅者を含む被災者への健康調査の企画実施） ・平常業務再開に向けての準備 ・外部支援者の縮小と支援体制の調整 ・自治体職員・関係者の健康管理

表Ⅷ-1-2　つづき

サイクル	フェーズ	起こりうる被災状況・健康問題	必要とされる地域看護活動
慢性期（復旧復興期）	フェーズ4（発災後1ヵ月以降）	・疲労の慢性化 ・将来の生活不安の顕在化 ・仮設住宅入居による生活環境の変化，それに伴う健康問題の出現（慢性疾患の悪化，孤立・閉じこもり） ・なじみのない地域での新生活の困難さ（医療機関の遠さ，交通・買い物の不便さ） ・子どもの体調不良や情緒不安定の顕在化 ・自治体職員・関係者の疲労の慢性化，健康問題の顕在化	地域を拠点とした個別支援の継続，コミュニティづくり，通常業務を活用した中長期的な支援体制づくり ・要配慮者への支援の継続 ・こころのケア（PTSDへの対応） ・関係者，ボランティア，自治組織との連携 ・孤立化・閉じこもり予防のための訪問 ・小学校や保育所との連携 ・通常業務の場を活用した継続支援 ・コミュニティづくりへの支援（交流・支え合いの場づくり，自主活動への支援） ・職員・関係者へのこころのケアと健康管理の継続 ・活動のまとめと評価（振り返りの場，会議の開催，記録整理，活動の伝承）

[全国保健師長会：大規模災害における保健師の活動マニュアル―阪神淡路・新潟中越大震災に学ぶ平常時からの対策．大規模災害における保健師の活動に関する研究報告書，p.24-38, 2006/日本公衆衛生協会・全国保健師長会：大規模災害における保健師の活動マニュアル．平成24年度地域保健総合推進事業「東日本大震災における保健師活動の実態とその課題」を踏まえた改正版，p.47-49, 2013/日本公衆衛生協会・全国保健師長会：災害時の保健活動推進マニュアル．令和元年度地域保健総合推進事業「災害時の保健活動推進マニュアルの周知」報告書，p.16-17, 2020を参考に作成]

a. 超急性期

〈フェーズ0：発災直後～数時間〉

　この時期は，地域住民の生命・安全の確保が最優先される．自治体内の保健・福祉・介護保険分野などの部署が連携して，要配慮者の安否の確認を迅速に行う．また救護所・避難所が地域に開設されるのに伴い，看護職は避難所に出向き，避難者の健康状態を直接把握し，避難者のなかから負傷や持病の悪化などにより受療の必要性の高い者を迅速に判断して，救護所の医療チームまたは災害拠点病院などにつなげる．また，避難所管理責任者と連携して，避難所室内やトイレ，手洗い場などの衛生管理の体制を整える．

〈フェーズ1：発災後数時間～72時間〉

　避難所が次々に開設され，避難所数や避難者数が急激に増大する．避難所を中心とした被災者への健康支援体制を，県内および隣接県などから到着した外部支援者による応援を活用して確立する．この時期においては，慢性疾患患者の治療中断，高齢者や障がい者のADL（日常生活動作）低下による廃用症候群（生活不活発病）などの2次的健康問題が発生しないよう，そのための予防対応が中心課題となる．被災者1人ひとりの健康状態をアウトリーチすることによって把握しながら，必要としている情報を提供し，安心感をもって可能なセルフケアが遂行できるよう対応する．必要に応じて医療関係者や福祉関係者，ボランティアと連携して対応する．また発災後，車中，テント内，自宅など避難所外で過ごしている被災者の状況も視野に入れて対応する．感染症，エコノミークラス症候群（深部静脈血栓症，肺塞栓症），高齢者のADL低下などの予防に向けて，被災者が主体的に対処行動をとれるように情報を発信する．

b. 急性期・亜急性期

〈フェーズ2・フェーズ3：発災後3日～1ヵ月〉

　避難所数や避難者数は，地震発生の場合，災害発生後1週間をピークに増大するが，そ

の後，1ヵ月（災害の程度によっては数ヵ月）かけて徐々に減少していく．この時期は，避難所を拠点とした健康支援活動を継続するとともに，避難所を撤退し自宅に戻った被災者に対して家庭訪問による地域支援活動を併せて行う．被災者の個別のニーズを集約して，資料化し，この時期に必要とされる活動を計画し，被災者代表者，自治会などの住民組織，ボランティアなどと連携・協働して実施する．こころのケア，栄養面への支援，清潔の保持，睡眠・プライバシー確保への支援，運動・体操や子どもの成長・発達・学習のための場づくりへの支援を考慮して行う．また，応急仮設住宅入居といった生活の移行に向けて，住民がもつ本来の生活感覚や生活機能を取り戻せるよう，その契機となる支援を開始する．

　また，この時期は，自治体職員や被災者の代表者などの関係者に疲労が蓄積してくる時期であり，自治体職員・関係者への健康管理支援を意識的に行う．

c. 慢性期（復旧復興期）

〈フェーズ4：発災後1ヵ月〜〉

　応急仮設住宅への入居が始まり，生活再建に向けて新しい生活が開始される時期である．生活環境の変化による慢性疾患の悪化や高齢者の孤立・閉じこもりや，子どもたちの体調不良や情緒不安定が顕在化する．この時期は，地域を拠点とした個別支援の継続とともに，コミュニティづくり，平常業務の活用による中長期的な支援体制づくりが中心課題となる．外部支援者が撤退する時期であり，被災地域内の人材・資源を有効に活用できるようにするための体制づくりや，被災地域内の人材・資源を新たに育成していくことを念頭に置いて，被災地域内の体制を構築する．ボランティアや住民組織と連携した独居高齢者・高齢者世帯に対する声かけ訪問（孤立化・閉じこもりの予防）や小学校・保育所と連携した子どもへの支援体制づくりが求められる．住民どうしの交流や支え合いを促進する場づくり，自主活動の活発化に向けた支援を継続的に行う．

　災害発生後，数年も経過すると，まちの外見からは，災害から復興したかのようにみえるが，人々の生活や健康の回復はそう簡単に進むものではない．災害発生前の生活や健康状態に戻り，被災経験を自分の中で意味づけられる人もいる一方で，災害により家族のなかに死者が出た場合や，災害を契機に健康障害の出現・悪化がみられた場合，また自宅再建のめどが立たず住み慣れた土地から離れなくてはならなくなった場合，失職や仕事の変更を余儀なくされた場合には，依然として心身ともに不安定な状況のなかで生活を営んでいる人が少なくない．災害による精神面，身体面，社会面の影響は，災害発生後，時間が経るほど個人差が大きくなるという特徴を理解しておく必要がある．

　また，この時期は，災害発生後のこれまでの活動経過をまとめ，今後の対策・体制づくりに向けた課題整理と提言を行うことも重要な活動である．具体的には，関係者による振り返りと評価，記録の整理と報告書の作成，災害時対応の経験を伝承するための報告会や研修会の実施などである．慢性期（復旧復興期）は中長期に及ぶため，住民の抱える健康支援ニーズの経年的な把握とそれに基づく支援対策についても，定期的に活動の評価を行い，課題整理と提言につなげていく計画性が求められる．

D. 地域の保健活動拠点（市町村，保健所，都道府県［本庁］）における災害時の健康支援体制

　地域住民全体の健康支援を担う，自治体の保健活動拠点は，市町村，保健所，都道府県（本庁）のそれぞれがあり，各拠点において被災者の健康支援の中核的役割を担うのは，それぞれの拠点に所属する保健師である．すなわち保健師の立場は，①被災地の市町村保健師として被災地の最前線で住民を支援する立場，②被災地の市町村を管轄する保健所保健師として，被災地の市町村と連携し，被災地の支援体制づくりの観点から必要な調整を行う立場，③被災地の都道府県本庁の保健部門に籍を置き，被災地支援を推進するため必要な対策立案と県内外の調整を担う立場，がある．

　地域において災害時に看護活動を展開する場合，被災地の地域保健活動拠点におけるそれぞれの保健師の活動体制と役割をあらかじめ理解しておき，災害時にはそれぞれの立場，あるいは連携する立場から，迅速かつ効果的に役割をとれることが重要である．市町村，保健所，都道府県本庁を中心とする被災地における関係者の連携体制を**図Ⅷ-1-3**に示す．

1 ● 被災地の市町村保健師の活動体制と役割

　災害対策基本法により，**市町村**は，市町村地域防災計画を作成し，これに基づき第一線で被災者への支援対応を行うことが義務づけられている．災害の規模が大きければ大きいほど，被災地域も拡大し，限られた人員で多様かつ膨大な事柄の判断，対応を迫られる．市町村の職員自身も被災し，市町村としての支援対応の機能が十分に発揮できない状態に陥ることも少なくない．被災地外の自治体から派遣による支援者が被災地に到着できるの

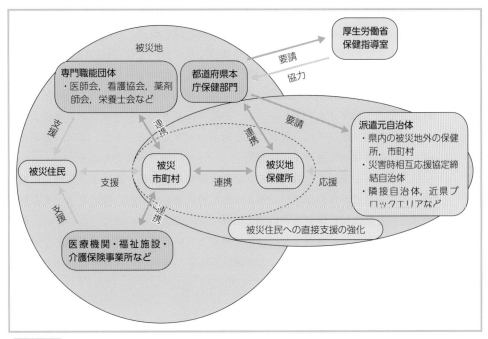

図Ⅷ-1-3　市町村，保健所，都道府県本庁を中心とする被災地における関係者の連携体制

は，早くとも災害発生後48〜72時間の時点である．したがって，フェーズ0の災害発生後数時間は，被災地の**市町村保健師**は，稼働できる人員を確認し調整しながら，医療チームと連携して，救護や直接的な健康支援にあたり，同時に自治体内の関係部署と連携をとり，主体的に被災地内の要配慮者の安否や健康状態の確認を進める必要がある．

外部の自治体からの派遣支援者が到着し始めるフェーズ1の時期においては，被災地の市町村保健師は，被災者に対する直接的な健康支援を外部支援者にゆだね，自らは外部支援者では対応困難な個別性の高い問題の調整や，支援方針を検討・決定する役割に回ることが重要である．

その後のフェーズ2以降は，被災地の市町村保健師は被災地の保健所保健師と連携し，被災地への支援体制が中長期的な視野で構築できるよう，被災地内の人材・資源の活用やそれらの育成に取り組む．また，被災市町村の住民組織との連携・協働をはかり，地域住民どうしによる見守り・支え合いによる支援体制づくりを推進する役割をとる．

2 ● 被災市町村を管轄する被災地の保健所保健師の活動体制と役割

保健所は，災害対策基本法においては，都道府県の出先機関として，都道府県の本庁と連携の下，市町村を支援する役割がある．また合わせて「地域保健対策の推進に関する基本的な指針（改正平成24年7月31日）」および「地域における健康危機管理について―地域健康危機管理ガイドライン（平成13年地域における健康危機管理のあり方検討会）」に基づき，地域の健康危機に対して，地域の医療機関や市町村保健センターの活動を調整して，必要なサービスを住民に対して提供するしくみづくりを行う地域の中核拠点として位置づけられている．したがって，被災地の健康支援活動を災害発生後から慢性期（復旧復興期）まで一貫して，とくに体制づくりという観点から支援することが被災地の**保健所保健師**の中核的な役割となる．同時に，保健所が平常時から個別支援を行っている難病在宅療養者などの要配慮者に対して，安否・健康状態の確認，継続的支援を責任もって行う．

被災市町村の健康支援活動の支援体制づくりにおいて被災地の保健所保健師が果たすべき役割として，①外部支援者の調整，②被災市町村のリーダー保健師の補佐，という側面が存在する．①は具体的には，災害発生後の健康支援ニーズに応じた外部支援者の配置，外部支援者へのオリエンテーション，外部支援者とのミーティング実施による問題共有，ニーズの整理，解決すべき問題抽出と対策の立案である．また，②は，被災者に対する支援方針の明確化や今後の支援計画策定についての助言・調整である．

被災市町村を支援する被災地の保健所保健師も災害発生直後より業務量が増大するため，県内の他保健所からの応援が必要となる．被災地の保健所の機能を強化する他保健所からの派遣者を**拡大被災保健所保健師**と位置づけ，被災地域の地理，人口構成，産業，当該地域の健康課題，住民気質などについて熟知している隣接保健所の保健師や過去に被災地保健所に勤務経験のある保健師などが適任であり，被災地の保健所保健師と連携して役割を担う[4,8]（**図Ⅷ-1-4**）．

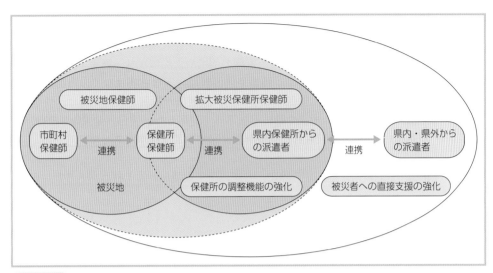

図Ⅷ-1-4　外部支援者を活用した被災地の活動体制

[宮﨑美砂子：派遣目的と派遣調整. 平成19年度広域的健康危機管理対応体制整備事業　災害時の保健活動に係る広域連携のあり方に関する報告書, 日本公衆衛生協会, p.5, 2008より引用]

3 ● 被災都道府県本庁の保健部門所属の保健師の活動体制と役割

　都道府県本庁は, 災害対策基本法により, 都道府県地域防災計画を作成し, 都道府県内の市町村の状況・活動全体を統括するとともに, 関係省庁, 他の自治体, 関係団体との調整を行う役割がある. したがって被災地の**都道府県本庁の保健部門所属の保健師**の主な役割として, ①被災状況の情報収集と分析, 関係者への情報発信, ②外部支援者の要請に関する意思決定, ③被災地の保健活動推進のための対策立案と関係者への通知, ④関係機関・団体との調整, ⑤災害時保健活動の総合評価, ⑥災害時対応経験の伝承を意図した報告会, 研修の企画・実施などがある.

　外部支援者の要請の意思決定は, 被災地における保健師の稼働状況, 被害規模などによって予測される健康支援ニーズの量や内容に基づき, 必要とする派遣者数や要請をかける自治体の範囲, すなわち県内, 災害時相互応援協定締結自治体, 隣接県や近県ブロックエリア, 全国のいずれのレベルの自治体に対して派遣者の要請を依頼するかを決断する. 他県への派遣要請に関しては厚生労働省にも協力を依頼し, 具体的な調整を進める.

学習課題

1. 平常時からの災害に対する予防活動の重要性と看護職の活動について考えてみよう.
2. 被災地において, 災害サイクルに応じて必要とされる健康支援活動にはどのようなものがあるか説明してみよう.
3. 災害時における外部派遣者としての看護職の活動について考えてみよう.
4. 市町村, 保健所, 都道府県本庁における被災地への健康支援体制と保健師の役割について説明してみよう.

演習 ❼

　20XX年1月25日（月）午前10時30分，A市において，マグニチュード7.3，震度6弱〜6強の直下型地震が発生．家屋の倒壊や火災により，死者・負傷者が多数出ている模様．保健センターは幸い建物や機器類に大きな被害はなく，市の防災計画に基づき，発災後ただちに，保健センター内に救護所が設置され，職員は，負傷者への応急処置，医療機関への搬送介助に不眠不休で対応した．翌日（発災後2日目），課長から，市内30ヵ所ほど開設された避難所を巡回するよう指示があった．

問1▶　避難所を巡回する際に，各避難所で看護職として行うべきことは何か．

[解答への視点 ▶ p.365]

引用文献

1) 牛尾裕子：市町村保健師の健康危機管理機能に関する実態調査．厚生労働科学研究費補助金（がん予防等健康科学総合研究事業）地域の健康危機管理における保健所保健師の機能・役割に関する実証的研究（主任研究者：宮﨑美砂子）平成15年度総括・分担報告書，p.62, 2003
2) 宮﨑美砂子，奥田博子，牛尾裕子ほか：健康危機管理における保健師のキャリア・ラダーの検討．保健師指導者の育成プログラムの開発（主任研究者：佐伯和子），平成18年度厚生労働科学研究費補助金（健康科学総合研究事業）総括・分担研究報告書，p.17-25, 2007
3) 井伊久美子：新潟県中越地震被災者の健康ニーズへの緊急時および中期的支援のあり方の検討．厚生労働省研究費補助金特別研究事業分担研究報告書（分担研究者：井伊久美子），p.1-4, 2004
4) 宮﨑美砂子，奥田博子，春山早苗ほか：保健師の災害時の応援派遣及び受援のためのオリエンテーションガイドの作成．令和元年度厚生労働科学研究費補助金（健康安全・危機管理対策総合研究事業）災害対策における地域保健活動推進のための実務保健師の能力向上に係わる研修ガイドラインの作成と検証（研究代表者：宮﨑美砂子）令和元年度総括・分担研究報告書，p.196-228, 2020
5) 全国保健師長会：大規模災害における保健師の活動マニュアル-阪神淡路・新潟中越大震災に学ぶ平常時からの対策．大規模災害における保健師の活動に関する研究報告書，p.24-38, 2006
6) 日本公衆衛生協会・全国保健師長会：大規模災害における保健師の活動マニュアル．平成24年度地域保健総合推進事業「東日本大震災における保健師活動の実態とその課題」を踏まえた改正版，p.47-49, 2013
7) 日本公衆衛生協会・全国保健師長会：災害時の保健活動推進マニュアル．令和元年度地域保健総合推進事業「災害時の保健活動推進マニュアルの周知」報告書，p.16-17, 2020
8) 宮﨑美砂子：派遣目的と派遣調整．平成19年度地域保健活動普及等委託費広域的健康危機管理対応体制整備事業　災害時の保健活動に係る広域連携のあり方に関する報告書，日本公衆衛生協会，p.1-8, 2008

\現場発/

東日本大震災（2011年3月）——崩壊したコミュニティの再構築へ

　東日本大震災で大津波に破壊され，町並みが消えた．1,757人の死者・行方不明者（人口の7.2％），4,041戸の住宅が全・半壊（全世帯の半数）し，市役所も全壊して行政機能は停止．まさに岩手県陸前高田市は「壊滅状態」だった．

　あれから10年の間に，被災者は避難所から仮設住宅，そして自宅の再建や災害公営住宅へと移り住み，新たな生活へと踏み出している．そして街の復興も進み，公共施設も次々と再建して市役所も2021年5月から新庁舎となった．

　生活環境は整い，一見普通の日常生活は送っているように見えるが，何十年と続いてきた地域の人々のつながりが震災によって崩壊した今，新たなコミュニティの構築が課題になっている．

　震災後に，保健・医療・福祉関係者の情報共有の場として行ってきた「保健・医療・福祉包括ケア会議」が，次第に市民も参加して陸前高田の将来像を考える「未来図会議」と形を変えていった．その中で生まれたのが，「はまって　かだって　つながって〜みんなで輝く陸前高田〜」というスローガン．当地の方言で，はまって（一緒に参加して）かだって（語り合って）それがつながっていくことで皆で輝いていこうという願いがこもったものだった．「はまってけらいん（ください）　かだってけらいん」というのぼり旗やマグネット，シールなどを人が集う場所に掲げ，たとえ道端での立ち話であっても，人が集い語り合うことの大切さについての意義を住民と共有していった．専門職がハイリスクアプローチに傾倒しがちなところを，ポピュレーションアプローチという視点で介入し，心の復興に重要な「居場所づくり」を意識した「はまかだ運動」の取り組みにシフトしていった．

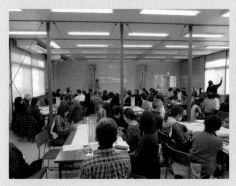
未来図会議の様子

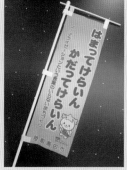
のぼり旗

　はまかだ運動の中で，地域に出向いての健康教室や介護予防教室，認知症サポーター養成講座等気軽に集まって話すことを意識して展開した．また2ヵ所の災害公営住宅のテナントに市民交流プラザを設け，地域でもサロン活動をしたりと，社協と連携・協働して交流事業や相談事業を継続している．「ここがあるから家から出てくることができる」という声も聞かれ，これらのことが閉じこもり予防や介護予防，孤立防止や自殺予防，また暮らしの支え合いや防犯・防災にもつながっていると感じている．

　地域包括ケアの基盤となるものは「地域での人と人とのつながり」であり，今後もはまかだ運動を市民とともに浸透させたい．

［陸前高田市福祉部福祉課地域包括支援センター認知症地域支援推進員　佐藤咲恵］

2 母性看護と災害

この節で学ぶこと

1．災害時の母子と女性がおかれている状況と健康問題を理解する．
2．災害時の母子と女性に対する援助を理解する．

　災害時に配慮が必要で支援優先度の高い人，すなわち要配慮者には，妊娠中の女性や乳幼児を抱えた女性が含まれる．また，災害発生時は時間経過とともに状況が変化するが，周産期にある女性（妊婦[*1]，産婦[*2]，褥婦[*3]）もまた時間経過とともに身体的・心理社会的状態が変化する存在である．女性やその家族の次世代を産み育てる身体的・心理社会的機能と役割は，妊娠経過や妊娠期から育児期における体験・学習により急速に発達する．とくに周産期にある女性は，身体的・心理社会的変化に適応し，学習を重ねながら母親としての自分を確立していく．また，思春期の子どもは親になる準備期にあり，子育てを終えた中高年の女性は子育て期の母親をサポートすることを通して次の世代の健やかな成長と発達のために貢献できる存在である．したがって，災害時においてもこの機能や役割の発達や変化への適応が阻害されないように，さまざまなライフステージ（思春期，性成熟期，更年期）にある女性，とくに性成熟期の周産期にある女性に対する看護援助が必要である．

　この節では，災害時に妊婦と胎児，母親と乳幼児，さまざまなライフステージにある女性の生命と生活を支え，守る看護について考える．

A. 災害に遭遇した妊産褥婦と児の心身の状態と健康問題

1 ● 妊娠期における母子

妊婦と胎児

（1）妊娠初期（妊娠15週まで）

　妊娠初期の妊婦は，個人差はあるが，身体的には，つわり[*4]や眠気などのマイナートラブルを体験していることが多い．においに敏感になったり，限られた種類の食べ物しか受けつけないことも多い．妊娠初期の妊婦は，マイナートラブルに対応することで精一杯

[*1]妊婦：妊娠している女性．
[*2]産婦：分娩開始から分娩が終了するまでの時期にある女性．
[*3]褥婦：妊娠や分娩によって生じた変化が妊娠前の状態に戻るまでの時期にある女性．産褥期は，一般に分娩終了から産後6〜8週間の時期．
[*4]つわり：妊娠5週前後の頃から現れ，数ヵ月持続して，妊娠11〜15週頃に消失する妊娠による食欲不振，悪心，嘔吐，胃部の不快感，嗜好の変化などの消化器系の症状．

のため，新しい環境に適応することが困難であることが多い．また，妊娠初期は流産のリスクが伴うため，寒冷刺激や重労働を避けるなど環境を整えることが必要である．

妊娠初期は，妊娠したことに対する喜びなどの肯定的な感情と，妊娠継続への不安や心配といった否定的な感情を同時にもっているような不安定な心理状態にある．このような不安定な心理状態のときに災害に遭遇することは，自分自身の健康や妊娠継続に対する不安が増強しやすい．また，外見的には妊婦と認識されにくく，他者から配慮されにくい．

災害に遭遇した妊娠初期の妊婦のアセスメントの視点

妊娠経過：分娩予定日はいつか，不正性器出血や下腹部痛の有無など正常から逸脱した症状がないか，既往妊娠・分娩・産褥歴

マイナートラブル：つわりの有無と程度，倦怠感，めまい，眠気，マイナートラブルが悪化する因子がないか

心理社会的状態：不安や心配の程度，家族の援助の有無と程度，妊娠届と母子健康手帳の交付の有無

生活状況：栄養と水分摂取，活動，休息，安全・安楽，清潔，住居，家族サポート，妊婦健康診査の受診状況

(2) 妊娠中期(妊娠16〜27週頃)

妊娠中期の妊婦は，つわりなどの妊娠初期のマイナートラブルが比較的解消し，身体的に安定している．胎動の自覚に伴って，胎児に対する愛着感情も高まってくる時期である．胎児への愛着に伴って，胎児と自分の健康のために，いままでの生活をより健康的な生活に変化させようと努力する時期でもある．

しかし，この時期に災害に遭遇することは，安定した心身の健康状態を維持・継続させることや，健康的な生活に向けたセルフケアが困難になる可能性がある．外見的には子宮が大きくなることに伴ってマタニティウェアを着用するようになると妊婦として認識されるようになり，他者からの配慮や援助も得られやすくなる．

災害に遭遇した妊娠中期の妊婦のアセスメントの視点

妊娠経過：分娩予定日，妊娠週数，合併症の有無，不正性器出血や下腹部痛，腹部緊張感の有無など正常から逸脱した症状がないか，胎児の健康状態

マイナートラブル：妊娠初期からの持続する症状，マイナートラブルが悪化する環境因子がないか

胎動の自覚：時期と程度，胎動の感じ方と胎児に対する思い

心理社会的状態：健康状態や妊娠経過，生活に対する不安や心配の程度，胎児への思い

生活状況：栄養，活動，休息，安全・安楽，清潔，住居，家族サポート，妊婦健康診査の受診状況

(3) 妊娠末期(妊娠28週以降)

妊娠末期の妊婦は，子宮が大きくなることによりマイナートラブルが生じやすく，活動性も低下しやすい．心理的なストレスから，子宮収縮（腹部の緊張感）も起こりやすい．

　また，分娩や子どもに対する期待と不安が入り混じるような肯定的感情と否定的感情を同時にもつ心理状態にある．

　この時期に災害に遭遇することは，環境の変化により身体的な安楽が保ちにくくなるうえに，マイナートラブルが悪化しやすい．また，分娩や子どもに対する心配や不安に加えて，分娩可能な施設の確保について不安が生じる．

災害に遭遇した妊娠末期の妊婦のアセスメントの視点
妊娠経過：分娩予定日，妊娠週数，合併症の有無，不正性器出血や子宮収縮の有無など正常から逸脱した症状がないか，分娩開始徴候の有無

マイナートラブル：動悸，浮腫，便秘，食欲不振，不眠，頻尿，しびれ，陰部や下肢の静脈瘤，マイナートラブルが悪化する環境因子がないか

心理社会的状態：分娩や生まれてくる子どもに対する期待と不安，子育てや生活一般に対する心配・不安の程度

生活状況：栄養，活動，休息，安全・安楽，清潔，住居，家族サポート，妊婦健康診査の受診状況，育児準備状況

2● 分娩・産褥期における母子

a. 産婦と胎児

　災害時は，停電により分娩監視機器や分娩時に使用する可能性のある医療機器の使用が不可能になる場合がある．災害に遭遇した産婦は，通常どおりの医療やケアが受けられるのか，無事に分娩が終了できるのかという不安が増強する．

災害に遭遇した産婦のアセスメントの視点
分娩進行状況：分娩開始時間，陣痛，胎児の健康状態，産道の開大度，産痛の程度，産徴の有無，破水の有無，児心音

心理社会的状態：分娩や生まれてくる子どもに対する期待と不安，分娩後の経過と生活に対する心配・不安の程度

家族の状況：分娩立ち会いの有無と立ち会い者の様子，立ち会い者は院内にいるか院外にいるか，立ち会い者の連絡先，出生時の連絡先

b. 褥婦と新生児・乳児

　産褥早期では，通常でも痛みがあって行動が制限されたり，排泄が調整できなかったり，眠れなかったりする場合があり，褥婦自身の生理的ニーズが充足されにくい時期である．この時期に災害に遭遇することは，その後の褥婦と新生児の順調な経過を脅かす可能性がある．褥婦は身体的な不快感や苦痛が伴っていることが多く，セルフケア能力が低下している．そのため，正常から逸脱するリスクが高くなる．また，退院直後やその後の子育てに対する見通しに対して不安が増大する．心理的なストレスにより，一時的に母乳分泌が減少したり，停止してしまう可能性もあり，さらに子育てに対する不安が増強する．

c. 災害に遭遇した褥婦と新生児のアセスメントの視点

(1)褥婦の場合

　褥婦の産褥経過が正常から逸脱していないか，身体的・心理的回復状態を妨げる因子がないかの判断が必要である．とくに災害時は，産褥経過が順調に経過するための重要な環境が十分に整備されておらず，通常よりも正常から逸脱するリスクが高くなることが予想される．したがって，産褥経過が順調に経過するためには，通常よりもさらに褥婦の生活の場と子育て環境への配慮が必要となる．

①全身状態

　妊娠や分娩に伴う身体の生理的変化は疾患や異常ではないが，生活環境の状況によっては，正常から逸脱し，健康状態が悪化する可能性がある．とくに災害時は，日常生活パターンの変更を余儀なくされることが多いことから，マイナートラブルの悪化などにより正常から逸脱する可能性が高くなる．そのため，継続した全身状態のアセスメントが必要である．体温，呼吸，脈拍，血圧，浮腫，排泄状態，不快症状の有無と程度，不快症状への対処について観察する．

②退行性変化と進行性変化

　産褥期にある女性には，子宮をはじめとする性器の復古を主な変化とする**退行性変化**と乳房の発育と乳汁分泌を主な変化とする**進行性変化**という，まったく逆の方向に向かう身体的変化が同時に起こっている．災害時には生活環境が整っていないことも多いため，さまざまな身体的問題が現れやすい．褥婦に起こっている身体的変化を継続して観察し，子宮復古不全や感染などの問題を起こすことなく，褥婦のセルフケア能力を高めながら，これらの変化を順調に経過させることが重要である．

　退行性変化の経過をアセスメントするために，子宮収縮状態，悪露^{*1}（おろ）の量や性状，後陣痛の有無と程度，外陰部や会陰部の状態と異常の有無，痔核や脱肛（じかく）の有無と症状の程度について観察する．進行性変化の経過をアセスメントするために，乳房，乳頭，乳輪部の状態，乳汁分泌状態，母乳哺育への意欲と準備状態，児の健康状態と吸啜力（きゅうてつりょく）（吸い込む力）や覚醒状態について観察する．

③心理状態

　災害時は，予定していた医療施設で分娩ができない，望んだサポートが受けられないなど，期待していたとおりの分娩を体験することができない場合がある．そのような場合でも，できる限り分娩体験に満足感が得られるようにする必要がある．また，心理的に不安定な状況になりやすく，子育てや将来に関して心配や不安が増強する場合がある．

　分娩体験への満足感や肯定感があるか，マタニティブルーズ^{*2}の症状の有無と程度，ストレスの有無と程度について観察する．

④生活状況

　産後の順調な回復と良好な母子関係の確立のためには，母親の基本的なニーズが充足されていることが重要である．したがって，災害時であっても褥婦の基本的ニーズが充足さ

---

^{*1}悪露：産褥中に子宮，腟から排泄される主に胎盤や卵膜の剝離によって生じた子宮内の創傷面からの分泌物のこと．
^{*2}マタニティブルーズ：分娩直後の数日間に現れる軽度の情緒障害．通常は数時間から数日程度の一過性の経過をとるが，産後うつ病に移行する場合もある．不眠，涙もろくなる，不安感，気分の不安定，抑うつなどの精神症状のほか，頭痛，食欲不振などの身体症状も現れることがある．

れることを優先的に考慮する．栄養と食事（摂取量と摂取内容，食欲の有無），排泄（排尿，排便），活動（早期離床，正しい姿勢），休息（授乳時間の間隔と睡眠時間の確保，疲労状態），清潔（全身，外陰部，乳房，保清の方法），セルフケア能力（自ら復古を促進し，順調に経過することを理解しているか，自らセルフケアの方法を選択し，行動できているか）について観察する．

⑤子育ての状況

通常でも子育て開始の時期から子どもとの生活や子どもとの関係を確立するまでには，身体的・心理的負担が伴う場合がある．さらに，災害時には，生活環境が整わない，プライバシーが保てない，子どもが泣くことによる周囲への気兼ねがある，母子のペースに合わせて授乳ができない，リラックスできない，休みたいときに休息がとれないなどのストレスが重なる可能性が高い．児への愛着（児のことを話題にする，児に言葉をかける，触れる，児の反応に対して応答できているか），子育て知識・子育て技術の程度，子育てに対するストレスの有無と程度や内容，母親役割に対する感情や思いについて観察する．また，母親の子育て行動を妨げる因子がないか判断する．

⑥家族や周囲の人との関係やサポート状況

災害による父親（夫）をはじめとする家族の生活パターンや仕事の変更などによって，被災前に予定していた家族や周囲の人からのサポートが受けられなくなる場合がある．父親の子育て知識や技術の程度，父親の子育て状況，家族内役割の分担や調整についてアセスメントし，円滑な家族関係や支援関係を妨げる因子がないか判断する．

⑦生活の場や子育て環境

災害時は，通常の行政機関の機能が停止したり，混乱する可能性があり，災害発生前に予定していた社会資源の活用ができなくなる場合がある．被災後にも利用できる社会資源に関する情報の提供，生活の場や子育て環境の整備が重要となる．児を迎える環境整備の状況，産前産後休業・育児休業，職場復帰の予定，公的な届出の実施状況（出生届，新生児出生連絡票など），公的サービスや社会資源の活用状況，医療施設の活用状況，相談相手や相談場所の有無，サポート提供者とサポート内容についてアセスメントし，環境調整や社会資源の活用を妨げる因子がないか判断する．

(2)新生児の場合

新生児期は，胎外環境への適応の時期であり，成長の著しい時期でもある．この時期に災害に遭遇することは，物理的環境や人的環境が整わないことによって，新生児の胎外環境への適応を阻害する可能性がある．新生児の胎外環境への適応状況と適応を促進する環境が整っているかについてアセスメントする．

①胎外生活への適応状態

避難所や仮設住宅は，暖房や冷房などの住環境設備が十分に整っていないことも多く，体温調節機能をはじめとする生理的な機能が未熟な新生児や乳児にとって，厳しい生活環境となりやすい．生理的な変化を継続的に観察し，適応状態をアセスメントすることが重要である．体温（低体温や発熱の有無，四肢冷感の有無），呼吸（呼吸数，呼吸リズム，無呼吸の有無，チアノーゼの有無），循環（心拍数，心拍リズム，心雑音の有無），黄疸（出現時期と消失時期，程度，生理的黄疸からの逸脱と病的黄疸がないか），感染（発熱，

皮膚の発赤など感染徴候がないか，清潔が保たれているか），栄養（母乳か人工乳か，哺乳量と排泄量のバランス，皮膚の乾燥の有無，大泉門陥没の有無）について観察する．

②成長・発達

　避難所では，お湯を沸かしたりする設備が十分でなかったり，粉ミルクや使い捨てオムツなどが不足する場合もあるので，新生児・乳児の栄養状態や排泄などに対する注意が必要である．また，被災した状況においても，母親と家族が生まれた子どもを受け入れ，新しい家族を迎えた生活を構築しつつある過程にあるかどうかについてもアセスメントすることが重要である．栄養状態（生理的体重減少の程度と生下時体重に戻るまでに要した期間，1日の体重増加量，1日の哺乳量），神経学的発達（姿勢，反射，筋緊張は正常か），母子関係（親に理解できるような反応を示しているか，親と児との間に相互作用が生じているか）について観察する．

B. 避難生活環境と母子

　妊産褥婦や乳児を抱える母親は，被災地の近隣の親類や友人のところへ避難することもあるが，道路状況や家庭の事情で被災地外に避難することが困難な場合は，避難所に避難することになる．また，家屋が倒壊した場合などは，避難所を退去した後は長期間仮設住宅に住み続けることになる．

1 ● 避難所の環境と母子

　避難所は，学校や公共施設の体育館やホールなどに設置されることが多い．したがって，自宅のようにプライバシーに配慮され，安楽かつ快適に過ごす空間を確保することは困難である場合が多い（**図Ⅷ-2-1**）．また，指定避難所での生活が困難な妊娠末期の分娩間近な妊婦，分娩後間もない産褥早期の褥婦や新生児を受け入れるため，必要に応じて2次的避難所として「周産期福祉避難所」[1] が開設される場合がある．

避難所の環境

(1)空　気

　大勢の被災住民が同じ空間に避難して居住することによって，避難所には生活臭が蔓延する．つわりの時期の妊婦はにおいに敏感であるため，居住空間，仮設トイレ，ごみ置き

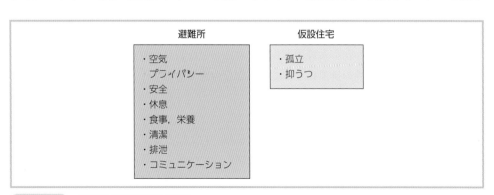

図Ⅷ-2-1　避難生活の環境と問題

場のにおいによって，悪心や嘔吐を誘発されやすい．こまめに換気し，居住スペースを仮設トイレから離れた場所に配置するなどの配慮が必要である．

(2)プライバシー

避難所では大きな空間に大勢の被災住民が居住するため，プライバシーが保たれにくい．ほかの空間とは区切られたスペースを確保し，女性専用の更衣室や授乳中の母親が授乳のために自由に使用できる空間が必要である．

(3)安　全

避難所は学校や公共施設の体育館やホールに設置されることが多いため，出入口やトイレなどに段差がある場合がある．腹部が大きくなり自分の足元が見えない妊娠末期の妊婦や子どもを抱いた母親にとっては，足元の安全が確保されにくい．安定したスロープの設置や段差がわかるように表示するなどの配慮が必要である．

(4)安楽・休息

胎児の成長に伴って子宮が増大し，腹部が大きくなった妊娠末期以降の妊婦は，平らな床に敷物を敷いて休むだけでは安楽な体位をとりにくい．かけ物を丸めて，上体を高くしたり，下肢を高くしたり，安楽な体位がとれるように工夫する．

(5)食事と栄養

支援物資による食事は，弁当やパン，おにぎりなどが多く，野菜の摂取が不足する．また，エネルギーや塩分の多い食品が多いため，摂取量を調節しないとエネルギーや塩分の摂取過多に陥りやすい．野菜が少ないため，繊維分の摂取が不足し，便秘になりやすい．可能であれば，支援物資の支給を考慮する．

(6)清　潔

妊娠中はホルモンの影響で，帯下（たいげ）が増加するだけでなく，カンジダ腟炎などが起こりやすい．皮膚の瘙痒（そうよう）感を感じる妊婦も多いが，断水によりシャワーや入浴が不可能であり，日常のように全身や陰部の清潔を保つことがむずかしい．また，褥婦は悪露の排泄がある．妊婦と褥婦には携帯用ビデの使用や下着とナプキンの交換が頻回にできるように配慮する．

(7)排　泄

仮設トイレは和式で段差のあるものや手すりのないものが多く，妊娠末期の妊婦が使用するには不便かつ危険である．また，褥婦は陰部に疼痛や脱肛などのマイナートラブルを抱えていることが多く，悪露の排泄もあるため，頻回にトイレに行く必要がある．妊産褥婦は陰部の清潔が保ちにくくなると同時に，断水により排泄後の流水が使用できないために排尿を我慢して膀胱炎になったり，排便を我慢して便秘になることがある．また，ナプキンやタオルなど，女性のセルフケアに必要な物品を置くスペースがないなど，現在の仮設トイレは女性の排泄にとって不適切な環境であることが多い．洋式の仮設トイレの設置が望ましい．

(8)コミュニケーション

家族が被災した住宅の後片付けや行政上の手続きなどを懸命に行っている間にも自分が関与できないことや，被災後の家族関係の変化により妊産褥婦は孤独感や取り残された感じをもつことがある．家族の一員としての妊産褥婦と家族間のコミュニケーションを促すようにする．

2 ● 応急仮設住宅の環境と母子

応急仮設住宅の環境

(1) 孤立・孤独感

　被災した自宅周辺のコミュニティがばらばらになった状態で応急仮設住宅に入居することになった場合は，被災前に獲得していた分娩や子育てに関する役割モデルを喪失し，新たなモデルを探す必要がある．しかし，新しいコミュニティでは，改めて母親役割モデルを見つけることは困難であることが多く，妊産褥婦は精神的に孤立状態に陥りやすい．また，被災後の家族関係の変化により，妊産褥婦は家族のなかでも孤独感や取り残された感じをもつことがある．

(2) 抑うつ

　産後は，正常に経過している褥婦でも，ホルモンの影響で涙もろくなるなどのマタニティブルーズの症状を呈しやすい．被災した後の生活では，希望どおりに環境が整わなかったり，慣れない環境での生活によるストレスの増大により，さらに気分が落ち込み，抑うつ状態をまねきやすい．

C. 災害に遭遇した妊産褥婦への看護

1 ● 被災地域における対応と看護 (図Ⅷ-2-2)

a. 妊婦へのケア

(1) 地域に存在する妊婦の把握

　妊娠届に基づき，妊婦の安否や避難状況を確認する．被災前に通院していた病院や産院などの施設で妊婦健康診査を継続して受診できるかどうか確認させる．不可能な場合は，近隣の受診可能な医療施設の情報を提供し，妊婦健康診査のための施設を確保する．

(2) 緊急対応の準備

　緊急時に対応できる医療施設や後方支援病院の情報を収集しておく．被災地の妊婦は，保険証や診察券がなくても，どの医療機関でも診察が受けられること，日常的に母子健康手帳を携行し，受診の際には必ず医療施設に持参することを伝える．

(3) 分娩予定日が近く，避難所から分娩入院にいたると予測される場合

　被災前に通院していた病院や産院などの施設で分娩可能かどうか確認させる．不可能な場合は，近隣で分娩を受け入れてくれる施設を確保する．分娩場所までの移動のルート，移動手段，所要時間，付き添い者の有無などを確認しておく．

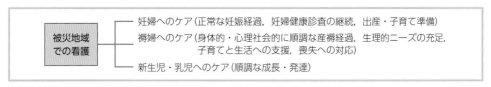

図Ⅷ-2-2　被災地域における対応と看護

b. 褥婦へのケア

(1)身体的ケア

①全身・局所の清潔

　退院直後は，まだ完全に産道の傷も治癒していないため，感染しやすい状態である．断水によって，陰部や全身を洗い流すことが困難で，陰部の清潔を保ちにくい．そのため膀胱炎などの上行感染を起こしやすい．携帯用ビデや清浄綿を利用し，清潔を保つようにする．また，全身の清潔が保ちにくいため，乳房や乳頭部に外傷がある場合は，乳腺炎などのトラブルをまねきやすい．手指が不潔な状態では感染を起こしやすいので，断水のために流水で手が洗えないときは，擦式の消毒薬やアルコールを含んだウェットティッシュを用いて手指の清潔を保つ．とくに排泄前後，新生児・乳児のオムツ交換後，授乳前には十分に消毒する．

②乳房ケア

　退院直後はまだ母乳育児も確立していないことが多い．したがって，乳房にトラブルを抱えていたり，母乳不足を心配したり，母乳不足を補うための人工乳が十分入手できないなどの不安がある．母乳育児の継続の意思を確認し，必要時には助産師と連携してケアを行う．人目を気にせず母親がいつでも母乳を与えられるように，授乳のためのスペースを設けたり，授乳用のケープを利用するなどの工夫をする．

③産後の回復と母乳のための栄養

　授乳期の母親にとって，適切な栄養摂取は産後の回復にとっても母乳分泌にとっても重要である．支援物資のなかでも，蛋白質，ビタミン，水分が多く，塩分の少ない食品を優先的に選んで食べられるように配慮が必要である．

④深部静脈血栓症（静脈血栓塞栓症，通称：エコノミークラス症候群）の予防

　帝王切開術後の褥婦は，血栓性静脈炎，深部静脈血栓症の発症リスクが高いため，早期離床，水分摂取，運動への援助が必要である．

(2)心理社会的ケア

　母親は，新生児が泣くために周囲の人に気兼ねして，避難場所で休息しにくく，ストレスが増大しやすい．授乳や休息のスペースを確保し，一時的にでもリラックスできる環境を整える．ストレスにより母乳分泌が減少するなど，子育ての継続に対する不安が増強しやすいため，個別相談などの方法により，よく話を聞き，どんな小さな心配や不安も表出できるようにしておく．相談内容については，社会資源の利用や他の専門職への紹介なども含め対応する．避難所訪問や自宅訪問によって，新生児の沐浴や子育て相談などを行う．また，子育て中の母親どうしが交流できる場を設定したり，中高年の子育て経験者との接触を促すなど地域の人的資源につなぎ，母親が周囲のサポートを活用しながら子育てができるように支援する．

(3)喪失に対するケア

①母親役割モデルの喪失

　妊産褥婦は，災害によって健康的な生活や財産，コミュニティを喪失するばかりでなく，母親役割モデルの喪失を経験する場合がある．子育てを経験したことのある女性や自分と同じように妊娠，出産を経験したことのある女性が母親役割モデルとなり，母親となる女

性は，妊娠期から母親役割モデルとの接触によって，母親役割獲得のための学習を行っている．しかし，災害によってその交流やネットワークを絶たれる場合がある．その場合，妊産褥婦は新しい母親役割モデルを必要とするため，避難所や応急仮設住宅で，妊婦や子育て中の母親が交流できる機会やスペースを確保することが必要である．母親どうしの交流は，母親役割モデルの探索や母親役割行動の学習を促すことにつながるため，その後の母親の子育てや母親役割の獲得と達成にとって重要である．

②物理的環境や人的環境の喪失

妊産褥婦や子育て中の母親は，妊娠中の快適で楽しい生活や主体的な分娩，子育てに適した環境を整える努力をしている．しかし，災害によって，期待していた子育てのための物理的環境や人的環境を喪失する可能性がある．たとえば，夫立ち会い分娩を予定していたのにできなくなる，分娩場所を変更する必要が生じるなどバースプランの変更を余儀なくされる可能性がある．分娩退院後に期待していた親からのサポートが得られなくなったり，子ども部屋を確保していたにもかかわらず住居が倒壊して居住できなくなり，子育て生活の設計を変更する状況が生じる場合がある．このような場合，看護師はさまざまな喪失によって生じた悲嘆の気持ちを十分に受け止めた後，何をどのように変更・対処すればよいのか，その具体的な方法について，妊娠褥婦や子育て中の母親に必要な情報を提供しながら，一緒に考え，母親の意思決定を支えることが重要である．

c. 新生児・乳児へのケア

(1)保　温

退院直後の新生児は体温調節機能が十分ではなく，外気温の影響を受けて体温が変動しやすい．とくに冬季では保温が十分でないと低体温になり，全身状態の悪化をまねく．着衣やかけ物を調節して，体温を調節することが必要である．また，仕切りを活用するなどして，空気の流れの影響を直接受けない場所に母親と一緒に臥床させることも必要である．

(2)栄　養

できるだけ母乳を与えるようにする．そのためには，まず母親の健康状態を良好にすることが必要である．全身状態と乳房の状態が良好になるように援助する．母乳が停止・不足している場合は，新生児や乳児のアレルギーの有無や母親の意思を確認したうえで，ペットボトルの飲料水（軟水）や給水器からの飲料水を沸かして，人工乳を適切に調乳して与える．哺乳びんや粉ミルクが不足していないか確認し，必要な場合は支援物資のなかから配分する．離乳食が開始されている場合は離乳食を与えるが，無理強いせずすすめる．

(3)清　潔

新生児や乳児は，新陳代謝が活発なため発汗が多い．そのため皮膚が汚れやすく，汗疹も出やすい．アルコールが含まれていない清拭用のウェットティッシュで全身清拭するほかに，少ない微温湯で殿部浴や洗浄することが可能である．断水が解除され，お湯を沸かすことが可能であれば，ベビーバスでの沐浴も可能である．夏季では，ビニールプールに水をためて，水を日光で温めて使用することもできる．

(4)排　泄

断水中は洗濯ができないため，使い捨てオムツを使用して，こまめに交換するようにする．排泄回数と排泄量に注意し，哺乳量・摂取量に不足がないかどうかアセスメントする．

排泄が極端に少なく，皮膚の乾燥が著しいようであれば，脱水を疑う．

(5)家族へのケア

　災害時であるために，家族はさまざまな制限のなかで母子への支援を行うことになる．身近な家族は，医療施設から退院してきた母子に対して，予定していたサポートや十分な世話ができないことに自責の念をもちやすい．看護師は，母子や子育てに対する家族の思いや感情を受け止め，できることをともに考えながら，状況に応じて家族と一緒に母子への援助を行うことが重要である．

(6)保健サービスに関する情報提供

　自宅を離れて避難生活を余儀なくされている母子に対しても，乳幼児健康診査，予防接種，子育てに関する情報を継続して提供することが必要である．

2 ● 病院・産院などの施設における対応と看護

a. 被災した病院・産院などの施設に外来通院中の妊婦に対して

　外来通院中の妊婦に関する情報に基づき，全妊婦の安否確認を行うと同時に，病院の被災状況や診療継続の見通しなどについて妊婦や家族に情報を提供する．分娩予定日が近いにもかかわらず病院復旧のめどが立たない場合は，後方支援病院の情報を提供し，後方支援病院で分娩ができるようにする．

b. 被災した病院・産院などの施設に入院中のハイリスク妊婦と産婦に対して

(1)ハイリスク妊婦の場合

①切迫流早産妊婦に対して

　持続点滴を管理しながら，安全に避難させる．安全な場所に避難できたら，安静が保てるように他の患者と区切ったスペースに臥床させる．避難のために一時的に点滴を中断する必要がある場合もあるが，避難後は治療を継続する．また，家族に無事であることを知らせる．避難場所で治療の継続が困難な場合は，後方支援病院に搬送する．

②妊娠高血圧症候群妊婦に対して

　安全に避難させる．安全な場所に避難できたら，安静が保てるように他の患者と区切ったスペースに臥床させる．避難後は治療を継続し，家族に無事であることを知らせる．避難場所で安静が保てず，治療の継続が困難な場合は，後方支援病院に搬送する．

(2)分娩中の産婦の場合

　安全に避難させる．安全な場所に避難できたら，安静が保てるように他の患者と区切ったスペースに分娩場所を確保する．分娩第2期にある産婦の場合は，分娩台からの転落を避けるために分娩台からおろし分娩させ，余震の状況によって，分娩が終了してから避難する．避難後は家族に無事であることを知らせる．

(3)分娩後の褥婦と新生児の場合

　母児同室で新生児が母親と一緒の場合は，母親が児を抱いて避難する．母子が離れ離れになることを避ける．新生児は母親に抱かれることで保温され，低体温を予防することができる．看護師は安全な避難経路を指示し，避難を誘導する．母児異室で新生児が母親と離れている場合は，余震の状況に応じて母親に新生児室に児を迎えに来させ，新生児を抱いて避難するように誘導する．母親が新生児を抱いた状態で移動が困難な場合や，母親が

入院していない，または母親が他の病棟に入院している新生児の場合は，看護師が避難用具を使用して避難させる．避難後は家族に無事であることを知らせる．

3 ● 災害サイクル別にみた妊産褥婦への看護

　災害時における周産期にある女性と新生児に対する看護は，妊娠期，分娩期，産褥期の身体的，心理社会的変化が正常から逸脱することなく経過しているか，心理社会的変化に適応しているかについて，母子の健康状態をアセスメントすることと，生活環境を整えることによって健康状態を維持し，正常から逸脱することがないように経過させることが重要である．同時に，安全に分娩ができる医療施設の確保が重要である．また，母親としての心理社会的な発達が妨げられたり，中断されることがないように配慮が必要である．母親になるために必要な学習を継続したり，母親役割モデルを獲得できるように，地域に存在する社会的資源を活用しながら援助することが重要である．

　まとめとして，妊婦，産婦，褥婦がおかれる災害発生後の時期・段階別の状況とそれに対する看護（アセスメントと具体的援助）の一覧を**表Ⅷ-2-1，2，3**に示す．

表Ⅷ-2-1　災害発生後の段階・時期からみた妊婦の妊娠期間別の特徴と看護

時間経過 （災害サイクル各期）			フェーズ0 （発災～数時間）	フェーズ1-1 （数時間～48時間）	フェーズ1-2 （48～72時間）
対象者の生活の場/看護 活動の場			緊急避難	避難場所の確定（避難所または他の地域への避難）	避難所・避難先での生活
妊娠	妊娠初期	妊婦の状態と行動	・つわり，眠気などのマイナートラブルの持続 ・妊娠の継続に対する不安 ・避難場所・避難所への移動	・マイナートラブルの持続・悪化 ・妊娠の継続に対する不安の増強 ・家族と離れることへの不安 ・避難所での生活または安全な場所への移動 ・母親役割モデルの喪失	・マイナートラブルの悪化 ・先の見通しへの不安 ・避難所・避難先での生活を組み立て始める
		看護	・妊婦の健康状態のアセスメント ・安全な避難場所の確保	・妊婦の健康状態のアセスメント ・安全な避難場所の確保 ・避難場所での環境の調整（におい，寒冷刺激を避ける） ・食事と水分摂取，排泄，清潔，安楽に対する援助	・妊婦の健康状態のアセスメント ・食事と水分摂取，排泄，清潔，安楽に対する援助 ・プライバシーの確保 ・医療情報の提供
	妊娠中期	妊婦の状態と行動	・マイナートラブルの緩和 ・胎動の自覚 ・不安の増強 ・避難場所への移動	・避難所での生活または安全な場所への移動 ・家族と離れることへの不安 ・母親役割モデルの喪失	・先の見通しへの不安 ・避難所・避難先での生活を組み立て始める
		看護	・妊婦と胎児の健康状態のアセスメント ・避難場所での環境の調整 ・食事，排泄，清潔，安楽に対する援助 ・不安の軽減	・妊婦と胎児の健康状態のアセスメント ・安全な避難場所の確保 ・食事，排泄，清潔，安楽に対する援助 ・不安の軽減	・妊婦と胎児の健康状態のアセスメント ・食事，排泄，清潔，安楽に対する援助 ・プライバシーの確保 ・保健・医療情報の提供
	妊娠末期	妊婦の状態と行動	・増大した腹部の影響による活動性の低下により避難が困難 ・マイナートラブルの悪化 ・避難場所での安楽な体位の困難 ・妊娠の継続と生活に対する不安の増強	・マイナートラブルの悪化 ・避難所での安楽な体位の困難 ・家族と離れることへの不安 ・避難所での生活または安全な場所への移動 ・母親役割モデルの喪失	・マイナートラブルの悪化 ・分娩場所の確保への不安 ・分娩後の生活の見通しへの不安
		看護	・妊婦と胎児の健康状態のアセスメント ・避難場所での環境の調整 ・食事，排泄，清潔，安楽に対する援助 ・不安の軽減	・妊婦と胎児の健康状態のアセスメント ・安全な避難場所の確保 ・食事，排泄，清潔，安楽に対する援助 ・不安の軽減	・妊婦と胎児の健康状態のアセスメント ・食事，排泄，清潔，安楽に対する援助 ・プライバシーの確保 ・保健・医療情報の提供 ・分娩場所の確保 ・分娩場所への移動手段の確保

表Ⅷ-2-1 つづき

フェーズ2 (3～7日)	フェーズ3 (7日～1ヵ月)	フェーズ4 (1～3ヵ月*)
避難所・避難先での生活	避難所・避難先から仮設住宅/自宅へ移動	仮設住宅/自宅での生活
・マイナートラブルの悪化 ・避難所・避難先での生活環境を調整する	・マイナートラブルの持続・緩和	・胎動を自覚する（妊娠18週～20週頃） ・仮設住宅/自宅での生活に慣れ，分娩や子育ての準備を始める ・新しい母親役割モデルの探索
・妊婦の健康状態のアセスメント ・食事と水分摂取，排泄，清潔，安楽に対する援助 ・プライバシーの確保 ・医療情報の提供 ・妊婦健康診査受診の奨励	・継続的に訪問して妊婦と胎児の健康状態のアセスメント ・医療情報，保健福祉サービスに関する情報提供 ・妊婦健康診査受診の奨励	・継続的に訪問して妊婦と胎児の健康状態のアセスメント ・医療情報，保健福祉サービスに関する情報提供 ・妊婦健康診査受診の奨励
・避難所・避難先での生活環境を調整する	・胎児の発育と自分の健康のために，セルフケアに関心をもつようになる	・新しい母親役割モデルの探索 ・仮設住宅/自宅での生活に慣れ，分娩や子育ての準備を始める
・妊婦と胎児の健康状態のアセスメント ・食事，排泄，清潔，安楽に対する援助 ・プライバシーの確保 ・保健・医療情報の提供	・妊婦と胎児の健康状態のアセスメント ・妊婦のセルフケア向上のための援助 ・新しいコミュニティにおける母親どうしの交流の機会をつくる ・保健・医療情報の提供	・妊婦と胎児の健康状態のアセスメント ・妊婦のセルフケア向上と母親役割準備のための援助
・マイナートラブルの持続 ・避難所・避難先での生活環境を調整する	・分娩開始の徴候が現れ始める ・不安と期待が入り混じる ・医療機関への入院 ・分娩を終了する	・分娩を終了後，産褥経過が順調であれば，新生児と一緒に仮設住宅/自宅に帰宅する ・今後の生活の見通しへの不安
・妊婦と胎児の健康状態のアセスメント ・食事，排泄，清潔，安楽に対する援助 ・プライバシーの確保 ・保健・医療情報の提供 ・分娩場所の確保 ・分娩場所への移動手段の確保	・妊婦と胎児の健康状態のアセスメント ・分娩場所への安全な移動	・身体的・心理社会的健康状態のアセスメント ・育児技術の習得の状況と子育て環境の調整への支援 ・新生児との相互作用・母子関係・親子関係のアセスメント ・母乳育児支援，乳房ケア ・育児相談 ・保健・医療情報の提供 ・母親どうしの交流，仲間づくりへの援助 ・周囲の子育て経験者とつなぐ ・新しい子育て支援ネットワークの構築への支援 ・産後1ヵ月健診

*ここではフェーズ4の期間1ヵ月～3年のうち，1～3ヵ月における特徴と看護を記載している.

表Ⅷ-2-2　災害発生後の段階・時期からみた産婦の特徴と看護

時間経過 （災害サイクル各期）		フェーズ0 （発災〜数時間）	フェーズ1-1 （数時間〜48時間）	フェーズ1-2 （48〜72時間）
	対象者の生活の場/看護活動の場	病院・産院内外緊急避難	避難場所の確定（避難所または他の地域への避難）	退院後，避難所・避難先での生活
産婦	産婦の状態と行動	・陣痛開始 ・分娩進行中 ・産痛増強 ・活動性低下	・一時的避難場所から，後方支援病院・産院への転院 ・分娩終了後，実家や親戚宅などがある安全な地域の病院や産院に転院または退院	・産後マイナートラブルの持続・悪化 ・心理的不安定 ・子育ての開始 ・母乳育児の未確立 ・医療機関からの退院
	看護	・安全な場所へ避難誘導（護送，担送） ・プライバシーが確保できるスペースを設置 ・分娩経過の観察 ・安全に分娩を終了させる	・安全とプライバシーが確保できるスペースを設置 ・分娩経過の観察 ・安全に分娩を終了させる ・診療連携病院，後方支援病院・産院への搬送	・退行性変化（復古現象）と進行性変化（母乳）のアセスメントと支援 ・栄養，清潔，排泄，活動休息への援助 ・母乳育児支援，乳房ケア ・沐浴 ・育児相談 ・授乳室，更衣室などプライバシーが確保できる部屋の設置

表Ⅷ-2-3　災害発生後の段階・時期からみた褥婦・新生児の特徴と看護

時間経過 （災害サイクル各期）		フェーズ0 （発災〜数時間）	フェーズ1-1 （数時間〜48時間）	フェーズ1-2 （48〜72時間）
対象者の生活の場/看護活動の場		病院・産院内緊急避難	避難場所の確定（退院後，避難所または他の地域への避難）	退院後，避難所・避難先での生活
褥婦	褥婦の状態と行動	・産後マイナートラブル ・新生児を抱いて，安全な場所へ避難	・産後マイナートラブル悪化 ・一時的避難場所から，後方支援病院・産院への転院 ・実家や親戚宅などがある安全な地域の病院や産院に転院または退院 ・避難先での育児の開始	・産後マイナートラブル悪化 ・心理的不安定，マタニティブルーズ ・子育てに慣れようとする ・母乳育児の未確立 ・医療機関からの退院
	看護	・新生児とともに安全な場所へ避難誘導	・退行性変化（復古現象）と進行性変化（母乳）のアセスメントと支援 ・栄養，清潔，排泄，活動休息への援助	・退行性変化（復古現象）と進行性変化（母乳）のアセスメントと支援 ・栄養，清潔，排泄，活動休息への援助 ・母乳育児支援，乳房ケア ・沐浴 ・育児相談 ・保健・医療情報の提供 ・授乳室，更衣室などプライバシーが確保できる部屋の設置
新生児	新生児の状態	・母親とともに安全な場所へ避難	・母親と一緒に過ごす ・体温，呼吸，循環動態不安定 ・激しい啼き ・生理的体重減少 ・哺乳量の増加	・母親と一緒に過ごす ・体温，呼吸，循環動態安定 ・哺乳量の増加 ・生理的黄疸の発現 ・医療機関からの退院
	看護	・保温，栄養，感染防止のための援助	・体温，呼吸，循環のアセスメント ・栄養状態・哺乳量のアセスメント ・保温，栄養，感染防止のための援助 ・寝ている場所の環境を整える	・体温，呼吸，循環のアセスメント ・栄養状態・哺乳量のアセスメント ・保温，栄養，感染防止のための援助 ・寝ている場所の環境を整える

表Ⅷ-2-2　つづき

フェーズ2 （3〜7日）	フェーズ3 （7日〜1ヵ月）	フェーズ4 （1〜3ヵ月※）
避難所・避難先での生活	避難所・避難先から仮設住宅/自宅へ移動	仮設住宅/自宅での生活
・産後マイナートラブルの持続 ・心理的不安定，マタニティブルーズ ・子育てに慣れようとする ・乳房トラブルの発生 ・母乳育児の未確立 ・医療機関からの退院	・産後マイナートラブルの緩和 ・心理的不安定 ・育児不安 ・子育てに慣れてくる ・乳房セルフケア ・母乳育児の確立に近づく	・孤独な子育て ・育児不安 ・心理的不安定〜安定してくる ・自分なりの子育てができるようになる ・母乳育児の確立
・退行性変化（復古現象）と進行性変化（母乳）のアセスメントと支援 ・栄養，清潔，排泄，活動休息への援助 ・母乳育児支援，乳房ケア ・沐浴 ・育児相談 ・授乳室，更衣室などの安全な環境の確保	・身体的・心理社会的健康状態のアセスメント ・生活状況のアセスメント ・育児技術の習得の状況と支援 ・新生児との相互作用・母子関係・親子関係のアセスメント ・母乳育児支援，乳房ケア ・育児相談 ・保健・医療情報の提供	
	・栄養，清潔，排泄，活動休息への援助 ・沐浴 ・安全な子育て環境の確保	・母親どうしの交流，仲間づくりへの援助 ・周囲の子育て経験者とつなぐ ・新しい子育て支援ネットワークの構築への支援 ・産後1ヵ月健診

※ ここではフェーズ4の期間1ヵ月〜3年のうち，1〜3ヵ月における特徴と看護を記載している．

表Ⅷ-2-3　つづき

フェーズ2 （3〜7日）	フェーズ3 （7日〜1ヵ月）	フェーズ4 （1〜3ヵ月※）
避難所・避難先での生活	避難所・避難先から仮設住宅/自宅へ移動	仮設住宅/自宅での生活
・産後マイナートラブル持続 ・心理的不安定 ・子育てに慣れようとする ・乳房トラブルの発生 ・母乳育児の未確立 ・医療機関からの退院	・産後マイナートラブル緩和 ・心理的不安定 ・育児不安 ・子育てに慣れてくる ・乳房セルフケア ・母乳育児の確立に近づく	・孤独な子育て ・育児不安 ・心理的不安定〜安定してくる ・自分なりの子育てができるようになる ・母乳育児の確立
・退行性変化（復古現象）と進行性変化（母乳）のアセスメントと支援 ・栄養，清潔，排泄，活動休息への援助 ・母乳育児支援，乳房ケア ・沐浴 ・育児相談 ・保健・医療情報の提供 ・授乳室，更衣室などの安全な環境の確保	・身体的・心理社会的健康状態のアセスメント ・生活状況のアセスメント ・育児技術の習得の状況のアセスメントと支援 ・新生児との相互作用・母子関係・親子関係のアセスメント ・母乳育児支援，乳房ケア ・育児相談 ・保健・医療情報の提供 ・産後1ヵ月健診	
	・栄養，清潔，排泄，活動休息への援助 ・沐浴 ・安全な子育て環境の確保	・母親どうしの交流，仲間づくりへの援助 ・周囲の子育て経験者とつなぐ ・新しい子育て支援ネットワークの構築への支援
・母親と一緒に過ごす ・哺乳量の増加，生下時体重に戻る ・生理的黄疸の軽減 ・医療機関からの退院	・母親と一緒に過ごす ・哺乳量の増加，体重の増加 ・生理的黄疸の解消	・母親と一緒に過ごす ・避難先住居での環境に適応する ・25〜30 g/日の体重増加 ・出生時体重の約2倍の体重になる（3ヵ月頃） ・首がすわってくる（3ヵ月頃） ・他者への反応が明確になってくる（3ヵ月頃） ・乳児健診受診，予防接種
・体温，呼吸，循環のアセスメント ・栄養状態・哺乳量のアセスメント ・保温，栄養，感染防止のための援助 ・寝ている場所の環境を整える	・体温，呼吸，循環のアセスメント ・栄養状態・哺乳量のアセスメント ・保温，栄養，感染防止のための援助 ・退院先の住居環境を整えるための援助 ・子育て環境を整える	・成長・発達のアセスメント ・栄養状態・哺乳量のアセスメント ・子育て環境を整える ・保健福祉サービスの情報提供とサービス活用の推奨 ・定期的な乳児健診と計画的な予防接種の推奨

※ ここではフェーズ4の期間1ヵ月〜3年のうち，1〜3ヵ月における特徴と看護を記載している．

D. 母性看護と災害への備え

　　　災害に対する妊産婦自身と家族の備え，または周産期医療施設の備えについて主なもの
を**表Ⅷ-2-4**に示す．

1 ● 妊産褥婦自身の災害への備え

a. 分娩前教育・育児準備教育において

　　　看護師は，日頃から災害発生に備えた準備に関する内容を健康教育に取り入れる．
日用品や非常食，飲料水の準備はもちろんのこと，とくに妊娠期では，母子健康手帳・保

表Ⅷ-2-4　母性看護と災害への備え

	備えの内容
妊産褥婦と家族の備え	・母子健康手帳，健康保険証，診察券の常時携帯 ・母子健康手帳への記載 ・医療施設への緊急連絡方法・手段の確認 ・家族の居場所と確実な連絡方法・手段の確認 ・伝言ダイヤルの使用方法の確認 ・災害時・緊急時の避難場所の確認 ・緊急避難時に持参する持ち出し物品の準備 ・入院に必要な物品（母親用・新生児用）一式，子育てに必要な物品をまとめて準備 ・母親仲間づくり ・地域活動への参加 ・顔のみえるネットワークの構築
周産期医療施設の備え	・施設の耐震・免震・耐火設備の確認 ・入院室の設備の安全性の確保（棚，テレビなどが倒れないように固定する，ベッドやコットのキャスターのストッパーは対角線にかける） ・避難経路の確保と避難場所の確認（避難階段の安全性，院内外の避難場所） ・緊急時に使用する衛生材料や機材の確認と確保 ・緊急時の人的資源確保の方法の確認 ・災害時・緊急時の勤務者の役割の明確化 ・災害時・緊急時の持ち出し物品の確認と準備 ・妊産褥婦と家族への緊急時の対応に関する教育の実施（入院中の避難の方法，被災後の医療機関との連絡の方法・受診の方法，母子健康手帳への記載の充実，母乳育児の推奨，緊急時持ち出し物品の準備，家族との連絡方法の確認などを分娩前教育の内容に含める） ・停電時にも対応できるように，電気を必要としない器具の使用方法の確認（トラウベ，携帯乾電池式ドプラ，気管吸引チューブなどの使用について熟練しておく） ・断水時に流水以外の方法で清潔を保てる方法の確認と準備（擦式消毒剤，アルコール入りウェットティッシュなど） ・避難場所でも新生児の保温・栄養・清潔を保つための物品の準備（使い捨てカイロ，アルミシート，調乳物品と粉ミルク，保存用飲料水，携帯式湯沸し器など） ・災害時・非常時の看護職としての自分の役割と行動について家族に伝え，安否確認や連絡方法などについて話し合っておく ・診療連携病院，後方支援病院，搬送病院の情報の確認 ・緊急時に支援提供可能な団体の情報の確認（ボランティアや職能団体など） ・産科関連施設に勤務する看護職ネットワークの構築 ・顔のみえるネットワークの構築 ・支援者仲間づくり ・地域活動への参加 ・市民との協働によるネットワークの構築

険証・診察券，家族や病院・役所などの連絡先メモの常時携帯，公衆電話用の10円玉を数枚準備して携帯しておくように伝える．また，災害用伝言ダイヤルの使用方法の確認を徹底しておく．

　災害時は紹介状がなくても，近隣の医療機関での受診が可能であるという情報を伝える．紹介状がなくても自分の妊娠経過や健康状態，治療の有無などについて妊婦自身が説明できるようにしておく．母子健康手帳にできるだけ詳細に情報を記載し，母子健康手帳を有効に活用するようにする．

　入院中の災害発生に備えて，入院中は新生児の避難は母親が担うことが原則であることを意識づけておく．また，病棟案内を行う際には避難経路を示して，避難方法を理解してもらう．

　災害時は，断水，停電，ガスの供給がストップするなど，ライフラインに被害があり，復旧に時間がかかる場合が多い．したがって，新生児や乳児には栄養面からも，さらには水がなくてもお湯が沸かせなくても，いつでもどこでも清潔かつ適温で与えることができる便利さの面からも，災害時には母乳が適している．妊娠中から母乳育児への意識を高め，母乳育児のための乳房の手当てや全身状態の健康管理について伝え，母乳育児をはじめとする子育てのための準備を整える．

b. 入院時オリエンテーションにおいて

　入院時に余裕のある場合は，避難方法と避難経路について再度説明し，確認する．

c. 母児同室の開始において

　避難方法と避難経路について再度確認する．母親が避難用具を用いて新生児を避難する場合は，母児同室の開始時に避難用具の設置場所と使用方法を説明する．

　新生児用ベッドのストッパーの取り扱いについて説明する．

2● 周産期医療施設・周産期病棟の災害への備え

a. 施設の耐震構造や設備の点検と装備

　新生児や妊産褥婦が臥床しているスペースやベッドの周辺に，倒れやすい家具を設置しない．家具は耐震用の金具で壁や天井に固定する．地震による振動により，新生児ベッドの転倒の危険性がある．新生児ベッドや保育器のキャスターは対角線のストッパーをかけるようにする[2]．また，施設の耐震・免震構造によってストッパーのかけ方を確認する．

b. 混乱時の取り違え事故防止

　避難時は混乱が予想されるため，新生児の取り違いが起こらないように，日常より新生児の標識装着を徹底する．ネームバンドや衣服ネームのほかに，新生児の皮膚に直接母親の氏名を表示できることが望ましい．

c. 安全な避難経路の確保

　周産期病棟が何階にあるか，避難経路となる階段の安全性や避難を妨害するものが置かれていないかなどを日常から確認し，安全な避難経路を確保しておく．母親と離れている新生児は誰が避難させるか，どのような用具を使用して避難させるかなどを日常から確認，点検し，避難方法を確実にしておく．

d. 災害時の対応マニュアルの整備と訓練

　周産期病棟の災害時の対応マニュアルを作成，活用して，定期的に避難訓練を行う．訓練を行う際は入院中の妊婦や褥婦にも協力してもらい，マニュアルの内容で実際に避難が可能かどうか評価する．評価に基づいて，マニュアルや避難方法，経路を変更する．避難誘導時には，勤務する看護師の人数によって役割が異なることを考慮し，勤務帯ごとに，アクションカードなどを利用し，避難時の看護師の役割と行動について確認する．

e. 災害時持ち出し物品の準備

　避難時に持ち出すものを確認する．とくに，分娩室以外でも分娩ができるように，時と場所を選ばない最低限の器械や衛生材料（手術用滅菌手袋，滅菌ガーゼ，滅菌分娩シーツ，滅菌済み臍帯剪刀（さいたいせんとう），臍帯クリップ，滅菌済みトレー，新生児用シーツ，新生児保温用アルミシート，清潔なバスタオルとオムツ・新生児衣類一式）を1つにまとめて持ち出せるように準備しておく．

f. 電源に依存する医療機器を使用せず対象者をアセスメントできる技術とケアの熟練

　停電した場合，電源に依存する医療機器は使用不可能となる．そのため，電気がなくても使用できる物品，たとえば桿状産科聴診器（トラウベ），携帯用ドプラ，吸引用気管カテーテル，電源を必要としない照明器具，新生児を保温するための物品（湯たんぽや使い捨てカイロ，保温用アルミシートなど）を日頃から点検して準備しておく．また，それらを使用して，いつでも対象者のアセスメントや安全・安楽なケアができるように訓練しておくことが重要である．

E.　さまざまなライフステージにある女性への支援

1 ● 思春期の女性に対する支援

　思春期の女性は，初経，乳房の発育など第二次性徴に伴う身体的変化や心理的不安定さを抱えている．更衣室の設置や仮設トイレ内の設備を整えて，更衣や月経の手当てに不都合がないように配慮が必要である．月経用ナプキンや下着などの物資が入手できているか確認する．また，思春期は進学や受験の時期とも重なるため，避難所にも夜間でも勉強ができるスペースを設けるなどの環境整備やいつでも悩みを相談できる場所を設置することも必要である．また，思春期では，第二次性徴に伴い自分自身の性を意識するようになるため，身体の性と心の性の不一致などの多様なセクシュアリティにも配慮して生活環境を整えることが重要である．

2 ● 不妊治療中の女性に対する支援

　地震の際は，凍結受精卵を保管する機器や孵卵器などが倒れて破損する．停電によって機器が正常に機能しないなどのリスクが伴う．水害の際は，浸水して機器が機能を維持できなくなる可能性もある．しかし，不妊症の治療を行っている女性にとっては，受精卵はわが子の存在と同様である．したがって，体外受精にかかわる機器の安全管理は，他の医療機器と同様に重要である．必要時には，治療が継続可能な医療機関の情報を提供する．

3 ● 女性が巻き込まれやすい犯罪の防止のための支援

　災害発生時は，日頃の地域生活の脆弱性が顕在化するといわれている．災害以前から
あった家族の問題が，さらに被災によって家族関係に変化が生じ，問題が顕在化して，ド
メステッィクバイオレンス（DV）が増加する場合がある．また，レイプや児童虐待が起
こるなど，災害後の混乱は，女性と子どもを含む家族の健康にとって影響が大きい．避難
所などで屋外に仮設トイレを設置する場所は，建物の陰など他の人の目につきにくい場所
であることが多い．そのため昼夜を問わず犯罪発生現場になりやすいので，十分な照明設
備や頻回な巡回の実施など安全な環境に対する配慮が必要である．とくに，夜間にトイレ
へ行く際には，1人では行かないようにする．トイレの個室に照明や防犯ブザーを設置す
ることが望ましい．

4 ● 更年期以降の中高年女性への支援

　女性の健康状態は，性ホルモンの影響を受ける．性ホルモンの1つであるエストロゲン
の心血管系への直接的・間接的保護作用が明らかになっており，男性では30代から増加
する心筋梗塞が，女性では閉経前発症はほとんどみられず，50歳頃から増加する．女性
の卵巣機能は，50歳の10歳前後，すなわち閉経前後で急激に低下し，脂質代謝異常，高
血圧，肥満などがエストロゲンの欠乏によって引き起こされる．したがって，更年期から
数年ないし10年を経て，動脈硬化性疾患をもたらすことになる[3]．さらに，災害時のよう
に，ストレスが著しく，食生活が応急的で偏食となり，仮設トイレの使用を避けてできる
だけ排泄しないようにするために水分制限をするような避難生活では，さらに血液や血管
性の因子により疾患を発症しやすい状況をつくることとなる．新潟県中越地震では，関連
死した40代の女性3人は，自動車などに避難中に深部静脈血栓症の疑いと心不全が原因で
死亡，また地震のショックによる急性心筋梗塞が原因で死亡したとされている．災害時に
おける更年期以降の女性の血液や血管性の因子による疾患を発症予防のために，水分摂取
や排泄，運動を促す援助が必要である．また，中高年の女性ではさまざまな原因により尿
もれなどのマイナートラブルを抱えている場合もあるため，必要時には尿ケア用の吸水
シートやパッド，携帯用ビデなどを支給する．

5 ● 女性の災害への備え

　懐中電灯，携帯ラジオ，救急医薬品，貴重品などの非常持ち出し品や非常食や水などの
非常備蓄品を備えるほか，女性が避難先で生活する際にあると便利なものや必要となる可
能性の高いものを備えることが必要である．使い捨ての紙ショーツ，ナプキンやサニタ
リーショーツなどの月経用品，おりものシートや携帯用ビデなどのデリケートゾーンの清
潔を保つためのもの，身体を拭く汗拭きシートやウェットティッシュ，携帯用の鏡と化粧
品などの整容用品，防犯のためのホイッスル，防寒や着替えに役立つ大判のストール・ス
カーフなどを準備しておく．また，日頃から，女性相談センターや配偶者暴力相談支援セ
ンター，被害者支援センター，警察に設置されている性犯罪被害相談電話などの悩みを相
談できる機関の情報を得ておく．

学習課題

1．災害時の母子と女性の身体的状況について考えてみよう
2．災害時の母子と女性の心理社会的状況について考えてみよう
3．災害時の母子と女性が必要とする援助について具体的に考えてみよう

演習⑧

　Aさん，30代前半女性．初めての妊娠で出産予定である．同居する家族とともに新しい家族を迎える準備を整えていた．妊娠36週で地震により被災し，1週間が経過した．被災直後から家族とともに小学校の体育館に設置された避難所に避難している．体育館の床に毛布を敷いて休んでいるが，苦しくて長時間横になっていることは困難である．避難所の仮設トイレは和式であるため，しゃがむ動作が容易ではなく，お腹の大きいAさんはトイレに行くのをときどき我慢することがある．食事は支給される炊き出しの食事と菓子パンやおにぎりを食べているが，避難所で生活するようになってから便秘がちになった．避難所に設けられた仮設のお風呂に2日前から入れるようになり，1日おきに入っている．日中，家族は被災した自宅の後片付けのために避難所にはほとんどおらず，Aさんはほとんど1人で過ごしている．

　現在，妊娠37週となり，お腹がたびたび張って，硬くなる回数が多くなってきた．妊婦健康診査のために通っていた病院で出産予定であるが，被災してから病院で診察を受けていない．病院も被災地にあるが，被災状況がわからず，このままこの病院での出産を予定していてよいのか，陣痛が始まったらどのような方法で病院まで行けばよいのかなど心配している．また，病院の母親学級で友達になった2人目の出産を予定している隣町の妊婦のBさんに，出産や子育ての準備について教えてもらっていたが，Bさんとの連絡も途絶えており，Bさんが元気でいるのかどうかも心配である．

問1▶　避難している妊娠末期のAさんが分娩や子育てに向けて準備を進めていくためには，どのようなアセスメントに基づき，援助を行うか．

［解答への視点▶p.365］

演習❾

　放射性物質の影響を回避する目的で，全住民が強制的に県外に避難しなければならなくなった地区に居住していた未婚のCさん．地元の産婦人科医院で妊娠の診断を受け，母子健康手帳を交付されたばかりであり，まだ一度も妊婦健康診査のために受診していなかった．結婚予定の相手とも離れ離れに，どこに避難するかも知らされないまま，実家の家族とともに他県の避難所に避難した．避難後は武道練習用の畳の上に毛布を敷いただけの公共施設で避難生活を送っていた．避難してすでに約2週間を経過していたが，自分が妊婦であることについては避難所を運営する自治体の保健師に伝えていなかった．

　避難所にボランティアとして入っていた看護師は，顔色が青白く，ほとんどの時間を毛布にくるまって横になって過ごしているCさんの様子が気になり，食事や排泄などの生活上の不都合や月経用品の不足などの確認をきっかけに声をかけた．するとCさんは自分が妊娠していること，常に寒気がして毛布が離せないこと，温かい食事を出してもらっているがつわりのためにほとんど食べられず，イオン飲料などの水分と食べられそうなものだけを少しずつ摂っていると話したため，母子健康手帳を確認し保健師に報告した．

　初めて妊娠を経験したCさんは，妊婦健康診査を受診することの意味や目的を十分理解できておらず，さらに避難先での医療機関の情報や受診のための手続きなどがわからなかったため，受診せずに経過していた．その後，保健師の調整によって，Cさんは避難先である他県の産婦人科の医療施設で，妊婦健康診査を受診することになった．

問1▶　避難しているCさんが妊娠を継続し，順調な妊娠経過を過ごすためには，どのようなアセスメントに基づいて援助を行うか．

［解答への視点 ▶ p.365］

▎引用文献▎

1）　仙台市：周産期福祉避難所，〔http://www.city.sendai.jp/iryosesaku/kurashi/anzen/saigaitaisaku/hinanjo/shu-sanki.html〕（最終確認：2017年11月21日）
2）　水野二十一，飯場正紀，山口修由ほか：医療機器の耐震性に関する振動台実験，建築研究報告，p.108，建設省建築研究所，1986
3）　天野惠子，山口徹（編）：性差からみた女性の循環器疾患診療，p.6-7，メジカルビュー社，2006

＼現場発／

東日本大震災（2011年3月）──病棟における助産・看護活動

　3月11日14時46分，病院の最上階5階の産婦人科と小児科を含む複数科の混合病棟（さまざまなライフステージにある女性患者が入院）に勤務中，大きな揺れを感じた．余震の続くなか，看護師はまっすぐ立っていることもできず，手すりをつたって入院患者の安全を確認した．ストッパーのかかった患者のベッドは病室の床を流れるように動き，新生児室ではコットが倒れないように必死に手足を伸ばして，抱えるように押さえているのがやっとだった．

　幸い当院はライフラインが維持されていたため，発災当日の夕方には，診療機能がストップしてしまった地域の診療所に通院していた妊産婦をすべて受け入れることを決定した．トリアージポストにおいても妊婦はすべて産婦人科で対応することに変更し，産婦人科で妊婦独自のトリアージを行い対応した．同時に震災後に初めて当院を受診することになった妊産婦への対応のために，他施設に通院している分娩予約者リストなどの情報を共有した．また，被災した周産期医療施設において帝王切開分娩を予定していた妊産婦の手術当日の受け入れ体制を整え，それまで受診していた被災施設の助産師と連携してケアを行った．震災後，自然分娩では産後3日，帝王切開分娩では産後5日で，退院後の場所で安全に生活ができることを確認したうえで退院していただいた．退院後，避難所に移る方はいなかったが，当院で里帰り出産を予定し，産前産後に親からの支援を期待していた妊婦が急遽予定を変更することになったケースもあり，被災県の妊産褥婦だけではなく日本全国で予定どおりの出産や子育てを始められなかった妊産褥婦が存在することも忘れてはいけないと思っている．

　当院は，宮城県の災害拠点病院であり，地域の中核病院である．それゆえに津波被害を受けた沿岸部の医療施設に代わって内陸部の当院ががんばらなくてはという思いで活動した．病院は内陸部にあるが，沿岸部にある自宅から通勤している職員もいた．3月11日の深夜勤務を終えて沿岸部の自宅に帰宅した看護師の安否を数日間は確認できなかった．数日後には無事であることを確認できたが，確認できない間は，どこかに避難してくれていることを信じ，さらに予想のつかない被災状況や傷病者数に極度の緊張を感じながら，助産・看護活動に従事した．職員も被災しているため，帰宅しても十分休息をとれず，さらに疲弊してしまう状況もあった．災害時に医療・看護活動を継続していくためには，中期的な予測のもとに勤務体制を整えることが重要であることを実感した．また，診療継続という面からはライフラインの確保のほかに入院患者と職員の食料などの備蓄が重要だが，地域住民の方が，患者や職員のために食料を届けてくださった．自分たちの医療・看護活動は地域住民に助けられ，支えられており，ともにがんばっていることを実感した．また，末期で入院していた婦人科患者の「つらいこともあるけれど，いのちが生まれることは本当にうれしいね．赤ちゃんの声を聞くことができるのはうれしい」といういのちの誕生をともに喜ぶ言葉に支えられながら，生と死に向き合う現場で，日常と同様に母子の安全と幸福を目指して活動した．

　今回，震災時の助産・看護活動を経験し，災害時における病院内の実際の活動を想定した基準やルールを活用した訓練の重要性，さらに施設の枠を超えて応援できる地域の産科関連施設に勤務する看護職の顔の見えるネットワークの必要性を実感している．震災から2年を経た現在，さらなるネットワーク構築の強化と同時に，県全体，地域全体で産科関連施設の助産師を含む看護職の実践能力の向上に取り組んでいる．

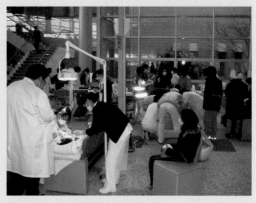

［写真提供：みやぎ県南中核病院］

※本稿は，みやぎ県南中核病院5階西病棟看護師長　黒澤恵氏へのインタビューに基づく．

③ 小児看護と災害

この節で学ぶこと

1. 災害による衝撃は，子どもの心身の健康をどのように障害するかを理解する．
2. 災害後の子どもの生活は，どのような状況になるかを理解する．
3. 病院や福祉施設内での被災時対応および日常の減災の方法を理解する．
4. 災害に伴う「子どものこころのケア」について理解する．

　どのような災害であっても，子どもが受ける心身への衝撃と，その後の成長発達へ及ぼす影響は大きいため，**要配慮者**のなかでも子どもは優先される存在である．

　災害による影響は，災害の種類や発生からの時間経過と生活の場によって，さまざまに異なるが，子どもの場合は，とくに**成長発達段階**（年齢）による違いが大きく，援助に際して細やかに気遣わなければならない．この節では，健康に生まれ育つことを援助するという小児看護の視点から，突然の災害による影響と看護職の対応のあり方について学ぶ．

A. 災害が子どもに及ぼす影響と対応

1 ● 災害による子どもの疾病・健康問題 (図Ⅷ-3-1)

　地震や洪水，台風など物体が破壊される災害では，まず身体が損傷される．子どもへの物理的衝撃は甚大で，強い苦痛や疼痛を伴い，身体損傷は致命的である．地震では，体験したことのない大きな揺れや繰り返す余震，建物の内外における物体の倒壊・落下・破壊を受ける．子どもは強い振動に驚いて動けないまま，状況を素早く判断してその場から逃げ出したり，転倒・落下物を避けるという危険回避行動ができないことが多い．地震時の子どもの外傷は，四肢切断や圧死が圧倒的に多い．

　洪水や津波では，窒息・溺死だけでなく汚染水を飲んで肺炎（津波肺，p.36参照）になったり，避難中に衣服や身体が濡れて低体温になる，水に流された物体に衝突する物理的衝撃など，直接・間接的傷害は致命的である．

　火災では皮膚の熱傷，煙による窒息や気道熱傷は重症になりやすい．有毒ガスや放射線災害では神経機能障害や甲状腺がんの発生など，後遺症としての発達障害や長期の健康障害が大きい．

　災害が発生した季節や時間帯，屋内か屋外かによる違いはあるが，環境温度の急激な変化（低温または高温多湿）は，体温調節が未熟な乳幼児には，循環・呼吸障害，水分・電解質アンバランスをまねき，身体症状を悪化させる．

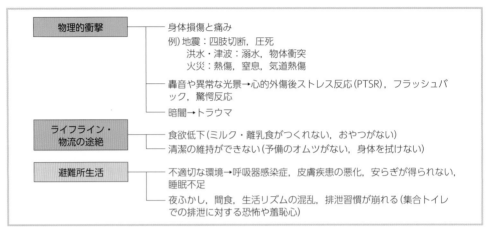

図Ⅷ-3-1　災害が子どもに及ぼす影響

2 ● 災害がもたらす子どもの心理への影響

　同じ時，同じ場所で災害に襲われた人々が悲鳴や大声をあげ，走り出すなど興奮状況を呈すると，子どもも自覚した轟音や揺れだけでなく，周りの人々の声や異様な光景を見て，大きな恐怖を覚える．この衝撃（ショック）期は交感神経が刺激されて**心的外傷後ストレス反応（PTSR）**として，泣かない，声が出せない，身体が硬直するなどの驚愕反応を呈する．

　衝撃がおさまった後でも，余震や突然の大きな音を聞くと，以前に受けた感覚の記憶がフラッシュバックして，驚愕反応を示すことがある．夜間や昼間のビルや地下で発災して停電すると，突然に真っ暗闇になり，恐怖と行動制限をもたらす．そのトラウマ（心の傷）から，幼児期の子どもは「暗闇を怖がるようになる」ということもある．

　東日本大震災のとき，大人に背負われて水の中を逃げた乳児が，2年経った時点でも大人が発する「地震」「津波」という言葉を聞いただけでも身体を固くしたり，恐怖の表情を見せることがあったという．

　被災時のストレス反応が，時間が経った後に「心と生活上の障害」として現れる場合を**心的外傷後ストレス障害（PTSD）**というが，子どもの場合は年齢，経過時間の長さ，過敏性や養育者のかかわり方によって，さまざまに異なる現れ方をすることを理解しておこう．

3 ● 避難所環境やライフラインの途絶による子どもの生活への影響

　災害では水道・電気・ガスなどのライフラインが途絶し，避難所や自宅でも急激に変化した環境のなかでは，まず子どもの日常生活が脅かされる．

　最初に子どもの栄養・水分不足の問題が生じる．たとえば乳幼児用のミルクの予備がない，お湯を沸かして乳児のミルクがつくれない，離乳食や幼児食の調理ができない，母親の心理的衝撃で母乳の出が悪くなる，子どもに配られる食事が適切でないなど，栄養低下や水分不足（脱水）をもたらす．食物がない場合，空腹や飢餓感を恐れ，配給される食物や菓子類を大食いする，手あたり次第何でも口にするなどの食べ物の偏りや摂食習慣の乱

れが生じることもある.

　排泄では，乳児用オムツの換えがなくオムツ交換ができない，皮膚を拭く，着替えができないなど清潔の維持が困難になる. 排泄が自立した子どもでも，慣れない仮設トイレの使用ができなかったり，恐怖感や羞恥心や洪水時の恐怖心から排泄困難・便秘になることもある. 手洗い設備や入浴・シャワーの機会も少なく清潔保持が困難になり，食中毒，皮膚の汚れやかゆみ，皮膚炎，尿路感染症などの誘因となる.

　避難所になった広い体育館などでの集団生活では，昼夜の別なく照明がつき，適切な温度調整もできず，不快な騒音やほこり，においが充満する. インフルエンザなど空気感染する疾患の流行，風邪から気管支炎・肺炎，喘息やアトピーの発症，発熱や消化器症状など全身症状悪化への誘因になることもある.

　また，見知らぬ多数の人々が出入りする避難所では，子どもは心理的な安らぎが得られず，いらだち，不眠やおねしょがみられたり，不機嫌にぐずって泣くことも多くなる. 子どもの泣き声に周囲の大人が迷惑な様子を見せると，養育者（親）と子どもとの関係が不安定な状態を生むこともある.

　避難所に提供された学校は休校になることも多く，学業が中断するばかりでなく，遊び場を失い気分転換もできず，混雑した避難所生活で食事・睡眠など生活リズムが乱れ，落ち着かず，活動意欲低下をもたらす. 反対に大人が復旧活動で忙しくしているとき，子どもは親を気遣い，表面的には元気にふるまいながら自分の苦痛や不安，発熱や腹痛などの身体的な異常があっても訴えない場合もある.

4 ● 放射線事故と健康問題

　東日本大震災の後，東京電力福島第一原子力発電所の放射能汚染地区では長期間，学童期の子どもは屋外で活動することを規制され，遊び・運動不足から肥満傾向をまねき，友人関係が希薄になるという健康問題をまねいた. 故郷を離れ遠い県外への移転や家族の別居生活という状況も生じている. 他県への転校のストレスだけでなく，差別や無知・誤解による「いじめ」にあうなど心理的問題も生じている. これらの心理的影響と変化に対し，長期的な関心をもつと同時に，周囲の大人はその時・場所で共感と愛情をもって適切なかかわりを続ける必要がある.

B. 災害時の子どもへの対応

1 ● 施設・病院内での被災時の対応

a. 安全の確保

　まず生命の危険回避・安全を最優先する. 勤務している施設ごとに，平常時から安全確保の防災対策をマニュアル化し，シミュレーション訓練をしておくことが重要である（p.186参照）. とくに，新生児集中治療室（NICU）や小児病棟では治療を継続する，病状の悪化を防ぐためのリスクマネジメントが重要である.

　ME機器が停電したときは，自家発電装置が動くまでは手動に切り替える. たとえば点滴輸液は手動調節やヘパリンロックをする，中央配管の呼吸管理の場合は酸素ボンベに切

り替える．バッグバルブマスクを使用する，手動で気道吸引を行うなどである．それらの手技や器具の使い方に慣れておくことはいうまでもない．

　保育器やコット，ベッドが移動しないようにキャスターのストッパーは少なくとも対角にある2つを止める．ベッド柵は必ず上げて，点滴スタンドは倒れないように固定する．落下物からの保護と保温のために全身はバスタオルでおおう．強い揺れでは身体が移動するので，安全な抑制帯を使用したり，ポジショニングを維持する．

　これらのディベロップメンタル・ケア*や安全な環境整備は，日常でも子どものケアの原則である．日々の業務のなかで，ベッド上や周辺の整理整頓と同時に，非常時自家発電装置や緊急対応の器具の備えを常にチェックする習慣をつけておく．

b. 安全な場所への避難行動

　乳幼児はできるだけ看護者が抱っこやおんぶして避難する．抱っこバンドや背負いヒモを備えておく．非常事態が発生すると，パニックや不安で適切な避難行動ができない子どもや，逆に独断で勝手に動いてしまう子どもや付き添いの大人もいるので留意する．

　安全に避難するために，まず落ち着いて行動するように**1人ひとりの名前**で呼びかける．1ヵ所に集め，安否確認を行い，次の行動や2次集合場所を指示する．避難するときは，貴重品（名簿一覧など）と保温のための服や毛布を持ち，歩ける子どもには靴を履かせる．子ども1人ひとりに付き添い者や応援の人をつけ，絶対に子どもを1人だけにしない．

　日常業務のなかでも，個別識別の方法（ネームバンド，点滴固定シーネや衣類には名前を書く），1次・2次集合場所や避難ルートを検討し，マニュアルに整備し，病棟関係者に周知しておく．入院時オリエンテーションでも，子どもや付き添い者に非常時の注意や避難経路を知らせておくことが必要である．

c. 健康状態のアセスメントと看護ケア，移送

　救護所や診療所・病院に運ばれてきた子どもには，バイタルサインを観察し，外部に見える傷だけでなく，全身の皮膚や姿勢の観察からトリアージを行う．治療が必要な場合は，できる限り早期に後方施設へ搬送する．病院の場合，本来の疾患の治療とケアを続けることは当然であるが，病状悪化や誘発された異常の観察が重要になる．治まっていた喘息の再発作や発熱・熱性けいれんの出現に留意する．一方で恐怖による身体反応として不眠，夜泣き，悪心・嘔吐，腹痛などの出現にも留意する．

　特別な治療が必要な場合に備えて，日常から施設間の連携をはかり，治療可能な施設へ移送する．近年は災害派遣医療チーム（DMAT）や広域搬送基地施設（staging care unit：SCU）の組織化が進められているため，看護師も関心をもって参画し，日頃から顔なじみになっておくことが大切である．

2 ● 避難所における対応

a. 衛生的な環境の整備

　避難所生活を余儀なくされる場合，安全・安楽・衛生的な生活環境を整えることは看護・医療職の第一の任務である．手洗いやうがいができる水の確保，消毒薬を備え，感染

---

*ディベロップメンタル・ケア：乳児の成長・発達を環境面から支援するケア．ポジショニング，防音，遮光などを調整する．

予防をはかる．温度・湿度，採光，換気，防音など適切な環境調整し，子どもの快適さと安全に配慮する．

b. プライバシーの確保―福祉避難所（要配慮者室）の設置と活用

プライバシーがない避難所では，育児中の母親は乳児への授乳やオムツ交換，子どもの泣き声などを周囲の人に気兼ねし，そのストレスから母乳が出なくなったり，不眠や心身の疲労が強くなりやすい．できる限り母親と子どもが集団から離れた場所で生活ができるように配慮し，とくに幼児や心身発達障がい児がいる場合は優先して小さな部屋や個人用に仕切った空間，福祉避難室を準備することも必要である．

c. 子どもの遊び空間を備える

幼児や学童は，身体を動かしたり，仲間と一緒に遊んだり自分の好きな遊びに没頭することでストレスを処理し，心理的に安定する．必ずしも遊具がなくても，見守りの誰かと一緒に過ごせる空間があればよい．大人から行動を制限されることなく，大声を出したり，遊びや運動ができる空間を建物の中でも屋外にでも子ども専用の場所として整える．

C. 災害と子どものこころにもたらす影響とケア

1 ● 子どもが受ける災害ストレス

発災直後に五感で受けた刺激と恐怖体験は**急性ストレス障害**（acute stress disorder：ASD）として現れる．その後に現れる**PTSD**も子どもの発達段階（月・年齢）や状況認知や判断の未熟さ，個別的な性格・敏感さ，子ども固有の受け止め方や反応の現れ方があること理解しておく．

a. 五感で感じる恐怖体験

大人でも災害時に感覚器官で感知する轟音，屋内外の物の倒壊や破壊，押し寄せる水や津波，身体への衝撃・痛みなどは強烈な恐怖体験となる．五感が受けた恐怖体験は記憶に刻まれ，時間が経過しても不安反応のストレッサーの要因になるため，少しでも軽減するように対応する．

子どもは恐怖を感じたときには瞬間的に驚愕反応を示すが，養育者は，その反応をそのまま受け止める．乳幼児は強く抱きしめたり手をつなぐなど身体的な接触で受容し，安心感を与える．年長児には身体と言葉を介してともに体験している共感的な態度を示す．養育者自身が，できるだけ早く冷静になって判断し，行動することが肝要である．

養育者が子どもの反応に過敏になって拒否したり叱ったり，反対に元気づけようとすると，子どもはかえって意識し身体反応を悪化させることもある．養育者は日常生活を安定させ，子どもが苦痛の大きい体験を乗り越えたとき，その強さを認めるようにかかわりたい．

b. 喪失体験

災害で親や家族・友人と死別することは，家族や親しい人との突然の別離だけではなく，育った家庭や環境の変化も余儀なくされる．子どもは親戚の人に引き取られたり，乳児院や養護施設への入所など，今までと違う土地への移住や転校も必要となる．喪失の対象は，住み慣れた家，慣れ親しんだ持ち物（衣類や靴・バッグなど），遊び道具，遊び場などに

も及ぶ.

　子どもは物理的環境や新しい人間関係の中に適応していき，しかも表面的には何気なくふるまっていても，親不在や顔なじみの家族喪失の寂しさははかり知れない.養育者には子どもに喪失体験を聞き出したり同情を示すような会話にすることなく，健康な日常生活ができるようにかかわることが求められる.

c. ライフイベントとしての災害体験

　災害後の大人が茫然自失の状態から復旧活動へ移行するとき，子どもは自分が何をしたらよいかわからず，無力な状況に置かれる.反対に親や大人の期待以上に状況を受け入れ「素直なよい子」を演じて自分の要求を抑圧したり，積極的に生き生きと自分を見せようとするなど，今までとは異なる行動を示す場合がある.いずれにしても子どものあり様を否定せず，そのままを受容して認めることが重要である.

　子ども期に災害に遭うことによって体験した恐怖や苦難な生活，とくに親との死別体験は，ライフイベントとして，成長するにつれて明確に意識化され，その後の行動傾向や性格形成，ひいては生き方・価値観形成にも影響する.養育者や周囲の大人は，子どもが災害体験をどのように受け止めているかに留意し，望ましい学習体験になるように接する必要がある.

2 ● 災害後の亜急性期・復旧期に示すストレス反応

　周辺の破壊した家や道路，避難所となった学校や校庭，さまざまな多くの人々の出入りなど生活環境の変化は，多様なストレス反応をもたらす.阪神・淡路大震災後の子どもには，次のような反応がみられたことが報告されている[1].

1. 急に人が変わったようになったり，パニックになる
2. 現実から離れた言動や恐怖体験時に戻ってしまったような言動になる
3. ささいなことで必要以上におびえる
4. 表情が少なく，無感動状態となる
5. 引きこもりがある
6. 以前に比べて奇妙に興奮していて，集中力が全くなくなる
7. 眠れない.繰り返し悪夢を見る
8. 著しい赤ちゃん返りがある
9. 身体症状が出現する：食事をとらない，意識消失がある，吐き気，腹痛，頭痛，めまい，頻尿，夜尿，その他

[服部洋子，山田冨美雄（編）：阪神・淡路大震災と子どもの心身，p.43，名古屋大学出版会，1999より引用]

3 ● 被災した子どものこころのケア

　恐怖体験や喪失体験，ライフイベントとしての心理的ストレスに，子どもがどのように適応していくかは，災害に出合ったときの年齢や，その後の生育環境によって異なるが，こころと身体に与える問題を少なくするためにも，早期から経時的に「こころのケア」が適切に行われることが必要である.

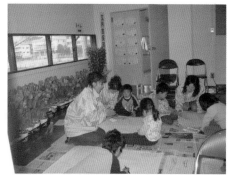

2005年福岡西方沖地震の際. 日本赤十字九州国際看護大学の学生ボランティアが, 子どもの気分転換にとお絵描きをすすめ, 一緒に遊ぶ様子.

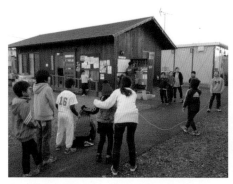
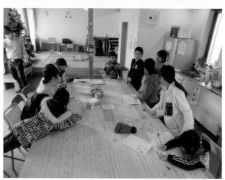

2016年熊本地震の際. 福岡女学院看護大学の学生ボランティアで, 応急仮設住宅前の空き地で子どもとともに長縄跳びを行ったり, 応急仮設住宅の中で勉強会を行う様子.

図Ⅷ-3-2　学生ボランティアの活動

a. 子どもへ関心をもつ

　災害ストレスに対して, 子どもは, 年少児ほど認知能力や経験的知識が少ないため, 合理的で適切な対応ができず, 混乱したり, 過剰な反応や身体症状となって現れることが多い. 養育者（援助者）が期待する行動を子どもがしない場合があっても, 子どもが示す反応を否定することなく, 子どもの存在に関心を寄せ, 子どものこころに寄り添うことから始める. 子どもの行動の意味を洞察しながら, 子ども自身が状況に対して, どのような思いをもっているかを確認する. 認知機能の発達レベルに応じて子ども自身の意思や意欲を尊重する態度が, その後の子ども自身の自己効力感を支え, 自己有用感を高めることにつながる.

b. 運動や遊び, 手伝いで気分転換をはかる

　子どもにとってストレス発散の最良の方法は, 好きなこと楽しいことに没頭したり, 運動やスポーツで身体を動かして気分転換をはかることである. ストレスに出合うと交感神経系が興奮し, 副腎皮質から多様な糖質コルチコイドなど, いわゆるストレス産物が分泌される. 運動はこれらのストレス産物の代謝を助けて消費させ, 結果として心身への悪影響を軽減する.

　そこで, ボランティアによる支援者が, 追いかけっこや縄跳び, キャッチボールやサッカーなど身体を使ったゲームや運動, お絵描き, 本の読み聞かせなど一緒に遊ぶのもよい（**図Ⅷ-3-2**）. そのための空間を確保したり, 用具を準備する.

　また，避難所生活や被災地において，子どもにできる仕事を手伝う役割を与えることもよい．食事配りや掃除，片づけ，小さい年下の子どもやお年寄りの世話など，子どもの能力に応じて手伝いの機会を与える．日常では経験しないことでも「自分でも役に立つ」という貴重な経験となる．1995年の阪神・淡路大震災時に中学生であった子どもが，そのときの体験をきっかけに十数年後には医師や看護師になったという実例もある．負の体験となりがちな被災を，価値ある体験になるように援助することも大人の責務である．

c. ストレスマネジメントのスキルの教育

　阪神・淡路大震災の3ヵ月後に保育所・幼稚園・小学校で，保育士や教師が研修を受けた後，被災した子どもたちに，ストレスマネジメント・スキルの教育を実践した報告がある[2]．

　その教育は，とくに地震を意識させない内容とし，日常の生活でストレス状況下にあることを認識し，その対処法として，腹式呼吸法，漸進的筋弛緩訓練*，自律訓練法*の3種類のリラクセーション法を実施指導した．実施直後の結果では，活気が増加し，当時の子どもたちの不安やいらだちを軽減させることに役に立っていた．

　自律訓練法は，通常でも大人のストレス対処法として推奨されているが，災害時だけでなく，さまざまなストレスフルな状況下にある現代の子どもたちが，自分のストレッサーに気づいて，それを沈静化させるための適切なスキルを身につけることは，その後の通常の生活のなかでも役に立つ．

d. 話を聞く

　子どもの被災時の記憶や想起から不安や悲哀の感情が強かったり，長期に続くことがあるが，その軽減や解消のための適切な援助法については諸論がある．子ども自身の年齢や性格，被災体験の規模や種類などによって，個別性が大きいからである．

　しかし，「お話し」や「お絵描き」「運動・スポーツ」などは気分転換になる．また，同様な体験をした親しい人や信頼できる人に自分の思いを話したり，作文・日記などで表出することは，仲間として共鳴・共感し，固着した感情の開放につながるともいわれる．

　災害時にかかわらず，子どもが事件や事故に遭遇した後のスクール・カウンセリングは重要な「こころのケア」の備えである．保育所や幼稚園，小中学校が子どもにとって安らぎの場所となるように，保育士や養護教諭，教師，専門的カウンセラーの臨床心理士とともに，看護職もソーシャル・サポーターとして子どものこころのケアにかかわりたい．

D. 被災した子どもの家族・養育者への援助

　家族・養育者の心理的安定は子どもの安心の基盤となる．年齢や家族構成，人間関係によって多少異なることはあるが，家族・養育者にとって，子どもの反応や行動を受け止め，好ましいかかわりをしていることを認められることが重要である．

　年少の子どもには，できる限り親はそばにいて，安心させることが大切である．退行現

---

*漸進的筋弛緩訓練法は，身体各部の筋肉をまず数秒間緊張させ，次にそれを一気に弛緩させ，これを繰り返すことで，リラックスした状態を体得する方法．自律訓練法は，自己暗示法の一種であり，「気持ちが落ち着いている」「両手両足が重たい」などの言語教示により自己催眠を促し，意図的・段階的に心と体をリラックスさせる方法．

象（赤ちゃん返り）を示すこともあるが，一時的なら受け入れる．また，被災後の子ども
は，親や大人にまとわりつき，依存・甘えの様相を示すことがある．子どもは，1人にな
る恐怖や寂しさから，安心を求めていることを理解し，できるだけ子どもの求めに応じる．

　子どもの同胞（兄弟姉妹）は，年齢の差や男女別によって，同じ状況下でも仲良く互い
に助け合い励まし合ったり，意見の違いや喧嘩など通常より著明にあらわれるが，それも
その後により良く作用することを信じてかかわることが必要である．

　親以外の大人や家族との触れ合いや共感的な関係も大切である．子どもが頑張っている
ときや責任ある行動をとった場合には，十分に認め，言葉で大人の思いを伝えることが大
切である．

　また，被災した親も，疲労が蓄積し心労が重なり，親自身が"燃え尽き状態"になるこ
ともある．支援者は，子どもをもつ被災者が，自分ですべてを背負い込まず，適切な人や
援助機関に援助を求める方法もあることをアドバイスする．

E. 復興期・静穏期の子どもにかかわる防災に関する看護活動

1 ● 防災教育のあり方

　さまざまな種類と規模があり，発生時期も予測できないなかで，どのような災害が発生
しても自分の生命を守り，被害を少なくする（減災）ためには，日頃からの備え「**自助の
力**」を養っておくことが必要である．非常時持ち出し用品の準備，発生時の対処法（避難
のしかた，避難経路・場所，安否確認の方法など）について家族間で話し合い，保育所・
幼稚園や学校，地域での**防災教育**として毎年，計画的に実施されることが必要である．

コラム

東日本大震災の"釜石の奇跡"は本当に奇跡だったのか？

　岩手県釜石市の釜石東中学校は海に近く，地震が起きると生徒たちは「津波が来るぞ」と
叫びながら，自主的に避難を始めた．目的地は避難所に指定されていた約500m先の老人施
設「ございしょの里」であった．隣の鵜住居小学校の生徒たちも中学生に続いた．途中で鵜
住居保育園の園児たちと遭遇したので，中学生は園児や小学生たちを助けながら，高台に逃
げた．「ございしょの里」の裏山が崩れそうになっているに気づいた生徒たちは，さらに奥の
高台に避難を始めた．学校も「ございしょの里」も津波にのまれたが，子どもたちは皆，無
事だった．

　"津波てんでんこ"とは，自分の命は自分で守ること，その基盤は主体的な判断と実行力．
鵜住居の子どもたちは，日頃から避難訓練を繰り返していた．そして自分だけでなく，弱い
人・幼い人・隣の人にも心配り気配りができるようになっていた．

　これは"奇跡"ではなく，"教育の成果"である．

　それから2年後，かつての中学生たちは，「南海トラフ地震」が襲うだろう和歌山県の高校
生たちに自分たちの体験を語り，その後の活動を伝えた．和歌山の高校生たちは自ら実地に
避難訓練を繰り返し，地域の地形を踏査し，高齢者の安全な避難方法を考え出して地域の
人々に信頼されるようになっている．

［元福岡女学院看護大学看護学部教授　山本捷子］

　　子どもにとって効果的な防災教育を企画し，積極的に参加することをすすめる．学習方法としては実際的な避難訓練（避難経路を実際に歩くなど）のほか，その地域で災害を体験した高齢者や大人から話を聞いたり，紙芝居や演劇，記念碑探訪などの体験的学習法がある．子どものときの学習経験や身近な例は，インパクトがあるほど定着しやすい．

　　中学生であれば，地域における要配慮者（母子，幼児，低学年学童や高齢者）の付き添い介助や車いす移送など，さまざまに果たすことのできる役割がある（p.267，コラム「釜石の奇跡」参照）．また避難訓練や救急処置の研修に積極的に参加することは，地域における人間関係をつくることにつながり，また「生命の尊重」「人間の尊厳」を学習し，意識する機会にもなる．

2 ● 子どものいるコミュニティにおける看護活動

　　災害後の応急仮設住宅・みなし仮設住宅や災害公営住宅（復興住宅）への巡回訪問ケアには，保健師・助産師が中心となることが多い．しかし育児経験の少ない母親や養育者（祖父母など）に対しても，日常生活における健康管理の方法や，子どもに関する保育・看護ケアの知識・方法を個別的に伝える姿勢が期待される．

　　防災・減災に際しては，地域を基盤として展開される「**共助の力**」が発揮されることが肝要である．そのためにも看護専門職として，要配慮者である新生児や乳児，障害児の存在を強く意識し，その家庭の把握が重要である．地域の民生委員や児童青少年支援委員などと日常からコミュニケーションを円滑にしておくとともに，家庭と小中学校などの教育機関，医療施設，地区行政機関を網羅して，総合的な地域防災の理念で取り組みたい．

F.　今後の課題

　　子どもは，成長発達という時間の線上で生きている．そのなかで体験するさまざまなできごと（ライフイベント）自体がストレッサーであり，そのストレッサーを体験しながら「適応していくことが成長である」ともいえる．災害という突発的な環境破壊や喪失という異常なできごとを体験する子どもは，生涯にわたる影響を受ける．その体験をトラウマ（こころの傷）とするのではなく，プラスの体験へ転換させることは，周囲の大人がどのように災害に向き合っているかに左右される．

　　災害のどの段階においても子どもにかかわる看護職は，子どもの命を守り，生きる力を支え，子どもが社会において有用な個人として成長できるように，子どもの健康を支えるという役割を認識して地域の人たちと協働する使命を担っているのである．

学習課題

1. 災害による健康上の影響について，乳幼児期，学童期に分けて整理しよう．
2. 実習先の病院や福祉施設では，被災を少なくするためにどのような看護管理がされているかを調べてみよう．
3. 学童に対して，災害に関する教育は，どのように工夫・留意するかを検討して，実践してみよう．
4. 災害に遭遇した子どもの心身の変化を観察して，こころのケアのあり方を考察しよう．
5. 機会があれば，被災した子どもがいる生活の場の支援（ボランティア活動）に参加してみよう．

演習 ⑩

　早朝5時頃に大きな地震があった．午前中は雨が降っていた．昼頃，避難所になっている中学校の体育館の入り口に，若い女性が左胸に乳児を抱えて，手には何も持たないで，ぼんやりと立っていた．全身ずぶ濡れで，6ヵ月くらいの乳児が女性の胸にぐったりと寄りかかっている．尋ねると，女性は地震のとき，箪笥が倒れ下敷きになったが，ようやく這い出し，横で眠っていた乳児を抱き抱え，夢中で外に飛び出した．暗闇の中を中学校へ歩き出した．壊れた家や樹木，電信柱が道をおおい，道路には亀裂やデコボコが多く，回り道をしながら，今やっとここにたどり着いたという．

問1 まず，この乳児と母親と思われる女性の健康状態をアセスメントする．最初に確認し，急いで実行することは何か．
問2 この2人がこの後，快適に，健康に過ごすために援助することは何か．
問3 この2人を継続的に援助する場合，どのような考えや方法でかかわるとよいか．

[解答への視点 ▶ p.366]

▌引用文献▌
1) 服部祥子，山田冨美雄（編）：阪神・淡路大震災と子どもの心身，p.43，名古屋大学出版会，1999
2) 前掲1)，p.23

\現場発/

東日本大震災（2011年3月）──福島の子どもたちとのかかわりから

　福島第一原子力発電所の事故は，放射線というみえない恐怖と先行きがみえない不安を人々に与えた．東日本大震災から10年が経過するが，帰還困難区域の全面解除には至らず，ふるさとへ帰れない人たちがいる．

　私は，発災から2年後に，福島県の子どもたちと母親を対象としたイベントに参加した．それは，除染が完了した広場に焼きそばやかき氷などの屋台を設置し，幼稚園の子どもたちをまねいて，お祭りのような雰囲気の中で思いっきり遊んでもらい，母親にはアロママッサージを行って心身を癒してもらうイベントである．かき氷をほおばり，屈託のない笑顔で駆け回る子どもたちから逆に癒しをもらい，参加した母親からは，「子どもたちを久しぶりに外で遊ばせることができた」という声をもらった．

　子どもたちの楽しそうな笑顔とは裏腹に，幼稚園の園長からは，「七夕で願いを描く短冊に，外でたくさん遊べるようになりたいと子どもたちは書いていた」，「なぜ外で遊べないの？と子どもたちは言っていたが，日が経つにつれて外で遊びたいと言わなくなった．私たちが想像する以上に子どもたちは，この状況を理解していると思う」と子どもたちの心境を話してくれた．

　福島の子どもたちへの影響として，幼稚園児・保育園児のストレス反応が最も強く，母親のストレスの強さと，子どものストレスの強さに関連性があると報告されている[i]．また，遊ぶ場を奪われた子どもたちへの影響は大きく，スポーツ庁が行う体力・運動能力調査の結果から，福島県の小中学生の運動能力の低下が指摘されている[ii]．ほかにも，避難生活により何度も転校を強いられた結果，学習内容の変化によって授業についていけない子どもたちの学力低下という問題も発生している．今までとは異なる環境の変化が心身や学力など，さまざまな面で影響を及ぼしていることがわかる．

　最後に，ある親が「子どもたちが，支えてくれる人がいることを感じて，今まで以上の生活ができるようにしてほしい」と話してくれた．2021年4月に「ふくしま子どもの心のケアセンター」を開設され，長期にわたり支援を行う体制が整えられてきている．子どもたちに支えてくれる人がいることを実感してもらえるよう，福島を忘れず足を運び続けることが大切ではないかと思う．

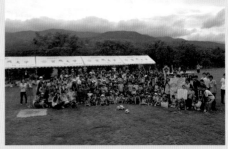

イベントに集まってくれた子どもたち

引用文献
i) 筒井雄二：多重災害ストレスが児童期および幼児期の精神的健康に及ぼす影響．福島大学研究年報別冊，2012年．〔https://www.lib.fukushima-u.ac.jp/nenpo/issue/no7/b06_tsutsui.pdf〕（最終確認：2021年7月26日）
ii) 小林真一：ふくしまの将来を担う子どもの体力向上に向けた取組─《改訂》運動身体づくりプログラムの取組の活性化に向けて（二次）．福島県教育センター研究紀要，2015年．
〔http://www.cms-center.gr.fks.ed.jp/?action=common_download_main&upload_id=15031〕
（最終確認：2021年7月26日）

［福井大学医学部看護学科　酒井彰久］

高齢者看護と災害

この節で学ぶこと

1. 災害時における高齢者のケアニーズについて理解する.
2. 災害時の高齢者ケアニーズに対する看護支援の方法を理解する.

　高齢者は，要配慮者の筆頭として位置づけられており，避難時だけではなく，被災後のさまざまなストレスや生活・環境の変化によって健康障害・生活障害を起こしやすい. そのため高齢者のケアニーズを理解したうえで，中・長期的な支援をしていくことが求められる.

　災害時の死因（直接死）について，阪神・淡路大震災（1995年）では建物損壊による圧死が80％以上であったが，東日本大震災（2011年）では津波による溺死が90％以上であった[1]. このうち高齢者の死亡割合は，阪神・淡路大震災では49％（65歳以上），東日本大震災では約65％（60歳以上）であった.

　災害後に生じる健康問題としては，**災害関連疾患**と**災害関連死**が挙げられる. 東日本大震災における災害関連死者数のうち，66歳以上高齢者の割合は約90％であった[2]. その背景の1つとして，災害の規模が大きく，かつ津波到達地域での住宅再建ができず，元々の平地が少ない地理的条件から，応急仮設住宅の建設が遅れ，過酷で不自由な避難所生活が4〜7ヵ月と長引いたことが挙げられる. また，2016年4月に発生した熊本地震後の調査（2017年12月末時点）では，災害関連死197名中，70代以上高齢者の割合は77.7％に昇り，発災から1ヵ月以内の発生が6割を超えている[3] ことから，災害発生早期からの高齢者への支援が求められる（p.35参照）.

　この節では，とくに災害後避難所で生じる高齢者のケアニーズを中心として，その看護支援の方法を説明する.

A. 日常生活上の問題と看護

　災害はこれまでの日常生活を一瞬にして奪い，高齢者は災害後の著しい環境や生活の変化に対応していかなければならない. しかし，高齢者が自力のみですべてに対応していくのはむずかしく，そこでは他者による支援が必要となる. 地震や水害など，災害の種類によって生じる日常生活上の問題は異なるが，以下では高齢者に特有に生じる問題として，食事，排泄，清潔，活動性の低下（**生活不活発病［廃用症候群］**）を取り上げて，その内容と看護支援の方法（アセスメントと対処方法）を説明する.

1 ● 食　事

　災害後の高齢者の食事に関する問題は，急性期において生じやすい．避難所で配給される食料・食事は，以下のように高齢者にとって食べにくいものが多く，さらに災害時に義歯を失う，災害後のストレスにより食欲がなくなるなどの要因も重なり，十分な栄養摂取ができずにPEM（protein energy malnutrition，**低エネルギー・低タンパク状態**）に陥るおそれがある．

高齢者が食べにくい例

- おにぎりや弁当の飯が硬い→咀嚼（そしゃく）が十分できず嚥下しにくい，消化不良を起こす
- 弁当が冷たい→食べると下痢をする
- パン類の支給が多い→唾液量が少ないので嚥下しにくい
- 肉類や揚げ物などが多い→あっさりしたものを好む傾向があり，食欲が出ない，飽きる

　東日本大震災では，災害規模が大きいことが影響し，自宅に避難した被災者に対する食料配給の不足や，自衛隊による食事供給や民間の炊き出しなどが行き届かない避難所があった．また，避難所生活が長期化しても炭水化物中心の弁当が中心で，高齢者が好む魚などのタンパク質や新鮮な野菜類の供給が不足しており，栄養の偏りが生じていた．

a. アセスメント

①食事摂取状況：食事の摂取量，食事の内容（糖質，タンパク質，脂質，ビタミンのバランス），治療食の必要性．このほか，配給食に飽きて摂取量が減少していないかについても注意する．また，治療食を要する場合，配給食によって問題が起きていないか観察する．

②栄養状態：災害前と比べた体重の増減，皮膚の弾力性やつや，全体的な活気，下腿のむくみなど．

③口腔内の状態，義歯の有無，摂食嚥下能力．

④排泄状況，消化器症状の有無．とくに食中毒や感染性胃腸炎による嘔吐，下痢には注意する．

⑤摂取量と活動量のバランス．

b. 対処方法

①配給食や炊き出しが高齢者に十分届いているか確認する．

②避難所では高齢者が食べにくい食事が多いため，摂取量・残飯量を観察して理由をよく聞き，可能な限り工夫をして食べてもらうようにする．摂取量が少ない場合，インスタントの汁物をつけたり，食事を軟らかくしたり，温かくするなどして工夫し，食べやすくする．

　　できれば食事提供者（自衛隊など）と連携し，「軟らかめの形態」「薄い味付け」「やや少なめの量」「油ものや肉類は避けて，和食や麺類など目先を変えたメニュー」などの希望を伝える．

③行政やボランティアに配給食品の希望を伝える．高齢者が食べやすいタンパク質の多い食品（魚や豆類の缶詰など），高エネルギー食品，ゼリードリンク（水分摂取も同時に

でき有用），果物などの配給を希望する．

④治療食が必要な高齢者については，自分で食事の調整ができているかを把握し，必要時，治療食に準じる食事がとれるように援助する．

⑤専門的な食事支援が必要な場合は，日本栄養士会災害支援チーム（JDA-DAT）につなげる．

⑥義歯の不具合や歯牙（しが）の欠損などによって咀嚼に問題がある場合は，歯科医師，歯科衛生士などに診察してもらえるようにする．

⑦高齢者は食料を余分に"とりこむ"傾向があるので，食中毒予防のため，必要量だけ提供し，配膳時には前回の余りを引き上げて，消費期限の過ぎたものは廃棄する．

⑧過食傾向や，濃い味付けによる高血圧にも注意し，体重を定期的に測定する．

2 ● 排　泄

　災害時に上・下水道が寸断された場合，避難所には仮設トイレ（多くは和式）が設置される．しかし，腰背部や下肢の不調が多い高齢者にとって，寝泊まりする場所から離れた場所に設置される仮設トイレは大変不便である．また，しゃがめない，トイレ自体が暗くて狭い，段差があるなどの理由から非常に利用しづらい．さらに，避難所内の環境が整備されていないことも多く，夜間は消灯されることから，転倒のリスクが非常に高くなる．

　高齢者は，このような状況に対して，自ら飲水を控えてトイレの回数を減らそうとし，結果的に**脱水状態**に陥ることもしばしばある．

a. アセスメント

①排泄状態：量，回数，性状．

②飲水量・食事摂取量．

③脱水症状の有無：体温，脈（頻脈），尿の量・色，皮膚・口腔内の乾燥，口渇感など．高齢者の場合，口渇感の自覚がない場合も多いため，口腔内（とくに歯肉）の乾燥状態を観察する．

④排泄行動：生活場所からトイレまでの移動動作，下着の着脱，トイレの使用状況（和式でも大丈夫か），水を流す行為ができるか（バケツで水を流すことが必要な場合もある）．

⑤避難所の排泄環境：トイレと生活場所の位置関係，トイレのタイプ（洋式・和式），混雑の程度，清潔さ（トイレ掃除の頻度）．

b. 対処方法

①トイレ環境の整備．

・生活場所から近く，段差がない洋式トイレがあるか確認する．

・和式便器に置き便器を置くなどして，洋式トイレに変換できないか検討する．

・歩行に支障があり，和式トイレが利用できない，洋式トイレの場所まで移動できない場合は，仕切りのある身近な場所へのポータブルトイレの設置も検討する．

・気兼ねなく安全にトイレまで行けるよう，トイレまでの移動経路を確保する．

・トイレは明るい照明にし，掃除をこまめにして清潔感を保ち，利用する抵抗感をできるだけ少なくする．

・断水時は手指消毒薬の使用方法を指導し，トイレの後に使っているかを確認する．

②トイレまでの移動に時間がかかり尿もれの不安がある場合には尿ケア用品（パッド）を活用するようにすすめる.

③排泄物の処理方法は簡易な方法で統一する. 高齢者が自分でできているか目配りし, バケツで水を流すことが必要であったり, 排泄処理方法が複雑な場合にはサポートする.

④脱水の予防.

・水分摂取の必要性について, 口頭やチラシ・掲示物などを利用して伝える.

・水分摂取が十分できない場合には, 定期的に水分摂取ができるように, 家族や周囲の人にも協力を得る.

3 ● 清　潔

　災害によって断水すると, トイレでの手洗い水の使用や入浴が困難となり, 不衛生状態になりやすい. とくに身体機能に障害をもつ高齢者は, 避難先に障害者用の入浴設備がないことや介護者がいないなどの原因で長期間入浴ができないことが多く, 身体の清潔が保たれにくい. また, 口腔内の清潔を保持することは誤嚥性肺炎の予防としてとても重要である.

a. アセスメント（図Ⅷ-4-1）

①口腔の状態：口臭, 歯の状態, 含嗽や歯磨きの状況, 義歯洗浄状況.

②皮膚の状態：汚染, 乾燥など.

③陰部の状態：瘙痒感, 不快感, 臭気など.

④更衣に関するセルフケア状況.

⑤洗面, 清拭, 入浴を行う場所の状況.

b. 対処方法

①保清用品, 下着（簡易・使い捨て型を含む）・衣類の確保と提供.

・保清用品として, 歯磨き粉, 歯ブラシ, 口腔洗浄液, 義歯洗浄剤, 清拭用品（清拭剤, ウェットティッシュ, ドライシャンプーなど）が支給されているか確認する.

・下着・衣類は, 高齢者に適したもの（例：大きめのショーツや肌着, 股引など）の配給を希望する.

②洗面, 歯磨き, 清拭, 入浴, 更衣などのセルフケアができているか個別に観察する.

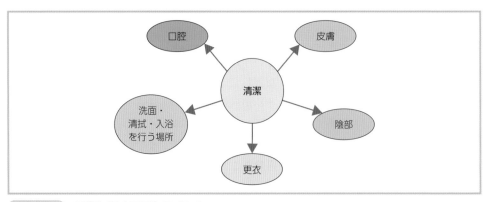

図Ⅷ-4-1　清潔に関するアセスメント

・設備や物品が整っていても行えていないこともあるので注意して観察する.

・とくに, うがい・歯磨き・義歯洗浄などの口腔ケアができているか確認し, 重要性を説明して継続的に行える方法を一緒に考える.

③簡易テントやついたてなどを活用して仕切られたスペースを確保し, 清拭や着替えができるようにする.

④入浴サービスがある場合.

・近隣施設 (介護保険施設, 保養所, 旅館, 銭湯など) で入浴サービスがあれば情報提供するとともに送迎を確保するようにする.

・自衛隊が設置する入浴設備は, 高齢者にとっては「滑りやすい」「浴槽が深い」など使いづらいことが多い. そこで, 複数の人と一緒に入るようにする, 身体機能が不自由な高齢者の場合は入浴介助を行う, 可能であれば滑り止めマットなどの転倒防止用品を活用するなど工夫をして, 安全に入浴できるようにする.

⑤入浴や清拭を好まない場合は, トイレの際に清浄綿やおしり拭きを渡し, 陰部だけでも自分で部分清拭してもらう.

4 ● 活動性の低下

　日常生活上の問題として, 最も重要視すべきなのが活動性の低下である. 災害前には1人暮らしができていた高齢者が, 避難生活を送るうちに寝たきりに近い状態となり, 最終的には介護保険施設に入所していく例がしばしばみられる. とくに避難所の環境は自宅とは異なり, 高齢者にとって物理的に不自由な点が多く活動性が制限され, また被災後の精神的ショックや無力感など, さまざまな要因が影響して活動性が低下しやすい.

　東日本大震災では, 宮城県南三陸町での震災7ヵ月後の調査において, 非要介護認定高齢者のうち23.9%に歩行困難が出現し, 回復しないままであったことが報告されている[4]. 生活不活発病による生活機能の低下は, その後の生活再建にも大きな影響を及ぼすことから, 災害早期から生活不活発病を念頭において, できるだけ身体を動かす機会を設けるなど, その予防に努めることが重要である.

災害後に高齢者の活動性を低下させる要因

• 食事やトイレ以外にすることがないなど, 身体を動かす機会が少ない
• 避難の際に杖や自助具を紛失したため動こうにも動けない
• 精神的ショックや自分が復旧活動の役に立てないという無力感がある
• 周囲への気遣いから我慢をしてじっとしている
• 高齢者に適した衣服や履物の不足から活動する気になれない
• 避難所生活での生活リズムの乱れ, 不眠など (生活リズムの乱れ→不眠→日中の活動性の低下という悪循環)

　高齢者の活動性の低下を防ぎ, 被災前のADL・IADL*の状態をできる限り維持していくことは, 高齢者自身がその後の生活再建をしていくにあたって非常に重要となる. 看護

---

*IADL：instrumental activities of daily living. 手段的日常生活動作のことで, 買い物に出かける, 食事の支度をする, 服薬管理, 金銭管理などを示す.

職はこのことを常に念頭に置き，目先だけではなく長期的な視点に立って活動性の低下予防の支援を行っていくことが求められる．

a. アセスメント

①ADL・IADLの状況，1日の移動・活動の様子と困難の有無・程度．
②骨・筋・関節の疾患の有無，症状，身体機能．
③災害による骨折や打撲の有無（自ら言わず我慢していることもあるので注意する）．
④避難所の環境，避難所内での移動経路．
⑤精神状態，活気，生活リズム

b. 対処方法

(1)高齢者に適した避難所環境の整備

①高齢者の居場所の確保．
・冬は暖かい場所，夏は涼しい場所に高齢者の生活スペースを配置する．
・床から立ち座りがむずかしい高齢者には椅子が利用できるようにする．椅子がない場合は，段ボールを活用して簡易椅子をつくる．
・介助が必要な，あるいは集団では落ち着かない高齢者は，仕切ったスペースや個室など避難所内に福祉スペースを確保して利用できるようにする．
・高齢者が集まって休憩や談話できるコーナーをつくり，椅子を置く．
②転倒予防・安全対策．
・他人に気兼ねなく，安全にトイレや出入り口に行けるよう通路を確保する（ビニールテープを貼って通路と生活スペースの区別をつけるなど）．
・布団のすき間，荷物，コード類などに引っかからないよう通路や床を整理整頓する
・床に敷く簡易畳などはテープなどで固定して動かないようにする．

(2)活動性低下の予防

　避難所には日中に家の片づけや仕事に行かない高齢者が残ることが多く，何もせず運動が不足しやすい．そのため，活動性の低下を防ぐ取り組みを積極的に取り入れる．
・定時にラジオ体操や散歩など，軽い運動の機会をつくる．
・生活のなかで動く機会をできるだけつくる．できることはできるだけ自分でしてもらうようにし，安易に食事の配膳や片づけをして活動する機会を奪わないようにする．
・掃除用品を用意し，自分の生活スペースの掃除をしてもらう．
・布団や毛布を敷きっぱなしにしておかず，日中はたたむなど片づけをしてもらう．
・食事専用の場所をつくって，食事のときには移動するようにする．
・杖や歩行者用シルバーカーなど歩行や移動に必要な補助具を要望する．

(3)深部静脈血栓症の予防

・長時間同じ姿勢でいることを避け，1時間に一度は足関節の底背屈運動（パンピング）を行う．
・弾性ストッキング（着圧ソックスや着圧ストッキング）がある場合は着用を促す．ただし，着用による皮膚障害が生じる場合があるので，注意して使用する．

(4)その他

・活動性の低下が著しく避難所での生活が困難な場合は，医療機関，介護保険施設，福祉

避難所への移動，入院やショートステイなどのサービス利用を検討する．

B. 健康問題と看護

　　高齢者は，被災後の環境の変化や日常生活の変化にうまく対応できず，健康状態を容易に崩してしまう．また，「避難所肺炎」や心疾患などに代表される災害関連疾患にも罹患しやすく早期に対処することが求められる．さらに，精神面においても，心的外傷後ストレス反応（PTSD）やうつなどに加えて，せん妄の発症や認知症の悪化など，高齢者特有の問題が生じやすく，適切な対処が求められる．

　　ここでは，避難所で生活する高齢者に想定される，健康状態の悪化，呼吸器感染症，せん妄，認知症を取り上げて説明する．

1 ● 健康状態の悪化

　　高齢者は，避難所生活のなかで，栄養や水分の摂取不足，心身の疲労，避難所の限られたスペースで長期間過ごすことによる下肢循環の不良，劣悪な環境によるストレスや不眠などによって，容易に健康状態を悪化させてしまう．

　　また，内服薬の紛失や不足，かかりつけ医・専門医の診療が受けられないなど，適切な医療が継続できないこともあり，持病の悪化や新たな疾病の発症をもたらすリスクが高い．しかし，高齢者自身は避難生活の緊張感から，健康状態の悪化に気づいていない場合もあり，看護職は高齢者の健康状態を客観的に把握し，悪化しないよう予防的に援助していくことが求められる．

a. アセスメント

①健康状態．
・バイタルサイン：とくに高血圧とそれに伴う症状（頭重感，肩こり，悪心など）．
・身体症状：疲労感，息切れ・動悸，胃部不快感，手足のしびれ，不眠症状など．
・精神状態：気分の落ち込み，活気，不安，恐怖，興奮や不穏状態など．
・深部静脈血栓症症状（下肢のしびれ，皮膚の変色，腫れなど）．
・持病や既往歴の把握：避難所で内服や処置が継続できているか，受診が中断していないか確認する．
・季節によって観察が必要な疾病（冬季：かぜ・インフルエンザ・感染性胃腸炎，夏季：脱水症・熱中症・食中毒）．
②ADL全般の状況：食事摂取・排泄状況，歩行状態，睡眠状況など．
③周囲環境：居住環境（冷暖房設備，移動環境など），支援状況（家族，支援者の有無など）．

b. 対処方法

①朝や夜の一斉の健康調査によって，健康状態を把握する．
・ただし，高齢者は自らの健康状態について，「自分から訴えない」「要領よく話せない」ため，健康調査だけでは問題を見逃すこともある．そのため日中にゆっくりと話を聞く機会をもったり，災害前から高齢者の状況を知っているスタッフなどから情報を得るよ

うにして健康状態を多角的に把握する.

②必要に応じて内服管理や医療的処置を継続できるようにして，慢性疾患の増悪を防ぐ.

③受診が必要な高齢者をあらかじめアセスメントしておき，救護所への受療支援や医療チームの巡回時に受診できるようにする. また地元の医療機関の情報を確認し，交通手段も確保したうえで受診できるよう調整する. 継続した見守りが必要な高齢者の情報は記録しておき，情報を引き継げるようにする.

④不眠の予防.

・環境の調整：夜間の室温，物音，夜間の高齢者の排泄方法などに配慮する.

・不眠時でも安易な睡眠薬の使用は転倒のリスクを高めることから注意する. 投与する場合には投与量に注意（少量から開始）し，服用後はふらつきや転倒，混迷などの副作用がないかどうか確認する.

・高齢者とその他の避難者との生活時間の違いへの配慮をする.

・消灯・点灯時間を決め，テレビは消灯時間に合わせて消す.

・消灯後も会話をする場合には，睡眠場所とは別の場所（談話室など）で話をしてもらうようにする.

⑤深部静脈血栓症，脱水症，感染症（呼吸器，食中毒など）など注意が必要な疾患について，チラシなどを用いて説明し，自らも予防してもらうように働きかける.

2 ● 呼吸器感染症

　避難所では，集団生活を余儀なくされ，また換気が十分できないことから**呼吸器感染症**が蔓延しやすい. 高齢者は，感染抵抗力・予備力が低下しており，新型コロナウイルス感染症やインフルエンザに罹患しやすく，容易に「避難所肺炎」を起こして重篤な状況になるおそれがある.

　新型コロナウイルスの感染予防対策については各自治体が作成している避難所運営マニュアルを参照されたい.

a. アセスメント

①呼吸器感染症状の観察.

・バイタルサイン，咳，痰，咽頭痛，鼻汁，発熱，頭痛，などのかぜ症状の有無（ただし，高齢者の場合，これらの症状が顕著に現れないことがあるので注意する）.

②避難所内環境：室温，湿度，換気状態など.

b. 対処方法

(1) 感染の予防

・必要物品の確保と供給：うがい薬，手指消毒薬，マスクなど.

・マスクの着用，うがい，手指消毒の必要性について説明し，励行する（チラシ・パンフレットなどを活用して伝える）.

(2) 避難所内の環境調整

・冬季において，床が冷たい場合，布団と床の間に段ボールを敷く，または簡易畳を入れてもらうよう要望する.

・暖房使用時は加湿も同時に行う（加湿器がなければ，濡れタオルを吊るすなどする）.

・常時2方向の窓を開けて空気の流れをつくる，時間を決めて窓を開けるなどして換気を行う．

3 ● せん妄の発症

　災害による心身の疲労に加え，避難所生活という急激な生活環境の変化は，高齢者のせん妄発症のリスクを高める．「精神的興奮」や「不明瞭な会話」，「睡眠障害」，「もの忘れ」など，一見すれば認知症と間違えやすい症状を呈する．避難所生活を送る高齢者に対しては，以下のことに気をつけて「せん妄」と「認知症」を鑑別し，的確な対処を行うことが必要である．

a. せん妄と認知症の鑑別とアセスメント

　まず，せん妄と認知症とを鑑別する．以下に当てはまる場合は「せん妄」の発症を疑う．
①急激に出現する見当識障害[*1]，もの忘れ，感情の変化などの症状がある．
②夕方から夜間にかけて症状が強くみられる．
③症状の経過は一過性で，日内変動がある．
④夜間の睡眠が確保できていない．

b. 対処方法

①昼間，避難所の中で"日当たりがよく，夜間との区別がつく場所"，"近くに人がいて交流がもてる場所"で過ごすようにする．
②日中の活動を高める：避難所周辺の散歩，軽い体操など．
③生活場所周辺の危険物を排除し，とくに夜間の巡回を取り入れて，落ち着けるようかかわる．
④困惑や不穏な状況を受け止め，穏やかな態度で接する．
⑤専門的な支援が必要な場合は，精神科への受診や災害派遣精神医療チーム（DPAT）につなげる．

4 ● 認知症症状の悪化

　災害による心身の疲労や体調の変化，避難所生活という急激な生活環境の変化は，認知症高齢者の症状増悪や顕在化にも影響する．そのため，適切なアセスメントと対処を行い，認知症症状の悪化を防止することが求められる．

a. アセスメント

①認知機能：記憶障害，見当識障害，理解・判断力の低下，実行機能[*2]障害の増悪の有無．
②行動障害：幻覚，妄想，徘徊，不潔行為，異食などの有無．
③身体機能：バイタルサイン，脱水，便秘，失禁，疼痛の有無．
④ADL状況．
・食事への関心や集中力の有無，拒食・過食の有無．
・排泄状況全般，排泄方法の認識や不潔行為の有無．

[*1]見当識障害：現在の日付や時間，今いる場所がわからないなど，現在の自分の状況を正しく認識できない状態．
[*2]実行機能：物事を行うときに計画を立てて，効率よく順序立てて作業を行う能力．

・清潔，整容への関心の有無，清潔動作のセルフケア状況.
・自発的な発言や意思表示，対人交流の有無.

b.　対処方法

　認知症高齢者にとって，避難所はとくに落ち着かない環境である．上記のアセスメントに加えて，介護者や避難所内での支援者の状況も把握し，避難所での生活が継続可能かどうかを判断する（避難所における認知症高齢者のスクリーニング＆アセスメント[5]参照）．避難所での生活がむずかしいと判断された場合には，保健所，医療機関，介護保険機関との連絡調整を行い，福祉避難所への移動や，介護保険施設の緊急ショートステイなどの利用について相談することも必要である．

①できるだけ，個室や仕切りスペースなど落ち着ける環境をつくる．
②介護者・避難所内の支援者に介護のポイントを伝える.
・混乱・困惑させないよう穏やかな態度で接する.
・言動を否定せず，避難所生活の困難な点を聞きとり介助する.
・周囲の避難者とのコミュニケーションをとりもつ.
③家族が日中避難所に不在の場合は，ともに散歩したり，顔なじみの人と世間話などをする機会を設けて，人との関係性をつくり，落ち着いて過ごしてもらうようにかかわる．
④不穏，興奮，徘徊など症状の増悪があれば，医師や保健師などのサポートが受けられるようにする．

　これまでみてきたように，災害後に高齢者は，高齢者に特有に生じる日常生活上の問題や健康問題に直面することになる．また，これらの問題は，避難所においてのみ生じるものではなく，自宅あるいは応急仮設住宅で生活する高齢者においても起こる．

　たとえば，「被災前と同じように食事の支度ができない」「訪問介護やデイケアサービスを継続して受けることができず身体機能が落ちてきた」「災害後に認知症にせん妄が加わり興奮状態となり家族が対応に困っている」など，さまざまな問題を抱えて暮らしている高齢者に対して適切な支援を提供していくことが求められる．

　災害時の高齢者に対する看護支援として，まず看護職はこのようなケアニーズが生じることを知ったうえで，早期に看護支援を提供して高齢者の健康状態，身体・生活機能の悪化を防ぐことが重要である．加えて災害発生当初のみではなく中・長期的な視点に立ちつつ，高齢者が失った生活を受容し，災害後の新たな生活を再構築していく過程を支援していくことが求められる．

学習課題

1. 災害時の高齢者に特有の日常生活上の問題を挙げて，それぞれの対処について説明してみよう．
2. 災害時の高齢者に特有の健康問題を挙げて，それぞれの対処について説明してみよう．

演習⑪

　Dさん（82歳，女性）は，東日本大震災で津波によって自宅が流され，夫とともに中学校の体育館（避難所）に避難して1ヵ月が経っていた．腰を90°に曲げながら体育館から随分離れた校舎を往復している姿がたびたびみられた．そのことが気になりAさんに声をかけると，体育館横に和式トイレがあるが腰と膝が痛くて使えず，校舎にある障がい者トイレを使っているとのことであった．話の受け答えはしっかりしており，今はトイレ以外に不自由なことはないと話すが，今後このような避難所生活が長引くことでさまざまな健康障害が生じるのではないかと懸念された．

問1▶　Dさんは，腰と足が痛いことから，今後どのような支援が必要か．
問2▶　Dさんはトイレに不自由を感じているが，どのような支援が必要か．

［解答への視点 ▶ p.366］

引用文献

1) 内閣府：東日本大震災における死因（岩手県・宮城県・福島県）．平成23年版防災白書，
〔http://www.bousai.go.jp/kaigirep/hakusho/h23/bousai2011/html/zu/zu004.htm〕（最終確認：2017年11月21日）
2) 復興庁：震災関連死の死者数等について（平成28年9月30日現在），2017年1月16日，
〔http://www.reconstruction.go.jp/topics/main-cat2/sub-cat2-6/20140526131634.html〕（最終確認：2017年11月21日）
3) 熊本県：災害関連死の現況について（平成30年3月12日公表），参照先：熊本地震デジタルアーカイブ
〔https://www.kumamoto-archive.jp/post/58-99991jl0004fg2〕（最終確認：2021年11月27日）
4) 大川弥生：生活不活発病―災害時医療の新たな課題である「防げたはずの生活機能低下」．内科110（6）：1020-1025，2012
5) 日本老年看護学会災害支援検討委員会：避難所における認知症高齢者のスクリーニング＆アセスメント，
〔http://www.rounenkango.com〕（最終確認：2022年9月22日）

＼現場発／

熊本地震（2016年4月）——被災者支援における「平等」と支援のあり方

　　熊本地震の発生の2週間後，ある避難所（高齢者などが優先的に避難）での夜の出来事．災害支援ナースとして派遣された初日，避難所本部で夜間の見守りをしていたところ，70代の脳神経疾患で身体障害のある男性を，妻と娘が2人がかりでフロアから起こして抱えながらトイレ誘導と排泄介助をしている光景を見かけ声をかけた．その介助は夜間に2～3回行われており，家族の疲労は蓄積している様子であった．

　　さてあなたなら，このような状況に遭遇したときどうしたいと思うだろうか．家族の介助を手伝うことはもちろんだが，おそらく本人と家族の介護負担を少しでも軽減するために簡易ベッドなどが活用できないかと考えるだろう．先遣されていた保健師に昨晩の話をすると，実は以前に段ボールベッドを設置したが，避難所全体で足腰の不自由な多くの高齢者がフロアで寝起きしていたこともあり，「なぜそこだけ？」という他の避難者の不平等感が表出し，本人・家族も遠慮して撤去してしまったとのことであった．

　　外部から被災地支援に来ると，「何か，何とかしなければ」という思いが強く，支援側の価値観で物事を進めがちである．しかしそこには，被災者は「平等」であるという通念や，土地柄を反映した避難所独自のルールが存在していることを忘れてはいけない．

　　そうはいっても，このままでは本人と家族が共倒れになることは目に見えていた．派遣保健師と改善策を考えたところ，毎朝，避難所本部事務職員，派遣保健師などの支援スタッフに加えて，地元の区長（昔ながらの地域の世話役で住民からの信任がある）全員が参加するミーティングがあり，まずはそこで保健師から相談してもらうこととなった．区長たちからは，やはり不平等感への懸念が示されたそうだが，最終的に避難者全体に事情を説明し理解を得られるように協力してもらえることとなり，翌々日に段ボールベッドが設置された．家族からはとくに夜間のトイレ介助が楽になったとの話が聞かれた．

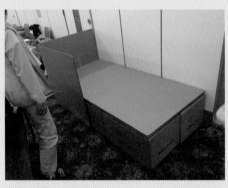

実際に設置した段ボールベッド

　　この事例から，被災者間の「平等」を意識すること，被災のダメージを受けやすい避難者を見つけて寄り添い，消えそうな小さな声を代弁すること，その土地のルールを尊重すること，そして，その時その時に最善な対策を，支援者だけでなく避難者や地元の関係者も含め一緒に考えていくことの大切さを実感できるのではないだろうか．

［甲南女子大学看護リハビリテーション学部看護学科教授　松岡千代］

＼現場発／

東日本大震災（2011年3月）
——被災高齢者のストレス対処能力（SOC）を高める交流支援

　2011年3月，宮城県南三陸町は東日本大震災により壊滅的な被害を受け，多くの住民が避難所生活を余儀なくされていた．2011年8月，仮設住宅に暮らす被災高齢者の中長期的な交流支援について協力依頼があり，集会所においてボランティア活動による高齢者の交流支援を開始した．参加者からの要望もあり，地元の言葉を使い，気軽に楽しく過ごせるような民話や民謡，手踊り，指編みなどを通して交流を支援した．この交流支援は長く継続できる方法を工夫し，「また会えることが楽しみや目標」につながるように，必ず次の活動日を決めてから終了することにした．

　参加者は後期高齢者が大半で，杖やシルバーカーを使用し，立ち上がりが困難な方も多かった．仮設住宅では身体を動かすことが少なく，何もしないでいると気が滅入るという声が聞かれた．交流しながらも自分が生き残ったことへの罪悪感（サバイバーズギルト）を語る場面があり，被災高齢者のストレス対処への支援が課題となっていた．ストレス対処能力は，sense of coherence（以後SOC）という．首尾一貫感覚とも言い，①現状を受け入れ生きていく意味に気づく「有意味感」，②前向きに今できることは何かがわかる「把握可能感」，③活用できる資源がわかりその力をかりて何とかやっていけると思える「処理可能感」，この3つの感覚でできている生き抜く力のことである[i, ii]．

　2012年8月に行ったSOCと関連要因の調査では，SOCの高さはソーシャルサポートの提供との関連性が高く，お互いを思いやり，家族や友人の役に立ちたいという理由でソーシャルサポートを提供していた．さらに，SOCの高い高齢者ほど健康に気をつけており，閉じこもりの傾向にないことがわかった．これらの結果から，交流の場をつくり，SOCが高い人の特徴，思いやりや役割意識の高さを生かす機会を取り入れ，参加者間の相互作用により，現状を前向きに受け止め，生活や健康課題への対処方法に気づき合うプロセスを支援するプログラムが有用と考えた．その後，これまで行ってきた交流支援方法を取り入れながら，被災高齢者のストレス対処能力（SOC）を高めるプログラムの開発に取り組み，体系化を図ることができている[iii]．参加者の皆さんが災害復興住宅へ移動してからも継続の要望があり，支援する側も力をいただく交流支援活動となった．

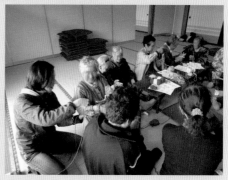

指編み

引用文献

i）Antonovsky：健康の謎を解く—ストレス対処と健康保持のメカニズム．山崎喜比古，吉井清子訳，有信堂高文社．東京．2001
ii）蛯名玲子：ストレス対処力SOCの専門家が教える折れない心をつくる3つの方法．大和出版．東京．2012
iii）髙橋由美，高橋和子，武田淳子ほか：災害復興期の仮設住宅に暮らす高齢者のストレス対処力を高めるプログラム開発．日本災害看護学会誌20(2)：24-36, 2018

［仙台青葉学院短期大学看護学科教授　髙橋由美］

5 精神看護と災害

この節で学ぶこと

1. 災害という出来事に対する正常な精神反応とそのケアについて理解する.
2. 災害時に起こりうるこころの問題とそのケアについて理解する.
3. 災害時の精神障がい者のケアについて理解する.

　災害時には, 物理的・身体的な被害とともに, 心理的な被害が起こり, その影響は長く健康問題に及ぶ. 近年では, 災害支援をする人たちへの心理的な影響として, 惨事ストレスの存在も知られるようになり, 支援者への支援が重要であることも指摘されている.

　自然災害や感染症災害が広域に及ぶ状況では, メンタルヘルスの専門家としての看護職に対する期待も大きくなっている. 精神科看護の中心的な役割の1つとして, 被災者および支援者へのケアに関与することが求められている. さらに, 慢性疾患としての精神疾患をもつ人たち(精神障がい者)には, 通常の医療に加えて災害時には特別な配慮も必要となる.

　この節では, ①被災者に起こるこころの問題とそのケア, ②被災者支援をする人へのケア(支援者支援), ③災害時における精神障がい者のケアという3つの側面から述べる.

A. 被災者に起こるこころの問題とそのケア

a. 心理的反応

　災害時には, 「異常な出来事に対する正常な精神反応」[1] が起こる. 災害時に起こる心理的反応は, 人が自分のこころの健康を守るための装置として備えているさまざまな反応が, 災害という突然身に降りかかった出来事を契機に総動員された結果として起こる.

　不安, 緊張, 不眠などのよく知られる反応は, 災害という非常時に自分の身を守るために起こる, 人間の本能的な警戒反応であり, 交感神経が興奮した状態によって起こる. 大切な人や場所を失い, 自分にとって意味のある状況を失うことによって起こる喪失への反応は, 悲嘆, 抑うつ, 怒りなどが代表的なものである. さらに, こうした反応は個人のレベルで起こるものだけではなく, 地域・コミュニティなどの集団においても起こることが知られている.

b. 身体的反応

　ストレスが加わった直後には, 強いショック状態に陥る. 体温・血圧・血糖値は低下し, 胃腸に潰瘍が発生しやすい. 続いてこのショック期の症状と跳ね返すように, 体温・血圧・血糖値が上昇し, 神経系の活動が促進され, 白血球数も増加して抵抗力をもった状態

になる．このような時期がしばらく続くが，次第に身体は消耗し，ストレスに対して脆弱な状態になり，強い疲弊と衰弱が襲う．

　災害後に襲うことがある二次的災害においては，すでに最初のショックへの反応で身体が疲弊しきっていることがあるため生命の危険にもつながる[2]．不安や緊張が持続すると，不安症状としての不眠，食欲不振，全身倦怠感，易疲労感，頭痛，肩こり，腹痛などが出現する．慢性的な不安は，不安障害や気分障害へと発展する可能性もある．さらに長期化することによって強い疲労感が蓄積され，感染への抵抗力が低下することもある[3]．2020年にパンデミックが発生した新型コロナウイルスによる感染症災害では，感染への恐怖や，まん延防止のための行動制限が長期に及び，身体的・心理的な疲弊が続き，とくに女性の自殺者が増加した[4]．

c. 悲　嘆

　悲嘆は，親しい存在である家族や友人，または自分にとって大切な環境や関係性を失った事実，あるいは失う可能性に直面化したときに人が示す反応である．アルフォンス・デーケンは，悲嘆のプロセスを12の段階として以下のように説明している[5,6]．

悲嘆のプロセス[5,6] より一部改変
1. 精神的打撃と麻痺状態
2. 否認
3. パニック
4. 怒りと不当感
5. 敵意とうらみ
6. 罪責感
7. 空想形成ないし幻想
8. 孤独感と抑うつ
9. 精神的混乱とアパシー（無関心）
10. あきらめ―受容
11. 新しい希望―ユーモアと笑いの再発見
12. 立ち直りの段階―新しいアイデンティティの誕生

　災害は，人から多くのものを奪う．それが他者にとってもつ客観的な意味によらず，本人にとって大切な存在であるなら，あらゆることについてこのような反応が起こりうる．また悲嘆への反応は，12の段階が一方向に進んでいくものではなく，ある段階にとどまったり，いったん解決されたようにふるまっていても，再び本人にとって苦痛の強い段階の反応に逆戻りする場合もある．そのため，援助する人は，本人の状態やその変化を注意深く観察し，本人にとって少しでも楽になるような援助を柔軟性をもって提供することが望まれる．災害時では，援助する側も少なからず心理的な打撃を受けている．そのため，援助対象者が脆弱な状態に戻ることが，援助者自身にとっても脅威となり，援助者自信が焦燥感を感じたり，絶望感を覚えることがある．援助する人は，自分自身にもこうした心理的な反応が起こる可能性があり，それは正常な反応であることを念頭において援助することが必要である．つまり，援助者自身にもサポートが必要なのである．

\現場発/

避難所におけるこころのケア立ち上げと実際

　2018年9月6日（木）午前3時7分，最大震度7を観測した「平成30年北海道胆振東部地震」．北海道初の経験となった295万戸の大規模停電［ブラックアウト］や44市町村が断水，ライフラインをはじめ産業，観光などにも大きな被害をもたらした．また，43名の尊い命が失われ多くのけが人と，最大13,000人以上が避難生活を余儀なくされた．日本赤十字社北海道支部は，発災直後から救護活動の支援体制を整え，先遣隊を派遣して厚真町総合福祉センターに現地災害救護実施対策本部を設置．救護所開設と避難所巡回を開始し，必要な治療や避難所環境のアセスメントを実施した．

　発災2日後に派遣された私には，本部から「こころのケア」が必要かアセスメントし，調整班として，こころのケア班（以下，ケア班）の派遣をコントロールせよとの指示があった．まずは救護班に帯同し，情報収集を行いニーズを調査した．発災初期の段階から被災者に対して「こころのケア」の必要性があることは明白であったが，ケア班派遣要請のための客観的判断基準や指標がなく，要請することに躊躇した．また，災害救助法が適用されているとはいえ，「こころのケア」活動が災害補償請求の対象となるのか不明瞭であったことも迷いの一因であった．さらに，相談相手もなく，経験則による自己判断での派遣要請に重責を感じた．しかし，現場の被災者のニーズを無視することはできない．救護活動のスローガンである『すべては被災者のために』を軸に据え，他の救護班の師長にも助けられて9月9日，本部に単独ケア班の要請を決断し活動を開始した．その結果，避難所巡回での傾聴や，行政職員等への支援であるリフレッシュルームを開設し，ハンドケア，リラクセーションなどを実施できた．33日間の活動で，29班のケア班と10班のケア調整班の派遣を達成，相談対応は延べ885人にのぼった．救護班が扱う診療での患者数は徐々に減少するが，「こころのケア」のニーズは増加する．そのため，救護班からケア班への引き継ぎを行うことで，シームレスな「こころのケア」に移行し，スムーズな救護班の撤収につなげることができた．

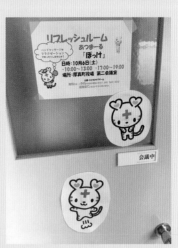

リフレッシュルームドア（会議室利用）

　今回の経験を通し，災害医療コーディネーターと同様に，「こころのケア」においてもコーディネーターを養成する必要があると痛感した．「こころのケア」のニーズを現場の状況や情報から，客観的に判断するための能力の育成とツールの開発などが必要であると考える．

［日本赤十字北海道看護大学看護学部教授　尾山とし子］

d. コミュニティの反応

個人と同じように，地域集団，コミュニティも災害に対するある程度の類型化が可能な反応を示すことが知られている．災害直後は，大きな衝撃にさらされるが，直後に形成されるコミュニティの中で英雄的な働きをする人の出現や，互いに日常生活にはない助け合いの関係が生まれることによって，つかの間のユートピア（理想郷）のような体験をする場合がある．しかし，そのような時期は長続きせず，復旧や援助が思うように進まないことに対する怒りやいらだちによって，一体感が失われて状況に幻滅することがある．さらに，この時期をすぎるともともと存在する個人の経済的背景によって，復興の手段や速度に大きな差が生じるようになる．復興期では，コミュニティの人間関係よりもさまざまな作業が優先され，関係性が希薄になるとされている[7]．このような中にあっては，災害弱者である高齢者や慢性疾患患者，幼い子どもたちなどが援助の視野から離れてしまい，孤独死とよばれる状態で亡くなったり，さまざまな危機的な反応が見逃されたりすることがあるため，注意する．個人のもつ経済的背景の格差は，日常の生活ストレスとも関連していることがある．通常でも生活苦にさらされ，災害による被害がさらに追い討ちをかけることもある．ストレスを軽減するために行う飲酒や物質への依存などが日常から身体に負担をかけ，それが増大する可能性もあるために注意が必要である．

e. PTSD（外傷後ストレス障害）とASD（急性ストレス障害）

死の危険に直面する，深刻なケガをする，性的暴力の被害にあうなどの精神的な衝撃を受けた場合に起こる，特徴的なストレス症状群をPTSDという．災害，暴力，深刻な性被害，重度の事故，戦闘，虐待などの出来事に，自分や家族，親しい人や他者が巻き込まれたのを目撃したり，知ることでも起こるといわれている．災害支援を行う人にも起こりうることが知られている[8]．

PTSDの主な症状は，①苦痛な記憶がよみがえり，悪夢となり，思い出したときに気持ちが動揺し，動悸や発汗を伴う侵入症状，②出来事について考えることや，思い出させる人物や状況を回避しようとする回避症状，③さまざまなことへの興味や関心を失い，周囲からの孤立を感じ，否定的な気持ちや出来事のとらえ方となる認知と気分の陰性の変化，④いらだち，無謀で危険な行動や強い警戒心，刺激に過敏に反応したり，物事への集中が困難で，睡眠がとれない覚醒度と反応性の著しい変化，の4つである．これらの症状が1ヵ月以上続き，それによる苦痛が強く，社会生活や日常生活に支障をきたしている場合に診断される（DSM-5）[9]．

ASD（急性ストレス障害）とは，心的外傷後4週以内で，継続期間も4週以内であり，離人体験や記憶の喪失，自律神経の亢進などの症状を伴う状態が，PTSDのように長い期間継続する症状ではなく，急性の経過をたどるものとされる．

PTSDやASDと診断されるのは，いくつかの症状が一定期間，一定以上の強さで認められる場合である．これは，さきに説明した防衛機制などの通常の心の防衛装置では対応できない，忘れたり，合理化したりできなくなるほどの出来事があって，たとえば思い出したくないときに記憶が自動的によみがえってしまうなどの病的な反応に陥っていることを示している．

しかし，たとえこうしたPTSDであると診断されなくても，災害時あるいはその後には，

さまざまな生活や被害による望まない変化によって引き起こされる，さまざまな関係性や環境の変化に長期間さらされることになる．このことから過度の飲酒に走ってアルコール依存症になったり，気分の落ち込みが長期間続いた結果，うつ状態に移行することもある．うつ状態はときとして自殺をまねくこともある．

　このようなメンタルヘルス上のさまざまな問題は，災害によるストレス反応の延長線上にあり，2次的な被害であるともいえる．災害にあった後の人々は，このようにメンタルヘルス上のハイリスク集団に属することを念頭に置き，ストレスを軽減できるように援助することが重要である．

f. レジリエンス（回復力）

　大きな喪失や強い心理的ストレス体験により，人は自分の無力感を感じる状況をコントロールできず，何もできないと感じる状態が，パワレス（Powerless：無力）状態である．しかし人は，そのような劇的な体験からも立ち直っていくことができる．また，人によって立ち直り方や立ち直る力が異なることも知られている．災害や紛争からの復興支援のプロセスの中でPTSDとともに注目されるようになったのが，人が回復する力（レジリエンス）である．PTG（Post traumatic Growth：心的外傷後の成長），レジリエンスという概念も注目されている[10]．

　レジリエンスは，弾力性・回復力と訳される．危機や逆境を迎えても，それに耐えて立ち直る能力のこととされ，人が生きていくうえで非常に重要な特性として考えられている．障がいや疾病と付き合いつつ，自身のリカバリー（回復）に向かうために，人には絶えずこの回復力が必要とされる．この力をもつことによって，自分は無力ではなく，状況をコントロールしていけると感じ，自分自身を信じられるようになる[8]．

g. PFA（心のケアの基礎技術）

　PFA（Psychological First Aid）は，災害などの危機的状況によって心理的苦痛を受けている人に対して心理的支援を行う具体的な方法論である．第一次世界大戦中の戦争神経症への治療から始まったとされ，その後今日までに起きたさまざまな災害や戦争において適用され，技術として磨かれてきた．2006年，米国国立子どもトラウマティック・ストレスネットワークと米国国立PTSDセンターが合同で発表したものや，2011年に世界保健機関が発表したもの（WHO. 2011）が知られており，日本語に翻訳されている．WHOが示したPFAの基本的な構成要素を**表Ⅷ-5-1**に示す．

みる(LOOK)

　話をきく（LISTEN）ことと並行して，相談者の状況やニーズ，情緒的反応，生活への影響などを把握する．まずはしっかりと相談者の話を聞き，相談してくれたことへの感謝と相手への敬意とねぎらい，話してよいという安心感を伝えることが大切である．話の内容に加え，声のトーンやスピード，沈黙などから，心理的反応や切迫感，また自傷他害（自殺，自傷，虐待，暴力など）のリスクがないかを把握する．

きく(LISTEN)

　相手の話に関心をもって傾聴する．判断や評価はせず，相談者がどのようにとらえているのかを受容し，気持ちを受け止める．現実的でないと思われるような内容であっても，大変な状況を過ごしていることやつらい気持ちを受け止め，ねぎらいを伝える．怒りや混

表Ⅷ-5-1　WHOによるPFAの基本的構成要素

①みる（LOOK）	・現在の状況の確認 ・誰が助けを必要とするのかの確認 ・表情や声などから以下に注意し，確認する ・切迫感（差し迫ったニーズかどうか） ・情緒的反応（深刻なストレス状況の可能性）
②きく（LISTEN）	・自己紹介をする ・気を配り，傾聴する ・感情を受け止める ・ニーズと心配事について聴く ・これまでの対処方法について確認する ・これまでの対処してきたことをねぎらう
③つなぐ（LINK）	・問題を整理し解決策を見つけるための支援 ・情報を得るのを助ける（リソースの紹介） ・大切な人や社会的支援に結びつくのを助ける ・セルフケアにおける対処方法を促進する

［https://saigai-kokoro.ncnp.go.jp/pdf/who_pfa_guide.pdf（最終確認：2022年9月9日）より］

乱，動揺，不安といった感情は，困難な状況の中では当然の反応であることを伝える．何かを教えるのではなく，相談者の話を聞き，気持ちを受け止めることを心がける．関心を持って聞いていること，理解していること，を言葉にして相談者に意識的に伝えることも大切である．ゆっくり，はっきり，穏やかに話し，口調や話すスピードにも配慮する．沈黙の時間も大切である．相手の心情を考慮して待つ時間も大切である．

相談では，問題が明確でない場合が多く，話している中で問題や自分の感情に気づくこともある．話している途中で，怒りや悲しみといった感情が急に高まる場合には，深呼吸をすすめたり，少し待ったりするなどし，感情に対処できるよう支援する．問題を共に整理しながら，問題に対して相談者がこれまでどのように対応してきたのかを聞き，本人のもつ対処能力や，対処できそうだという気持ちを引き出せるようかかわる．周りにサポートを求めることや，相談をすることも大切な対処の1つであることを伝える．

つなぐ（LINK）

話を聞く中で相談者の問題が明確となり，解決のための支援が必要な場合には，情報を紹介する，人とのつながりを助ける，セルフケアを促進する，専門機関・医療機関の利用を助ける，などを通じて，相談者が活用できる支援や情報につなぐ．一方的な情報提供にならないよう，相談者がこれまで行ってきたことを引き出しながら，共に考える姿勢が大切である．支援の行われる地域や現場で紹介できそうな情報は，あらかじめリストを作成しておき，支援者間で共有する．

医療機関や専門機関の紹介：専門家からの支援が必要と考えられる場合は，関連機関を紹介して利用できるようサポートする．相談者が納得して専門家に相談したいと思えることが大切であり，ねぎらいながら，相談者自身がニーズに気づいて表現できるよう支援する．相談しない場合もその決定を尊重することが大切だが，自傷他害の差し迫ったリスクがあると判断される場合には，関連機関への受診をすすめ，施設の情報を具体的に伝えて，医療につなぐことも必要である[11]．

メンタルヘルスの専門家への紹介が必要な状況の例
- 睡眠や食事に著しい問題がある
- 自傷他害のリスクがある
- アルコール等の過剰摂取
- 精神的に動揺していたり疲弊したりすることで生活に支障をきたしている
- 虐待や暴力のリスクがある

［日本精神保健看護学会，2020］より引用（一部抜粋）

B. 被災者支援をする人へのケア（支援者支援）

　被災者を支援する人には，惨事ストレスが起こりうる．惨事ストレスは，消防職員や自衛隊員などの職業的災害救援者が，惨事を目撃したときや後日に，外傷性ストレス反応が起こることを指す．医療関係者でも，惨事に直面すると外傷性ストレス反応が生じる可能性がある．

　被災者を支援する場合には，このような可能性を前提にして，支援者自身がセルフケアを実践することの必要性と具体的な方法を紹介し，管理者は支援者支援の体制を組織として整える必要がある．組織が公式に行う支援者支援をラインケア[11]とよぶ．

a. 医療関係者が直面するストレスと道徳的傷つき

　災害現場では，通常の医療において医療者が価値を置くことが，状況によっては大切にできない．2020年に始まった新型コロナウイルス感染症のパンデミックでは，重症者が病床数と比較して大幅に増加し，死亡者数も増加した．医療関係者にとって，かかわる人の生命を助けられず，目の前で亡くなっていくプロセスを見守るしかないという状況は，大きなストレスであった．医療資源がひっ迫すると，たとえば行動制限をしないという方針や，薬物による鎮静は最小限にとどめるという方針は撤回せざるを得なくなる．また，面会が制限され，終末期の場面でも会いたい人に看取られないままに亡くなっていく人を見守るしかない状況におかれ，無力感を強く感じる場面も多かった．

　自身の行動または行動しなかったことが，本人の道徳心や倫理規定に反することに起因する心理的苦痛を，「道徳的傷つき」という[11]．感染症災害では，このようなストレスのほかに，医療者が感染源とみなされ，自身や家族が差別に合うという被害も見られた．献身的・積極的にケアにあたる施設ほど，肉体的，精神的疲労が蓄積され，さらに誹謗中傷の対象となり，家族までもが敵意にさらされる体験をした．治療法が確立されていない疾患に対応するために，医療現場では多くのスタッフが，感染予防のために通常とまったく異なる対応や業務内容に対応せざるを得ない経験をした．このような経験がもたらす，先行きの見えない不安は，医療現場で広く経験された[11]．

b. 医療関係者のセルフケア支援

　何らかのケアが必要と感じたとき，どんな状況でも活用できるのが，支援者自身によるセルフケアである．リラクセーション，呼吸法やストレッチなど，支援先や自宅でも活用できるオンラインの動画やプログラムの紹介は，2020年からのコロナ禍において活用可

能な資源が格段に増加した．広域に及ぶ災害では，移動がむずかしいこともあるため，手軽で活用可能なセルフケアの資源を知っておくと，自分自身が活用できるだけでなく，必要と思われる対象者に紹介することも可能である[12]．

セルフケアは，孤独に行うよりも，仲間との間で努力していることを共有し，認め合い，励ましあうことで効果が高まることが知られている．直接会えない場合も，オンラインのコミュニケーションを活用し，各自の努力をたたえる機会をもつことが効果的である．

C. 災害時における精神障がい者のケア

精神障がいをもちながら生活する人が被災した場合，通常の被災への対応はもちろんであるが，それに加えて症状の管理や生活環境の激変による急性増悪を予防する必要性が生じる．とくに統合失調症の患者では，普段からなじみのある人間関係の中では安定できても，新しい人間関係を結ぶことが要求されるとバランスを崩すことが知られている．外来や訪問看護，生活支援センターなどで普段から援助関係を構築している人とのかかわりは，この期間にもとくに重要である．

a. 自然災害への対応

(1)安否確認と一時滞在先の確保

地震や大雨などの自然災害の被害で衝撃を受けたことによって不安が高まり，家族が支えきれない状態になることがある．多数が共同生活する避難所での生活については，人とのかかわりが苦手な精神障がい者では困難になることも多い．入院中の病院やグループホームにおいて一時的に入院・入所をさせて生活の場を確保した経験も報告されている[13]．

(2)服薬の確保への援助

服薬を継続している人では，通院先の病院へ行けなくても，普段服用している薬物の確保と服薬への援助が必要である．病院が安否確認とあわせて滞在先を回り，薬剤師などが援助を行った例がある．他の地域からの医療支援も，こうした対象についての援助を行う必要がある．生活支援センターで療養生活一般についての相談を受け付けることも有効であり，行政と連携してこうした相談室の存在を被災者への安否確認時に知らせる活動も重要である[13]．

(3)病院に入院中の精神障がい者へのケア

地域での生活が困難なレベルの症状をもつ障がい者で，病院が被災したためにその場で療養生活を続けられない人については，病院間で連絡をとって収容できる病院を探し，安全な輸送ができるタイミングで移動を行う．精神症状が激しく，説明の理解がむずかしい人であっても，状況を現実的に説明し，本人の協力を得るようにつとめる．理解できない環境の変化に際しては精神症状が増悪することもあるが，理由が納得できれば障がい者は自律的に行動することができる．さらにこうした出来事の際に自律的にふるまえたという自信は，災害を転じてプラスの体験にすることにもつながる．

b. 感染症災害への対応

感染症災害では，精神疾患をもっている人ではとくに，感染症に対する不安や恐怖が強く，精神症状が悪化しやすい．また，定期的な外来受診ができなくなる可能性がある．

2020年からのコロナ禍では，電話やオンライン診療を用いて，外来治療が継続された．公的保険を活用する場合には，制度の対応によってできることが異なる．本人や家族が主治医との連絡をとり，対応を相談できる連絡先を日頃から知っておき，相談できる関係性を構築しておくことが必要となる．

　医療機関に入院中の精神障がい者では，とくに閉鎖環境では感染症が拡がりやすい．マスクの着用などについても，被害妄想の内容によっては，強制されている，脅かされていると感じてルールが守れない場合もある．入院患者の特性や環境に対応した感染症対策を病院全体でとり，重症化した際にはどうするか，スタッフの支援など，連携できる医療機関を日頃から確保するなどの取り組みが必要である．

学習課題

　1．災害という出来事に対する正常な精神反応にはどのようなものがあるか述べてみよう．また，その反応に対してどのようなケアを行えばよいだろうか．
　2．災害によってメンタルヘルス上に問題をきたした状態について説明してみよう．
　3．災害時の精神障がい者に対するケアにはどのようなものがあるか説明してみよう．

演習⑫

　震災による避難所の設置から1ヵ月，こころのケアチームは巡回時に必ず管理者への声かけを行っていた．ある日，管理者から新しく避難所に来たEさんについての相談が寄せられた．落ち着かない様子で，夜中も寝ておらず，ときどき外に出ては嘔吐しているようなので，話を聞いてもらいたいという．Eさんはそのとき避難所にいたが，こころのケアチームスタッフが近づくと，さりげなくスペースから離れてどこかに行ってしまう様子がみられた．

問1　Eさんへの支援を，今日の訪問中にどのように行えばよいか．Eさんが自分のスペースに戻ってくるのを待っていたほうがよいか．

[解答への視点 ▶ p.366]

‖ 引用文献 ‖

1）　飛鳥井望：BiopsychosocialモデルとしてのPTSD．臨床精神医学講座S6　外傷後ストレス障害（PTSD），松下正明総編集，p19-40，中山書店，2000
2）　山田富美雄：子どものストレスとトラウマ．阪神・淡路大震災と子どもの心身　災害・トラウマ・ストレス，服部祥子，山田富美雄編集，p3-15，名古屋大学出版会，1999
3）　萱間真美：在宅療養者に起こりやすい精神症状と看護1　不安．訪問看護研修テキストステップ1-②，川越博美，山崎摩耶，佐藤美穂子総編集，p404-411，日本看護協会出版会，2005
4）　斎藤環：「コロナうつ」をどう考えるか．心と社会 51（4）：10-14，2020
5）　アルフォンス・デーケン：遺される者の悲しみ〜悲嘆のプロセス，死とどう向き合うか，p32-51，NHK出版，1996
6）　日本終末期ケア協会：悲嘆のプロセス（アルフォンス・デーケン），〔https://jtca2020.or.jp/news/cat3/

process/〕（最終確認：2022年9月9日）

7）太田保之，藤田長太郎：災害被害者の精神保健．精神看護学　精神保健，太田保之，藤田長太郎編集，p163-174，医歯薬出版，2007

8）一般社団法人　日本トラウマティックストレス学会ホームページ，〔https://www.jstss.org/ptsd/〕（最終確認：2021年8月21日）

9）高橋三郎，大野裕監訳：DSM-5 精神疾患の診断・統計マニュアル，医学書院，2014

10）萱間真美：リカバリー・退院支援・地域連携のためのストレングスモデル実践活用術，医学書院，p13，2016

11）高橋晶：新型コロナウイルス感染症の治療スタッフのメンタルヘルス．精神医学 63（1），125-139，2021

12）日本精神保健看護学会：COVID-19の対応に従事する医療者を組織外から支援する人のための相談支援ガイドライン，2020，〔https://www.japmhn.jp/remotePFAguide〕（最終確認：2022年8月25日）

13）月崎時央：新潟中越沖地震の現場より　精神科病院・地域による支援．精神科看護 34（10），48-51，2007

＼現場発／

避難所生活を送る精神障がい者への支援

　このレポートは，主に1995年1月17日に発生した兵庫県南部地震（阪神・淡路大震災）において，避難所で支援活動を行った精神科看護師や避難所生活を送った精神障がいをもつ当事者の体験を聴かせて頂きまとめたものである．この地震は，当時，戦後最大の震災被害をもたらし，兵庫県内における避難者数のピークは，発災から7日目，1月23日の31万6,678人とされている．

　底冷えのする1月，精神障がいをもつAさんも自宅アパートが全壊し，多くの人がひしめき合う避難所を訪れた．Aさん同様，生活保護で生活していた人達の住まいは脆弱な木造建築が多く，被害も大きかった．当時の避難所は，厳しい寒さ，照明，音，空気汚染など様々な環境上の課題を抱えていたが，なかでも，Aさんにとってはプライバシーが確保できないことがとてもつらかった．そして，それ以上に不安だったことは，これまでの「つながり」が絶たれたことである．そもそも人付き合いが苦手なAさんは，通所していた作業所のスタッフとメンバーくらいしか交流がなかった．Aさんにとって，この孤独は「暗い洞穴の中に1人でポツンといるみたい」で，「パニックになりそうで怖かった」そうだ．Aさんに限らず，精神障がいをもつ人は，新しい人間関係を築いたり，自ら他者に助けを求めることがとてもむずかしい．避難所においては，声を上げにくい人がSOSを発しやすい工夫やしくみづくりを行うこと，とにかく誰かとつながることを支援し，孤立を防ぐことがきわめて重要となる．

　Aさんのもう1つの大きな心配は，服用中の定期薬が切れてしまうことだった．幸い，Aさんは避難所に残薬を持参しており，保健所が立ち上げた精神科救護所で比較的早く薬を処方してもらうことができた．しかし，薬を持ち出せなかった人，なかなか相談できなかった人，相談できても服用中の薬の内容がわからず，処方に時間を要した人達が非常に多かった．処方薬の情報のみならず，緊急時連絡先や自身に必要な助けに関する情報をまとめて携帯しておくことは，日頃からの大事な備えと言えよう．

　その他，避難所生活が長期化するにつれ，精神障がいをもつ人はルールに馴染めなかったり，独特の言動で他者とトラブルになるなど，集団生活を送るうえで助けを要することもある．もちろん，精神障がいがあるからといって，決して無力で，常に助けが必要というわけではないが，変化そのものが大きなストレスとなるため，避難所生活の長期化は，過度の負担がかかりやすく，症状悪化や再燃のリスクが高くなることを留意しておく必要がある．

　未曾有の大災害は，われわれから多くのものを奪ったが，同時に教訓も得た．政府は，災害翌年の1996年，要援護者のための福祉避難所の構想を打ち出し，2007年能登半島地震で初めて設置された．今後，避難所が精神障がいをもつ人にとって，可能な限り，安心と安全が守られる場所となることを願いたい．

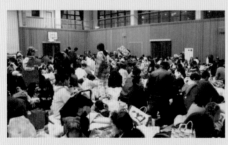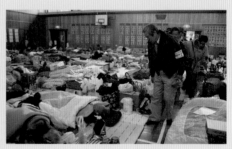

兵庫県南部地震（阪神・淡路大震災）の避難所の様子
（写真提供：神戸市）

［兵庫県立大学看護学部准教授　川田美和］

6 慢性看護と災害

この節で学ぶこと

1. 災害が慢性疾患患者の病状や生活に及ぼす影響を理解する.
2. 災害時の慢性疾患患者のセルフケアを維持していくための援助方法を理解する.

A. 慢性疾患看護と災害看護のかかわりの特徴

阪神・淡路大震災 (1995年) 以降, 多くの災害経験から, 災害が, 発災直後から中長期にわたって人々の生活や心身に非常に大きな影響を及ぼすことが明らかにされてきた[1].

これまでは, 災害が起こると, 救命や骨折, 外傷の手当てに集中し, 慢性疾患はつい後回しにされてしまいがちであった. また, 被災者自身も災害後の後片付けなどに集中するあまり, 病気の心配まで気が回らない状態になることがある.

東日本大震災 (2011年) では, 発災直後・急性期の医療ニーズは少なく, 在宅酸素療法 (HOT) を受けている患者や, 血液透析患者など慢性疾患をもつ人々の医療ニーズが高く, 長期にわたって支援が必要であった.

1 ● 慢性疾患をもった人は「要配慮者」

阪神・淡路大震災以降は, 災害による慢性疾患の病状悪化が数多く報告され, 慢性疾患をもった人は災害時支援ニーズの高いグループ (要配慮者) として位置づけられ, 支援を行う必要があると認識された. 慢性疾患をもつ人は, 災害そのものによるダメージ (1次被害) もさることながら, その後の避難所や応急仮設住宅などの生活環境 (2次被害) が, 容易に健康状態を悪化させることを考慮した援助が必要である.

東日本大震災においても, 重点的な対応が必要であった病態として, 在宅酸素療法 (HOT) 患者, 透析患者, 妊産婦が挙げられた[2]. また, 医療圏の医療機関が復興しつつあった2011年末でも救急患者は前年度の2倍で, 慢性期災害医療の重要性を示唆している[3].

慢性疾患をもつ人々は, 平常時なら病気の自己管理や生活のなかでのセルフケアをその人なりに自立して行っている. しかし, いったん災害が起こると, いままでの生活が一変し, 普段どおりの生活を送ることができなくなる.

つまり, 生活のしかたそのものが治療である慢性疾患にとって, 災害により生活の基盤を失うことがその人のセルフケア能力を低下させ, 健康を悪化させることになる. さらに, その影響は中長期にわたるため[4], 長期的視点をもって慢性疾患患者へのケアを考えていくことが必要である. また, 災害を契機に新たに慢性疾患に罹る人がいるという視点も忘

れてはならない。たとえば，阪神・淡路大震災後15日間の疾病の発生と入院状況に関する調査では，ストレスによる消化管疾患，不整脈や高血圧などの循環器疾患，脳血管障害などが増加しており[5]，震災2年後，応急仮設住宅の住民を対象にした調査では，対象の4割弱が新たな病気や気になる症状を生じていた[4]。

　この節では，慢性肺疾患，糖尿病，慢性腎不全，がんをもつ人，循環器障害をもつ人への災害時の看護について考える。

引用文献

1) 近森栄子，宮田さおり，廣田麻子ほか：災害復興恒久住宅在住高齢者の生活上の問題と課題-阪神淡路大震災5年後の調査から。大阪市立大学看護学雑誌3：41-47, 2007
2) 石橋悟，小林道生，小林正和ほか：東日本大震災における急性期の医療対応。日本集団災害医学会誌17 (1)：32-36, 2012
3) 矢内勝：東日本大震災と災害時における呼吸器疾患。分子呼吸器病16 (1)：94-96, 2012
4) 生島祥江，池田清子，中野智津子ほか：仮設住宅住民の健康と生活に関する実態生活。神戸市立看護大学短期大学部紀要17：9-15, 1998
5) 松岡哲也，吉岡敏治，織田順ほか：阪神・淡路大震災に係る初期救急医療実施調査-疾病患者の発生および入院状況。日医雑誌118 (13)：1901-1909, 1997

B. 災害時の慢性疾患患者への看護のポイント

1 ● 情報を収集する（p.73，第Ⅱ章「2．災害情報と伝達のしくみ」参照）

　災害時の慢性疾患患者への看護ポイントは，病状の悪化予防，治療の継続，セルフケア能力の低下予防である。慢性疾患は生活のしかたそのものが病気のコントロールに影響するという特徴をもつため，まず，どのような条件の下（生活環境）で生活しているのかを把握する必要がある。その際，情報収集のポイントとして，**表Ⅷ-6-1**が挙げられる。

　災害の種類，被災地域の特徴，ライフラインの復旧状況，季節，生活場所について情報収集する。また，個々の被災者について，食事，排泄，睡眠，清潔などの日常生活がどのように行われているのかを具体的に把握し，それらを整えることが大切である。さらに，被災者がどのような病気をもち，どのような治療が行われているのか，どの医療施設にかかっているのか，薬や治療に関する物品などは持ち出せたか，残量はどれくらいか，現在の生活環境のなかで治療の継続は可能か，困難なところはどこかを把握し，援助する必要

表Ⅷ-6-1　災害時の情報収集のポイント

災害の種類		・自然災害（地震，水害，台風，津波，雪害，噴火など） ・人為災害（原発事故，航空機事故，列車事故など）
被災地域の特徴		都市部・山村部・沿岸部，人口構成，公共施設・医療機関の有無など
ライフライン，インフラの復旧状況		水道，電気，ガス，道路，通信など
季　節		夏季，冬季
被災者の状況	生活場所	避難所，応急仮設住宅，自宅，その他
	日常生活状況	食事，排泄，睡眠，清潔など
	治療状況	病名，治療状況，セルフケア状況など

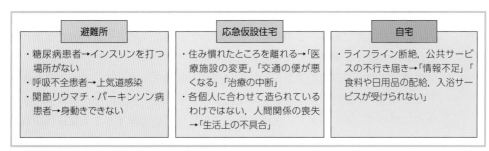

図Ⅷ-6-1　各生活場所が慢性疾患患者に及ぼす悪影響

がある.

　その際, すべてを行政やボランティアの手で整えてしまうのではなく, その人, その環境をていねいにアセスメントし, その環境下でその人ができること, できないことは何か, 何をどのように援助すればセルフケア能力を最大限に生かした支援ができるのかを明らかにし, 関係する人, 物, 資金などの資源を調整することが大切である.

2 ● 生活場所の違いが慢性疾患に及ぼす影響を考える (図Ⅷ-6-1)

a. 避難所

　発災直後から避難所には人が押し寄せ, 多くの人がそこで寝泊まりすることになる. プライバシーはない. 多くの人が集まれば衛生状態が問題となってくる. さらに断水によりトイレが使えなくなる, あるいは汚れたトイレを使いたくないため排便を我慢して便秘になったり, 水分制限をして脱水になったりする. また, 入浴ができないどころか手も洗えない状況になることもある.

　糖尿病でインスリン注射をしている人はインスリンを打つ場所がなくなる, 慢性の呼吸不全患者は上気道感染が問題になり, 関節リウマチやパーキンソン (Parkinson) 病など運動に障害がある人は狭いところで身動きができなくなったり, 薬の中断でスムーズな動作ができなくなる.

　まずは, どのような人々が避難所に避難してきているのかを把握することが必要である. 個人あるいは家族票をつくり, 困っていること, こちら側に知っていてほしいことは何か, 治療を受けている疾患の有無などを把握することが大切である.

b. 応急仮設住宅

　応急仮設住宅への入居により, 住み慣れたところを離れ, 避難所で築いた人間関係がなくなることになる　医療施設の変更を余儀なくされたり, 医療施設までの交通の便が悪くなるなど, 医療施設が変わることで治療の中断に結びついたり, もともとかかっていた医療施設が遠くなってしまうことで足が遠のいたりもする.

　阪神・淡路大震災後の応急仮設住宅では, 雨漏りがあり, 室内に雑草が生え, 室内温度が外気温に左右されるなど, 住宅の造り自体が生活できるような状態でなかった.

　応急仮設住宅は各入居者に合わせて造られているわけではないので, 訪問時の支援のポイントとして, 応急仮設住宅での生活上の不具合, たとえば, 住宅内・外の段差, 温度・湿度の調節, 家事, 清潔, 買い物や病院受診の不都合はないか, 地域の人とのつながり,

生活の楽しみについてなど具体的な生活状況を意識的に見たり，聞いたり，感じたりしていくことが必要である．このとき，同じ援助者が同じ入居者を定期的に個別に訪問することによって関係を築いていくことが大切である．

阪神・淡路大震災後の応急仮設住宅に関する問題をふまえて，それ以降の仮設入居に際しては隣組*などの単位を重視して配置するようにし，日常的な声かけや見守りができるように努めている．しかし，実際には応急仮設住宅が建設できる土地確保がむずかしいことから，従来住んでいたところと応急仮設住宅とはどうしても地理的に離れてしまうことがある．

c. 自　宅

自宅での避難生活を送っている人は，プライバシーは確保できるが，情報が不足したり，避難所で受けられる食料や日用品の配給，入浴などのサービスが受けられないことがある．

また，自宅を住める状態に復旧するための片づけによる腰痛や疲労，ライフラインが断絶したままの不便な状況のなかで生活していることもあるため，避難所や応急仮設住宅だけでなく広く地域に目を配り，こちらから自宅に向かうアウトリーチ（現場へ出向くサービス）が必要である．

3 ● 医療・福祉につなげる

被災者がどこで生活していようとも必要があれば医療・福祉につなげることが大切である．早期に医療・福祉につなげることが，セルフケア能力の低下を防ぐことにつながる．

たとえば，入居した応急仮設住宅がかかりつけ医から遠くて通えない場合には，カーボランティアなどその医院に通う足を確保すれば，その人は安心して，継続して医療を受けることができるであろう．また，利用できる医療・福祉サービスなどの情報提供を行ったり，あるいは，手続きの代行などを行うことも必要である．

C.　災害時における慢性肺疾患をもつ人への看護

阪神・淡路大震災は，1月17日という最も寒い時季に起こった．震災後15日間で入院した患者の約37％が呼吸器疾患であった．とくに肺炎は619例で最も多く，感冒，気管支炎，喘息などが各150例前後発生した．その主な原因として，避難所での集団生活や粉塵，寒さなどの生活環境の悪化，ストレスや疲労，基礎疾患に対する治療の継続が不可能となったことなどが考えられた[1,2]．

東日本大震災では，津波肺（p.36参照）が心配されたが，津波被害が大きかった地域では，津波に飲まれて助かった住民は少なく，津波肺の患者も多くなかった．2週間後から，肺炎の増加がみられた．震災直後よりも震災後2週間前後にかけて高齢の肺炎患者が急増し，避難所からの入院が半数以上であった．粉塵による影響が強く示唆された[3]．

---

*隣組：町内会の下に数軒を1単位としてつくられた地域組織のこと．

表Ⅷ-6-2　　災害時における慢性肺疾患悪化予防への援助

環　境	温・湿度の管理，カビ・ほこりの除去，人込みを避け，呼吸器感染を予防する
食　事	良質なタンパク質と十分なエネルギーを摂取できるようにする
排　泄	排便・排尿状況の把握，食事の改善，水分摂取や適度の運動を促す，浮腫など心不全の徴候に注意する
睡　眠	夜間や早朝の咳嗽や呼吸困難の発作への対応，日中の適度な運動，睡眠時の環境（照明，プライバシー確保，寝具など）を工夫する
清　潔	マスク，手洗い，うがいを励行する
保　温	衣服・毛布・カイロによる調整，新聞紙・段ボールの利用
予防接種	インフルエンザ，肺炎球菌の予防接種を行う
悪化徴候の早期発見	ピークフロー，バイタルサイン測定，早めに受診する

1 ● 悪化予防への援助

　慢性の肺疾患をもつ人にとっては，災害後の生活環境は過酷といってもよいだろう．呼吸器感染による病状の悪化がその後の生活のQOLに大きく影響するため，最も大切なことは「感染の予防」である．感染を引き起こさない環境づくりをするとともに，日常生活を整えることが重要になってくる（**表Ⅷ-6-2**）．また，長期コントロールのためのステロイドの吸入や薬物療法を継続することが，急性増悪の予防にもつながったことも報告されている[4]．

a. 環　境

　換気および清掃，布団干しなどをして，カビやほこりなどの呼吸器を悪化させる要因を除去する．とくに粉塵への対策は重要であり，避難所に入る前に靴の泥を洗い流す，靴を脱いで床に上がる，毎日拭き掃除を行うなどする．また，空気の乾燥や急激な温度変化は，咳嗽を誘発したり，痰を粘稠（ねんちゅう）にして排痰を困難にする．換気の際は，患者に直接風や冷気が当たらないように工夫し，避難場所の温度・湿度管理を行う．冬季はとくに空気が乾燥しているため，加湿器の導入または室内に濡れタオルなどを吊るして加湿をはかったり，可能であれば空気清浄機を設置する．感染予防のためにも，常にマスクをしてその環境のなかでできるだけ多人数の出入りが少ない場所を確保する．呼吸器に疾患をもつ人にとって，たばこの煙は害である．喫煙所の設置場所をどこにするかも大切である．

b. 食　事

　慢性閉塞性肺疾患（COPD）やHOT患者など慢性肺疾患患者は，日常的な運動不足や食欲減退，食事時の咳嗽やむせ込み，食後の腹部膨満による呼吸苦などのため，十分なエネルギーが摂取できず，平常時から低栄養状態であることが多い．栄養状態の低下は，呼吸筋やその他の筋力低下につながるだけでなく，免疫力も低下させる．

　必須アミノ酸を多く含んだ良質のタンパク質（卵，牛乳，肉，魚，大豆製品など），十分なエネルギーが摂れるような工夫が必要である．災害時に支給される食事の多くが炭水化物であるため，炭水化物の摂りすぎを防ぎ，脂肪を中心とした少量で栄養価の高い食品や，高タンパク食を摂るようにするとよい．災害時には，補助食品なども活用する．食べすぎによる腹部膨満は呼吸困難を誘発するので，食事回数を5～6回/日に増やすとよい．

　慢性肺疾患患者は高血圧を合併している場合も多いため，減塩にも注意する必要がある．

また，水分摂取量の減少は，痰の粘稠度を増し，排痰を困難にして換気障害の原因となりうるため注意が必要である．

c. 排　泄

運動不足，食事摂取量・食物繊維摂取量・水分摂取量の減少，体動時の呼吸困難，トイレの環境の悪さなどにより便秘に陥りやすい．排便状況を把握し，食事の改善，水分摂取，適度の運動を促す，便意を感じたらすぐにトイレに行くように指導する，トイレを清潔にするなどの対応が必要である．

これらの対策をとっても効果がなければ緩下剤などを使用する．病状が悪化すると心不全になる可能性もあるため，排尿量や下肢の浮腫などにも注意が必要である．

d. 睡　眠

集団生活，夜間の照明，寝具の不具合，ストレス，過度の疲労などにより十分な睡眠がとれない場合が多い．とくに冬季は寒さによる睡眠困難があるため，保温に留意する．段ボールなどをついたてとして利用してプライバシーを確保したり，夜間の照明を落とすなどの工夫や日中の適度な運動を促すことも大切である．夜間や早朝に咳嗽が多くなったり，呼吸困難の発作を起こす可能性が高いため，その対応についても準備しておくことが必要である．

e. 清　潔

災害時は，避難場所に人が多く集まることや，家屋の損壊や土砂崩れなどによって，土ぼこり，粉塵などが空気中を舞っている環境に身を置くことが多い．常にマスクを着用し，手洗い，うがいを励行することが大切である．慢性肺疾患の患者には高齢者が多い．嚥下機能が低下し誤嚥しやすいため，口腔内の清潔保持に努めることが必要である．

一方，災害発生時には水道が使用できないことにより，手洗いやうがいが十分にできない可能性もある．そのような場合は，チューブ式のハミガキを使わず少量の水と歯ブラシによるブラッシング，液体ハミガキ（デンタルリンス）を活用する．その他，うがい薬やウェットティッシュ，擦式手指消毒剤を活用してできるだけ清潔を保つようにする．冬季は入浴後の湯冷めに注意する．また，排痰や湿性咳嗽[*1]のある人には肺理学療法を行って排痰を促し，肺炎を予防する．

f. 保　温

衣服の調整，毛布などの配布，貼るカイロなどで調整する．発災直後の物資が手に入らないときは，新聞紙や段ボールなどを利用して保温をはかる．その際，呼吸器感染を考えて，できるだけ清潔なものを使用する．

g. 予防接種

インフルエンザや肺炎球菌の予防接種を行う．

h. 悪化徴候の早期発見

喘息患者などはピークフロー[*2]測定を行い，自己の呼吸状態を把握し，早めの病院受診や受診相談を促す．また，バイタルサインのチェックや呼吸音聴取，SpO_2測定などとともに痰の量や性状，意識状態，心不全の徴候の有無などを観察し，早めに対処すること

[*1] 湿性咳嗽：痰や喀血を伴う湿った咳のこと．
[*2] ピークフロー：力いっぱい息をはき出したときの息の強さ（速さ）の最大値のこと．

が重要である.

2 ● 治療の継続への援助

　慢性の肺疾患をもつ者にとって，疾病や症状をコントロールするうえで，薬物管理は重要である. 内服薬や吸入薬などの薬は持ち出せたか，残量はどれくらいかを確認し，状態によっては救護所の医師，できればかかりつけ医につなぐ.

　加えて，HOT患者では酸素ボンベなどの設置場所を確保し，早急に酸素業者と連絡をとり，予備のボンベを確保する. カニューレは直接鼻腔粘膜に触れるため，定期的に中性洗剤で洗浄して使用するようにする.

3 ● セルフケアの継続

　感染予防（とくに口腔内）に関するセルフケア，禁煙の継続[*1]，栄養摂取や休息の工夫，適度な運動による体力低下の防止[*2]，自覚症状のセルフチェックができるような働きかけが必要である.

　また，集団生活のなかでは，咳嗽や排痰は周りの人への遠慮から十分にできないことが考えられる. 可能であれば，咳嗽や排痰時に個室に移れるような配慮もセルフケアを継続していくうえで大切である. 重要なことは，平常時から災害の備えとしてのケア，つまりセルフケア能力の向上に向けた援助を行っておくことである.

4 ● 在宅酸素療法（HOT）患者の備えに向けた援助

　災害などにより停電になると酸素濃縮器が使えなくなり，HOTを行っている患者の生命維持にかかわってくる. 東日本大震災では，宮城県内のHOT患者の90％以上が携帯用酸素ボンベに切り替えていた[5].

　災害時は避難行動が不安でどうしても息切れが強くなりがちである. そのため日頃から携帯用酸素ボンベや液体酸素などを準備しておくとともに，呼吸困難時の対処法（腹式呼吸や口すぼめ呼吸，リラクセーションなど）を指導しておくことにより，パニックコントロールが可能になる. 酸素吸入ができなくなった場合でも安静にしていれば，深刻な酸素不足にはならず，無理に身体を動かすと酸素不足に陥る[6]. 落ち着いて呼吸をし，通院中の医療機関や酸素業者に連絡するように教育することが，日頃の準備として必要である. また，医療機関と連絡がとれず，酸素の供給が滞った場合には，手持ちのボンベの酸素流量を少なくすることも一案である.

　患者が避難に備えて準備しておくものは，一般的な避難用の生活用品に加えて，薬，診察券・健康保険証・身体障害者手帳，お薬手帳，予備の携帯用酸素ボンベ，予備のカニューレ，酸素供給調節器用の電池，うがい薬，マスク，体温計，サチュレーションモニター（パルスオキシメーター），体温計，カイロなど保温できるものなどを携帯する. いずれにせよ，平常時から基本的なセルフケア技術を身につけておくことが災害への備えに

[*1] 避難生活をした途端に再喫煙を始めた被災者もいた［木田厚瑞，藤本圭作，茂木孝ほか：大災害時に備え慢性重症の呼吸器疾患の対応策をどのように構築するか. 呼吸33（3）：222-233, 2014］.
[*2] 被災3週目から肺炎となった人の多くは日中動いておらず，日常生活動作（ADL）を極端に落とさないことが重要である.

なる.

5 ● 医療・福祉・行政の準備

　予備の酸素ボンベなどは長時間もたないため，平常時より緊急性の高い在宅要配慮者を把握しておく必要がある．新潟県中越沖地震（2007年）で大きな被害の出た柏崎市では，当時の災害時要援護者名簿を同年3月に作成したにもかかわらず，安否確認や避難支援の方法を決めていなかったために，ほとんど機能しなかった.

　これまでの経験を活かして，大手の酸素業者では「地震災害対策マニュアル」を作成し，患者の安否確認，被災地患者情報を地図上で瞬時に把握してリスト化できるシステムの開発を行ってきた[*]．東日本大震災でも活躍したが，大規模災害では業者中心の対策だけでは対応できない状況であった[7]．また，"1人のHOT患者の安全確認を業者，自治体，行政が別々に行う"という事態が起こった[8]．自治体，医療機関，業者でHOT患者の情報を共有できるしくみが必要である.

　東日本大震災では，津波により酸素濃縮器が浸水したり電源不足のため使用できなくなり，「HOT難民」が大量に発生した[9]．HOT患者は，2018年度約17万5千人であった[10]．HOT患者のための避難所での電源の確保へのいっそうの取り組みが必要である.

　また，計画停電も実施された．そのため，東京電力管内の在宅酸素利用者への対応も必要となった．対象患者は，その不安から，酸素ボンベの抱え込み，追加の酸素ボンベ配送依頼が殺到した[11]．不安の軽減をはかるような対策が必要である．『COPD診断と治療のためのガイドライン（第4版）』[12]（2013）以降，「災害時の対応」の項目が追加され，住宅の損壊，停電，物資供給やライフラインの途絶など，災害時に起こりうる状況を想定したアクションプランを立てておくこと，酸素業者との平時からの連携などについて確認しておくことが推奨されている.

■ 引用文献 ■

1) 松岡哲也，吉岡敏治，織田順ほか：阪神・淡路大震災に係る初期救急医療実施調査-疾病患者の発生および入院状況. 日医雑誌118（13）：1901-1909, 1997
2) 前田均：阪神・淡路大震災における呼吸器疾患入院患者の要因分析. 日本胸部疾患学会雑誌34（2）：164-173, 1996
3) 矢内勝：被災地基幹病院（宮城県）からみた呼吸器疾患. 日本胸部臨床71（3）：206-215, 2012
4) 西澤匡史，坂東政司：東日本大震災―急性期から慢性期へ　呼吸器疾患編. 日本医事新報4566：69-73, 2011
5) 松本忠明：東日本大震災における在宅酸素療法患者への対応. 吸入療法4（1）：66-74, 2012
6) 日本呼吸ケア・リハビリテーション学会：［緊急声明］被災地の在宅酸素療法患者さんへ，2016年4月20日，〔http://www.jsrcr.jp/modules/news/index.php?page=article&storyid=100〕（最終確認：2017年11月21日）
7) 小林正和，武山早苗，佐藤ひかり：東日本大震災時の被災地災害拠点病院における在宅酸素療法患者対応. 日本集団災害医学会誌17（1）：15-20, 2012
8) 木田厚瑞，藤本圭作，茂木孝ほか：大災害時に備え慢性重症の呼吸器疾患の対応策をどのように構築するか. 呼吸33（3）：222-233, 2014
9) 小林誠一，矢内勝：災害時における呼吸器疾患の特徴と対策. Geriatric Medicine（老年医学）50（3）：287-290, 2012
10) ガスメディキーナ. Vol 24, 44-45, 2019
11) 河島修一郎：災害時における呼吸器疾患の特徴と対策. Medical Gases 14（1）：47-50, 2012
12) 日本呼吸器学会COPDガイドライン第4版作成委員会（編）：災害時の対応. COPD（慢性閉塞性肺疾患）診断と治療のためのガイドライン（第4版）. 日本呼吸器学会, 2013

---

[*]D-MAP（帝人ファーマ），フクダレスキュー Web（フクダ電子）などがある.

D. 災害時における糖尿病をもつ人への看護

糖尿病患者では，災害後，血糖コントロールが悪くなることや，感染症の発生，合併症の悪化が多数報告されている．血糖値（またはHbA1c）の上昇の主な影響要因として，家屋の損壊状況や治療内容，生活場所，ストレス，治療中断，運動不足や食事療法の継続困難が挙げられる[1~3]．

避難所などに避難していると運動量が減少することも血糖値上昇の要因となる．また，家の片づけなどをしている人にとっては，一生懸命作業しているため小さなけがに気づかず，またライフラインの途絶から清潔を保てないことなどによって感染を起こすことや悪化させることが予測される．災害時における糖尿病患者への看護のポイントは，生活を整え，治療・セルフケアが継続できるように援助することである．糖尿病をもっている人は一見すると健康そうに見えるため，さまざまな役割を振り分けられる可能性がある．また，自分で申告しないため無理をしてしまう可能性もあることに注意することが必要である．

1 ● 悪化予防への援助

災害時の血糖コントロールの目標は，著しい高血糖・低血糖を起こさないことである．災害時は，避難所などにおける食料事情（炭水化物中心の配給食，食事や水の供給が安定しない，食べる時間や量も一定でない），活動量の減少あるいは増加（救助や家の片づけなど），ストレス，食事や活動量に合わせた薬剤の調整ができないなど，高血糖・低血糖を起こしやすい状況にある．

糖尿病をもっている人は血流障害もあるため，静脈血栓塞栓症の予防にも注意が必要である．

a. 環　境

糖尿病のある人は感染しやすく，いったん感染すると治りにくい特徴がある．そのため，換気および清掃，布団干しなどをして，上気道感染の要因を除去する．また，避難場所の温度・湿度管理を適切に行う．

b. 食　事

糖尿病患者にとって，食事療法は治療の基本である．しかし災害時には，食料調達の不備やライフラインの断絶によって調理に不自由が生じる．災害時に支給される食事は，おにぎりや菓子パンなどの炭水化物が中心で，インスタント食品や弁当など塩分や脂肪分の多い食事に偏りがちになる．また，間食が増える，酒の量が増えるなど，食事に関しては多くの問題がある．

また，「残すのはもったいない」「次いつ食べられるからわからない」と思い，ついつい食べすぎてしまう場合など，その人の価値観に災害による不安定な心理状態が影響して過食になりやすいことが考えられる．また，災害時は「なるべくごみを出さないように」と言われる．残飯もごみになるので，食事を残すことがストレスになる．工夫として，1人1個ではなく（成人男性を基準とした弁当が届く），家族やグループで数個を分けるようにすればごみが減らせるなどの工夫を提案することも必要である．炭水化物の摂りすぎを防ぐとともに，高血圧を合併している場合も多いため減塩にも注意して，できるだけバラ

コラム

災害時の糖尿病治療薬について

　被災直後に食事がとれなかったり，慣れない避難所生活でかぜをひいたり，ストレスなどで食事がとれなくなる可能性がある．日本糖尿病協会の避難生活Q&A[i]や日本糖尿病教育・看護学会[ii]によると，糖尿病治療薬の指導の目標は著しい高血糖や低血糖にならないようにすることである．食事摂取量に応じた薬剤の調整，とくにスルホニル尿素（SU）薬，インスリンの量の調整をすることが必要である．また，低血糖を避けるため，血糖値は高めの150～200 mg/dLにコントロールすることを推奨している．普段から，医師と患者とともにシックデイ*や災害時の対処，薬剤の増減などについて確認しておくことが必要である．

　重要なことは，食事がとれなくても脱水に注意し，簡易血糖測定機器によって血糖値測定（可能なら尿ケトン測定も）を必要に応じて行い，緊急時に医療者に連絡がとれるようにしておくことである．

インスリン注射

　インスリン注射の場合は食べられないからといって注射を中断しないことが重要である．インスリンの種類を確認し，食事に合わせて調整することが必要である．一部の2型糖尿病患者や，1型糖尿病患者の場合，インスリン分泌そのものが極端に少ないあるいはないため，食事がとれないからといってインスリンをまったく注射しなかったり，極端に減量するとケトアシドーシスに陥る危険性がある．インスリンを持ち出せていない場合はすぐに医療班に申し出るように伝えることが大切である．インスリン量の調整については個人差が大きいため，医師や糖尿病関連学会のホットラインで相談するとよい．

・超速効型や速効型：食事の摂取量に合わせて食事の直前あるいは食事の直後に注射する．
・中間型や持効型：食事の量に関係なくいつもの時間に指示されている単位数を注射する．
※インスリンの保管方法と使用期限：常温（30℃以下）で4週間程度（種類により異なるので要確認）．

GLP-1受容体作動薬

　GLP-1を投与することによってインスリン分泌を促進する働きがある．食事摂取量に関係なく，食べられるなら指示されている用法・用量どおりに注射する．

経口血糖降下薬

　さまざまな作用機序によって血糖値をコントロールするので，薬剤の特徴を把握したうえで，食事摂取状況に応じて調整が必要である．

［引用文献］
i）　日本糖尿病協会：避難生活Q&A, 2017年1月12日，〔https://www.nittokyo.or.jp/modules/patient/index.php?content_id=33〕（最終確認：2021年8月20日）
ii）　日本糖尿病教育・看護学会ネットワーク委員会「災害時の糖尿病看護マニュアル」作成ワーキンググループ編：災害時の糖尿病看護マニュアル（福井トシ子監），2013年7月31日，〔http://jaden1996.com/documents/saigai_manual.pdf〕（最終確認：2021年8月20日）
［福井大学医学部看護学科教授　磯見智恵］

　ンスのよい食事摂取をすすめる必要がある．

　一方，逆にストレスから食事摂取量が減少する場合は，低血糖などの危険も出てくる．食事を温めて食べやすくしたり，栄養補給ゼリーなど口当たりのよいものを提供することにより，少しでも多く食べられるように工夫することが大切である．

---

*シックデイ：糖尿病の患者がかぜをひいたり，発熱，食欲不振，嘔吐，下痢などで血糖コントロールが乱れることがあり，体調が不良なときをシックデイ（病気の日）とよぶ．シックデイには血糖が変動する要素が多いため，主治医とよく相談することが大切である．

　また，「次の食事が何時にもらえるかわからない」「低血糖になるのが怖い」などの理由から，前の食事をとっておくケースもみられ，食中毒などにも注意を払う必要がある．なるべくいつもの時間に食事を摂るようにする．過食や欠食がないように，一定の量をとる．時には残す勇気を．血糖値が高くなると，高浸透圧利尿による脱水になりやすい．水分はこまめに摂るようにする．忘れてならないのは，排泄の環境を整えなければ，水分をすすめても，なかなか飲んでくれないということである．

c. 排　泄

　活動量の減少，自律神経障害，トイレの環境の悪さなどにより便秘に陥りやすい．排便状況を把握し，食事の改善，水分摂取，適度の運動を促す，便意を感じたらすぐにトイレに行くように指導する，また，トイレを清潔に保つなどの対応が必要である．これらの対策をとっても効果がなければ緩下剤などを使用する．また，排尿においてもトイレの環境の悪さは，利用回数を減らすために水分摂取を控えさせ，尿量減少につながる可能性がある．水分を十分に摂取し，尿量を確保することによって尿路感染を予防することが必要である．糖尿病をもつ人には高齢者が多い．また，末梢神経障害や視力障害をもっている人もいる．それらの人が安全に，トイレを使用できるような配慮が必要である．

d. 睡　眠

　集団生活によるストレスや過度の疲労などにより十分な休息・睡眠がとれない場合が多い．睡眠不足は血圧上昇などの体調の悪化につながる．また，ストレスはカテコラミンなどのインスリン拮抗ホルモンを分泌させ，血糖値の上昇をきたす．プライバシーの確保や，夜間の環境の工夫，日中の適度な運動を促すことで，休息・睡眠をできるだけとれるようにすることが大切である．

e. 清　潔

　マスク，手洗い，うがいを励行する．とくに，フットケアには注意を払う必要がある．避難時に履き慣れた靴を持ち出せなかった場合や後片付けの際に，足や手にけがをしやすい．とくに水害では小さなけがが多く，長時間水につかるために皮膚が損傷しやすい．また，汚染したものを扱うため化膿しやすい．また，片づけの際には長靴を履くことも多いが，長靴は足が蒸れやすく水疱ができたり白癬になりやすい．また，長靴はサイズが大きいため靴の中で摩擦が生じる．爪や指の間に砂粒などが入っても，入浴できないため，清潔が保てなかったり，入り込んだ異物を除去できないために限局した部分に負荷がかかり，足病変を引き起こす可能性もある．援助者は必ず足の観察を行うことが大切である．傷がある場合は，傷の部分を清潔にして消毒し保護する．なお，災害発生時には水道が使用できず，手洗いやうがいが十分にできない可能性もあるため，うがい薬やウェットティッシュ，擦式手指消毒薬を活用し，清潔を保つ必要がある．

f. 保　温

　衣服の調整，毛布などの配布，貼るタイプのカイロなどで調整する．糖尿病の場合，神経障害などを合併している可能性もあるため，カイロや暖房器具による低温熱傷に十分注意する必要がある．

g. 予防接種

　インフルエンザの流行に重なる時期にはインフルエンザの予防接種を行う．また，阪

神・淡路大震災後では糖尿病患者の多くに肺炎の発症がみられたことからも[4]，肺炎球菌の予防接種も検討する．

h. 悪化徴候の早期発見

簡易血糖測定機器などで定期的に血糖をチェックする．高血糖時の症状である激しい口渇や全身倦怠感，下痢・悪心などの消化器症状がある場合は高血糖が疑われる．また，著明な空腹感や手足のしびれ，冷汗，動悸などの低血糖症状についても注意が必要である．体調に少しでも変化があれば，早めの病院受診または受診相談を促す．

2 ● 治療の継続への援助

糖尿病をもつ人にとって，薬物療法の継続は重要である．インスリンや内服薬などの薬は持ち出せたか，残量はどれくらいかを確認し，状態によっては救護所の医師，できればかかりつけ医につなぐ．2004年の新潟県中越地震時のインスリン自己注射履行に関する調査では「避難所を利用していてもインスリンは車中または自宅」「寝る前のインスリンは消灯後なので他人に迷惑をかけると心配した」と述べている人もいる[5]．安心してインスリン注射ができる場所の確保が大切である．

3 ● セルフケアの継続

災害後，薬物療法は比較的早期に患者自身で実施できるようになるが，食事療法の継続が困難なことや，運動不足になることが報告されている．

とくに，新潟県中越地震のように冬季に向かう豪雪地帯では，雪が降ると住民は外に出なくなるため運動不足となっていた．「食事療法をする気になれない」「セルフケアにまで気が回らない」といった言葉も聞かれているため[6]，心理面への援助がセルフケアを継続していくうえで大事になってくる．重要なことは，平常時から災害の備えとしてのケア，つまりセルフケア能力の向上に向けた援助を行っておくことである．

4 ● 糖尿病患者の備えに向けた援助

糖尿病ネットワークが東日本大震災後に行った調査（287人対象）では，58%が災害時の準備や対策を行っていないと答え，87%の人が医療機関から災害時の教育を受けていないと答えた[7]．

地震では，大きな揺れや家屋の倒壊などにより薬剤が持ち出せなかったりする．水害では薬剤が流されてしまったり，水につかって使えなくなったりする．日頃からそれらのことを考慮した保管方法を工夫することが必要である．また，薬剤が持ち出せなかったとしても近隣の医療機関や避難所の医師に処方してもらえるように，いつも飲んでいる薬剤名や飲み方などを覚えておくように，あるいは，お薬手帳を身近に置いておく，メモを携帯電話の写真で保存しておくように指導することが必要である*．

通常，インスリンなどの薬剤は，翌日または翌々日には発送されるようになっている

---

*NTTドコモが提供している「おくすり手帳Link」という携帯アプリもある．
［NTTドコモ：おくすり手帳Link，〔https://www.nttdocomo.ne.jp/service/okusuri_link/〕（最終確認：2022年9月15日）］

（東日本大震災は被害が広範囲であったため，通信や道路の寸断によりインスリン入手までに時間がかかった地域もあった）．また，災害時の薬剤について前述したとおり，食事が摂れない場合の薬剤の使用法については，日頃から主治医と相談しておくことが必要である．自分の身体の状態や治療の内容を理解し，より積極的に自分の健康管理・セルフケアを行うことは災害への備えでもある．

　災害への備えとして，一般の人が持つ避難用品のほかに，以下の物を自宅の持ち出しやすいところに準備しておくようにする．糖尿病手帳，保険証，1週間程度の薬剤，お薬手帳，薬剤名・用法・用量などが記載されたカードやメモ，簡易血糖測定機器や低血糖時の補食やブドウ糖など．また，外出中に被災する可能性もあることを考慮すると，外出時にもインスリン注射や2，3日分程度の内服薬を携帯するとよい．日本糖尿病協会のウェブサイトで，「災害のあった時には」のページに掲載されている，防災リーフレットやハンドブックなどを活用し，その人に合わせた災害への備えに関する教育を行っていくことも必要である．

a. 非常持ち出し袋の準備（2〜3ヵ月ごとに点検し，使用期限の近い物は交換する）

・ペン型インスリン注射器（未使用冷蔵保管），注射針，消毒綿．
・内服薬（安心な量は1ヵ月分）．
・自己血糖測定器と試験紙．
・自己血糖測定の穿刺針と穿刺器具．
・断熱バッグ（インスリンは熱の変化に弱いため）．
・使用済み針入れ．
・お薬手帳（または処方箋のコピー），糖尿病手帳，筆記具．
・医療品は数ヵ所に置いておく（職場，学校）．
・低血糖対策のためのブドウ糖（補食）．
＊できるだけ濡れない場所に保管しておく．忘れてならないのが，靴と靴下の準備．外出時も内服薬とインスリンは必ず持ち歩く．

b. ペットボトル症候群

　2型糖尿病患者は，糖尿病性ケトアシドーシスを引き起こすことはほとんどない．しかし近年，2型糖尿病患者や糖尿病予備群に起こるケトアシドーシスとして，ソフトドリンクケトーシス（俗称，ペットボトル症候群）が注目されるようになった．夏季の災害では，脱水防止のために水分補給は大切であり，避難所などにも大量のペットボトル飲料が搬入される．果糖やブドウ糖を多く含むものを多飲すると，高血糖，高浸透圧を引き起こすことがあるため，ジュースだけでなくスポーツ飲料にも注意する必要がある．

c. 医療・福祉・行政の準備

　東日本大震災では，簡易血糖測定器が避難所になかった，持ち出せていなかった，救護班も持っていないことが多かった．糖尿病患者の多さから考えると，避難所や救護班の簡易血糖測定器の準備は必要であろう．
　日本糖尿病学会などは，インスリンの処方箋なしで入手できること＊，インスリンが入

＊災害時には「厚生労働省医薬食品局長通知（2005年3月31日付，薬食発第0330016号）」により，処方箋なしでインスリンの販売が認められている．

手できる場所などの情報を，発災後すぐにインターネット上に載せた．しかし，通信手段が途切れている場合にはその情報が入らなかった．災害時の通信手段の確保について早急な対策が必要である．

┃引用文献

1) 村上典子，沼田健之：震災ストレスの慢性疾患に及ぼす影響．日本ストレス学会誌11（4）：298-301，1997
2) 土肥加津子，矢田眞美子，宮脇郁子ほか：阪神・淡路大震災を被災した糖尿病患者の自己管理行動．神戸大学医学部保健学科紀要12：143-154，1996
3) 歌川孝子，池田京子，村松芳幸ほか：中越地震が血糖コントロールに及ぼした影響-生活環境の変化からみた悪化因子．新潟医学会雑誌121（2）：90-96，2007
4) 馬場茂明，南部征喜，志伊光瑞ほか：阪神・淡路大震災における糖尿病等の慢性疾患診療への影響と対策．日本医事新報3760：41-46，1996
5) 丸山陵子，田下国夫，中澤保子ほか：新潟県中越大地震時のインスリン自己注射履行に関する調査-当院通院中の患者について．プラクティス23（3）：327-333，2006
6) 片桐歩，丸山順子，八幡和明ほか：新潟県中越地震時の糖尿病患者の実態調査2施設でのアンケート調査による検討．新潟県厚生連医誌16（1）：40-46，2007
7) 糖尿病ネットワーク：ネットワークアンケート㉙—医療スタッフのための糖尿病情報BOX&Net.-No. 29，2011年7月，〔http://www.dm-net.co.jp/box/no29-2.pdf〕（最終確認：2021年8月25日）
8) 日本糖尿病協会：〔https://www.nittokyo.or.jp〕（最終確認：2021年8月25日）

E. 災害時における慢性腎不全をもつ人への看護

慢性腎不全では，腎臓の機能をできるだけ維持することが大切である．そのためには，食事療法，薬物療法が継続でき，感染や脱水，過労を避ける必要がある．

2019年末における透析患者総数は34万4,640人で，最も多い原疾患は糖尿病腎症（39.1％），次いで慢性糸球体腎炎（25.7％），腎硬化症（11.4％）であった[1]．

慢性腎不全の増悪因子

　高血圧

　心不全

　感染症（上気道感染，尿路感染など）

　外傷

　脱水

　食事（タンパク質の過剰摂取，塩分過多，エネルギー不足など）

　過労，疲労の蓄積，睡眠不足

　薬剤（風邪薬，抗菌薬，造影剤など）

1 ● 悪化予防への援助

a. 環　境

慢性腎不全のある人は，感染症にかかると病状が悪化する．そのため，換気および清掃，布団干しなどをして感染の要因を除去するとともに，避難場所の温度・湿度管理を行う．

b. 食　事

慢性腎不全のある人にとって，食事療法は治療の基本である．しかし災害時に支給される食事は，塩分が多い食事である．慢性腎不全では腎機能を維持するため，タンパク質と

塩分の制限，高エネルギー食の摂取（タンパク質制限時は脂質と糖質で補う）が基本となる．病期により，カリウム，リンなどの調整が必要となる．レトルトのタンパク質，塩分，リン・カリウム調整食や高エネルギー補助食品などを有効に活用するとよい*．避難するときは，できる限り自分が数日食べることができるものを持つようにするとよい．

また，脱水は腎機能を悪化させ，水分や塩分の摂りすぎは心不全を引き起こすこともあるため，十分に注意する必要がある．糖尿病性腎症の場合は，病期によってエネルギー摂取量を考慮する必要がある．

糖尿病をもつ人への対応と同様，残すことが「ごみ」になることへの罪悪感などに対するケアを提供しつつ，供給された食事でも，残す勇気がもてるかかわりが必要である．

c. 排　泄

排泄については，水分摂取量や発汗，浮腫などと併せた観察が大切である．尿量の変化は病状の変化の指標となるため，患者自身で気をつけることが求められる．排便については，水分制限や食物繊維食品（カリウム制限のため）の制限のため便秘になりやすい．緩下剤を常用しているか否か，常用している場合どのような薬剤かを確認する必要がある．透析をしている人の場合，適切な緩下剤の使用が重要となるので，その人の排便パターンを把握し，その人の排便習慣に沿ったかかわりが必要である．

また，透析を受けている人にとって体重管理は非常に重要である．急激な体重の増加は肺水腫，心不全を起こすだけでなく，次回透析時の除水量の増加につながる．そのため，1日1回（起床時の排泄後など決まった条件下において）は体重測定を行うことが大切である．

d. 睡　眠

集団生活によるストレスや過度の疲労などにより十分な休息・睡眠がとれない場合，腎機能が急性増悪する可能性がある．睡眠不足は血圧上昇などを引き起こし，腎機能の悪化につながる．プライバシーの確保や夜間の環境の工夫，日中の適度な運動を促すことで，休息・睡眠をできるだけ多く，快適にとってもらうように援助することが大切である．

e. 清　潔

感染は腎不全の急性増悪をまねくため，マスク，手洗い，うがいを励行して感染を予防する．水道が使用できない場合には，うがい薬やウェットティッシュ，擦式手指消毒薬を活用して清潔を保つ．

f. 保　温

身体の冷えは腎血流量を減少させるため，冬季だけでなく夏季も冷房などによる冷えを予防し，保温に努める必要がある．衣服や毛布，貼るタイプのカイロなどで調整する．

g. 予防接種

新型コロナウイルスワクチンやインフルエンザワクチンなど，感染症の予防接種を行い，肺炎球菌の予防接種も検討する．

h. 悪化徴候の早期発見

定期的に体重測定およびバイタルサインをチェックする．急激な体重増加や尿量減少，

---

*エネルギー摂取が不十分であると，身体の脂肪を燃やしてエネルギーを補うため，カリウムが高くなることがある．

下肢浮腫，息切れ，食欲不振や倦怠感など尿毒症による症状が出現した場合には，速やかに病院受診ができるように援助する．

2 ● 治療の継続への援助

　降圧薬や利尿薬，造血薬，吸着薬など，慢性腎不全をもつ人にとって，薬物療法の継続は重要である．また，病期によっては**血液透析**や**腹膜透析**を行っている人もいる．CAPD（continuous ambulatory peritoneal dialysis：連続携行式腹膜透析）*の場合，透析液を4〜5回/日交換するため，落ち着いてできる清潔な場所を確保することが必要である．

　血液透析を行っている人は，透析が可能な医療機関と連絡をとり，どのようなスケジュールで通院するのか，あるいは通院困難な場合の対処（能登半島地震のときは，多くの透析患者が金沢市内の病院に入院した）などを話し合う必要がある．薬は持ち出せたか，残量はどれくらいかを確認し，できるだけ早めにかかりつけ医につなぐ．東日本大震災のときは，通信が途切れていた時間が長く，なかなか連絡がとれなかった．医療機関が複数の連絡先を把握していた人には早く連絡がついた．連絡先は必ず複数確認しておくことが必要である．

3 ● セルフケアの継続

　慢性腎不全患者の場合，血圧のコントロールが非常に大切になる．そのため，降圧薬や利尿薬の内服を確実に行うこと，塩分や水分の摂りすぎに注意することが必要である．

4 ● 透析患者の備えに向けた援助

　慢性腎不全で透析を受けている人は，定期的な透析が必要であり，透析の中断は生命にかかわってくる．そのため，日頃から医療機関内の災害時のマニュアルづくり，患者教育，業者や行政とのネットワークをつくっておく必要がある．また，つくるだけでは足りず，必ず訓練およびマニュアルの見直しを定期的に行っていくことが大切である．各自治体がつくっているマニュアルを参考に，病院独自のマニュアルをつくるとよい．

　また，血液透析の場合，透析中であるか，あるいは透析日であるかによって対応が変わるので，それに合わせた患者指導が必要になる．内服薬やCAPD液（ばね秤も併せて）は，災害に備えて1週間分くらいは持っているようにする．透析手帳や保険証，身体障害者手帳などとともに，透析療法に関するメモを携帯するように指導する（**図Ⅷ-6-2**）．

　災害時に支給される食事は塩分が多いので摂取せず，避難袋には，透析の保存食を入れるようにするとよい．治療食の備蓄があっても，被災者心理として「皆と違うものを1人だけ食べるのは気がひける，皆と同じものを食べたい」という患者もいる．その場合は，支給される食料の範囲内で工夫する能力も求められる．災害時によく配られる食料の栄養成分の目安を示した（**表Ⅷ-6-3**）．パッケージの裏面の表示を参考にして，そのなかでどのような工夫ができるか，柔軟な対応がとれるような教育も必要である．

　透析ができないことは患者の生命にかかわってくる．患者自身も透析を受けられないこ

---

*CAPD：体内にある自分自身の腹膜を透析膜として使用し，身体の老廃物を除去する透析療法．在宅で行うことができる．

○	氏名	○○○○○○
○	病名	糖尿病性腎症，高血圧など
○	内服薬（○○○○）	内服のしかた
○	インスリン（○○○○）	インスリンの打ち方
○	薬剤アレルギーの有無	なし　　　あり（薬剤名○○○○○）
○	感染症	なし・あり
○	透析導入年月日	○○○○年○月○日
○	ドライウェイト	○○○○kg
○	ダイアライザー（透析器）	種類（○○○○○）膜面積○○○㎡
○	透析回路	○○○○○○○○○○
○	透析回数・時間	○○○○回/週（曜日　　　　　），○○時間/回
○	血流量	○○mL/分
○	透析液流量	○○mL/分
○	シャント部位	○○○○○
○	抗凝固薬	○○○○○○
○	水分量	○○（mL）/日
○	塩分量	○○（g）/日
○	かかりつけ医	住所：○○○○○○○○○○
○		電話番号：○○-○○○○-○○○○
○	緊急時の透析施設	住所：○○○○○○○○○○○○○
○		電話番号：○○-○○○○-○○○○

図Ⅷ-6-2　糖尿病性腎症で血液透析を受けている人が携帯するとよいメモの内容
「透析ケア」編集室が行った緊急アンケートによると，被災患者を受け入れる際に最低限必要だった項目のベスト3は，ドライウェイト，氏名，感染症の有無の順であった．それらに加えてアレルギーの有無に関する情報が挙げられた．
［透析ケア編集室：透析ケア18(3)：47-49, 2012より引用］

表Ⅷ-6-3　災害時によく支給される食品の栄養成分量の目安

食品名	エネルギー (kcal)	水　分 (g)	タンパク質 (g)	カリウム (mg)	リン (mg)	食　塩 (g)
おにぎり1個（100 g）	170	57	2.7	31	37	0.5
あんぱん（こしあん）1個（100 g）	253	35.5	6.8	66	57	0.3
クリームパン1個（100 g）	286	35.5	7.9	110	110	0.4
ジャムパン1個（100 g）	285	32	5.3	84	47	0.3
ロールパン2個（50 g）	155	15.4	5.1	55	49	0.6
和風即席カップ麺（油揚げ/乾）（100 g）	439	6.2	10.9	150	160	6.7
中華即席カップ麺（油揚げ/乾）（100 g）	439	3	10.1	150	110	5.6
バナナ1本（可食部分100 g）	93	75.4	1.1	360	27	0
りんご1個（可食部分100 g）	56	83.1	0.2	120	12	0
みかん1個（可食部分100 g）	49	86.9	0.7	150	15	0
普通牛乳（100 mL）	61	87.4	3.3	150	93	0.1
野菜ジュース（トマトミックス）（100 mL）	18	94.2	0.7	200	11	0.2
野菜ジュース（にんじん）（100 mL）	29	92	0.6	280	20	0

［文部科学省：食品成分データベース，2021年4月1日，〔https://fooddb.mext.go.jp/index.pl〕（最終確認：2021年8月20日）を参考に作成］

とによる死への恐怖や不安を抱く．透析は2～3日間しなくても大丈夫である．そのことを伝えるとともに，透析のできる施設に移動できるまで，塩分[*1]やカリウム，水分の摂取に注意するよう促す（尿量＋300～400 mL/日におさえる）．災害時摂取の目安は，NaCl：3～4 g以下，カリウム：500～1,000 mg，タンパク質：30～40 gである[2]．また，病院が被災したときの緊急の透析施設を記したパンフレットなどを，平常時に渡しておくことも必要である．

風間ら[3]は，東日本大震災における集団避難では，混乱のなか，送り出す側も受け入れる側も，患者の状況を十分に把握できなかった．「透析カード」を携行していれば，初回からより安全できめ細かい透析管理ができていたであろうと述べている．また，集団避難の際，患者の抵抗も多かったことが報告されている．家族を含めて，皆寒いなか避難所で耐えてがんばっているのに，自分だけここを離れていいのか，知らない土地で治療を受けることの心細さなどを理解したかかわりが必要である．

東日本大震災は平日の日中に起こったため，透析中の患者も多数いた．日頃から，緊急離脱方法を防災訓練などの機会を利用して指導しておくことが必要である．

5 ● 医療・福祉・行政の準備

透析の中断や透析中の災害は生命にかかわる．透析医療は電気や大量の水が必要であり，インフラへの依存度が高い．したがって，大規模にライフラインが機能しなくなった場合，被災地以外の地域での透析を受けることが必要になってくる．新潟県中越地震，中越沖地震の際には地域内における小規模な患者移送が行われた．しかし，東日本大震災ではあまりにも被害の規模が大きかったため，透析患者の県外への集団避難が行われた．その際，透析施設自体は多数の患者受け入れができるものの，宿泊施設や，宿泊施設と透析施設との間の移動手段の確保が困難であり[3]，また行政を含めた調整がうまく機能しなかったケースも報告された．

医療機関内の災害時のマニュアルをつくり，訓練およびマニュアルの見直しを定期的に行っていくことが大切である[*2]．各自治体がつくっているマニュアルなどを参考に，病院独自のマニュアルをつくるとよい[*3]．災害時は，もともと通っていた透析施設が被災によって機能しなくなり，代わりの医療機関を探す必要に迫られる場合がある．平常時から災害時のネットワーク（日本透析医会．災害時情報ネットワークや地域のネットワークもある）について確認しておくとともに，災害時の患者の移送の方法や医薬品，水，電気などの確保についても行政などと連携をとりながら準備しておくことが大切である．また，CAPDを実施している人は，CAPD器材供給会社と連携をとり，安否確認および器材や腹膜透析液の供給が安心して受けられるようにしておくことが大切であり，その支援も必

[*1] 食品にはNa表示のものもあるため食塩に換算する：食塩（g）＝Na（mg）×2.54÷1000
[*2] 全国腎臓病協議会 災害対策委員会では『全腎協 災害対策マニュアル（第3版）』（2016年）を発刊しており，主に都道府県組織における災害対策マニュアルの策定・改訂の指針，透析患者の自助対策についてまとめている．
　[全国腎臓病協議会 災害対策委員会：全腎協 災害対策マニュアル（第3版），2016年3月，〔http://www.zjk.or.jp/kidney-disease/disaster/index.html〕（最終確認：2021年8月20日）]
[*3] 多くの自治体が災害時の透析マニュアルを制作している（例：神奈川県のマニュアル）．[神奈川県保健福祉局保健医療部がん・疾病対策課：災害時透析患者支援マニュアル，2015年3月，〔http://www.pref.kanagawa.jp/up-loaded/attachment/826210.pdf〕（最終確認：2017年12月1日）]

要となる.

▌引用文献▐

1) 新田孝作, 政金生人, 花房規男ほか：わが国の慢性透析療法の現況. 透析会誌53（12）：579-632, 2020
2) 関口奏央：災害発生を見据えた食事の注意点. 透析ケア（冬季増刊）：244-247, 2007
3) 風間順一郎, 成田一衛, 甲田豊：東日本大震災における透析患者の集団避難. 日本集団災害医学会誌17（1）：166-170, 2012

F. 災害時におけるがんをもつ人への看護

　阪神・淡路大震災の頃には, がん患者は入院して治療していた人がほとんどであった. しかし現在では, がん治療や支持療法のめざましい発展および入院期間の短縮により, 多くの人が, がん薬物療法や放射線療法などを外来通院で行っている. そのため, 災害時に医療ニーズが高い状態のがん患者に出会うことが多くなってきた. がん患者への災害時の支援においてとくに注意することは感染, 静脈血栓塞栓症などの身体状況の悪化予防と治療の継続である. 治療継続や悪化予防のためにも, まずは, 自分あるいは家族ががん患者であることを看護師や保健師に伝えるように周知することが重要である.

1 ● 悪化予防への援助

　がん患者における悪化予防は, 前述の糖尿病や慢性肺疾患などとは異なり, 腫瘍の増大や転移などという, がん自体の悪化というより, がん腫瘍が周囲の組織に広がって起こる症状やがん治療に伴う副作用などによる全身状態の悪化を防ぐことが目的となる.

a. 感 染

　がん患者はさまざまな要因で**免疫力が低下**していることが多い. がん薬物療法中の場合はとくに注意が必要であり, 治療スケジュール（レジメン）や投与からの日数に応じた対策が必要である（**図Ⅷ-6-3**）. 災害時は粉塵が舞ったり（倒壊した建物やその周りには大量の真菌が発生・増殖しやすくなっている）, 水の不足により感染予防行動がとれなかったり, 集団生活など衛生環境が不十分な状況にあり, **感染症**が発生しやすくなっている.

　予防のためには, 薬剤の種類や投与時期, 治療を行っている病院からの指導内容とセルフケアの状況を確認し, その人自身がセルフケアを継続できるように支援する必要がある. 感染予防には, こまめな手洗いが第一である. 水の使用に制限がある場合は, ウェットティッシュや擦式手指消毒薬を利用して清潔を保つようにする. 他の被災住民に気兼ねして共同で片づけを行うことがあるが, できるだけ瓦礫などの片づけは行わないように, 他の役割を担えるような調整が必要である. 自宅の片づけを行う際は, 必ずマスクと手袋を着用するよう指導する.

　がん薬物療法中に発熱した場合は, 感染症の可能性が高く重症化しやすいため, 速やかに受診するようすすめる.

b. 静脈血栓塞栓症

　災害時は避難所など, 自由な身動きがとりにくい場所での生活やストレスにより**静脈血栓塞栓症**（エコノミークラス症候群）のリスクが高まる（p.25参照）. 新潟県中越地震で

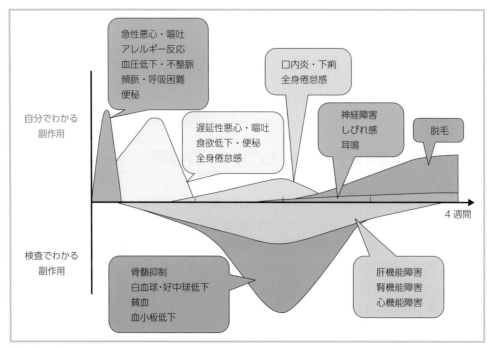

図Ⅷ-6-3 がん薬物療法による主な副作用と発現時期

クローズアップされて以来，熊本地震（2016年）においても車中泊していた人が肺塞栓症を発症したことが報告されている．がん患者は，非がんの人に比べて静脈血栓塞栓症になりやすいことがわかっている[1]．がん患者における静脈血栓塞栓症のリスク因子として高齢，肥満などの併存症，がんの原発部位，薬物療法や乳がんなどでのホルモン療法（とくにタモキシフェン）などがあげられる．

対策として，飲水量の確保，定期的な歩行や運動，異常の早期発見が大切である．飲水量の確保や身体を動かすには，避難生活を送る環境整備が重要である．たとえば，トイレ環境が整っていないところでは飲むことを控えたり，身体を動かすにもスペースがなければまったく動かない状況になる．異常の早期発見では，患者自身が下肢の違和感や痛み，腫脹，熱感の有無など下肢深部静脈血栓の徴候がないか観察し，ある場合は速やかに医療者に申し出て対処できるようにすることが必要である．また，避難所で下肢静脈エコー検査時がある場合は，必ず受けるように促す．

2 ● 治療の継続への援助

治療中の患者の場合，医療機関の被災や交通の分断などで治療の継続が困難な場合がある．東日本大震災で最も多かった"がん患者の心配"は，"予定どおりに抗がん治療を行わなくていいか"[2]であった．まずは，患者が行っている治療は1～2週間延期しても問題がないものか，できるだけ間隔をあけずに行う必要があるのかを判断して情報提供を行う．肺がんや胃がん，大腸がん，乳がんなどの固形がんは1～2週間治療が延期されても問題ないことを伝え，慌てずに体調や生活を整えられるように援助する．一方で，血液がんや

胚細胞性腫瘍などは，がん薬物療法が延期されることによって病状に大きく影響を及ぼす．その場合には，治療ができるだけ継続できるように医療機関に速やかに相談するように促す．

　がん患者の中には，オピオイドなどの鎮痛薬やステロイドホルモンを投与されている人がいる．これらの薬剤は，急激に中止すると身体に有害な反応が出ることがある．そのような薬剤を服用している場合は，速やかに申し出るように促すとともに，入手できるように手配する．すぐに入手できない場合は，持ち出した薬剤の残量と入手できる時期を考慮して，1回の服用量を調整（減量）できるように援助することも必要な場合がある．

　がん患者の受け入れについては，国立がん研究センターがん情報サービスや日本癌治療学会など，各学会のホームページで情報提供されている．近隣の病院での治療が可能になれば，通院手段など確認し，必要に応じて関係機関と調整する．

3 ● セルフケアの継続

　がん患者が行うセルフケアは，乳がん切除術後の上肢の運動障害や浮腫の予防，胃がん切除術後のダンピング症候群予防，ストーマ（人工肛門）装着者のためのセルフケアなど，がんの種類や術式によって特徴的なものもある．また，がん薬物療法ではレジメンや投与時期によりさまざまな副作用が出現するため，その人に合わせたセルフケア継続への支援が必要となる．

　セルフケア支援を行う際には，その人のがんの種類と治療内容，医療施設で受けたセルフケア指導を確認し，災害時の環境において自力でできるセルフケアと支援が必要なセルフケアは何かをその人とともに考えることが必要である．たとえば，直腸がんでストーマ装着者の場合は，ストーマケアの物品はどれくらい持ち出せたのか，ない場合は，避難所などで入手できる紙おむつやティッシュ，タオル，ビニール袋などを用いて工夫する．セルフケアが継続できるように，ストーマ用品セーフティネット連絡会や日本オストミー協会，日本創傷・オストミー・失禁管理学会など，災害時にストーマ用品の無料提供やストーマ管理に関する情報提供を受けられる機関とつないでいく．さらに集団生活の中でのにおい対策やストーマ交換場所の確保などを行う．

　また，最近は分子標的薬も多く使われるようになり，分子標的薬特有の副作用の予防およびケアが必要になる．たとえば抗EGFR抗体薬では高頻度で，ざ瘡様皮疹や皮膚乾燥などの皮膚障害が発生し，外見や日常生活にも影響を及ぼす．皮膚のバリア機能が低下しているため，感染に十分注意する必要がある．皮膚障害の予防とコントロールには①清潔，②保湿，③刺激を減らすスキンケアが大切であり，ライフラインの整わない環境でのセルフケア継続を支援する必要がある．入浴や手洗いに十分な水・ぬるま湯などが使用できない場合などは，拭き取りのいらない皮膚の清浄・保湿製品，アルコールフリーのウェットティッシュや赤ちゃんのお尻拭き（介護用品より安価で入手しやすい）などを避難所などで入手できるように調整する．がん薬物療法看護認定看護師や皮膚・排泄ケア認定看護師などと連携することも大切である．

4 ● がん患者の備えに向けた援助

　災害時，医療機関の被災や交通の分断により，治療の継続が困難になる．被災した場合は，できるだけ早く自分ががん患者であることを看護師や保健師に伝えるように提案する．あわせて日頃から，自分が行っている治療はどういうもので，それは延期が可能なのかどうかを伝えておく必要がある．治療の延期や中断ができないがんの場合は，すぐに医療機関に連絡すること，連絡が取れない場合の連絡先などを知らせておく（多くは，がん診療連携拠点病院）．

　がん患者は感染症にかかりやすいこと，継続して服用しなければいけない薬剤があること，ストーマ用品など一般には入手しにくいものが必要なことを考慮したセルフケアの指導が必要である．避難に備えて準備しておくものは，一般的な避難用品に加えて，数日分の薬剤，病名や使用している薬剤の書かれたメモ（携帯電話のカメラで撮影・保存しておくことも有効），体温計，病状に合わせた非常食やストーマ用品などを携帯できるように備えておくことを指導する．おくすり手帳を持っていると必要な薬剤が入手しやすいため，避難袋などに入れておくこともすすめるとよい．日頃から患者が自己の身体に関心をもち，セルフモニタリングしながら必要なセルフケアができるように援助していくことが災害への備えになる．

5 ● 医療・福祉・行政の準備

　災害時のがん患者に対する医療・ケアの対策について，国や自治体，各学会も取り組んでいる．自治体や近隣医療機関，地域外の医療機関との平時からの協定，クラウド型のカルテ管理，バックアップ機能などの医療情報や治療継続に関する連携体制の整備が必要である．

▌引用文献▌

1) Lyman GH, Bohlke K, Khorana AA et al：Venous thromboembolism prophylaxis and treatment in patients with cancer：american society of clinical oncology clinical practice guideline update 2014. American Society of Clinical Oncology 33（6）：654-656, 2015
2) 国立がん研究センターがん情報サービス：大規模災害に対する備え—がん治療・在宅医療・緩和ケアを受けている患者さんとご家族へ—普段からできることと災害時の対応（試作（プロトタイプ）版），2015年3月23日，〔http://ganjoho.jp/data/public/support/brochure/saigai_booklet.pdf〕（最終確認：2021年8月25日）

G. 災害時における循環器系障害をもつ人への看護

　災害時，人間の合体は多くのストレスを受ける．なかでも循環器系はストレスの影響を最も受けやすい臓器系の1つである．急性期には震災によりもたらされた恐怖，悲しみ，喪失感や自身の身体外傷ととも物的損壊や家族・知人の被害が大きな精神的ダメージを与える．これに引き続き，避難所，仮設住宅における生活の不自由な状態により，慢性的なストレスが重積することになる．さらに生活環境の変化，物的損害や就労状況の変化による経済的な問題，家族の生死・疾病罹患状況などの人的問題，そして周囲を取り巻く社会的不安が長期的にもストレスとなり，精神・身体に影響を及ぼす．これらのストレスが直

接的・間接的両面から循環器系疾患の発症・増悪に関与する.

　1995年の阪神・淡路大震災，2004年の新潟県中越地震，2011年の東日本大震災では急性冠症候群，たこつぼ型心筋症，肺塞栓症，心不全，心室性不整脈など循環器系疾患の発症の増加が明らかになっている[1,2].　災害時はストレスで交感神経が活性化される.　循環器系疾患が引き起こされる機序は交感神経の亢進に起因し，主要なリスク因子は「血圧の上昇」と「血栓傾向」である[3~5]（**図Ⅷ-6-4**）.

1 ● 悪化予防への援助

a. 血圧コントロール

　不安や避難所生活に伴う睡眠障害なども交感神経の活性化を助長し血圧が上昇する.　また長期の避難所生活によるストレスや食塩含有量の多い加工食品の摂取が増えることで，食塩感受性が亢進し高血圧症の発症や増悪が見られる.　さらにはストレスにより喫煙や飲酒量が増加することでも血圧は上昇する.　循環器系疾患の発症・増悪を予防していくためには血圧をコントロールしていくことはきわめて重要となる.

　支援に関わる者は，これまで高血圧で内服治療を受けてきた人が，治療を継続できているか把握するとともに，急激な血圧の上昇や健康状態の悪化が認められる場合は，医療機関への受診を支援していく必要がある.　高齢者の高血圧の特徴として，加齢とともに動脈硬化が進んでいることから拡張期血圧が高い傾向にある.　医療機関で診察を受け，降圧薬の処方を受ける必要があるが，食事，運動，生活上の注意など，日常生活習慣の修正が必

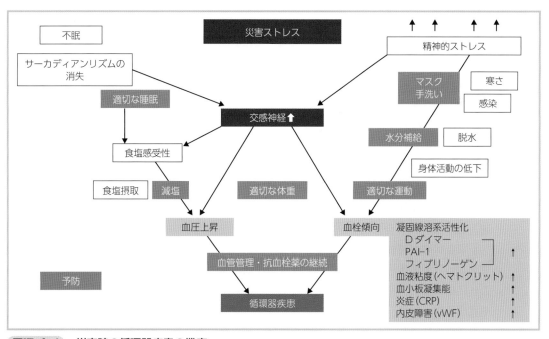

図Ⅷ-6-4　災害時の循環器疾患の機序

PAI：プラスミノーゲン活性化因子インヒビター，CRP：C反応性蛋白，vWF：フォン・ウィルブラント因子
［日本循環器学会・日本高血圧学会・日本心臓病学会：循環器病ガイドシリーズ2014年度版 災害時循環器疾患の予防・管理に関するガイドライン，p32, 2014.〔https://www.j-circ.or.jp/cms/wp-content/uploads/2020/02/JCS2014_shimokawa_h.pdf〕（最終確認：2022年10月7日）より許諾を得て転載］

要となる．合わせて高齢者や循環器疾患・腎疾患の既往のある者，肥満メタボリックシンドロームなどのハイリスク集団には減塩を徹底していくことが必要となる[6]．

b. 血栓予防

交感神経の亢進により，血小板凝集能も亢進する．災害後は自宅で日頃行っていた仕事や家事といった日常生活動作が行えないなど，身体を動かすことがむずかしくなりがちである．このような身体活動の低下により，下肢の血流が静脈にうっ滞し，静脈血栓症が引き起こされる．さらに，寒さ，水分摂取量の減少による脱水，感染症により血栓傾向が増悪する．これらのことから適度な運動を定期的に行うことや，生活環境を整えていくことが必要である．

c. 環　境

居住環境として居住空間を確保し，感染症対策として適宜の換気を行い，室温や空調の管理を行うことが大事である．土足の避難所では粉塵が舞いやすく，可能な限り土足を禁じる．ノロウィルスをはじめとする感染症がまん延するリスクが高く，二次的に循環器疾患のリスクが増加する．マスクや手洗いが励行されているか確認していく．また毎日の歯磨き（とくに就寝前）を習慣づけることが大切である．喫煙や副流煙により呼吸器疾患，循環器疾患につながる原因となる可能性があるため厳しく制限していく必要があり，とくに室内においては全面的禁煙とする．

寒冷環境や高い室温により身体の変調をきたしやすく，血圧も大きな影響を受ける．避難所生活中であっても，定期的な血圧測定を習慣づけるよう指導が必要であり，巡回時には必ず血圧測定を行う．

d. 食　事

災害時は前述の通り，平時以上に食塩感受性が強くなるため血圧が高くなる．現状の環境に適した減塩への対応が必要となる．急性〜亜急性期には市販のおにぎり，サンドイッチ，弁当のほかカップ麺などのインスタント食品が配給されることが多いが，これらは塩分量が多い．梅干しや漬物，汁を残すなどの対応が必要である．また魚類や野菜，果物の補給も困難な場合が多いが缶詰や野菜・トマトジュース（無塩）で補い，タンパク源やカリウムの補給を行う．また配食サービスやボランティアと協力し，工夫して献立を考え，食事回数，食事量，摂取カロリーをうまくコントロールしていけば降圧効果が期待できる．

夜間の排尿を避けるために水分摂取を控えると，脱水傾向になり血栓形成や血圧上昇につながる．身体的に制限がない限り，水分は十分に摂取するようにしていく．

e. 睡　眠

不安な状態が続いたり，慣れない環境下に置かれた場合にしっかり睡眠をとることはむずかしい．避難生活での循環器疾患は夜間睡眠時間帯に発症・増悪することが特徴であり，これにはストレスや睡眠障害が影響していると考えられる．入眠時の延長，中途覚醒回数や覚醒時間の増加，総睡眠時間の減少，睡眠の質の低下などが起こる．避難所では間仕切りシステムによりプライベート空間を確保し，夜間の消灯，アイマスク・耳栓，振動防止マットレスや段ボールで作成した簡易ベッドなどを使用し，睡眠環境を改善・確保できるように支援する．また，できるだけ1日の身体活動を維持し，夜間には質の高い睡眠が確保できるよう，1日の生活リズムを保つことが必要である．

	✓
1. 年齢(A)　　　　　　　・75歳以上	☐
2. 家族(F)　　　　　　　・死亡・入院(伴侶, 両親, または子ども)	☐
3. 家屋(H)　　　　　　　・全壊	☐
4. 地域社会(C)　　　　　・全滅	☐
5. 高血圧(H)　　　　　　・あり(治療中, または血圧>160 mmHg)	☐
6. 糖尿病(D)　　　　　　・あり	☐
7. 循環器疾患の既往(C)　・あり(心筋梗塞, 狭心症, 脳卒中, 心不全)	☐

上記7項目を, それぞれ1点とし, 合計7点とする.
4点以上をハイリスク群とする.　　　　　　　　　合計　　　点
4点以上は, とくに予防スコアが6点以上になるように努力する.

(Karior K, et al：JMAJ2005；48：363-376 より作成)

図Ⅷ-6-5　DCAPリスクスコア（AFHCHDC7）
[日本循環器学会・日本高血圧学会・日本心臓病学会：循環器病ガイドシリーズ2014年度版 災害時循環器疾患の予防・管理に関するガイドライン, p33, 2014,〔https://www.j-circ.or.jp/cms/wp-content/uploads/2020/02/JCS2014_shimokawa_h.pdf〕(最終確認：2022年10月7日)より許諾を得て転載]

f. 運　動

　避難所や仮設住宅など, 慣れない生活環境では運動量が減る. 運動不足は体重増加の原因となるだけではなく, 血栓形成を誘発する可能性もあり, 適度な運動が必要となる. 無理のない範囲で毎日続けることが重要で, ウォーキングや散歩などの有酸素運動を20分以上続けることが望ましい. また居住している住民が集まりラジオ体操や柔軟体操などを行うことも推奨する. 軽度の高血圧なら, 適度な運動により降圧効果も期待できる. 中等度以上の場合は医師に相談し, 指示制限内での身体活動の維持を支援していく.

2 ● 治療継続していくための支援

　循環器疾患患者は種々の合併症に対する多剤併用が行われていることが多い. 東日本大震災では, 津波によって薬剤や薬物情報が流出し, 適切な服薬継続がむずかしいという事態が生じた. さらに交通機関の麻痺による薬剤流通の一時停止, またお薬手帳はあるものの支援医薬品の中に合致する薬剤がなく代替薬を処方しなければならない事例, 薬剤が一包化されておりその特定が困難な事例などが見られた. このような状況から服薬の中断が余儀なくされ血圧の上昇や血栓形成につながることが考えられる. なかでも降圧薬, 抗血小板薬・抗凝固薬, 心不全治療薬などの服薬中断は, 環境の変化と相まって危機的状況を引き起こす危険性が高い. 循環器疾患の種類と薬剤を速やかに把握し薬剤の手配などの服薬管理を行う必要がある[7, 8]. これらを教訓に移動薬局車両（モバイルファーマシー）が

		できているものに	✓
1. 睡眠の改善 ・	夜間は避難所の電気を消し，6時間以上の睡眠をとりましょう		☐
2. 運動の維持 ・	身体活動は積極的に（1日に20分以上は歩きましょう）		☐
3. 良質な食事 ・	食塩摂取を控え，カリウムの多い食事を心がけましょう（緑色野菜，果物，海藻類を，1日3種類以上とれれば理想的）		☐
4. 体重の維持 ・	震災前の体重からの増減を，±2 kg 未満に保ちましょう		☐
5. 感染症予防 ・	マスク着用，手洗いを励行しましょう		☐
6. 血栓予防 ・	水分を十分に摂取しましょう		☐
7. 薬の継続 ・	降圧薬，循環器疾患の薬は，できるだけ継続しましょう		☐
8. 血圧管理 ・	血圧を測定し，140 mmHg 以上なら医師の診察を受けましょう		☐

＊チェック項目が，1つでも多くなるように，心がけましょう.

(Karior K, et al：JMAJ2005；48：363-376 より作成)

図Ⅷ-6-6　DCAP予防スコア（SEDWITMP8）
〔日本循環器学会・日本高血圧学会・日本心臓病学会：循環器病ガイドシリーズ2014年度版 災害時循環器疾患の予防・管理に関するガイドライン，p33, 2014,〔https://www.j-circ.or.jp/cms/wp-content/uploads/2020/02/JCS2014_shimokawa_h.pdf〕（最終確認：2022年10月7日）より転載〕
被災者の方への手渡し用

開発され，2018年9月時点で日本全国に11台存在し，災害時に自立して活動が行えるようになっている[9].

　個々の備えとして常に2週間分くらいの薬剤をストックするとともに，かかりつけ医療機関の連絡先や薬剤名，保険証，お薬手帳を入れた災害避難袋を準備しておく必要がある. また携帯電話に病院連絡先や薬剤名を保存しておくなど，有事に備えるよう平時からの指導が重要となる. 災害時に急激な血圧上昇や健康状態の悪化が見られた場合は，速やかに医療班へ相談し，医療機関で受診ができるように支援していく. 循環器疾患のハイリスク患者の抽出には，「災害時循環器予防（DCAP）リスクスコア，予防スコア」（**図Ⅷ-6-5, 6**）[10] を活用する. これらは東日本大震災に導入されたもので，簡便に対象者が特定できるだけでなく，これらを基に個別に指導も可能である.

▌引用文献▌

1) 日本循環器学会，日本高血圧学会，日本心臓病学会合同ガイドライン：災害時循環器疾患の予防・管理に関するガイドライン，p.5-9, 2014,〔https://www.jpnsh.jp/Disaster/guidelineall.pdf〕（最終確認：2022年8月25日）
2) 明石嘉浩：大震災後の循環器疾患，日本臨床生理学学会雑誌 **45**（4-6），141-145, 2013
3) 西澤匡史，苅尾七臣ほか：災害時の血圧管理，心臓財団虚血性心疾患セミナー，心臓 **51**（19），1093-1097, 2019
4) 苅尾七臣：災害時の循環器疾患：内科診療の留意点，災害医療情報，日本内科学会誌 **101**（5），1446-1457, 2012
5) 石光俊彦ほか：災害医療循環器疾患，Dokkyo Journal of Medical Sciences **39**（3），251-257, 2012
6) 星出　聡，苅尾七臣：震災と高血圧，Heart View **16**（7），679-684, 2012
7) 前掲1), p21-27

8)　納谷和誠, 関口公平, 水谷真由美：災害時の避難所における高血圧発生要因と循環器疾患に関する現状と課題, 三重看護学誌 **22**, 51-58, 2020
9)　橋本貴尚, 宗像正徳：津波災害時の避難所における適切な血圧管理—薬剤師の関わりの重要性, 血圧 **26**（2）, 98-102, 2019
10)　西澤匡史, 苅尾七臣ほか：災害時の血圧管理, 心臓財団虚血性心疾患セミナー, 心臓 **51**（19）, 1096, 2019

学習課題

1．突然の災害が慢性疾患をもつ人の心身に及ぼす影響について考えてみよう.
2．災害後の生活環境が慢性疾患をもつ人の心身へ与える影響について説明してみよう.
3．災害後の生活環境の調整やセルフケアの維持への援助方法を具体的に説明してみよう.
4．災害への日頃の準備の方法にはどのようなものがあるか, 考えてみよう.

演習⓭

Fさん（72歳, 女性）は慢性腎不全で週3回, 血液透析を受けていた. Fさんの通っていた透析クリニックは震災の被害により機能しなくなり, 避難所から1時間程度の医療機関で透析を受けている（1回2.5時間）. 巡回時, 血圧測定すると160/96mmHgで, 下肢の浮腫も認められた. 降圧薬などの内服はきちんと行っていた. 食事の状況を聞くと「きちんと食べていますよ. カップ麺とか汁物の塩分は気になりますけど, せっかく用意してくれたのに残すのは悪いですから」と話した.

問1　Fさんに対してどのように対応するか.

［解答への視点 ▶ p.366］

演習⓮

Gさん（58歳, 男性）は, 2型糖尿病で数年前から内服治療中である. 震災後3日目から自宅の後片付けを妻とともに開始した. 7日目の巡回中に, 妻から「夫がときどきふらついたり, 調子悪そうにしていることがある. 夫に聞くと大丈夫だと言うが, 心配だ」と相談を受けた. 内服薬は, 速効型インスリン分泌促進（グリニド）薬とα-グルコシダーゼ阻害薬で, 2〜3週間分の内服薬を避難時に持ち出し, 内服を続けていた.

問1　Gさんに対してどのように対応するか.

［解答への視点 ▶ p.367］

⊂⊃⊃⊿ム

症状緩和のための医療用麻薬使用患者について考えること

　緩和ケアチームの看護師として勤務していると，「頓服の鎮痛薬が，次の外来までもつかな？　ぎりぎりだと心配」という患者の声をよく聞く．がん患者にとって「症状が出てきたときに薬が手元にないことへの恐怖」は，私たちが想像しえないものなのだと感じる瞬間である．そんな時ふと，災害によって手元に薬がなくなったら…病院に薬を取りに来られない事態になったら，この患者さん達はどうなってしまうのだろう…と考える．

　避難生活では厚みのある布団が使えない，ベッドが使用できずに床からの立ち上がりが必要になる，離れたところにあるトイレまで歩行しなければならないなど，精神的なダメージが大きいなか，さらに身体に負担のかかる生活が強いられることになる．骨転移による痛みがある患者は，負担のある動きを強いられる度に転移によってもろくなった骨が悲鳴を上げる．肺がんや肺転移，腹水により胸が圧迫されるなどの患者は，大きな動きをする度に，楽な姿勢を維持できないことで，呼吸困難に陥る．そうでなくてもつらい避難生活が，薬剤が手元にないことでさらに過酷で不安なものになるし，家族の中に1人でもそのような人がいることで，支える家族の不安や疲労も増すに違いない．

　一方で，症状緩和のために医療用麻薬を定期処方する場合には，乱用防止の視点から，処方日数に制限がかかると同時に，処方どおりに薬剤の使用がなされているかの監査も厳しい．つまり何かあったときのために多く出しておくことがむずかしい状況なのだ．私の勤務する病院は，必ず近いうちに来るといわれている東海地震の発生予測地域にある．日頃から患者，家族とともに，災害時の対応について話し合うことに取り組んでいる．そのときには，患者，家族に説明する際に，厚生労働省のワーキンググループが作成したパンフレットを利用することが多い[i]．「医療用麻薬の代わりの薬リスト」などのページは[ii]，患者，家族向けの説明となっており，ダウンロードすればそのまま渡すことができる．このパンフレットは医療従事者に向けた災害時の対応[iii]なども掲載されているので，必ず参照しておくことをお勧めしたい．

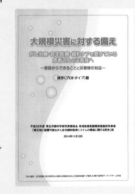

引用文献

i)　平成26年度厚生労働科学研究費補助金地域医療基盤開発推進研究事業「被災地に展開可能ながん在宅緩和医療システムの構築に関する研究」班：大規模災害に対する備え─がん治療・在宅医療・緩和ケアを受けている患者さんとご家族へ─普段からできることと災害時の対応【試作（プロトタイプ）版】，青海社，2014年11月10日，〔http://ganjoho.jp/data/public/support/brochure/saigai_booklet.pdf〕（最終確認：2022年2月18日）
ii)　前掲 i)，参考資料2医療用麻薬の代わりの薬リスト．p.26-28
iii)　前掲 i)，麻薬処方に関する災害時の扱い．p.12

［社会福祉法人聖隷福祉事業団 総合病院 聖隷三方原病院がん看護専門看護師　佐久間由美］

7 在宅看護と災害

> ## この節で学ぶこと
>
> 1. 災害が在宅療養者の健康と生活に及ぼす影響を理解する.
> 2. 在宅療養者・家族およびケア提供者の命を守るための災害への備えについて理解する.

　地域包括ケアの推進に国民の希望も後押しして,病気や障がいをもちながら住み慣れた自宅で生活する人々が増えてきている.厚生労働省[1] によると,高齢者の19％にあたる681.8万人(2021年3月現在)が要介護・要支援の認定を受けている.医療の高度化は在宅医療の進展も促し,医療機関と同レベルの医療提供を可能にしたことにより,医療的ケアを受けながら在宅で生活する療養者も増加した.しかし,サービス提供者との物理的・時間的距離がある在宅においては,災害が発生した際にただちにサービス提供者から支援を得ることがむずかしく,当事者あるいは近隣の力によって命を守らなければならない.

　この節では在宅療養者の特徴を踏まえた災害時の看護活動について説明する.訪問看護師だけでなく,被災地の医療機関や高齢者福祉施設で働く看護師,外部支援の看護師にも求められる看護活動である.

A. 在宅療養者の特徴と災害

1 ● 在宅療養者の特徴

　病気や障がいをもちながら住み慣れた自宅や施設で生活している人を**在宅療養者**という.子どもから高齢者まで発達段階はさまざまであり,成長・発達に応じた看護が必要となる.また,病気や障がいの状況も予防的な介入が必要な者から医療的ケアが必要な者まで多様である.さらに,核家族化が進み,高齢者のみの世帯や高齢者の単独世帯も増加し,老老介護,認認介護も増えてきており,社会的な視点を踏まえた支援も必要となる.災害が発生した場合も同様で,発達段階や病気,障がい,家族形態,生活環境などに応じた包括的支援が提供されなければ,在宅療養者の健康と生活を守ることはできない.

　たとえば,在宅療養者には生活動線や介護のしやすさから自宅の1階で生活している人が多い.阪神・淡路大震災時も自宅の1階で生活していた療養者が多く,住家の倒壊により大きな被害を受けた.西日本豪雨災害時にも自宅の1階で生活していた療養者が垂直避難できずに被害を受けている.災害時の被害を最小限にするために,在宅療養者にはできるだけ2階より上階で生活するように勧めればよいかというと,決してそうではない.日頃の生活のしやすさ,その人らしい生き方を支えるためには,1階での生活が望ましい場

表Ⅷ-7-1　在宅療養者の特徴的なニーズ

区分		特徴
1人暮らし療養者		・同居者がいないため，緊急事態などの情報が伝わるのが遅れる場合がある．早めに情報伝達し，避難支援することが重要
ねたきり療養者		・自分の状況を伝えることが困難であり，被害を受けていないかどうか，支援の必要がないかどうかを支援者側から確認することが必要 ・自力で行動することができないため，避難時に車椅子などの補助器具が必要
認知症療養者		・自分の状況を伝えることが困難であり，被害の発生や，被害を受けていないかどうか，支援の必要がないかどうかを支援者側から確認することが必要 ・自分で判断し，行動することが困難であるため，避難支援などの援助が必要
身体障がい者	視覚障がい者	・視覚による情報入手が困難であり，緊迫した音声によって情報を伝え，状況説明を正確に行うことが必要 ・日常の生活圏内でも避難が困難であるため，避難支援者の援助が必要
	聴覚障がい者	・音声による災害発生の知覚や避難・誘導の指示の認識が困難であるため，回転灯や電光文字表示など視覚的に状況把握できるものが有効 ・文字，絵図，コミュニケーションボード，UDトークなど音声認識アプリ，手話などを活用した情報伝達および状況説明が必要
	音声・言語機能障がい者	・自分の状況などを伝える際の音声による会話が困難であるため，筆談・絵図，コミュニケーションボードなどによりニーズを聞き取ることが必要
	肢体不自由者	・自力歩行や素早い避難が困難な場合が多いため，車椅子などの補助器具が必要
	内部障がい者，難病患者など	・外見からは障がいがあることがわからず（腎機能障害，免疫機能障害など），自力歩行できる方も多いが，定期的な治療や，特定の医療機材，医薬品が必要となるため，医療機関などによる支援が必要自力歩行や素早い避難行動が困難な場合には，車椅子などの補助器具が必要 ・人工呼吸器装着者などは電源の確保や医療機関の支援が必要 ・人工透析患者は定期的な透析が必要なため，医療機関の支援が必要
知的障がい者		・緊急事態などの認識が不十分な場合や環境の変化による精神的な動揺が見られる場合があるため，気持ちを落ち着かせながら，安全な場所への誘導が必要 ・コミュニケーションボードなどを活用し，絵図，文字などを組み合わせて理解しやすい方法で情報を伝える
精神障がい者		・精神的動揺が激しくなる場合があるため，気持ちを落ち着かせることが必要 ・幻聴や幻覚により，危険を知らせる情報や避難指示などを聞き入れないことがあるため，丁寧な誘導が必要 ・服薬を継続することが必要であるため，自ら薬の種類を把握しておくとともに，医療機関による支援が必要

〔兵庫県：兵庫県災害時における要配慮者支援指針，令和4年3月改訂，p.3, 2022,〔https://web.pref.hyogo.lg.jp/kk41/documents/shishin0329.pdf〕より一部改変し掲載〕

合もある．病気や障がいだけでなく，生活の質を考慮した災害への備えが重要になる．

　災害が発生した場合，あるいは発生するおそれがある場合に，在宅療養者の多くは，自ら避難することがむずかしく，円滑かつ迅速な避難のために支援を要する（**避難行動要支援者**）．また，在宅療養者には避難行動だけでなく，避難後の生活にも配慮が必要である（**要配慮者**）．避難所では，十分なケアが受けられない，周囲に気を遣うなどの理由により，壊れかけた自宅で生活を続ける療養者も少なくない．しかし，ライフラインが途絶えていたり，支援物資が届きにくかったりする環境では，元来有している病気や障がいが悪化するだけでなく，新たな健康障害を引き起こす可能性もある．

　在宅療養者には，適切な避難行動により安全を確保する支援と，避難生活のなかでの療養継続を支える支援が必要となる．**表Ⅷ-7-1**に在宅療養者の特徴的なニーズを示す．

2 ● 在宅療養者に必要な災害時の看護

a. 災害に備えた準備

　在宅療養者の居住する地域において，どのような災害が起こる可能性があるのか，また災害が起こった場合，どのような被害が生じるのか想定した備えが必要になる．訪問看護師は，ハザードマップなどを用いて在宅療養者や家族とともに災害リスクを確認する．想定される被害に合わせて，療養者の居宅・居室の防災対策を行う．地震に対しては家具を固定し転倒・落下・移動防止に備える．ベッド側の窓にはフィルムを貼り，ガラスの飛散を防ぐ．また，療養者と家族の生活，および介護に必要な物品を備蓄しておく．大規模災害時に，支援物資が届くのは災害後3日目頃からであり，それまで生活できる食料や水を備える．療養者には嚥下機能や治療内容に合わせた食品で，常温でも長期間保存のできるものを準備する．普段服用している薬の備えも必要である．自宅外に避難する場合に備えて，非常用持出袋に保存しておく．

　具体的な避難支援計画・個別支援計画（図Ⅷ-7-1）を作成することも重要である．避難支援は自治体，民生委員，自主防災組織，居宅介護支援事業所，地域包括支援センター，訪問看護ステーションなどで協働して行われるため，避難支援計画書・個別支援計画の個人情報は在宅療養者や家族の承諾を得たうえで支援者が共有する．避難支援計画に合わせて，在宅療養者・家族や避難支援者がともに避難訓練を行うことで，避難支援計画の見直しや更新が可能になる．また，近隣住民や地区組織も参加することにより，まちぐるみで避難行動ができる「我が事・丸ごと」の体制づくりにつながる．在宅療養者を含めたまちぐるみの訓練は，防災・減災だけでなく，声かけや見守り活動にも拡がる可能性がある．看護師は地域ケア会議や総合事業（介護予防・日常生活支援総合事業）などを活用して，人と人とのつながりを深め，在宅療養者が自ら地域にとけ込んでいくしかけを行い，災害に強いまちづくりをとおして，地域包括ケアの推進に活かすことが重要である．

b. 災害発生時の看護

(1)療養者の安否確認と安全確保

　台風や大雨など事前に被害が予測される場合においては，警戒レベル3（高齢者等避難）が出されたら，避難支援計画にしたがって避難準備・開始するよう勧める．警戒レベル4（避難指示）のうちに避難完了できるように避難支援者に協力依頼する．避難所に移動するだけでなく，居宅内の安全な場所に移動することも重要である．災害が発生したらただちに電話で利用者と家族の安否確認を行い，被災状況やケアの必要性から対応の緊急性に合わせて訪問の優先度を検討する．とくに，人工呼吸器や在宅酸素など生命維持に欠かせない医療機器を使用している療養者は優先的に安全確保する必要がある．

(2)療養の継続と災害に関連した傷病への対応

　たとえ安全が確保できても，元来有している病気や障がいへの対応ができないと療養者の健康状態は悪化する．生活環境の悪化や生活・介護用品の不足は生活機能の低下や健康状態の悪化を引き起こし，新たな健康障害が生じることにつながる．家屋や居室の被害や，療養者と家族の食料や水の備蓄状況，常用している薬や杖・車椅子・エアマットなどの介護用品の紛失・破損状況，衛生材料の不足などを確認し，自宅での療養継続が可能かどうか判断する．かかりつけ医との連携，支援物資などにより在宅療養が可能と判断した場合

令和●年●月●日

（　　　　　　）様　避難支援計画・個別支援計画書

〇〇市長様
　私は，災害時あるいは災害が発生する危険がある場合に，以下の個人情報を自主防災組織，民生委員，社会福祉協議会，地域包括支援センター，居宅介護支援事業所，消防署，警察署で共有することを承諾します．

自治区名			民生委員	
支援の必要な方	要介護者・一人暮らし高齢者・障がい者・その他（　　　　　） 医療的ケアの有無（　有　・　無　）			
氏名			生年月日	
住所			電話・FAX	

緊急時の連絡先（家族・親戚など）

氏名		続柄（　　）	住所		電話	
氏名		続柄（　　）	住所		電話	

支援が必要な方の生活状況

家族の状況	家族構成（　　　　　　　　　） 同居状況（　　　　　　　　　） 特記事項	住まい の状況	□一軒家　（　　）階建て □集合住宅（　　）階建て うち，本人の生活階（　　）階 　　　本人の居室の位置（　　　　　）
必要な支援	心身の不自由な状況（共有してもよい内容を記入） 医療的ケアの内容 必要な支援・困りごと		

避難支援者

氏名		続柄（　　）	住所		電話	
氏名		続柄（　　）	住所		電話	

高齢者等避難等の伝達者

避難先

第1希望	
第2希望	

避難先までの経路・避難方法

避難先での留意事項

利用している在宅サービス

かかりつけ医	施設名（　　　　　　）	電話		担当者	
居宅介護支援事業所	施設名（　　　　　　）	電話		担当者	
訪問看護事業所	施設名（　　　　　　）	電話		担当者	
訪問介護事業所	施設名（　　　　　　）	電話		担当者	
短期入所施設	施設名（　　　　　　）	電話		担当者	
その他	施設名（　　　　　　）	電話		担当者	

緊急通報システム（　有　・　無　）	
特記事項	

本人署名（　　　　　　　　　　）
代諾者署名（　　　　　　　　　　）

図Ⅷ-7-1　避難支援計画書の例

コラム
在宅避難者への支援

　避難所で生活するのではなく，自宅で避難生活する者を在宅避難者という．健康や障がいにより自宅にとどまることを余儀なく選択する人だけでなく，自宅への愛着により家を離れたくない，女性やLGBTQIなどセクシャルマイノリティへの対応が整っていない避難所では生活しにくいなどさまざまな理由により在宅避難を選択する．

　災害時の情報や支援物資は避難所に集約されることが多く，在宅避難者には届きにくい．そのため，避難者自身が避難所に赴き情報を収集し，食料や生活用品，介護・育児用品，医療・福祉サービスを受け取らなければならない．避難所運営の担当者は在宅避難者を含めた地域の支援拠点として避難所運営を行う必要がある．

は，定期的に訪問して在宅療養を支える．在宅療養がむずかしいと判断した場合は，居宅介護支援専門員に連絡して老人福祉施設などの受け入れ先を検討する．避難所あるいは福祉避難所で療養する場合は，避難所でも介護保険サービスが利用可能となることを説明し，避難所での訪問看護を継続する．避難所管理の担当者とも連携して療養や介護がしやすい環境を整えるとともに，食事などへの配慮も行う．

B. 医療依存度の高い在宅療養者への看護

　在宅における医療管理には，褥瘡ケア，尿道留置カテーテル法，ストーマ療法，経管栄養法，中心静脈栄養法，在宅酸素療法，非侵襲的陽圧喚起療法，人工呼吸療法，がん疼痛の薬物療法などがある．医療的ケアを支える医師や訪問看護師とは時間的・物理的距離があるため，ケアの大部分は家族介護者によって行われる．そのため，災害によりライフラインの途絶が予測される場合には，医療者がそばにいなくても医療的ケアが継続でき，生命の安全を確保できる備えが重要になる．

　いざというときにどのように対応すればよいか，療養者・家族とともに考え，関係するサービス提供者，地区組織や近隣住民など避難支援者と対応策を共有しておく．

1 ● 難病療養者への災害時支援の必要性

　難病は血液系疾患，免疫系疾患，内分泌系疾患，代謝系疾患，神経筋系疾患，循環器系疾患，消化器系疾患などさまざまな疾患群に分類され，難病療養者には，その特性に応じた災害時の支援が必要になる．たとえば重症筋無力症や筋ジストロフィーなど神経筋系疾患で運動障害のある療養者は，災害時に自分の力で避難することが難しく，家族や周囲の人々の支援が必要になる．パーキンソン（Parkinson）病の仮性球麻痺や筋萎縮性側索硬化症の進行性球麻痺などにより人工呼吸器を使用している重症難病療養者は，災害時に人工呼吸療法が継続できないと生命が危険にさらされる．クローン（Crohn）病や潰瘍性大腸炎など消化器系疾患で経管栄養剤が必要な療養者には，避難生活においても経管栄養法を継続するための方策が必要となる．

2 ● 人工呼吸器を装着している人への看護

　在宅人工呼吸療法を行っている療養者には，災害時に人工呼吸器を確実に作動させるための備えが必要である．ライフラインの途絶に備えた対応策を療養者・家族，かかりつけ医，訪問看護師，居宅介護支援専門員，訪問介護員，保健師がともに話し合い，検討する．また，家族あるいは訪問介護員だけでも対応できるように，看護師もともに訓練を行う．

　さらに，在宅にとどまることができないときの避難場所や避難方法を確認し，避難支援者を確保しておく．事前に前述の**避難支援計画・個別支援計画**を作成し，関係者間で共有しておくことも重要である．

a. 停電を想定した備え

　療養者や家族とともに，ハザードマップで居住地域の災害リスクや，防災情報の入手・伝達・共有の方法を確認する．また，災害時にも人工呼吸療法を継続できるように環境を整備する（**表Ⅷ-7-2**）．代替電源やバッグバルブマスクを準備するとともに，確実に使用できるように支援する．

　人工呼吸器の電源には内部電源（内部バッテリー）と外部電源（外部バッテリー）がある．停電時にはコンセントから共有される外部電源が途絶することになる．その際，機器の内部に貯蔵されている内部電源に切り替わる．しかし，十分に充電できていたとしても内部電源の動作時間には限りがある．人工呼吸器の型式にもよるが，動作時間は数分から

表Ⅷ-7-2　在宅人工呼吸療法を継続するための環境整備（チェックポイント）

〈家や家財の整備〉
- □　ハザードマップなどで自分の地域の災害リスク，住宅の耐震・免震を知る．
- □　地震の際に，周りの家具，医療機器，ケア用品などが倒れたり，落下したりしないか安全を確認する．
- □　夜間の停電に備えて，懐中電灯やランタンなどの照明器具を準備する．

〈医療機器の整備〉
- □　停電が発生した時にも，使用しないといけない在宅での医療機器を確認する（人工呼吸器，吸引器）．
- □　内部電源（内部バッテリー）および外部電源（外部バッテリー）の使用時間を確認する．
- □　バッテリーの充電方法，充電時間を確認する．
- □　医療機器（人工呼吸器，吸引器）を使用するための，必要な電力を確認する．
- □　停電時に，どのような電源と接続できるか確認し，準備する．
  - ✓3電源方式（自宅コンセント，シガーソケット，内部バッテリー）か
  - ✓電源との接続のためのシガーライターケーブルは用意されているか
  - ✓バッテリーは常に十分に充電されているか
  - ✓どのようにして電源を確保するか
  - ✓まず製造販売会社が推奨する外部バッテリーを複数用意し，長時間停電の時でも，外部バッテリーの充電を繰り返すことで乗り切れるよう準備する（内部バッテリーはなるべく消費せずに残しておく）
- □　人工呼吸器取扱所や人工呼吸器メーカーから，停電時の対応や連絡先の情報を得ておく．
- □　近所で電気の提供を受けられるところがあるか確認する．
- □　電気を使わない他の方法（バッグバルブマスク，手動式・足踏み式吸引器，シリンジを用いた吸引）を準備しておく．
- □　在宅避難できない時の避難方法や避難場所を確認し，避難訓練を行う．
- □　個人情報の保護・個人情報の共有範囲について療養者，家族と話し合っておく．

［国立研究開発法人 国立成育医療研究センター：医療機器が必要な子どものための災害対策マニュアル―電源確保を中心に―，p.2, 2019,〔https://www.ncchd.go.jp/hospital/about/section/cooperation/shinsai_manual.pdf〕（最終確認：2022年10月17日）より許諾を得て一部改変し転載］

数時間であり，人工呼吸器の使用期間（経年劣化）により，さらに短くなる．とくに非侵襲的換気療法（NPPV）では内部電源がないものもあり，コンセント以外の外部電源が使えるように計画する必要がある．外部電源の確保については人工呼吸器メーカーとの調整も必要となる．緊急時に備えて人工呼吸器取扱所と対応を検討しておくとともに，電力会社の連絡先も確認しておく．

在宅人工呼吸療法を行っている療養者は吸引器も使用しており，その対応についても事前に検討しておく．その他，予備の呼吸器回路，気管カニューレ，加温加湿器なども準備する．

b. 災害発生時の対応

在宅人工呼吸器療法を行う療養者は最優先で対応しなければならない．停電に限らず，人工呼吸器やケア用品の破損により人工呼吸療法が継続できない可能性もある．まず，電話で安否確認を行ったうえで，停電を想定した事前の備えに従って家族で対応できるか確認する．被災の状況や対応への不安，訪問看護ステーションや訪問看護師の被災状況などと合わせて，訪問の優先順位を決める．

保健所，医療機関，居宅介護支援事業所などと避難支援計画・個別支援計画を共有している場合は，その計画に従う．避難先（医療機関を含む）へ移動する場合は，避難先のライフラインの状況，避難経路の安全性を確認したうえで，避難支援者に協力依頼し移動手段を確保する．在宅避難を続ける場合は，療養者や家族の体調管理，人工呼吸療法の継続を支援するために訪問を継続する．訪問看護ステーションや訪問看護師の被災状況によっては，訪問できない場合もある．その際は，協力体制のある訪問看護ステーションなどに訪問を依頼し，人工呼吸器装着療養者の安全を確保する．

3● オストメイトへの看護

これまで多くの災害で，人工肛門・人工膀胱を保有している人（オストメイト）には避難所や自宅でストーマ用品が手に入らない，装具交換する場所がないという状況があった[2,3]．ストーマ用品は，自治体が備蓄・確保し，非常時にオストメイトに提供するが，災害の種類や規模によっては被災地域への搬送が遅れることもある．支援団体からの援助もあるが，使用中の装具が支給されるとは限らないため，オストメイト自身がストーマ用品を平常時から備蓄しておくことが重要になる．

また，人工肛門保有者の場合，過酷な避難生活の影響で栄養バランスの乱れや，水分摂取不足，運動不足，過度なストレスが生じ，便秘や下痢を引き起こすこともある．水分補給は人工膀胱保有者にとっても重要であり，尿路感染予防や腎機能の維持のため脱水にならないように留意する必要がある．

a. ストーマ装具の備え

災害発生に備えて，約10日分のストーマ装具，装具交換に必要な物品，水不要のスキンケアグッズを非常用持出袋に準備する．非常用持出袋が取り出せないこともあるため，できれば2ヵ所に配置する．自治体などから支給されるストーマ装具は，普段使用しているものと同じとは限らないため，カット不要の面板を使用している人工肛門保有者には面板カットの方法を指導する．

非常時の備忘録として**オストメイトカード**を携行してもらうことも重要である．オストメイトカードには使用しているストーマの種類，ストーマサイズ，使用装具製品名，製品番号，取扱店，身体障害者手帳の等級，交付番号，ストーマ外来の連絡先，緊急連絡先などを記載しておくよう指導する．

洗腸（灌注排便法）により排便している場合，排便場所や微温湯が確保できないことを想定して，自然排便法にも対応できるように練習してもらう．

訪問看護師はオストメイトの不安に対応するとともに，適切な備えができるように支援する．また，地域の皮膚・排泄ケア認定看護師と連携して，災害時に協働して対応できるように調整しておくことも重要である．

b. 災害発生時の対応

訪問看護師は，ストーマ用品の備蓄状況やストーマケアについて，困ったことはないか，療養者や家族で対応可能か，電話で確認する．適当なストーマ装具が手に入らない，皮膚トラブルの徴候があるなど，困難な状況が発生した場合には，ストーマ外来担当者やかかりつけ医療機関の皮膚・排泄ケア認定看護師に連絡するように説明する．

老老介護などでオストメイトや家族での対応がむずかしい場合には，訪問看護師が対応するが，オストメイト自身がオストメイトカードをたよりに自分で緊急連絡できる力を身に着けることも大切である．

C. 在宅療養者を支える事業所における災害時対応

在宅療養者には家で介護（居宅介護）を受けて生活する人と，施設で介護（施設介護）を受けながら生活する人がいる．居宅介護を支えるサービスには訪問看護や通所介護などがある．施設介護を担う事業所には，介護老人福祉施設（特別養護老人ホーム）や介護老人保健施設などがある．これらの事業所では，災害が発生してもサービスが継続できるような**事業継続計画**（BCP：business continuity plan）を策定することが重要である．BCPは災害など非常事態が発生しても介護サービスの提供が中断しないように，たとえ中断しても目標とする時間内にサービス提供を再開するための計画である．介護施設には小規模事業所が多いことから事業所自体が大きな被害を受け，サービス継続が困難になることがある．そのため事業所独自の計画だけでなく，市町村による体制確立が必要となる．

事業所では，ハザードマップで発生する可能性のある災害を予測したうえで，地域の文化や人々の気質，経済，保健・福祉サービス，コミュニケーションなど特性を踏まえて，起こりうる被害を想定し，サービス利用者の安全を確保するための具体的な対策を立てる必要がある．また，検討した対策に則って，利用者とともに定期的に避難訓練やライフライン途絶を想定した訓練を実施し，訓練の結果から事業所の弱みを把握して対策を改善するという過程を繰り返すことが大切である．大規模災害も想定して，関連施設と相互支援できる体制づくり行う．事業所の職員全体で取り組むことが重要であり，看護師は利用者の健康と生活を支えるための方策立案に中心的な役割を果たすとともに，職員の健康管理も行う．これらを的確・迅速に実践するために**災害対応マニュアル**や具体的な活動内容を書き起こした**アクションカード**を作成し，職員で共有することが重要である．

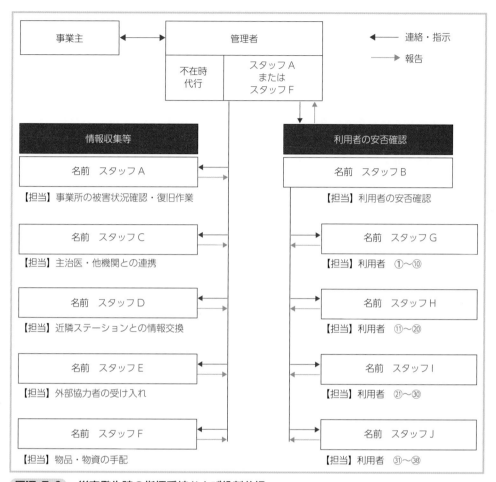

図Ⅷ-7-2　**災害発生時の指揮系統および役割分担**
[社団法人全国訪問看護事業協会（編）：訪問看護ステーションの災害対策，日本看護協会出版会，2009より引用]

1 ● 訪問看護ステーションでの災害時対応

a. 災害発生に備えた体制づくり

　災害時の訪問看護ステーションには，利用者の安全を確保するとともに平常時の看護を継続し災害による影響を最小限にとどめる役割がある．また，大規模災害時には地域防災計画を担う組織の一員として，利用者のケアだけでなく，さまざまな職種と連携しながらケアを必要とする被災者に対して看護を提供する役割がある．

　とくに，初期対応をスムーズに行うためのシステムとして，訪問看護ステーションにおいても災害に備えた**CSCATTT**（第Ⅵ章第2節参照）を整えておく必要がある．事業主や管理者の指揮，統制の役割を明確にし，スタッフや利用者の安否確認・確保のための方策を検討する．利用者の**安否確認表**を作成し，安否確認の指揮系統に基づいて情報共有できる体制を整える（**図Ⅷ-7-2**）．訪問中や営業時間外・休日に災害が発生することも想定した対応策を検討することも重要である．事業所や訪問看護師に甚大な被害が及び，訪問活動ができなくなることも想定して，平常時より相互協力できる訪問看護ステーションと協働体制を整えておく．たとえば，訪問看護ステーション連絡協議会や活動地域内で，複数

の訪問看護ステーションとカウンターパートとして相互に協力できる体制をつくることで，訪問看護サービスが継続でき，利用者の安全確保，療養生活を可能にする．

b. 災害時の対応

事業所だけでなく地域の被害状況を情報収集する．利用者の居住地域の被災状況から訪問の緊急性，訪問先への移動手段や訪問活動の安全性を検討し，訪問看護ステーションとしての対応策を考える．通信機能の停止により情報の入手が困難な場合にも，自治体の災害対策本部や消防署，近隣の介護サービス事業所等と連絡を取り合いできるだけ詳細な情報を収集するように努める．

また，施設や設備の破損状況を確認し，ガス漏れによる火災発生などの二次災害を予防する．訪問バッグや衛生材料，パソコン，自動車など，訪問看護に必要な物品が確保できるか確認し，訪問看護ステーションとしての機能を果たせるかどうか検討する．不足物品がある場合は自治体や都道府県看護協会に物資の救援を要請し，訪問看護ステーションの機能維持に努める．

並行して，スタッフの安否確認と確保を行う．活動できる訪問看護師が不足する場合には都道府県看護協会に支援要請する．

同時に，利用者の安否確認を行う．事前に作成していた**安否確認表**に基づいて，まずは電話で連絡する．医療的ケアが必要な利用者など，支援の優先度が高い人から訪問を開始する．このとき，訪問により看護師が二次災害に遭遇する危険性を考慮して，可能であれば複数名で訪問する．建物の倒壊や浸水などにより自動車での訪問が困難な場合には，自転車や徒歩による訪問となる．道中にはガラス片や釘などが散乱していることもあり，訪問看護師が創傷を負う危険もある．安全靴を履き，できるだけ長そでを着衣，手袋を装着することが望ましい．

2● 老人福祉施設での災害時対応

老人福祉施設でも初期対応に備えたCSCATTTを整えておく．老人福祉施設には入所施設と通所施設があるが，いずれも利用者は介護が必要な高齢者あり，自力での避難行動が難しい．しかし，避難を支える職員数が絶対的に不足しているため，いかに安全を確保するか事前に計画し，利用者も含めた訓練が重要になる．施設での避難がむずかしい場合には，他の施設や医療施設への移送も想定して，相互の協力体制を構築しておく．

避難行動だけでなく，避難生活においても配慮が必要である．大規模災害では施設が孤立することもあるため，高齢者向けの食事や排泄・保清に必要な衛生材料を備蓄しておく．老人福祉施設では看護師の配置が少ないため，利用者の健康管理がとどこおりなく継続して行えるように計画するとともに，外部からの支援の受け入れも計画しておく．

利用者の家族とは，災害時の対応について事前に相談しておく．利用者の安否および施設の被災状況の連絡先，施設での避難がむずかしい場合の対応などを計画しておき，可能な場合には迎えに来てもらう．

a. 入所施設での備え

特別養護老人ホームや養護老人ホームなどの入所施設では，医療施設と同様にBCPを検討するとともに，初動体制を整えて定期的に災害訓練を実施する．建物・設備の点検リ

ストを作成し日常的に点検を行うとともに，ライフラインが途絶した場合の対応，非常時の職員招集計画を検討する．施設の指揮，統制の役割を明確にし，スタッフや入所者の安否確認・確保のための方策を検討する．入浴や食事，アクティビティで入所者が居室にいないことも想定し，入居者の所在確認，さまざまな場所での安全確保についても計画する．

b. 通所施設での備え

老人デイサービスセンターなどの通所施設においても災害に備えた対策が重要である．施設に利用者がいる場合や送迎中など，さまざまな状況を考慮して対策を検討する．病院や入所施設と異なるのは，宿泊するための設備がないことである．サービス利用中に災害が発生し，利用者が帰宅できなくなった場合，介護の必要な高齢者を通所施設で受け入れるのは非常にむずかしい．家族や居宅介護支援専門員，在宅サービス提供者との連携により安全を確認したうえで帰宅の手配を行うが，帰宅できない場合に備えて，近隣の入所施設や病院への移送も検討する．また，吸引や褥瘡，ストーマなど，医療的ケアのための備品や衛生材料も備えておく．

台風や大雨などによる被害が予測される場合は，サービスを中止するなどの対応も必要である．

学習課題

1. 在宅療養者・家族が行う災害に備えて準備について説明してみよう．
2. 災害発生時に在宅療養者の安全を確保のため看護について説明してみよう．
3. 在宅人工呼吸療法を行っている療養者の個別支援計画を考えてみよう．

演習 ⑮

1人暮らしのHさん（72歳，男性）は慢性閉塞性肺疾患のため，在宅酸素療法（安静時1 L/分，運動時2 L/分）を行っている．近年，居住地域で大雨災害が多発しており，1人暮らしのHさんを心配した訪問看護師が，大雨災害に備えた準備を提案したところ，「何かあったら，それも寿命．酸素も必要だし，いろいろな人に迷惑をかけたくないから，とくに準備しないでよい」と返事があった．

問1 Hさんに対して，どのように対応するか．

［解答への視点 ▶ p.367］

■ 引用文献 ■

1) 厚生労働省：介護保険事業状況報告の概要（令和3年3月暫定版），〔https://www.mhlw.go.jp/topics/kaigo/osirase/jigyo/m21/dl/2103a.pdf〕（最終確認：2022年8月25日）
2) 小田切宏恵：災害時のオストメイト支援　—東日本大震災の体験からの提言—，日本ストーマ・排泄リハビリテーション学会誌 **28**（3），2012
3) ストーマリハビリテーション講習会実行委員会：ストーマリハビリテーション—実践と理論，金原出版，p.157，2006

＼現場発／

在宅パーキンソン病患者と家族の豪雨災害体験

　豪雨災害から命を守る対策として内閣府は2021年5月に避難勧告等に関するガイドラインを改訂したが，住民が豪雨時に適切に避難をすることはむずかしい現状がある．令和元年東日本台風（台風第19号）は関東甲信越，東北地方を中心に死者95人の大災害であったが，「素早く行動できない」疾病特徴を有しているパーキンソン病（以下PD）患者1例と介護者1例の被災体験を紹介し，在宅療養者の豪雨災害への対処について考えたい．

【PD患者のAさん】

　男性50代独身．家族2人と2階建て住居に3人暮らし．家屋・身体面の被害はなかったが，ライフラインの断絶（断水4日，ガス・水道10日停止）と道路冠水による移動制限，通院先病院の被災によりPD薬の入手が困難になり，PD薬を内服できない日があった．通常の日常生活も困難となった．Aさんは「今までこの地域は3度水害に遭ったが自宅まで浸水したことはない，川が決壊して防災無線で避難するように言っていたがしなかった」「家族は発災後に親戚宅に避難したが私は家に残り，家にあった食べ物で何とかつないだ」「近所とは挨拶程度の関係，PD症状が出現して不自由な姿をジロジロ見られて嫌な思いをしたことがある，避難所には行かない」と言い，被災後は自宅避難に備え，自宅の耐震診断・ソーラー発電設置・飲食料の備蓄を行っていた．

【PD患者介護者Bさん】

　男性70代，妻PD患者で要介護5，妻と2人暮らし．2階建て自宅の1階1m浸水による大規模半壊となったが発災時に妻はショートステイ中だった．約50年その地域で暮らしているが介護に時間をとられ，近隣との交流は少なく，地域で避難訓練を行っているか知らないとのことであった．Bさんは「避難勧告は一応，出るには出た．夜7時，8時頃から携帯に頻繁に届いたが，避難するっていう考えはなかった（2階へ垂直避難した）」と語り，また妻が在宅中であったらどうしたかの質問には「2階に（背負って）上げたでしょうね」と自宅外避難を否定し，「どの位まで水が上がるか予想できない」と判断のむずかしさを強調した．避難をした近所の人などから「夜8時過ぎに避難をしたら腰まで水に浸かり死ぬ思いをした」「1階の物を2階に上げずに自分だけ逃げて失敗した，Bさんは避難しないで良かった」と言われたとのことで，避難しなかったことを肯定して，今後も避難するつもりはないと語った．

　大型台風で大雨警報と避難準備・高齢者等避難開始の勧告が出されても危機意識はもちにくいこと，PD症状や介護に専念することで地域社会の中で孤立してしまい近所の人から避難支援を受ける機会を逸している状況が伺えた．自宅外への避難を選択しなかった在宅療養者や家族の考え，行動の実態を理解し，災害時要配慮者の命を守る行動につながる備え支援を検討する必要がある．

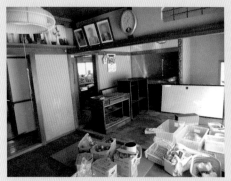

1m以上水没した1階のB氏妻の居室と居間
（2020年2月）

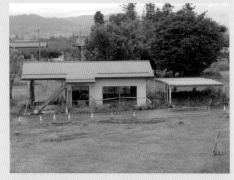

長野市千曲川側の被災した集会場（被災1年後）
（2020年7月）

[新潟医療福祉大学看護学部看護学科教授　宇田優子]

感染看護と災害

この節で学ぶこと

1. 新興感染症およびパンデミックについて理解する.
2. パンデミックインフルエンザ予防のための地域社会伝播軽減方法が理解できる.

A. 災害レベルの感染症大流行（パンデミック）と危機管理

　ウイルスがヒトの世界で広範かつ急速に，ヒトからヒトへと感染して広がり，世界的に大流行している状態を，パンデミックという．実際には，WHOフェーズの6をもって，パンデミックという（表Ⅷ-8-1）．またこのときに分離されるウイルスを，パンデミック株（Pandemic strain）と呼ぶ．COVID-19パンデミックにおいて，日本では，爆発的な感染拡大にとどまらず，重症者が増加し，自宅での療養者が増加・死亡される事案が発生し，医療のひっ迫状況は災害レベルに達した．

1 ● 「新興感染症」発生の背景

　新興感染症の発生の背景には，新しい病原体の発生や毒性の変化など病原体側の要因もあるが，世界的な人口の増加や，森林破壊，地球温暖化，人口の都市集中など社会・環境的な要因が関与しているともいわれている．先進国にとっても，未知の病原体と遭遇する危険性が増大し，これらはすぐに解決されるような問題ではなく，むしろ深刻化する可能性が高い．感染症対策の推進が重要であり，検出・診断法および予防・治療法の開発が急がれている．

2 ● パンデミック対策

　新型インフルエンザウイルスが出現してしまった場合には，パンデミックを食い止めることは非常にむずかしく，可能な限り早期に検知して，ただちにワクチンの開発に着手し，あらゆる手段を講じて，それが使用できるようになるまでの間の感染拡大を最小限にとどめる以外に方法はない．主なパンデミック対策は，

（1）国境における対策により国内への侵入を遅らせる
（2）侵入した場合の早期封じ込め戦略
（3）地域流行になりつつある場合の社会的距離戦略により
（4）パンデミックワクチンの完成・流通により国民を守る

　サーベイランス，医学的介入としてのワクチンと抗ウイルス薬，非医学的介入としての

表Ⅷ-8-1　WHOにおけるインフルエンザパンデミックフェーズ

WHOの2005年版分類によるパンデミックフェーズ	パンデミック対策の各フェーズにおける目標	状況別の追加小項目
フェーズ1（前パンデミック期） 　ヒトから新しい亜型のインフルエンザは検出されていないが，ヒトへ感染する可能性を持つ型のウイルスを動物に検出	世界，国家，都道府県，市区町村のそれぞれのレベルで，パンデミック対策を強化する	
フェーズ2（前パンデミック期） 　ヒトから新しい亜型のインフルエンザは検出されていないが，動物からヒトへ感染するリスクが高いウイルスが検出	ヒトへ感染拡大のリスクを減少させ，仮にヒト感染が起きたとしたら，迅速な検知，報告が行われる体制を整備する	
フェーズ3（パンデミックアラート期） 　ヒトへの新しい亜型のインフルエンザ感染が確認されているが，ヒトからヒトへの感染は基本的に無い	新型ウイルスを迅速に検査診断し，報告し，次の患者発生に備える	感染が見られている地域であるか，そのような地域との人的交流，貿易があるか否か，まったく影響が無いかに基づき，対策の細部を適宜改良する
フェーズ4（パンデミックアラート期） 　ヒトからヒトへの新しい亜型のインフルエンザ感染が確認されているが，感染集団は小さく限られている	隔離をはじめとした物理的な封じ込め対策を積極的に導入し，ワクチンの開発と接種などの，事前に計画し，準備した感染症対策の実施に必要な時間的猶予を確保するために，最大限努める	
フェーズ5（パンデミックアラート期） 　ヒトからヒトへの新しい亜型のインフルエンザ感染が確認され，パンデミック発生のリスクが大きな，より大きな集団発生がみられる		
フェーズ6（パンデミック期） 　パンデミックが発生し，一般社会で急速に感染が拡大している	パンデミックの影響を最小限にとどめるためのあらゆる対策をとる	上記以外に，パンデミックの小康状態と第2波への対策
後パンデミック期 　パンデミックが発生する前の状態へ，急速に回復している	パンデミックによる多方面への影響を評価し，計画的復興と対策の改善を実施する	

[厚生労働省：新型インフルエンザ対策関連情報，〔https://www.mhlw.go.jp/bunya/kenkou/kekkaku-kansenshou04/03-03.html〕（最終確認：2022年6月9日）より引用]

　社会距離対策，医療体制の整備，社会機能の維持，情報共有体制，意志決定指揮命令系統の整備などの多数の分野にわたって，具体的な準備をしておく必要がある．そして，実際の行動計画の策定，具体的な準備を関係者で十分議論し，国民のコンセンサスを得て，必要な対策は即座に実行に移すとともに，演習を行い，実効性を確認しておくことが重要である．

　海外で先に発生の場合は，国際情報の収集も重要で，人の健康のみならず，社会経済的な，あるいは政治的な要因が複雑に絡み合うため，国全体としての意志決定プロセスを明確にしておくことが重要である．

3● 世界を脅かす「新興感染症」

　WHO（世界保健機関）は新興感染症を「この20〜30年の間に新しく認知され，局地的あるいは国際的に公衆衛生上の問題となる感染症」と定義しており，これまでに30種類以上の新興感染症が出現しているとされる．抗菌薬やワクチンの開発により，感染症は制御できるようになったと考えられていた時期もあったが，昨今，記憶に新しいSARSや鳥

インフルエンザなどの「新興感染症」が次々と発生したことなどを受け，世界的に警戒感を強めている.

　1918年のインフルエンザの大流行では，地球上の人口の3分の1が感染し，1920年に終息するまでに2,000万〜4,000万人の死者を出したと推定され，1957年に発生したインフルエンザでは世界中で100万人が死亡し，1968年にはさらに100万〜300万人の命が失われた．2003年に発生したA（H5N1），いわゆる鳥インフルエンザは，新型ウイルスが動物から人間に感染することを浮き彫りにし，世界が警戒態勢を敷くことになり，2009年のA（H1N1）パンデミックは，214以上の国と地域，および地域社会に広がり，最初の1年間で数千万人の患者と，151,700〜575,400人の死者が出たと推定されている．そして，2019年発生したCOVID-19は，ウイルスによるパンデミックの危険性を明確に思い出させた．

　2021年，WHO加盟国が，パンデミックインフルエンザへの公平な対応のために，地球規模での備えを強化するパンデミックインフルエンザ事前対策枠組み（PIP：Pandemic Influenza Preparedness Framework）について合意に達してから10年になる．本フレームワークを体系的に実装し，備えの能力強化に世界中で投資できるようになり，世界的なCOVID-19対応の備えと初期対応を強化し成果を認めた．

　これからもパンデミックはいつでも出現する可能性があり，COVID-19を教訓に，WHO，加盟国，その他のフレームワークが，今後に備えることは必須である[1].

B. 災害と感染症

　多国籍企業の増加，観光，出稼ぎ労働者の移動など，交通機関の発達により，大陸間の人々の移動は飛躍的に増加しており，感染の急速な拡大の機会を生み出している．こうした意味では，既に感染症に国境はなくなっている．2021年現在は全世界が2019年に発生したCOVID-19のパンデミック下にあり，日本の尺度で，地球上に広がる感染症を語ることはできない．日頃から世界の情況をふまえた感染症防止に対する知識・技術の習得および認識を含めたリスクコントロールが重要である．

　感染症予防対策の原則は，感染症発症予防，感染拡大予防，感染症のまん延予防である．とくに発症予防においては，環境管理，情報管理，正しい知識の普及・啓発，ハイリスクグループへの支援などが，事前対策の重要なポイントになる．

　災害発生時には，ライフラインの停止により，生活用水，トイレ，ごみなどの生活環境が悪化し，また，災害発生後の避難所生活では，過密状態の生活となり，衛生環境が悪化する．そのため感染症が発生しやすく，集団感染の危険性が高まる．

　急性期から亜急性期においては，心身両面に対するさまざまな影響により，感染への抵抗力が低下する．身体面では，家の片づけ作業や避難所で十分に休めないことによる疲労が蓄積し，野菜不足や水分摂取の自主制限による便秘，食欲不振，エネルギーや栄養バランスを考慮した食事ができない，などの問題が生じる．また，精神面では，「いつまで今の避難生活が続くかわからない」「自宅の改修のめどが立たない」など今後の生活への不安や，避難所でプライバシーが守られないなどの問題があり，不眠の原因となることもあ

る．これらの影響は，とくに乳幼児や高齢者，障がい者などの感染リスクをさらに高めてしまう結果となる．

　このようにライフラインが途絶した状況においては，看護職は，感染症を予防する公衆衛生活動として，サーベイランス，情報収集，衛生面の管理・指導などを行う．次項では，COVID-19流行下での災害時を想定した，感染症対策の基本について述べる．

C. 災害時における感染症対策の基本

1 ● 感染症サーベイランス

　感染症サーベイランスは，人間集団に発生する健康異常を宿主・病原体・環境の面から継続的に観察し，有効な情報を収集・分析して，その結果を迅速に提供することにより，できるだけ早期に健康異常の発生を把握し，疫学的因果関係の究明とともに適切な対策を立てることを目的としている[2]．WHOによれば，「有効な対策を樹立するために，疾病の発生とまん延に関与するすべての面を継続的に精査すること」と定義される．

　被災地においては，発災後より以下に示すような内容の情報収集を行い，同時に，かぜや下痢など体調を壊している人の有無を，代表者を通して把握する．被災地や避難所生活者に感染症が発生した場合は，速やかに調査の必要性を検討し，職員が現場に出向き，情報を直接得て感染症の動向や原因を追及する初動調査を行うことが重要になる．

情報収集の内容

1. ライフラインの損壊状況と復旧状況：
   - 上下水道の使用と汚染状況
   - 電気：電気器具の使用が可能か
2. 避難所生活者の登録内容：避難所生活者数，性別，家族数，連絡先，家族内の死傷者（入院先）
3. 避難所の環境・構造（3密など）
4. 被災者への救援資材の補給状況：食料，水，毛布，日常生活品，仮設トイレなど
5. 被災地内医療機関の診療状況：被災地内医療施設の被災状況と受け入れ状況
6. 避難所生活者の背景・既往歴・健康状態：避難行動要支援者の把握
7. COVID-19関連情報：ワクチン（SARS-CoV-2）接種情報，10〜14日前までの移動範囲，健康状態（発熱の有無，咽頭痛，鼻汁，息苦しさ，味覚異常など）

2 ● 災害後の感染症調査と実際

　災害後に感染症がアウトブレイクするか否かは，①発災以前の状況，②発災直後およびそれ以降の状況によるところが大きい．①発災以前の状況には，公衆衛生基盤の整備状況，地域・季節における特異的な感染症の状況，住民の予防接種率などが，②発災直後およびそれ以降の状況には，災害の種類と被害の程度，発災の時期，被災者の様相，媒介動物などの管理に関する情報が重要となる（表Ⅷ-8-2）．

　被災後はこうした情報を入手しながら，リスクの高い感染症を絞り，症候群サーベイラ

表Ⅷ-8-2　災害後の感染症のリスクを左右する因子

発災以前の状況	発災直後および以降の状況
公衆衛生基盤の整備状況 ・上水道，下水道 ・電気・ガス ・家屋 地域特異的感染症の状況 ・マラリア，デング熱，レプトスピラ症などの風土病 季節特異的感染症の状況 ・インフルエンザ，ノロウイルス胃腸炎などの流行性疾患 予防接種率 ・定期のワクチン ・任意のワクチン	災害の種類と被害の程度 ・地震，津波，洪水，噴火，森林火災 ・二次災害/複合災害発生の有無 発災の時期 ・雨季，乾季 ・被災者の様相 ・インフラ（安全な水，食料）の有無 ・避難者数，災害弱者の割合 ・避難所の設置と被災者支援の有無 ・医療サービスの可用性 媒介動物などの管理 ・蚊，ダニ，ハエなどの節足動物 ・野生動物

［加來浩器：水害後の感染症とその対策. 感染症46（3）: 16-26, 2016 より引用］

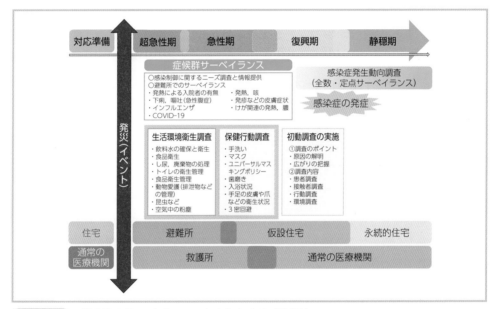

図Ⅷ-8-1　災害後のサーベイランスを中心とする感染調査

ンスを行う（**図Ⅷ-8-1**）．避難所設立後の超急性期から急性期のできるだけ早い時期に，速やかに感染症専門のチームを組み，統一されたチェックリストにより，COVID-19関連情報を収集する．ほか感染症疾患別ではなく，下痢・嘔吐による急性腹症や，咳や発熱，発疹による皮膚症状などの症候群別に調査を行う．また，ソーシャルディスタンスの確保，3密（密閉，密集，密接）の回避，ユニバーサルマスキングポリシー＊・手指衛生の保健行動を調査・アセスメントする．その他，飲料水の衛生状況やし尿，廃棄物の処理などの

＊ユニバーサルマスキング：新型コロナウイルス感染者の咽頭には，症状出現の2日ほど前から症状出現直後にかけてウイルスの増殖がみられ，感染性を発揮する可能性が指摘されている．そのため，無症状あるいは症状が軽微な職員から他の職員や患者への感染を防ぐために，すべての職員が院内では常時サージカルマスクを着用する．

表Ⅷ-8-3　聴取すべき行動歴・曝露歴

COVID-19流行地域への移動	国内外の流行地域への移動の有無，その地域で誰と何をしたのかを聴取する．
多人数での会食や飲み会	同席者がどこから来たのか，COVID-19罹患リスクの高い人かどうかも重要である．
3密空間の利用	本人や周囲の人のマスク装着状況や混雑具合も確認する．
施設入所や介護施設への通所 在宅看護・介護サービスの利用	3密が形成されやすく，施設利用者の感染対策が不十分なことも多いため，高齢者・障がい者施設でのクラスター発生が多く報告されている． レクリエーションで合唱をしている場合もあり，より注意が必要である．
家族，友人，同僚の感冒症状	仮に周囲の人がSARS-CoV-2の検査を受けていて，陰性であったとしても安心すべきではない．偽陰性を常に考慮する．

[笠原敬ほか：新型コロナウイルスの診療と治療．インフェクションコントロール2021年夏季増刊最新版，堀　賢(編)，メディカ出版，p.142, 2021より引用]

生活環境衛生状況を調査する．感染症発生時においては，患者調査，接触者調査，環境調査を行い，発症日時ごとの発症者数を割り出し，発症者数の時間経過を表す「発症曲線」や，患者の居住スペース・行動場所を割り出し，「空間分布」や「患者属性調査」などの疫学分析を行い，感染症の潜伏期間，感染症ばく露の状況，感染経路などを推測する．

感染が拡大しやすい5つの場面
①飲酒を伴う会食
②大人数や長時間に及ぶ飲食
③マスクなしでの会話
④狭い空間での共同生活
⑤居場所の切り替わり

避難所設立後のできるだけ早い時期（超急性期〜急性期）に，症候群サーベイランスを実施し，災害による感染症発生とまん延の予防をはかる．時間が経過し（およそ急性期〜慢性の移行期），通常の感染症発生動向調査*へ移行する．

a. COVID-19の感染経路調査

COVID-19を疑う根拠は2つに大別され，1つ目は症状・検査所見，2つ目は行動歴・曝露歴による（**表Ⅷ-8-3**）．症状に関しては，発熱・咳・咽頭痛・鼻汁などが主であり，症状のみで感冒やインフルエンザを区別することは困難である．味覚・嗅覚異常に関しては，COVID-19に特異的な所見であるため強く疑う根拠となる．症状が進行すると肺炎を合併し低酸素血症をきたすが，呼吸困難感の自覚が比較的乏しいのが特徴とされる．

濃厚接触の判断としては，手で触れることのできる距離（目安として1m以内）で，適切な個人防護具を使用せず，一定時間（目安として15分以上）の接触があった場合とされている．

インフルエンザは流行期には1〜2人というような均一な広がりをみせるが，COVID-19の2次感染は不均一な伝播パターンを呈する（**図Ⅷ-8-2**）．クラスターが重なることで伝

---

*感染症発生動向調査：感染症法に基づき，厚生労働省管轄で毎月行われている調査．感染症発生の把握・分析，迅速な情報提供・公開を行う．

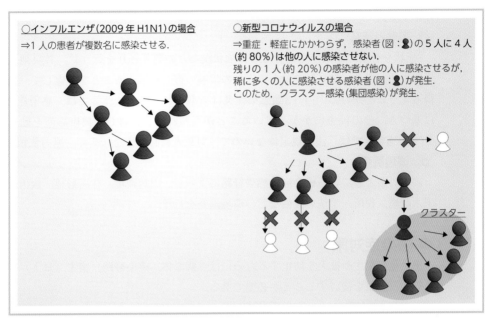

○インフルエンザ（2009年H1N1）の場合
⇒1人の患者が複数名に感染させる.

○新型コロナウイルスの場合
⇒重症・軽症にかかわらず，感染者（図：🛑）の5人に4人
（約80%）は他の人に感染させない.
残りの1人（約20%）の感染者が他の人に感染させるが，
稀に多くの人に感染させる感染者（図：🛑）が発生.
このため，クラスター感染（集団感染）が発生.

クラスター

図Ⅷ-8-2　COVID-19の感染経路の疫学的特徴
〔厚生労働省：新型コロナウイルス感染症対策専門家会議.新型コロナウイルス感染症対策の状況分析・提言（令和2年5月29日），p.6，〔https://www.mhlw.go.jp/content/10900000/000635411.pdf〕（最終確認：2022年6月17日）より引用〕

播の速度が拡大し，特定の施設や地域での急激な流行をみせる．無症状の感染者が感染性をもつことが，急速な広がりの1つの要因でもある．そのため，国立感染症研究所では，クラスター対策を重視することが積極的疫学調査実施要領に追記され，接触者調査の重要性が加えられた.

初期対応でクラスターが発生したと認識，あるいは検査によって明らかにCOVID-19感染者が多数発生したと認識した場合は，できるだけ速やかに保健所等と協働し，必要に応じて検査・搬送・隔離を行う．濃厚接触者は広くとらえることがポイントであり，最初に狭く設定し後からポロポロと陽性者が発生することは避けたい.

濃厚接触者を認めたら，ただちに専門施設・病院へ搬送またはゾーニングを検討する．感染対策に用いるゾーニングは，感染者の病原体によって汚染されている区域（汚染区域）と汚染されていない区域（清潔区域）を区分けすることである．これは感染者の安全の提供と感染拡大防止を目的とする．ビニールカーテンを設置し，開閉時に頻回に触れることはかえって汚染する場合も考えられる．汚染区域と清潔区域の境界を明確化することが重要で，衝立を置いたり境界を示したり，テープを用いて境界を示したりするとわかりやすい.

b. 患者調査

「症状の経過，発症場所，治療状況，感染推定時期から診断・治療行動などについて，患者および医師から聞きとり調査を行う．食品媒介感染症の場合は，喫食調査をていねいに行う．被災地においては，通常と異なる場所や状況で喫食が行われているため，現場に出向き実際の状況を確認することが重要である．集団発生して病原体が特定されない場合は，症例定義を定めて，発症者の広がりや経過を確認し，共通項から感染源や感染経路を

探索する」[3].

c.　接触者調査

「症状や行動，感染症発症者との接触状況などの聞きとりを行う」[3]．被災地においては集団生活となり，顔見知りでない人との接触の機会が増えることを考慮して，情報を直接得るように心がける．「1〜3類感染症又は新型インフルエンザ等では，感染症法第17条[*]に基づき，その疾患にかかっていることが疑われる者に対して健康診断を勧告できる．4・5類感染症では，法の規定はないので，対象者に必要性を伝えて，協力依頼する」[3].

d.　環境調査

調査対象としている感染症の感染経路によって，周辺環境，住居形態，飲用水，炊事場，下水設備，便所，手洗い設備などの環境調査を行う．

3 ● 感染症対策

感染症の発生や拡大を防止するためには，病原体，感染経路，宿主（ヒト）のそれぞれに対する対策を検討することが必要である．

a.　病原体対策

消毒や滅菌処理により病原体の不活化を行う．あるいは病原体による汚染物の廃棄や除去を行う．生活における衛生面が保たれるように工夫する．

SARS-CoV-2は，MERSやSARSの病原体と同じβコロナウイルスに分類される動物由来のコロナウイルスと判明したが，宿主動物はまだわかっていない．現在は，ヒト—ヒト感染によって流行が世界中に広がっている状況である．飛沫感染が主体と考えられ，換気の悪い環境では，咳やくしゃみなどがなくても感染すると考えられる．血清学的検査が陽性の患者の糞便からもウイルスが検出されている．物質表面におけるSARS-CoV-2の半減期は，エアロゾル：1.1時間，銅：0.77時間，厚紙：3.46時間，鉄：5.46時間（原著では

表Ⅷ-8-4　環境材質によるSARS-CoV-2の生存期間

材質	生存時間
紙，ティッシュペーパー	30分
木材	1日間
衣服	1日間
ガラス	2日間
紙幣	2日間
ステンレス	4日間
プラスチック	4日間

Chin, AWH, et al：Stability of SARS-CoV-2 in different environmental conditions, THE LANCET Microbe 1(1), e10, 2020 より作成
［森美菜子：環境清掃と消毒, インフェクションコントロール, 2021年夏季増刊最新版, 堀　賢(編)メディカ出版, p.68, 2021 より引用］

---

[*]感染症法：正式には「感染症の予防及び感染症の患者に対する医療に関する法律」．第17条「都道府県知事は，1類感染症，2類感染症又は3類感染症又は新型インフルエンザ等の蔓延を防止するため必要があると認めるときは，当該感染症にかかっていると疑うに足りる正当な理由のある者に対し当該感染症にかかっているかどうかに関する医師の健康診断を受け，又はその保護者に対し当該感染症にかかっていると疑うに足りる正当な理由のある者に健康診断を受けさせるべきことを勧告することができる」．

5.63時間），プラスチック：6.81時間で，高い感染率が報告されていることを裏付けている（**表Ⅷ-8-4**）．

　インフルエンザウイルスは低温，低湿を好み，乾燥していると活発に活動し長期間空気中を漂う．可能な範囲で適度な湿度を保つようにする．できない場合は，マスクをすることで呼気により湿度が保たれる．

b. 感染経路対策

　基本的には，いわゆる**標準予防策**（スタンダードプリコーション）（**表Ⅷ-8-5**）を基本として，調査結果から推定される感染経路に対し，現在の対応の不備や強化すべき点を検討する．

表Ⅷ-8-5　**標準予防策**

手指衛生	・環境からの手指汚染や，汚染手指から環境への汚染拡散を防止するために，患者周辺の環境には不用意に接触しないという基本行動が求められる． ・手指が蛋白性物質や汚れなどで肉眼的に汚れていなければアルコールによる手指消毒を行い，手が肉眼的に汚れていたり，蛋白性物質や血液などの湿性生体物質によって汚染されている場合には，水道水と石鹸にて手洗いをする． ・手指衛生を必要とする場面は，患者への直接接触の前/血液，体液，排泄物，粘膜，傷のある皮膚，創部ドレッシングに触れた後/患者の正常皮膚に触れた後（バイタルサイン測定，体位交換など）/ケアの際に不潔な身体部位から清潔な身体部位へ手が移動するとき/患者周囲の器材に触れた後/手袋をはずした後． ・芽胞（*Clostridium difficile, Bacillus anthracis*など）に接触した可能性があるなら，水道水と石鹸にて手洗いを行う．ノロウイルスもアルコールに抵抗性があるため，水道水と石鹸による手洗いを行う． ・ハイリスク領域における処置行為の際は，医療従事者のつけ爪なども使用を控える．
手袋の着用	・血液やその他の感染性物質，粘膜，傷のある皮膚，便尿失禁などで汚染リスクのある正常な皮膚などへの接触時には，手袋を使用する．業務に適した密着性，耐久性のある手袋を着用する． ・複数の患者のケアに同じ手袋を使用しない．同じ患者でも不潔部位から清潔部位へ手が移動するならば，移動の前に交換する． ・手袋を装着したままの手指衛生の実施は，洗浄・消毒効果が認められていない．
ガウンの着用	・血液，体液，分泌物，排泄物との接触が予想される際に使用する．患者の分泌物や排泄物が十分に被覆されていない場合に，患者に接触するときにも着用する． ・同じ患者への接触であっても，一度はずしたガウンは再度着用せず，使用した場所で脱いで廃棄し，手指衛生を行う． ・ICUやNICU，造血幹細胞移植ユニットなどのハイリスク領域へ入室する際に着用する．日常的に使用する必要はない．
口，鼻，目の防護	・血液，体液，分泌物，排泄物の飛散が予測される処置の際には，口や目，鼻の防護具着用が推奨される．飛散状況に応じてマスク，ゴーグル，フェイスシールドなどを組み合わせる． ・エアロゾルが発生するリスクのある処置時（気管支内視鏡操作，気管挿管・抜管時など）には，手袋・ガウンに加え，フェイスシールドやシールド付マスク，またはマスクとゴーグルを使用する．
呼吸器衛生/咳エチケット	・ウイルス性呼吸器感染症（インフルエンザ，RSウイルス，アデノウイルスなど）の流行期は，感染拡大防止のための医療従事者の教育が重要である． ・呼吸器感染症の疑いのある患者やその同行家族については，外来受診時の当初から，感染拡大防止のための対策を講じる． ・「咳やくしゃみの際には口鼻をティッシュペーパーで覆い，ティッシュペーパーを捨てて，手指衛生を行う」ように掲示する． ・医療環境には，手指衛生のよびかけや実施手順書，手洗い用シンクや手洗い用品，擦式消毒用アルコール製剤などを使用しやすいように整備する． ・呼吸器感染症の流行期には，疑いのある患者および同行家族へマスクを提供し着用するよう指導する．一般待合室では，他の患者との距離を1m以上あける．

表Ⅷ-8-5　つづき

患者の収容	・創部からの排膿やドレナージ，おむつ管理など，感染性病原体の伝播の可能性を検討し，リスクのある患者は個室収容を優先する．個室収容の基準は，①確定または疑いの感染性病原体の感染経路，②感染患者からの伝播リスク，③収容先の同室者の感染リスクや程度，④個室確保の可否，⑤集団隔離への患者の同意などになる．
器具の取扱い	・血液，体液，汗を除く分泌物・排泄物で汚染した器具は，作業者の皮膚や粘膜曝露，衣服の汚染，他の患者や環境への微生物の伝播を防御できる方法で取り扱う． ・再生使用可能な器具は適切な処置が完了するまで他の患者に使用してはならない．使い捨ての器具は，規程の方法で適切に廃棄する．
環境整備	・環境表面やベッド，ベッドサイドの備品，日常頻回に接触する器材や物品の表面は，毎日の清拭清掃を徹底する．高頻度に接触する環境表面や汚染リスクの高い環境表面は，より頻回に清浄化を行う． ・医療施設で使用する玩具は，洗濯や消毒が簡単で，毛皮などのついていないものを選ぶ．患児が口に入れる可能性のある玩具は，消毒処理の後の洗浄に十分注意する． ・体温計や血圧計，PHS，キーボードなど，医療環境で頻回に使用する電子機器の洗浄・消毒について手順を定めておく．
リネン処理	・使用済みのリネンは，作業者への曝露や他の患者や環境への汚染拡散をまねかない方法で回収し，搬送処理する．
安全な注射処置	・注射処置における無菌操作を徹底し，注射器や注射針の単回使用を遵守する．バイアル剤は複数回投与の選択を避け，単回使用量のバイアルを優先的に使用する．やむなく複数回投与を選択する場合は，開封日を記入するなど，衛生的な管理に注意する．
特殊な腰椎穿刺処置のための感染対策	・骨髄造影や腰椎穿刺，硬膜外麻酔などの実施時には，サージカルマスクの使用が推奨される．
医療従事者の安全確保	・医療従事者の血液体液曝露を防止するために，針刺し防止機構つき注射針の使用を推進し，リキャップの禁止などの規定を遵守するよう注意する．

[大友陽子：おさえておきたい！標準予防策と感染経路別予防策の基礎知識，QUESTION BOX 2. 標準予防策と感染経路別予防策職業感染対策，第2版，廣瀬千也子(監)，大友陽子，一木薫(編)，中山書店，p.2-7, 2009より引用]

　主な感染経路は，次のとおりである．

1. **空気感染**：飛沫の水分が蒸発した飛沫核による感染
2. **飛沫感染**：咳，くしゃみ，会話などの際に発生する飛沫による感染
3. **経口感染**：病原体による汚染物が経口的に消化器官に入り込む感染
4. **接触感染**：患者との直接接触や，環境，器具などを介した間接接触による感染

　個人用防護具（PPE）着脱場などハード面も考えておく．「前室はあるのか」「PPEを脱ぐスペースはあるのか」「PPEの設置場所はどうするか」「手洗いはどこで行うか」など，PPE使用における流れを決めておく．PPEは脱ぐときが一番大切である．汚染されたPPEは脱ぐ際に環境や自身を汚染させる．そのため，適切な着脱手順とともに，「何故その脱ぎ方をしなければならないか」「具体的にどこを汚染させるから，どのように脱ぐ必要があるか」などの理由を伝えながら訓練しなければならない（**表Ⅷ-8-6**）．

（1）空気感染予防策

　空調管理と換気に重点をおき，対策を実施する．患者入室の部屋は常時閉鎖し，室内のみの行動制限が原則である．個室が確保できない場合は，同一病原微生物による感染症があり，かつ，他の感染症がない患者と同室管理を行う．医療従事者はN95マスクを着用し，患者の移送時にはサージカルマスクを着用する．

表Ⅷ-8-6　診療場面別の基本的なPPE選択

	想定される場面	手袋	エプロン（袖なし）	サージカルマスク	長袖ガウン	アイソレーションガウン	眼部保護具	N95レスピレーター（またはPAPR）
外来	問診	×	×	○	×	×	○	×
	過常の診察など	○	×	○	△	×	△	△
	口腔・鼻咽頭の診察	○	×	○	△	×	○	×
救急	ERグレード	○	△	○	×	×	×	×
	COVID-19陽性または疑似症	○	×	○	○	×	○	△（無症状対応時は必須ではない）
	吸引・蘇生措置 COVID-19陽性または疑似症	○	×	○	○	×	○	○
入院	軽症・中等症Ⅰ	○	△	○	△	×	△	△
	中等症Ⅱ	○	×	○（酸素4Lまで）	×	△	○	○（酸素5Lから）
	重症 人工呼吸器・ECMOおよびHFNC	○	×	○	△	○	○	○

○：必須，×：不要，△：エアロゾル・飛沫曝露の可能性がある場面やCOVID-19陽性者へ触れる場面では着用する.
＊袖なしエプロンは患者に触れる可能性がある場面では着用しない.
［菊池圭介：診療場面別に必要なPPE, インフェクションコントロール2021年夏季増刊最新版, 堀　賢（編）, メディカ出版, p.55, 2021より引用］

2021年9月現在では，COVID-19がエアロゾル感染という新しい感染経路であるのか，それとも空気感染の一部の現象とするのかについては，議論が定まっていないが，CDCは飛沫感染について2番目に重要な感染経路であるとしている．エアロゾルとは，飛沫が5μm以上の粒子で，重力により人体から3～6 ft（フィート）以内で速やかに地面に落ちる．より小さな粒子は空気の流れに乗ってエアロゾルとして移動し，空気中に止まり広い範囲に分布する[4]．

感染性エアロゾルを空間から排除する方法は，大きく分けて3つで，換気，フィルタによる除去，UVによる除染である．

(2)飛沫感染予防策

飛沫は通常1 m程度しか飛ばないため，空気の管理は不要で，接近する際の対策が必要である．やむなく感染症のない患者と同室にする場合は，それらの患者や面会者との間に1 m以上の空間的距離を確保する．ドアの開閉制限は必要ない．1 m以内で業務を行う際には，医療従事者はサージカルマスクを使用し，患者の移動時には患者にも着用させる．

(3)接触感染予防策

手指衛生対策に重点をおく．処置時には手袋を着用し，患者から離れる前に手袋を外す．標準予防策として処置時に着用し，ケアの後は脱ぐようにする．

c. 宿主対策

発災時に大きな傷を負った場合，6時間以内に破傷風トキソイドを接種する必要があり，

発症の危険性が高い場合は免疫グロブリンを併用する．避難所においては，生活者の栄養面や精神面を調査し，抵抗力の強化に努める．

　同時に，予防接種の接種歴を確認し，法における接種対象年齢にある人には，接種をすすめる．小児は，ジフテリア・破傷風・百日咳，ポリオ，麻疹・風疹，日本脳炎，結核の予防接種がある．65歳以上の高齢者と，60歳以上65歳未満の臓器障害・免疫不全を有している人については，1年に1回予防接種の対象となっている．これらの対象には，肺炎球菌ワクチンの接種も重要であり，日本では12月〜3月にインフルエンザが流行するため，季節を考えて必要な時期に接種をすすめる．また，被災地で実際に支援にあたる人や医療福祉保健関係者，ボランティアの人たちにおいてもワクチン接種が重要である．

D. 発災後に注意すべき感染症

1 ● 震災・津波

　感染症リスクアセスメントに基づく注意すべき感染症の予防について，2011年3月の東日本大震災後の場合を中心に，以下に解説する[5]．

a. 急性下痢症

・予防に必要なもの：清潔な飲料水，手洗いの水，速乾式手指消毒剤，トイレ，オムツ，ティッシュペーパー．
・東日本大震災時の季節に多いのはウイルス性の急性胃腸炎であった．感染経路は主に糞口感染で，ノロウイルスやロタウイルスは感染力が強く少量のウイルスで感染すると考えられている．症状のある人の排泄物（オムツなどを含む）・吐物の適切な処理，手洗い，汚染された衣類の消毒などの取り扱いに注意する．

b. 急性呼吸器感染症（COVID-19，インフルエンザ以外）

・予防に必要なもの：手洗いの水，速乾式手指消毒剤，マスク，咳エチケット．
・避難所などの過密状態にある人は，飛沫感染・手指を介する接触感染などによって伝播する急性呼吸器感染症に罹患するリスクがより高い．軽症では補液や経口の適切な抗菌薬投与により治療可能だが，重症者や重症化の徴候およびリスクが高い場合は，転送を検討する．咳エチケットは予防に有効であり，推奨される．

c. 麻疹

・予防に必要なもの：（可能であれば）ワクチン接種歴の把握．
・空気感染により感染力が非常に強い．人が集まる場所では，1人の麻疹を疑わせる患者発生に対しても厳重に注意が必要である．とくに麻疹を疑わせる症状があり，麻疹を含むワクチン接種歴がない，あるいは1回のみの人の場合は，至急診断のための対応を行う．また麻疹が強く疑われた場合には，緊急の麻疹含有ワクチン接種などを，感受性者（とくに未接種者・未罹患者）に対して検討する．唯一の予防方法は，ワクチン接種によって麻疹に対する免疫をあらかじめ獲得しておくことである．

d. 破傷風（とくに救助された被災者，救助者に関連して）

・予防に必要なもの：（可能であれば）ワクチン接種歴の把握．
・土壌中に常在する破傷風菌の神経毒素（破傷風毒素）により硬直性けいれんを引き起こ

す．潜伏期間3～21日のあとに痙笑，開口障害，嚥下困難などから始まり，全身に移行する．重篤患者では呼吸筋の麻痺により窒息死することがある．東日本大震災では10例の届け出があり，すべて震災当日に受傷した被災者であった．ワクチンは受傷者に対して接種される．予防策として，破傷風を含むワクチンが有効だが，避難所などで予防として集団的に接種することは通常ありえない．

e. 創傷関連感染症

・予防に必要なもの：傷を洗浄する清潔な水．
・汚染の強い外傷や海水の曝露を受けた外傷の場合，感染リスクの高い傷に対して，予防的に抗菌薬投与がすすめられる．

2 ● 豪雨災害

2012年7月の九州北部豪雨後の場合を中心に，以下に解説する[6]．

a. 急性胃腸炎

・予防に必要なもの：清潔な飲料水，手洗いの水，速乾式手指消毒剤，トイレ，オムツ，ティッシュペーパー．
・食品の保冷や衛生状態の管理が十分にできないため，急性胃腸炎はとくに注意すべき感染症の1つである．

b. レプトスピラ症

・予防に必要なもの：汚染された環境との接触を減らす．作業などにより環境水や土壌と接触する機会がある場合には，手袋やゴム長靴を着用する．避難所や被災地のごみの回収，適切な処理を行いネズミの増殖を防ぐ．
・ネズミなどの保有動物の尿中に排出された病原性レプトスピラに汚染された水や土壌との接触によって起こる（経皮・粘膜感染）．またネズミ尿に汚染されたものを摂取することで感染することもある（ヒトからヒトへの感染はまれ）．症状はインフルエンザ様の軽症型が多いとされている．

c. 日本脳炎

・予防に必要なもの：確実な日本脳炎ワクチンの接種，蚊の発生しやすい環境や，蚊の集団発生の把握．医師は，夏から秋に発症した中枢神経症状を伴う疾患では，鑑別診断として日本脳炎も念頭に置く．
・日本脳炎ウイルスの増幅動物であるブタにおいて，九州地方では7月中旬から，日本脳炎Ⅲ抗休陽性率が上昇し始め，8月には多くの県で80％を超える．

d. 急性呼吸器感染症

・予防に必要なもの：手洗いの水，速乾式手指消毒剤，マスク，咳エチケット．
・過密状態にある人は，飛沫感染・手指を介する接触感染などによって伝播する急性呼吸器感染症に罹患するリスクがより高い．

e. 結 核

・予防に必要なもの：咳エチケット，治療中の結核患者における服薬の継続，慢性咳嗽時の適切な診断・治療．
・結核は空気感染するため，多数の人が集団で長時間過ごす場合に結核患者が発生すれば，

集団感染を起こすおそれのある感染症として忘れてはいけないものの1つである.

f. 破傷風

・予防に必要なもの：3種混合ワクチン（DPT），2種混合ワクチン（DT）などの定期予防接種，適切な創傷治療.
・瓦礫処理作業などにより創傷を負った人に対しても考慮すべき疾患である.

g. レジオネラ症

・予防に必要なもの：必要がなければ災害対策上の放水などには近づかない.土壌,腐葉土,エアロゾルの発生する作業時にマスクの着用.
・通常は菌を含んだエアロゾルを吸引することにより発症する.被災後に肺炎になった場合にはレジオネラ症を疑う必要がある.

E. 災害における感染看護の実際

1 ● 避難所での衛生面の管理

避難所での集団生活のなかでは感染を予防することが一番のポイントである.基本的には，被災者のニーズは複雑で多様化しているため，個別のニーズを把握できるように，足を運び実際に相手と向き合うことが求められる.逆に援助者から被災者への説明が必要な場合は，相手が十分納得できるように，相手の状態に合わせて話すことが重要になる.

集団施設内では，1つの感染症発症が集団感染につながる.また，施設の性格により集団感染に拡大しやすい感染症が異なってくる.そのため，各施設の実状に沿ったマニュアルの整備が求められる.ライフラインが途絶した避難所における感染症予防のための衛生面の管理・指導の実践例を**表Ⅷ-8-7**に示す.

2 ● 感染予防のための技術

a. 手洗い

手洗いは感染症予防の基本である.被災地における避難所などでは，密集した場所での生活となるため，感染者あるいはその疑いのある人のみならず，避難所生活者，外部からの支援者など，すべての人に，適切な手洗いの方法を指導する.

手洗いの方法には，①石けんと流水を用いた手洗いと，②擦式手指消毒薬を用いた手洗いがある.CDCガイドラインでは，排泄介助など汚物に触れた後や明らかに手が汚れている場合は，石けんと流水で洗い流した後，消毒剤で消毒することをすすめている.汚れが目に見えない場合は，擦式消毒剤による手洗いでもよい.

(1)石けんと流水を用いた手洗い

まず水で手を濡らし，石けんを手にとり，手と指にくまなく塗りながらしっかり最低15秒は手をこすり合わせる.手を水ですすいで，ペーパータオルで完全に手を乾燥させる.蛇口を閉めるためにペーパータオルを使用する.

(2)アルコールベースの速乾式手指消毒薬を用いた消毒

片手の手のひらに十分量（薬剤により異なるが約3 mL）の製剤をとり，指先と爪の周辺を洗い，手と指にくまなく塗りながら，乾くまで手をこすり合わせる[7].具体的な手技

表Ⅷ-8-7　ライフラインが途絶した避難所における感染症予防のための衛生面の管理・指導の実際

実践内容	根拠・留意点
1.　居住スペース・共有スペースの清浄化	
1）避難所内の掃除などについて，方法，時間帯，ルールなどを避難者どうしで決定し，周知させる．居住部分は，1日1回の清掃と換気を行う	➡室内の清掃が行き届かないことで不衛生となり，感染症の発生原因になる
2）共有スペースなどでは，感染症の症状など，より個別的な観察と早期対応がポイントになる	➡多くの人が集合することで，接触の機会が増え，感染拡大の原因となる
〈Covid-19への対応〉	
1）環境を介した感染対策として，共有スペースで皆が触れるような環境表面は消毒する（1日に2回ほど）．	➡SARS-CoV-2は環境中に数時間〜数日間生存しているため，SARS-CoV-2には，アルコールと次亜塩素酸ナトリウムと界面活性剤が有効であると報告されている．
2）清拭による清掃が基本であり，一方向に清拭する．	
2.　室温調整	
温度・湿度の調節をできるだけ配慮する **1）暑さ対策** 　①扇風機・網戸の設置．防虫剤を配布する 　②昼間の窓からの日光を遮光するカーテンなどを利用する．なければ設置する	➡居住スペースなど共有スペースが多く，抵抗力が弱まったときに発生しやすいのが，感冒や肺炎である．また，食品からの消化器疾患も発生しやすい（阪神・淡路大震災のときは，厳冬期で暖房器具を十分に配備できず，二次災害の関連死として肺炎が報告されている）
2）寒さ対策 　①布団あるいは毛布の下に段ボール，新聞紙を敷き保温に努める．体とシャツの間に新聞紙を挟んだり，靴下をはいていないような人には，新聞紙やポリ袋で足を包み保温する．お湯が手に入る場合，ペットボトルなどにお湯を入れて湯たんぽ代わりにしたり，使い捨てカイロを利用する．ただし，低温熱傷にならないように注意を促す 　②板や段ボール，布などを使って，すき間風が入らないように工夫する 　③帽子，手袋，マフラー，靴下，衣類などを利用する	➡新聞紙は保温効果が強く，工夫によりいろいろなところに活用できる
〈Covid-19への対応〉 1）冷暖房を使用しているときも，対角線上にある窓やドアを開けて換気を行うようにする． 2）換気が困難であれば，扇風機やサーキュレータを使用し換気する（扇風機は部屋の中において外に向けて作動させる．サーキュレーションは，逆に部屋の壁に向けて風を起こす）．	➡SARS-COV-2の飛沫感染防止のためには，換気が重要であり，1時間に2回の換気（空気の入れ替え）が必要．
3.　感染予防の指導	
感冒や肺炎などの流行の兆しを観察し，症状があれば速やかにケアすると同時に，被災者各自が以下の行動ができるように指導する **1）マスクの装着**：トイレの洗面台にマスクを配置する	➡集団生活により起こりやすい感染症や，水痘・麻疹などのように子どもがかかりやすい感染症などにも注意して観察する
2）うがい：うがい薬（食塩水も可）および紙コップを洗面所に備え，こまめにうがいを行うよう指導する．トイレに行ったときには必ずうがいをしてもらう	➡排泄後は当然であるが，外出時や睡眠前には必ずうがいと手洗いを励行してもらう
3）手洗い：手洗い所に消毒液（石けん）を配置し，手洗いを励行するよう指導する	➡消毒液・トイレットペーパー（応急対策として手を拭くためのもの）の残量を定期的に把握し，不足しないように気を配る
4）水がないときは，ウェットティッシュなどで汚れを拭きとり，速乾式消毒剤で手指の清潔を保つようにする	➡速乾式手指消毒剤は消毒効果があるが，目に見える汚れは落とさないため，あらかじめウェットティッシュなどで汚れをとることで効果的に消毒できる
5）寝具の日干し：できるかぎり1日1回，寝具の日干しを行うように指導する	➡結核などにおいても，寝具の1日1回の日光消毒が推奨されている

表Ⅷ-8-7　つづき

3.　感染予防の指導	
6）聴診器で肺音を聞き，排痰や咳嗽などの症状がある被災者には，少量の水の飲水やうがいにより，のどを湿めらせたり排痰のセルフケアを指導する	➡自主的に日干しなどを行うことはリハビリテーションになり，また会話やコミュニケーションの場にもなり効果がある
〈Covid-19への対応〉	
1）入所時には検温および健康確認（咳・鼻汁・頭痛・無味・無臭など）し，37.5℃以上あるいは症状があれば，個室隔離あるいは離れて入所捨てもらい，落ち着いたら受診してもらう（場合により簡易PCRを実施する）．	
2）可能であれば避難所にパルスオキシメーターを備えておく．判読できるように事前に学習している人が1人はいること．使用後はアルコールなどで清拭する（表Ⅷ-8-8参照）．	
3）ユニバーサルマスキングに協力してもらう（マスクはサージカルマスクのみ使用）．	
4）3密にならないように生活スペースを取ってもらう．	
5）手洗いの励行，速乾式手指消毒使用する（グローブを脱衣後は流水手洗いを行う）．	➡必要によりプラスティックグローブ使用の勧め
4.　ごみ処理	
1）原則として，屋外で，就寝場所に臭気が届かないところ，ごみ収集車が進入しやすいところに，ごみ収集場所を指定する．ごみ袋が用意できない場合，ごみの分別収集ができるよう段ボール，ポリバケツなどを利用する．食べ残しは専用の容器を設ける．できれば，屋根があり，直射日光が当たらない場所が理想である	➡避難所では，多くのごみが排出されるため，不衛生になりやすい ➡雨や直射日光により，ごみの腐敗が進行する ➡ごみの管理が悪い場合，ハエや蚊などを発生させ，感染症の原因となり，二次災害を引き起こす
2）分別の容器には，「燃えるごみ」「燃えないごみ」など分別する種類を大きく表示し，誰もがわかるようにしておく．またタンスや家具などがごみとして廃棄されるので，整然と所定の場所に置くように周知し，空き地での大量の焼却は原則禁止とする	
3）ごみの処理は当番制にして，交代で周辺の片づけ，清掃をする	
〈Covid-19への対応〉	
1）ごみ（含：マスク）の廃棄に際しては，ビニール袋に入れて封をする．	
5.　トイレの設置と使用方法	
1）災害発生後，断水の場合は，いったん即座に施設内の水洗トイレを閉鎖する．その後，以下のようなトイレの使用法のルールを決め，利用者に周知させて使用する	➡水道が出ない場合は，排泄物を流すことができない．現在のほとんどの施設で水洗トイレが使用されている．対応が遅れると，トイレはすぐに汚物であふれることになり，衛生上の問題を発生する．
①使用済みトイレットペーパーは便器に流さずビニール袋にため，ごみとして回収する	➡とくに女性や高齢者，乳幼児にとっては，精神的，肉体的苦痛を与えるため，真剣にルールづくりを行う必要がある
②大便は，便器の内側にビニール袋を広げ，底に新聞紙を敷き詰めてその中に排泄し，新聞紙をかぶせて袋をきっちり閉じる．袋は大型のごみバケツなど専用の容器を設け，まとめてごみとして処理する	
③尿はそのつど流さず，3，4回ごとにまとめて，便器に直接水を入れて流す	➡タンクに水をためて流すよりも，直接便器に水を入れたほうが，水は少なくてすむ
④トイレ専用のスリッパを置き，履き替えを厳守してもらう	➡避難所全体の衛生管理のため
2）近くの学校のプールや海，川，池，井戸，雨水などで排水用の水を確保する．または，洗い物に使用した水や米のとぎ汁，洗顔の水などをためておくとよい	

表Ⅷ-8-7 つづき

5. トイレの設置と使用方法

3) 仮設トイレの設営を災害対策本部に要請する. 仮設トイレは, できれば20人に1基程度, 最低でも50人に1基の割り当てになるよう設置を要請する. 屋外で就寝場所に臭気が届かないところ, し尿収集車の進入しやすい所, 就寝場所から壁伝いで行ける場所にする
4) トイレの清掃, 手洗い消毒液（石けん）の交換などのルールを定め, 避難者どうしで交代して行う. 清掃当番は, これからトイレ清掃を行うことを放送などで伝える. このようなトイレ使用のルールづくりを行い, 注意事項などを常設および仮設トイレ内に掲示し, 周知徹底する

〈Covid-19への対応〉
1) 共通に触れるところ（ドアノブ・水道蛇口など）は, その都度個人がアルコールなどで清拭（清掃）する.

➡トイレ不足のために排泄物が流れなかったり, 放置されれば感染症の原因となる. また, トイレの不足は, 水分補給やトイレを我慢するという行動を起こし, 便秘や脱水, 膀胱炎の原因となる
➡高齢者は夜間の排尿回数も多い. 高齢者や障がい者が行きやすいような場所に設置する

6. 生活用水の管理

断水の場合は給水地点を確認し, 避難者の協力を得て飲料水や生活用水を確保する. まずは飲料水の確保を最優先とする

➡飲用水は1人1日あたり最低2.5～3L, 生活水は5L必要とされている

避難所内で使用する水の分類

	飲料水・調理用	手洗い・歯磨き用	風呂用・洗濯用	トイレ
飲料水（ペットボトル）	◎	○	—	—
給水車の水	◎	◎	○	○
ろ過水	△	◎	○	○
プール・河川の水	×	×	×	◎

◎：最適な使用方法　　○：使用可
△：やむを得ない場合のみ使用可　　×：使用不可
[荒木潤一郎, 加藤雅晴, 河田惠昭ほか：避難所運営の実際, ライフラインの確保. 新訂公民館における災害対策ハンドブック, 初版（全国公民館連合会編）, p.53, 第一法規出版, 2017より引用]

〈Covid-19への対応〉
1) とくに歯磨き時は, 汚水を吐き出すとき, 洗面台の周りに飛沫しないように気を付け, 終わったら, アルコールウエットティッシュなどで清拭する.

7. 風呂と身体の清潔

1) シャワーや風呂が完備されていないときや水が出ないときは, 近辺の公共施設, 公衆浴場, 温泉施設, ホテル, 民家, ゴルフ場などの利用可能な風呂情報を集め, バス送迎などを検討する
2) 自衛隊などの仮設風呂が利用できるときは, 利用計画（入浴順番や時間など）を作成する. 排水や衛生面に注意する
3) 仮設風呂の利用が困難な人には, 介助を工夫したり, 清拭や足浴を行う
4) 水がない場合は, ウェットティッシュで身体の汚れを落としたり, 水のいらないシャンプーなどで工夫する
5) カセットコンロや, 電気が回復していれば電子レンジ, 電気ポットなどを使ってお湯を沸かし, 乳幼児や高齢者, 皮膚炎などの人を対象に陰部の清拭用の温タオルをつくるなどの工夫をする

➡風呂やシャワーは清潔の保持のみではなく, リラックスし疲れをいやす効果がある. 被災後の心身の疲労がいやされ, 生きる回復力となるため, できるだけ早く入浴できるようにする
➡多くの人が集合して入浴する場合, 風呂場では接触感染などの機会も増え, 集団感染へと拡大する可能性があるため, 浴室内の椅子の衛生や浴室での飲食に注意する
➡高齢者や発汗の多い乳幼児, あるいはアトピー性皮膚炎の人など対象によっては, 非常時であっても清拭や陰部洗浄・清拭などの清潔の保持が必要である

表Ⅷ-8-7　つづき

7. 風呂と身体の清潔

〈Covid-19への対応〉	
1) 体調不良者においては，最後に使用し，終了後は壁や蛇口等をアルコールなどに拭き上げる	
2) 使用後のリネンをまとめる際は，施設内でまとめる．可能であれば，水溶性ランドリーバックを使用し，開封せず洗濯機（80℃・10分）に入れる．	➡ウイルスが浮遊するおそれがあるため洗濯は委託会社にも依頼ができる．

8. 食器類の衛生管理

1) 避難食は原則として共有スペースで管理する．冷蔵庫設備を検討し，食品衛生を確保する．期限切れのものは廃棄する	➡炊き出しや弁当の配給は食品を衛生的に保ちにくく，食中毒が発生しやすい
2) 食料をため込んでいないか，目配り，気配りしながら，定期的に確認する．ため込まないように，本人・家族に説明し，処分するように指導する	➡配布された食料をすぐに食べなかったり，食べ残しをためている場合が多く，食中毒の原因になる．とくに高齢者においてその傾向が強いので，特別に気を配る
3) 食器はできるだけ紙皿や紙コップの使い捨てのものを使用する	
4) 水道が断水の場合，食器にラップフィルムを敷いて使えば，食器を汚さずに繰り返し使用できる	➡水を確保しながら衛生面を確保するため ➡食器を洗うのに洗剤を使用すると大量の水が必要になる
5) 汚れた食器は，スパゲティやうどんのゆで汁をかけたり，じゃがいもの皮，ミカンなど柑橘類の皮，紅茶のティーバッグやお茶の葉などで拭くとよい	
6) 調乳は，お湯が沸かせる場合は給水車の水をわかして用いる．電気やガスが途絶している場合は，それぞれの新生児や乳児専用の哺乳びんを決めて，使用後は水で洗うだけとし，同じ児に同じ哺乳びんを使用する	
〈Covid-19への対応〉	
1) 熱水，アルコール，次亜塩素酸ナトリウムなどにより不活化させる．	➡特別な薬剤を使用する必要はない．食器を介したクラスターの事例は報告されていない．
2) 配膳・下膳方法はゾーニング，業務の流れを考慮し，施設に合った方法を検討する．	➡ディスポーザブルに変えることは必須ではない．

9. ペットへの対処

1) ペットを連れてきた避難者に対しては届け出てもらい，登録台帳を作成する	➡動物由来感染症として，動物と共通な病原体による人への感染症や，媒介動物感染として，ハエ，ゴキブリなどの口や足に付着し運搬される機械的感染，蚊，ノミ，ダニなどの媒介動物により感染する生物学的感染もある
2) 飼育場所は，屋外の隅などペットの鳴き声やにおいが他の避難者の迷惑にならないような所に確保する．屋内で飼っていたペットなどもいるため，屋外にペット用のテントを張る，廊下や踊り場なども検討する．あるいは，避難所や避難者の全体状況で可能であれば，飼い主とペットが一緒に生活できるようにする．	➡寝室も食事も一緒になっている避難所では，ペットと同居した状況で衛生面を保持することがむずかしい．しかし，その人にとっては家族であり，切り離しての生活はその人に精神的変調をきたすことも推測される．これまで動物と一緒に暮らしてきた人，一緒に暮らすことが嫌いな人とさまざまであり，その対応方法は単純ではない
3) 飼育場所を決定し，飼育ルールとともに，飼育者および他の避難者へも通知する	

は「石けんと流水を用いた手洗い」の手の動きに準ずる．

(3)水で手洗いできないときの手指の清潔ケア

　　発災後ライフラインが回復するまでの間は，水で手洗いができないため，少量の水やお茶で濡れティッシュをつくり拭き取るようにする．具体的には，①ティッシュを8つ折りにする．②ペットボトルのキャップ1杯分の水でティッシュを濡らす．③濡らしたティッシュで指先や爪の間，指と指の間，親指の周り，手の甲や手首も忘れずに拭き取る．④拭

表Ⅷ-8-8　新型コロナウイルス感染症の重症度分類

重症度	酸素飽和度	臨床状態	診療のポイント
軽症	$SpO_2 \geq 96\%$	呼吸器症状なし or 咳のみで呼吸困難なし いずれの場合であっても 肺炎所見を認めない	・多くが自然軽快するが，急速に病状が進行することもある ・リスク因子のある患者は入院とする
中等症Ⅰ 呼吸不全なし	$93\% < SpO_2 < 96\%$	呼吸困難，肺炎所見	・入院の上で慎重に観察 ・低酸素血症があっても呼吸困難を訴えないことがある ・患者の不安に対処することも重要
中等症Ⅱ 呼吸不全あり	$SpO_2 \leq 93\%$	酸素投与が必要	・呼吸不全の原因を推定 ・高度な医療を行える施設へ転院を検討 ・ネーザルハイフロー，CPAPなどの使用をできるだけ避け，エアロゾル発生を抑制
重症		ICUに入室 or 人工呼吸器が必要	・人工呼吸器管理に基づく重症肺炎の2分類（L型，H型） ・L型：肺はやわらかく，換気量が増加 ・H型：肺水腫で，ECMOの導入を検討 ・L型からH型への移行は判定が困難

［厚生労働省：新型コロナウイルス感染症COVID-19診療の手引き，第4.2版，p.29，〔https://www.mhlw.go.jp/content/000742297.pdf〕（最終確認：2022年6月17日）より引用］

き取ったティッシュは捨てる．

トイレの後，食事の前，オムツ交換の後，作業の後，調理の前後，動物などに触れた後，肉や魚介類，卵を扱った後など，こまめに行うことが大切である．消毒用エタノールがあるときは，拭き取った後で手に噴霧して擦りこむようにする．

b. マスクの着用

マスクは細菌やウイルスが鼻や咽喉から侵入するのを防ぎ，感染症にかかった人においては，ほかの人への広がり防止する．使用目的に応じた種類を着用する必要がある．有効性を最大限に発揮するためにはマスクと顔が密着していることが重要であるため，自分に合った種類や型を選択し，あご，両頬，鼻などから空気が漏れないように注意して着用する（図Ⅷ-8-3）．

COVID-19の流行に伴い，一時は世界的不織布製マスクが品薄となった．それを機にさまざまな素材のマスクやフェイスシールドが販売されている．各マスクやシールドを装着して吐き出し飛沫量と吸い込み飛沫量を測定したスーパーコンピュータ「富岳」によるシミュレーション結果の（表Ⅷ-8-9）によると，不織布マスクが吐き出し飛沫量，吸い込み飛沫量ともに最も少ないことがわかる．フェイスシールドやマウスシールドは大きな飛沫（50μm以上の水滴）のみ捕集効果が見込めるとの結果であり，マスクの代わりにはならないと考えられる．

空中に浮遊する新型コロナウイルス（SARS-CoV-2）に対するマスクの効果を検討した論文では，ウイルスを吐き出す人（話し手）がマスクを着用せず，対面する人（聞き

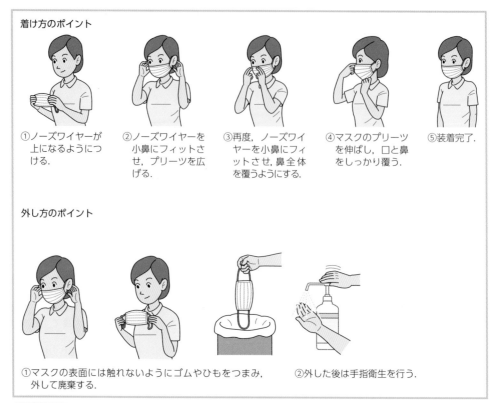

図Ⅷ-8-3　サージカルマスクの着け方・外し方のポイント

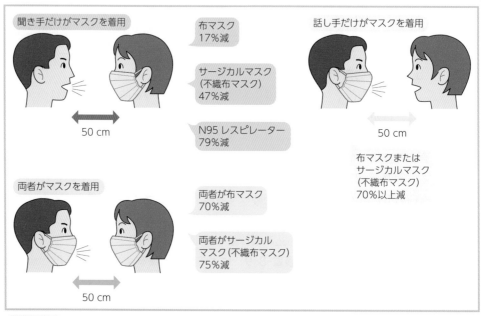

図Ⅷ-8-4　マスクの効果
[厚生労働省：新型コロナウイルスに関するQ&A（一般の方向け），（参考）マスクの効果について〔https://corona.go.jp/proposal/pdf/mask_kouka_20201215.pdf〕（最終確認：2022年6月17日）より改変し転載]

表Ⅷ-8-9　マスクやフェイスシールドの効果

（スーパーコンピュータ「富岳」によるシミュレーション結果）

対策方法	なし	マスク			フェイスシールド	マウスシールド
		不織布	布マスク	ウレタン		
吐き出し飛沫量	100%	20%	18〜34%	50%*	80%*	90%*
吸い込み飛沫量	100%	30%	55〜65%*	60〜70%*	小さな飛沫に対しては効果なし（エアロゾルは防げない）	

*豊橋技術科学大学による実績値

●実験（マスクは厚生労働省が示す正しい着用方法に基づいている）
さまざまな素材のマスクを着用した人頭モデルにミスト生成装置を接続し，飛沫の飛散状況をレーザー光線を用いて可視化，カウントした．吸い込み時の計測は実際に人がマスクを着用した．飛沫の直径は0.3μm（小さな飛沫）から200μm（大きな飛沫）まで計算している．
●結果
吐き出し：飛沫量は不織布，布ともに8割が捕集される．
吸い込み：不織布マスク着用時，マスクと顎に隙間がある場合でも，上気道（鼻から鼻腔，鼻咽腔，咽頭，喉頭）への吸引飛沫量を3分の1にすることができる．フェイスシールドにおいては，大きな飛沫（50μm以上の水潤）については捕集効果が見込めるが，エアロゾルはほぼ漏れてしまう．
［国立大学法人豊橋技術科学大学：コロナウイルス飛沫感染に関する研究―マスクの効果と歌唱時のリスク検討，〔https://www.tut.ac.jp/docs/201015kisyakaiken.pdf〕（最終確認：2022年6月17日）より引用］

手）のみがサージカルマスクを着用した場合には，聞き手がマスクをしない場合と比べ，ウイルスを吸い込む量が47％減ると報告されている．ウイルスを吐き出す人のみがマスクを着用した場合は，聞き手がウイルスを吸い込む量は70％以上減り，両者がサージカルマスクを着用した場合は75％減らすことができると報告されている（**図Ⅶ-8-4**）．

c　医療用具・生活用具の消毒

　被災地では，心身ともに衰弱した被災者や小児，高齢者といった感染症に対する抵抗力が弱い人々が集団で生活しており，1例の発生が集団感染につながりやすい．そのため日常の感染防止対策が必要である．医療用具や生活用具の消毒は，浸漬や清拭が一般的である．「消毒薬は噴霧しない」「なくなっても容器へのつぎ足しは行わない」また，「用いるときに薬剤の濃度を調整する」ことを原則とし，調整後は速やかに使用する．

3 ● 集団発生時の対応

　集団生活をしている避難所においては，集団で感染症が発生する可能性も少なくない．集団発生時の防疫活動には多数の職員がかかわる．他の職員との役割分担を明確にし，チームワークを大切にして協働活動する必要がある．避難所生活者との連絡・調整も重要で窓口を1本化し，自分の責任範囲を明確にして行動する．

> **事例**　避難所における細菌性赤痢の集団発生
>
> 　数日前にアジアの海外旅行から帰国し，地震により被災したAさん．60歳男性．94歳の祖母，妻，長男夫妻と2人の孫と避難所で生活している．数日前より下痢と腹痛を認めたが我慢していた．その後祖母と2人の孫，隣で集団生活をしていたB家族にも同症状を認めた．便培養の結果，細菌性赤痢と診断され，Aさんは入院となった．
>
> 　避難所全員の検査や手洗いの指導，行動の規制を行ったが，その後，祖母の介護を担当していたボランティアの人に2次感染を認めた．避難所の人たちは集会を開き「一緒に避難しているAさんの長男夫婦と食事，トイレを別にしてほしい」「検査や治療にかかる費用はすべてAさんに請求してほしい」と希望した．同じトイレを使いたくないため，避難所の前の路上や浴槽に排尿する人まででてきた．長男夫妻は「申し訳なくてここでは生活できないので，どこかに移してほしい」と，避難所のスタッフに話した．

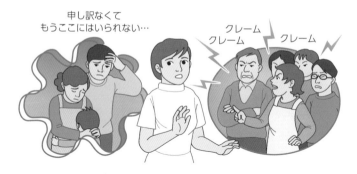

　感染拡大防止のための検査や生活の規制は個人の権利を脅かし，病気に対する不安だけではなく，周囲の人々への影響を考えて罪悪感，孤独感，疎外感にさいなまれる．また，避難所生活者においては，怒り，被害意識，生活上の不満が生じる．

　まずは，疾患が感染症である限り，感染を防止するための万全の対策が立てられなければならないが，感染症に対する正しい知識と予防対策のていねいな説明が重要である．援助過程においては，プライバシーの保護に十分注意し，Aさんやその家族および感染者の心配事を聞き，信頼関係を何よりも大切にしながら，必要とする情報を適切に伝える．避難所生活者には，感染症に罹患するリスクは誰にでもあることをていねいに説明する．周囲の人が納得して生活できるように，確実に感染防止できて継続可能な方法を一緒に工夫しながら判断する．

学習課題

1. ライフラインが途絶した状況で，看護師が行う感染症対策を説明してみよう．
2. 標準予防策と感染経路別予防策を実践してみよう．
3. 被災地の集団生活で注意すべき感染症について説明してみよう．
4. 避難所でのニーズに合わせた衛生面の管理・指導を説明してみよう．

演習⑯

　79歳男性のIさんは，3月11日の津波後，両側足底にひび割れのある足で泥の中を歩いた．22日（受傷後11日）に食思不振を自覚し巡回医師の診察を受けたが，この時点では異常所見を指摘されなかった．25日（受傷後14日）に開口障害，嚥下障害を自覚し，病院を受診した．臨床症状より破傷風と診断され，抗菌薬，破傷風グロブリンを投与された．その後，集中治療を要するため，27日（受傷後16日）に大学病院へ転院となり，気管切開・人工呼吸器を装着し集中治療室で治療を受けた．その後，軽快し退院となったが，退院時，気管切開部の瘻口が後遺症として残った．

問1▶ 救助された被災者に対する感染症の予防に必要なものは何か．また，どのような対応が求められるか．

[解答への視点▶p.367]

引用文献

1) インフルエンザ・パンデミックに関する　Q＆A（2006.12改訂版）国立感染症研究所　感染症情報センター，〔http://idsc.nih.go.jp/disease/influenza/pandemic/QAindex.html〕（最終確認：2022年8月25日）
2) 田中良明，佐藤元：集団感染症対策の理論．災害・健康危機管理ハンドブック，初版，石井昇，奥寺敬，箱崎幸也編，p.258-265，診断と治療社，2007
3) 大木幸子：感染症発症時の対応．新版保健師業務要覧，第2版，日本看護協会保健師職能委員会監，佐々木峰子，井伊久美子，平野かよ子ほか編，p404-410，日本看護協会出版会，2008
4) 高勇羅ほか，COVID-19に対する疫学調査と日本の対応．日本内科学会雑誌．109（11），2020，2281-3
5) 国立感染症研究所感染症情報センター：東日本大震災 アセスメントに基づく注意すべき感染症，〔http://idsc.nih.go.jp/earthquake2011/RiskAssessment/20110316kaitei.html〕（最終確認：2017年11月21日）
6) 国立感染症研究所感染症情報センター：九州北部豪雨 アセスメントに基づく注意すべき感染症，〔http://www.nih.go.jp/niid/ja/disaster/kyusyuflood2012/2157-idsc/2452-risk-assessment.html〕（最終確認：2017年11月21日）
7) 藤田明子：手指衛生の基本．感染管理QUESTION BOX 2 標準予防策と感染経路別予防策職業感染対策，第2版，廣瀬千也子監，大友陽子，一木薫編，p.10-26，中山書店，2009

⊂⊐⊂⊐⊂⊐

新型コロナワクチン接種時の留意点

　予防接種の第一の目的は個人の感染症の予防，第二の目的は社会での感染症流行の阻止である．新型コロナワクチンは，国内・海外において，不活化ワクチン，組換えタンパクワクチン，ペプチドワクチン，メッセンジャー RNA（mRNA）ワクチン，DNAワクチン，ウイルスベクターワクチンなど様々な種類のワクチン開発が行われている．

　不活化ワクチン，組換えタンパクワクチン，ペプチドワクチンは，不活化した新型コロナウイルスの一部やウイルスの一部のタンパクを人体に投与し，それに対して免疫ができる．メッセンジャー RNA（mRNA）ワクチン，DNAワクチン，ウイルスベクターワクチンは，新型コロナウイルスの遺伝情報をそれぞれメッセンジャー RNA，DNAプラスミドとして，あるいは別の無害化したウイルスなどに入れて，人に投与する．それが，人の細胞に入り，ウイルスのタンパク質をつくることによってウイルスのタンパク質に対して免疫ができる．

〈新型コロナワクチンの副反応〉

　接種後に，蕁麻疹などの皮膚症状，腹痛や嘔吐などの消化器症状，息苦しさなどの呼吸器症状が，急に起こり，血圧低下や意識レベルの低下（呼びかけに反応しない）を伴う場合をアナフィラキシーショックという．早急に対応できる体制の整備が重要である．また，ワクチン接種の緊張や強い痛みをきっかけに，血管迷走神経反射により，立ちくらみや気を失うことがある．横になって休めば自然に回復するが，転倒による外傷がないよう，背もたれのある椅子を準備しておく．

　新型コロナワクチンは，高い効果がある一方，接種後に体内で免疫ができる過程において，接種部位の痛み，発熱，倦怠感，頭痛，筋肉や関節の痛み，寒気，下痢などの症状（副反応）が現れることがある．発熱や痛みには，市販の解熱鎮痛薬（アセトアミノフェン）や非ステロイド性抗炎症薬（イブプロフェンやロキソプロフェンなど）で対応する．かゆみや発赤には，冷やしたり抗ヒスタミン薬やステロイドの外用薬（軟膏など）を塗布する．

〈新型コロナワクチンの注意点〉

①他の予防接種を受ける場合：原則として13日以上の間隔を空ける．たとえばインフルエンザワクチンを接種する場合は，新型コロナワクチンの1回目接種の2週間前または2回目接種の2週間後の接種となるようにする．

②抗凝固療法を受けている人：抗凝固薬を服用している，あるいは血小板減少症または凝固障がいのある人は，出血した場合止血に時間を要する場合があるため，接種後は2分間以上，接種部位を押さえる．腕が腫れる・しびれるなどの症状が出た場合は，医師に相談する．

③慢性疾患の既往がある場合：体調のよいときに受けるのが基本で，悪化していたり，全身が衰弱している場合は避ける．

④新型コロナウイルスに感染したことがある場合：体調が回復した後で接種する．

⑤妊娠中・授乳中・妊娠計画中の場合：接種することができる．あらかじめ，かかりつけ医に確認する．

10代・20代の男性の場合：ごくまれに心筋炎・心膜炎を発症した事例の報告がある．接種後4日程度の間に胸の痛み，動悸，息切れ，むくみなどの症状がみられた場合は，速やかに医療機関を受診して，ワクチンを受けたことを伝える．

　詳しくは，厚生労働省のウェブページ（厚生労働省：新型コロナワクチンの接種を行う医療機関へのお知らせ，https://www.mhlw.go.jp/stf/seisakunitsuite/bunya/vaccine_iryouki-kanheno_oshirase.html）を参照されたい．

[久留米大学医学部看護学科教授　三橋睦子]

新型コロナウイルス感染症患者を受け入れる病院での看護——患者と家族に寄り添う

　兵庫県立尼崎総合医療センターは，2020年3月から2021年6月までの間に，新型コロナウイルス感染症（COVID-19）患者895人の入院診療にあたった．看護師は，毎朝，個人防護具の着脱と手指消毒手技のトレーニングを実施し，院内感染の防止に努めた．流行当初のCOVID-19は，世界的に治療法の確立していない未知の感染症で，患者の救命より医療者の感染リスク回避が優先される傾向にあった．院内の専門スタッフから直接的な支援を受けられないなか，COVID-19病棟の看護師は個人防護具で全身を覆い汗だくでベッドサイドケアを行ってきた．COVID-19病棟では，新生児・乳幼児とその母親，妊婦，認知症や精神疾患患者，介護度の高い患者など，あらゆる診療科領域のケアと日常生活の援助が求められた．肺炎の治療では呼吸療法を必要とする患者も多く，使い慣れていない医療機器に早急に対応した．人工呼吸器関連肺炎などの二次的合併症予防には，病棟とICUが連携して取り組んだ．

　一方で，感染症患者であることにより医療ケアが制限されるジレンマに苦悩し，「看護」は患者と家族のために何ができるのか葛藤した．重症化した多くの患者が亡くなっていく姿に無力感を覚える時期もあった．看護師は，急激に重症化する患者のタイミングを逃さず，家族との時間がもてるようiPad®での面会を調整した．ICUでは，病と闘う患者の姿，語られた家族への思い，そして日々行った看護を書きつづった手づくりの日記を作成し，希望されたご家族にお渡しした．大切な人の最期を看取ることが叶わなかったご家族のこころに，少しでもより添いたいとの思いから始めた取り組みだった．あるときは，体を優しくさすり手を握って患者の旅立ちを静かに見守った．何もできないかもしれない．でもあきらめたくない．どんなときも「患者と家族により添う」との思いを持ち続けることで，看護師たちも困難な状況下で自分を支えることができたように思う．

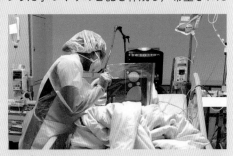

iPad®を使用して患者と家族の面会を行っている様子

　現場の看護師が語ってくれた言葉がある．私たちは「COVID-19だからできない」ではなく「COVID-19でもできる」医療・看護を目指したい．私たち感染対策チームも，同じ思いで現場の支援にあたった．COVID-19患者に最善の医療を提供するため，手術室や内視鏡センターなどの各部門において，多職種が連携しCOVID-19患者の診療体制を整備し病院全体で対応してきた．これからもベッドサイドで，すべての患者の生命と尊厳を守る挑戦を，私たちは続けていく．

［兵庫県立尼崎総合医療センター感染対策チーム看護師　大迫ひとみ］

╲現場発╱

福井県における宿泊療養施設での感染看護

　2020年4月5日，福井県では全国に先駆けて新型コロナウイルス感染症の宿泊療養施設を開設し，軽症者等患者の受け入れを開始した．私は福井県看護協会からの依頼で，開設3日後から宿泊療養施設での活動を開始した．

　施設は自治体が保有する学生向けの宿泊研修施設であり，数日間の共同生活を前提としたその設備は，浴場・トイレ・洗面所が共用であることはもちろん，TV・Wi-Fi・冷蔵庫・洗濯機など長期療養生活に必要であろう電化製品などはなかった．できる限り快適な療養環境となるよう，施設を運営する県職員や看護師は，患者とも意思疎通をはかりながら，プライバシーに配慮したり，療養生活に必要な物品を取り揃えていった．

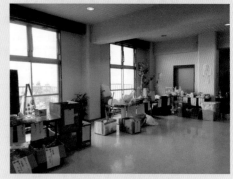
スタッフエリアのホールに置かれた物品

　感染対策に必要な物品も急遽かき集められたものであろうことがわかった．消毒薬やマスク・防護服などは種類がさまざまで，医療機関で使用しているもののように，有効性や性能などが十分考慮されているとは言いにくかった．しかし，医療機関においても消毒薬やマスク・ガウンなどの個人防護具は不足しており，治療や密接したケアを行わない当施設では，今ここにあるものを使用するほかなかった．

　個人防護具は，とくに脱衣時に細心の注意を払わなければ，自身を病原体で汚染させてしまう可能性があり，着脱には技術が必要である．当時，宿泊療養施設では確保物品の都合上，着脱がとくにむずかしい全身をおおうタイプの防護服を使用せざるを得ず，スタッフは皆，着なれない防護服で活動することに不安を感じていた．患者とは電話での対応を基本としていたものの，療養環境の確認，物品の搬入，入所案内など，防護服を着て患者エリアに入らなければならないことも多かった．

　医療機関がひっ迫している状況で，宿泊療養施設を運営できなくなることは避けなければならず，活動するスタッフから感染者を絶対に出してはいけないと思った．スタッフが安全に活動できることをモットーに，自分が得意分野とする感染対策を実践していった．①防護服の着脱介助，②着脱手順を示したポスターの作成，③個人防護具の使い分けの取り決めなど行った．また，患者エリアに入る人数や回数を少なくするために，時には医師に検体採取のついでに療養環境の確認や物品補充をしてもらったり，施設管理担当の県職員とともに施設図面を確認しながら動線を見直したりした．

　福井県における宿泊療養施設は，宿泊研修施設を利用し急遽開設したため，患者も含めて皆が施設の運営にかかわっていたのが特徴であったと振り返る．看護師は，平時から患者や多職種と連携する役割を担っている．今後も看護師の役割と自身の得意分野を生かすことができるよう前進していきたい．

［福井県健康福祉部地域医療課感染管理認定看護師　乤田文子］

西日本豪雨災害（2018年7月）──地域全体で備える災害時感染対策活動

　2018年7月，西日本を中心に全国的に広い範囲で発生した台風7号および梅雨前線の影響で集中豪雨が発生した．病院と自宅近くの河川は，山から草木が流れ泥で茶色く濁り橋の下ぎりぎりまで水位が上がっていた．発災前日夕方，身の危険を感じ災害リュックを担いで避難所に向かったが，市の避難所は開設されておらず，病院に身を寄せて朝を迎えた．

　小雨で朝を迎えた病院では，朝早くから各部署の代表者が集まっていた．患者と家族，職員と家族の安否確認がされた後，市内の大きな河川の氾濫によって大規模な浸水被害があったこと，土砂災害がおき道路が遮断されていること，市内のいくつかの施設や病院は機能が止まっていること，河川の氾濫によって水の濾過装置が使用できなくなり，数時間で断水となることが情報共有された．

　発災直後は，土砂災害で道路が遮断され，納品予定の医療材料，薬品，食品などが納入されず，職員が出勤できないなど想定外のことが生じていた．そのなかで，患者と職員の安全確保を第一に考慮し，感染対策の視点を含め，①必要物品の備蓄確認と当面再開しない部署からの物品回収，②リネン交換頻度の変更，③廃棄物置き場の新たな場所確保，④水の使用制限等の災害対策を行った．水の使用制限では，食事提供の変更や水洗トイレの使用場所固定と使用方法の統一，清潔ケアの実施制限を行った．手指衛生に関しては，手洗いと手指衛生剤の実施場面を大幅に変更した．

　療養環境が清潔維持されないことは，ナイチンゲールの教えと感染対策を生業としている感染管理認定看護師としてかなり葛藤があった．しかし，発災直後であること，最善の対応であると自分に言い聞かせ，無我夢中で目の前にある課題をこなすことで数日は精一杯だった．そんななか，「地域住民，他病院・施設も同様に初めての経験で混乱しているのではないか．感染症が流行したら，どの施設も機能が維持できず低下する」と思い，看護部と相談して発災直後から自治体や他病院・施設に向け災害時の感染対策に関する情報共有を行った．

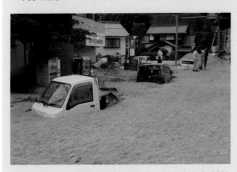
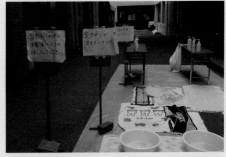

土砂災害による道路遮断（写真提供：三原赤十字病院）　　災害時の施設内感染対策（写真提供：三原赤十字病院）

　亜急性期になり，自治体からの要望で感染対策の現状確認を一緒に巡回してほしいと要望があり他施設や避難所に行った．その際，自身が情報発信したマニュアルやポスターが各場所で掲示されていたことを目にし，おのおのが感染対策に注視し対策していただけていたことに心より感謝した．

　発災後半年が経過してから，自治体と地域施設で豪雨災害の問題を共有した．その後，各施設の機能維持と地域住民の安全な生活環境を目的に，断水時の給食や清潔ケア，透析や手術の対応，洗浄と消毒，廃棄物などについて災害感染予防マニュアルを分担制で作成している．

　今回の活動を通して，限られた物品と資源の中で最善の環境を整えられるか否かは，日頃のチーム活動と関係性の賜物だと伝えたい．そして，平時から顔の見える関係で，困っているときはお互い様の精神と，地域全体でそれぞれの役割が担えるよう日々の連携と，互いの情報共有は重要であり大切だと伝えたい．

［奈良県立医科大学附属病院感染管理認定看護師　中村明世］

付　録

演習　解答への視点

第Ⅲ章

演習①[▶p.116]

問1▶への視点

　災害直後の被災者の心理を考慮し，長期的に心身の問題が継続しないために，いかに災害発生直後の対応が必要かを考える．

　①被災した支援者個人への対応に注目して情報を収集する．

・災害直後の被災者の心理はどうか（ストレスの確認，過去の災害体験の有無，被災者の病院における役割と役割認識）．

・家族に対する心理を把握する視点はどうか（家族構成と家庭における役割，被災地における自宅の位置関係と自宅の被害状況，自宅までの道路損壊など被害状況）．

　②休息の必要性に注目して対応を検討する．

・病院内での対応方法を考える（短時間の休息時間確保・勤務継続による問題発生のアセスメント，災害対策本部における人的対応）．

・病院外からの応援対応状況を考える（災害対策本部での外部からの応援状況，必要な人材の確保と役割分担）．

第Ⅳ章

演習②[▶p.137]

問1▶への視点

　避難生活を送っている被災者には徐々に疲弊がみられ，また，被災前に行っていた仕事・役割も被災したことによってできなくなり，横になる人が目立つようになり，健康状況は時間の経過とともに大きく変化していく．被災したことに対する悲嘆と喪失感に精神的ストレスは増大している．

　①避難所は，避難されている人々の活動を制限される状況下にあるため，生活不活発病（廃用症候群）ハイリスク者の早期発見を心がける．

　②慣れない避難生活，狭い居住スペース・通路で，転倒のリスクが大きい．

　③緊急避難のために，日常に使っていた歩行用具などを持参できず，行動範囲が狭くなる．

問2▶への視点

　体力的に弱い・合併症が多いと思われる高齢者への対応が重要と考える．

　①避難している被災者の把握・情報収集を行う（慢性疾患・内服治療・常備薬持参の有無）．

　②支援物資はおにぎりなどの炭水化物や揚げ物などが多く，高齢者にとって食べにくいものが多い．

　③高齢者が多い避難所では，入れ歯使用者も多いと予想される．口腔ケアや入れ歯の手入れなどがおろそかに

なる．

演習③[▶p.154]

問1▶への視点

　①訪問者自身の安全に配慮しながら，家屋周辺の危険箇所に注意し，二次災害の恐れがないかを確認する．

　②相手に不信感を与えないように自己紹介し訪問の目的を伝え，プライバシーに配慮しながら対応する．

　③訪問対象者のバイタルサイン，感染兆候・苦痛の有無，内服薬継続の確認，皮膚の状態（脱水の有無や褥瘡），食事の内容と状況，衛生状態（臭いや衣服の汚れ），排尿・排便状態，ADL・睡眠・休息の状態などを観察しアセスメントし，必要な対応を検討する．

　④家族が不在の場合は，帰宅するまで待てる状況なら家族が帰宅後に対応する．しかし，帰宅が不明なら，簡単な観察のみ行い，いったん戻り，地域包括性ンセンターにその旨を報告する．

問2▶への視点

　①家族のキーパーソンの有無の確認，親戚や近所の人の私的なソーシャルサポートの有無と具体的なサポート内容，公的なソーシャルサポートの活用状況を確認し，継続的に相談できる行政や機関の情報を提供する．

　②料理，掃除，洗濯などの家事の状況，買い物など誰が行っているか，経済状況など生活に関して確認し必要な支援につなぐ．

第Ⅴ章

演習④[▶p.170]

問1▶への視点

　対象となる傷病者数が30人と多いので，迅速にできるSTART法を行う（p.162参照）．

　傷病者1：赤（橈骨動脈触知不可）
　傷病者2：黄
　傷病者3：赤（呼吸数36回/分）
　傷病者4：黄
　傷病者5：赤（痛み刺激で開眼，意味不明な発声→従命反応なし）
　傷病者6：緑
　傷病者7：赤（従命反応なし）
　傷病者8：赤（呼吸数30回/分）
　傷病者9：黄
　傷病者10：黒

問2▶への視点

　2次トリアージ（生理学的解剖学的評価）では，カテゴリーに加え，損傷部位や病態を推測することができるため，検査・処置や治療につなげることができる（p.166参照）．傷病者A，B，Cとも赤でいずれも緊急の救命処置（治療）が必要である．緊急の救命処置（治療）の内容は以下の通り．

傷病者A：出血性ショック，腹腔内出血が疑われる．静脈路確保，輸液の準備が必要となる．確定診断のためには腹部超音波検査（FAST）を行う．

傷病者B：右緊張性気胸が疑われる．酸素投与，胸腔穿刺，胸腔ドレナージが必要となる．

傷病者C：右フレイルチェストが疑われる．酸素投与，フレイル部の圧迫固定，気管挿管，人工呼吸による陽圧呼吸が必要となる．

問3　への視点

傷病者についてきたトリアージタグは，災害現場の「救急隊活動記録・救急救命処置録」または「診療記録」と考えられるため，病院では前医の紹介状と同様に保管する，あるいはスキャンして保存する必要がある．これまでの判断や処置の記録に加え，救出の状況や家族への連絡先などの貴重な情報が記載されていることがある．

演習 ⑤　[▶ p.180]

問1　への視点

チームでの役割分担を考える．その傷病者の情報をどのように取るかを考える．3人のなかで誰の処置を最初に行うかを決定するには，どのような方法があるかを考える．処置に当たる人は誰が行うのか，また残っている2人の対応は誰がどのようにするのかを考える．
（ヒント）
①トリアージタグ．
②2次トリアージ（PAT）．
③看護師ができる処置，医師にしかできない処置．

問2　への視点

3人の搬送優先順位を考える．他のチームの活動状況を把握する．
（ヒント）
①リーダーに報告（自分のチーム・救護所リーダー）．
②継続観察．
③トリアージタグの完成．
④パッキング．

第Ⅵ章

演習 ⑥　[▶ p.199]

問1　への視点

災害発生時の初期対応としてCSCATTTに基づき行動することが求められる．この事例の場合，優先すべきことは「S」（Safety）の「安全確保」である．「安全確保」は，①自分自身のSelf，②環境・設備のScene，③傷病者（患者）のSurvivorの頭文字から3Sといい，中でも自分自身の安全確保を最優先とする．この事例は，夜間帯であり勤務者の少ない中で応援が到着するまで入院患者の対応に当たらなければならない．①②③の具体的な行動について考える．

第Ⅷ章

演習 ⑦　[▶ p.234]

問1　への視点

各避難所のニーズから，健康問題を総合的に把握し，市として必要な対策につなげていくことが重要である．
①どのような方法で，どのような情報を把握したらよいか．
・避難者の構成はどうか
・早急に対応の必要な要配慮者の把握はどうか
・衛生環境の状態はどうか
・避難者の食事や睡眠・休養，排泄（トイレの使用）の状態はどうか
・要配慮者に対して生活環境の配慮の状態はどうか
・避難所の管理責任者および住民代表者の把握はどうか
②各避難所の情報を，持続的に収集・集約できるようにするためには，どのような手段や体制が必要であるか．

演習 ⑧　[▶ p.256]

問1　への視点

①妊娠経過の把握：避難前までのAさんの妊娠経過について，問診や母子健康手帳から情報を把握し，妊娠経過が正常に経過しているか，健康問題やマイナートラブルの有無・程度についてアセスメントを行う．避難後の妊娠経過と健康問題のリスクを予測し，健康問題を予防する対策や対処・対応を検討する．

②避難場所の環境調整：子宮が増大した妊娠末期のAさんの日常生活状況のアセスメントを行い，避難した場所において安全・安楽に過ごすことができるように環境を調整する．

③分娩場所の確保：近隣の分娩可能な施設の情報を提供し，妊婦健康診査を受診するように促す．

④分娩と子育ての準備：新しい母親役割モデルを獲得するために，避難所内に妊婦や子育て中の母親がいる場合には，互いに交流できる場を設定する．分娩入院や子育ての準備のために，必要な物品を支援物資の中から支給する．

⑤分娩退院後の居住場所と生活設計：家族を交えて話し合い，必要な情報を提供しながら，対処・対応を検討する．

⑥ソーシャルサポート：家族の中のキーパーソンは誰か．私的なソーシャルサポートの有無と具体的なサポート内容，公的なソーシャルサポートの活用，居住場所を移動しても，継続的に相談できる相談機関・場所の情報を提供する．

演習 ⑨　[▶ p.257]

問1　への視点

①流産を予防し，妊娠を継続する：妊娠経過が正常に経過しているかについてアセスメントを行うと同時に，居住スペースに仕切りを設置してプライバシーと安静を保ち，寒くないように敷き物や掛け物を増やすなどにより，環境を調整する．

②マイナートラブルへの対処：マイナートラブルの有無と程度，増悪因子についてアセスメントを行う．つわりに配慮し，支援物資のなかからCさんが飲むことができるもの，食べられるものを調達，支給する．

③社会資源の活用：避難先の地域の保健師や相談できる窓口を紹介する．妊婦健康診査受診票の利用や受診可能な医療施設の情報を提供し，定期的な妊婦健康診査や異常な症状がある場合には，受診できるようにする．

演習 ⑩ [▶ p.269]

問1 への視点

①乳児の生命徴候を観察する．意識（体動の有無），呼吸（泣くか，泣き方），循環（脈拍），顔色・体温（全身・末梢）を，測定器具がなくても自分の五感で観察する．女性に今までの経過や途中で感じたことを尋ねる．

②意識や呼吸・循環状態に異常を感じる場合は，小児救急チームへ急いで引き継ぐ．

③2人とも雨に濡れているので，体温の確認と同時に濡れている部分を拭き，すぐに着られる衣服を探し，濡れた衣服と交換する．

④乳児の衣服を替えながら全身の皮膚・皮下，胸・腹部を視診・触診する．同時にオムツを観察し，オムツ交換をする．

⑤地震発生時の状況と行動を質問しながら，女性の右腕の状態を観察する．「女性は左腕で赤ん坊を抱いている」ことから，右腕は外傷や異常があるのではないかと推察する．地震発生時に家具などの下敷き・落下，避難中の受傷により，打撲・骨折があるかもしれない．刺傷・切傷があれば破傷風感染の危険性がある．外科チームの診察へ引き継ぐ．

問2 への視点

①発災から8時間経過しており，昨夕の食事以後は経口摂取していないことが予想される．水分不足（目の動き，口唇・皮膚の乾燥）や空腹の徴候，普段の食事形態などを確認しながら，摂取可能な水分・食事を提供する．

②避難所生活をするうえで必要な・不足している生活用品を供給する．

③家族関係の維持をはかる．夫（乳児の父親）やその他の家族と連絡・安否確認の手段を提供する．また，家族関係・援助を受けられる知人などについて，プライバシーが確保できる環境のなかで確認する．

④集団生活上の配慮・留意事項を伝える．

問3 への視点

①可能な限り福祉避難所（個室，乳児をもつ家族との同室）を準備する．

②乳児の育児用品（ミルク，オムツなど）を優先して提供できるようなシステムを作る．

③周囲の人々がともに安心・安楽に過ごせるように協力・援助するように依頼する．

④この女性が自ら災害から立ち直り，心理的にも安定して育児にも自信をもって生きることができるようにかかわる．

演習 ⑪ [▶ p.281]

問1 への視点

Dさんは腰と膝が痛いことから，床面から立ち上がるのに苦労している様子が伺えた．また，弁当の受け取りとトイレのとき以外はほとんど活動していない．このような避難所生活が続くと身体・生活機能はどのように変化するかを考える．

そうならないために，まずは床面からの立ち上がりを容易にし，加えてDさんの日中の活動性を高めていくことが必要である．そのためにどのような支援ができるだろうか．たとえば，椅子（ダンボール製でも可）を配置したり，日中に体操や散歩を行うなど，避難所の状況に応じて，その場でできることを工夫して考える．

問2 への視点

校舎内にある障害者トイレが体育館から遠く，通うのが大変なことから，Dさんは水分摂取を控えてトイレの回数を減らしているようである．新たな健康障害の発生を防いで，安心してトイレに行けるようにするためにはどのような支援・対策が必要だろうか．

まずは1日に必要な水分摂取量を確認して水分を摂ってもらうことが必要である．排尿回数（とくに夜間）を気にしているDさんが，水分摂取の必要性を理解し，必要量を摂取してもらうために，どのように説明を工夫すればよいか考える．また，体育館の近くにあるトイレをDさんが利用しやすいように工夫できることがないか考える．

演習 ⑫ [▶ p.292]

問1 への視点

精神的負担の強い被災者では，まず相手を信頼できると感じられることが支援の前提となる．避難所の管理者をサポートすることも大切であるため，依頼には何らかの対応をしたほうがよいが，Eさん自身の支援への同意が得られるように，支援を受けることを強制されたと感じないような配慮が必要である．

避難所の管理者の話を十分に時間をかけて聞き，次回の訪問時，または電話連絡によって，Eさんが自分の意思で相談ができるような手段を講じ，その内容を管理者にも伝えて安心感を得る．

具体的にはEさんにチームの連絡先と，新しく避難所に移ってこられて困りごとはないかどうか心配しているという手紙を残す．次回の訪問予定を立てるときに，この避難所の優先度を高め，早期にフォローができるようにする．

演習 ⑬ [▶ p.321]

問1 への視点

①Fさんの現在受けている透析の状況．通常，1回の透析時間は4〜5時間である．多数の透析患者を少数の医療機関で受け入れているため，通常の透析時間より短い状況であることを考える．

②Fさんの食事状況と思い．避難所で供給される食事内容を考える．慢性腎不全で透析を受けている人の食事

ではどのようなことが必要かを考える.
　③Fさんの思いを尊重しながら対応する. 他の人と異なる食物を摂取することや, 残すことに対する思いを考慮する.

演習⑭ ［▷ p.321］
問1 への視点
　Gさんのふらつきや体調不良の要因として考えられることは何か.
　①糖尿病をもち血糖降下薬を内服していることによる影響. 内服薬の作用機序, 内服薬の用法・用量など.
　②血糖値に影響する生活状況. 食事の量と質, 水分摂取量, 活動量（避難所から自宅までの移動距離と移動手段など）, 睡眠状況, ストレスなど.
　③大丈夫だと言っている人に対するアプローチ.
　④その他, 血糖値の変動以外の要因.

演習⑮ ［▷ p.333］
問1 への視点
　高齢者には住み慣れた家への執着や頑なさ, 支援を受けることへの遠慮から, 自分の生活を変えたくないという人も多い. さらに障がい者や医療的ケアが必要な人には, 他者の支援を受けながら避難生活を送ることに消極

的になることもあり, そのような場合には災害に備えて物品を整えたり, 避難先や避難経路などを想定したりしにくくなる. Hさんの本当の願いは何か, 周囲に対する遠慮の思いも受け止めながら, どのようにすれば安全を確保できるのか, ともに考えることが大切である.

演習⑯ ［▷ p.357］
問1 への視点
　災害発生後の初期から早期にかけて発生しやすく, 土壌や瓦礫などにより創傷や骨折を負った人に対して考慮すべき疾患である.
（ヒント）
・予防策としては破傷風を含むワクチンが有効だが, 避難所などで予防として集団的に接種することは通常ない
・受傷から一次的な創の開放に10～20時間が経過しており感染が成立する可能性が高い
・避難所での生活では周りに迷惑をかけられないと受診を控えている人が多い
・日々異なる医師が観察するため状況の深刻さの把握が不十分になる
・避難所ではズボンをはいているため見落とされがちである

練習問題

Q1 災害発生後の時間と災害看護活動の組合せで最も適切なのはどれか．（第104回看護師国家試験，2015年）
1. 災害発生直後〜数時間 ― 食中毒予防
2. 災害発生後3日〜1週 ― 外傷後ストレス障害〈PTSD〉への対応
3. 災害発生後1週〜1か月 ― 廃用症候群の予防
4. 災害発生後1か月以降 ― 救命処置

Q2 災害拠点病院の説明で正しいのはどれか．（第111回看護師国家試験，2022年）
1. 国が指定する．
2. 災害発生時に指定される．
3. 広域搬送の体制を備えている．
4. 地域災害拠点病院は各都道府県に1か所設置される．

Q3 災害医療について正しいのはどれか．（第107回看護師国家試験，2018年）
1. 災害拠点病院は市町村が指定する．
2. 医療計画の中に災害医療が含まれる．
3. 防災訓練は災害救助法に規定されている．
4. 災害派遣医療チーム〈DMAT〉は災害に関連した長期的な医療支援活動を担う．

Q4 災害発生時に行うSTART法によるトリアージで最初に判定を行う項目はどれか．（第111回看護師国家試験，2022年）
1. 意識
2. 呼吸
3. 循環
4. 歩行

Q5 災害時のトリアージで正しいのはどれか．（第110回看護師国家試験，2021年）
1. トリアージタッグは衣服に装着する．
2. 治療優先度の高さはトリアージ区分のⅠ，Ⅱ，Ⅲの順である．
3. トリアージの判定は患者の到着時および到着後の30分の2回行う．
4. 最優先に治療を必要とする者には，黄色のトリアージタッグを装着する．

Q6 災害医療におけるトリアージについて正しいのはどれか．（第106回看護師国家試験，2017年）
1. 傷病者を病名によって分類する．
2. 危険区域と安全区域を分けることである．
3. 医療資源の効率的な配分のために行われる．
4. 救命が困難な患者に対する治療を優先する．

Q7 災害時に最も優先して治療を行うのはどれか. (第106回看護師国家試験, 2017年)
1. 脱臼
2. 気道熱傷
3. 足関節捻挫
4. 過換気症候群

Q8 Aさん (27歳, 男性) は, 地震によって倒壊した建物に下腿を挟まれていたが, 2日後に救出された. 既往歴に特記すべきことはない. 注意すべき状態はどれか. (第106回看護師国家試験, 2017年)
1. 尿崩症
2. 高カリウム血症
3. 低ミオグロビン血症
4. 代謝性アルカローシス

Q9 大地震後, 自家用車内での生活を余儀なくされた避難住民への肺塞栓症予防の生活指導で適切なのはどれか. (第99回看護師国家試験, 2010年)
1. 窓を常時開けて十分に換気する.
2. 上半身を高めにして睡眠をとる.
3. 座っている間も積極的に足の運動をする.
4. アルコール摂取などで熟眠できるようにする.

Q10 災害発生後, 避難先の体育館で生活を始めた高齢者への対応で最も適切なのはどれか. (第104回看護師国家試験, 2015年)
1. トイレに近い場所を確保する.
2. 持参薬を回収して被災者に分ける.
3. 区画された範囲内で過ごすよう促す.
4. 私語を控えて館内の静穏が保てるように指導する.

Q11 Aさん (55歳, 女性) は, 1人暮らし. Aさんには視覚障害があり, 光と輪郭がぼんやりわかる程度である. 食事の準備や室内の移動は自立している. 震度6の地震が発生した. Aさんは, 避難所に指定されたバリアフリーの公民館に近所のBさんと避難した. 公民館には複数の部屋がある. 避難所の開設初日に医療救護班として看護師が派遣された.
　　避難所生活を開始するAさんへの看護師の対応で適切なのはどれか. (第109回看護師国家試験, 2020年)
1. BさんをAさんの介助者とする.
2. Aさんの肩に触れてから声をかける.
3. Aさんにはトイレに近い部屋を割りあてる.
4. 移動するときはAさんの手を引っ張って誘導する.

Q12 災害急性期における精神障害者への看護師の対応で最も適切なのはどれか. (第104回看護師国家試験, 2015年)
1. 名札の着用を指示する.
2. 災害の状況については説明しない.
3. 不眠が続いても一時的な変化と判断する.
4. 服薬している薬剤を中断しないように支援する.

Q13 午前9時頃，震度5強の地震が発生した．二次救急医療機関の救命救急病棟に勤務する看護師は，自身の身の安全を確保し，揺れが収まると病院の災害発生時のマニュアルに沿って行動を開始した．病棟には人工呼吸器を使用中の患者が1人，輸液ポンプを使用中の患者が3人，酸素療法中の患者3人が入院している．（第111回看護師国家試験, 2022年）

[問題1]　この時点の看護師の対応として適切なのはどれか．2つ選べ．
1．被災状況の報告
2．入院患者の避難誘導
3．傷病者の受け入れ準備
4．入院患者の状態の把握
5．使用中の医療機器の作動状況の確認

[問題2]　発災から3時間後，地震後に発生した火災現場付近から救出されたA君（6歳）と母親のBさん（32歳）の2人が搬送されてきた．A君は避難時に転倒し，左肘関節付近の腫脹と疼痛を訴えていた．バイタルサインに異常はない．Bさんは避難する際にA君が煙に巻き込まれそうになるところをかばい，髪の一部と鼻毛の一部が焦げていた．右頬部に2cm×2cm，右上肢に5cm×10cmの紅斑と水疱を認める熱傷を負っていた．バイタルサインに異常はないが，熱傷部位の疼痛を訴えていた．
　　　トリアージの結果，看護師の初期対応として優先されるのはどれか．
1．A君の既往歴の聴取
2．A君への鎮痛薬の準備
3．Bさんの気道確保の準備
4．Bさんの熱傷部位の冷却

[問題3]　A君とBさんはともに入院して治療が始まった．発災から10日後，A君，Bさんの治療経過は良好で合併症もなくバイタルサインは安定していた．Bさんから看護師に「Aは好きなお菓子を食べず，私のそばからずっと離れず甘えてきます．昨夜はおねしょをしていたようで，びっくりしました．どうしたらよいのかわかりません」と相談があった．
　　　看護師の対応として適切なのはどれか．
1．「お母さんがしっかりしましょう」
2．「A君が1人になる時間をつくりましょう」
3．「A君に水分を控えるように声をかけましょう」
4．「A君が甘えてきたら抱きしめてあげましょう」

Q14 山間部の地域で，1時間雨量80mm以上の降雨で土石流が発生し，地域の住民は市民体育館に避難した．避難所には近くの医療機関から医師と看護師とが派遣された．土石流で家を失った被災者は市民体育館から仮設住宅へ移動した．仮設住宅には1人暮らしの世帯が多い．看護師が仮設住宅の巡回訪問を行うことになった．（第104回看護師国家試験，2015年）

[問題1]　災害の慢性期（復興期）の看護師の巡回訪問の主な目的として適切でないのはどれか．
1. 感染症を予防する．
2. 救援物資を届ける．
3. 室内の安全性を確認する．
4. 生活習慣病の重症化を予防する．

[問題2]　看護師のCさんは，土石流の発生直後から被災地に1か月派遣された．その後，病院に戻り3か月が経過した．Cさんは勤務中に表情が乏しく考え込む様子がみられた．Cさんへの看護管理者の対応として最も適切なのはどれか．
1. 忙しい部署に異動させる．
2. 仕事に専念するよう伝える．
3. すぐに忘れるものだと励ます．
4. 体験を語ることができる場を設ける．

Q15 Dちゃん（4歳，男児）は，昨夜の土砂災害によって両親とともに小学校の体育館に避難している．母親は自分の両親の安否が不明なため眠ることができなかった．また，落ち着きがなく感情的になっている．父親はずっと毛布をかぶって横になっている．（第105回看護師国家試験，2016年）

[問題1]　昼間のDちゃんは体育館の中を走り回っている．また，指しゃぶりをしながら両親の姿を気にしているが，近づいて甘えようとはしない．Dちゃんの反応で正しいのはどれか．
1. 自我同一性の拡散
2. 急性ストレス障害
3. 外傷後ストレス障害〈PTSD〉
4. 注意欠陥多動性障害〈ADHD〉

[問題2]　Dちゃんの母親は自分の両親と連絡がとれた．避難所生活5日目，親子3人で過ごすことが多くなってきた．Dちゃんの活気がなくなってきている．地域の病院から派遣された看護師の対応で最も適切なのはどれか．
1. 両親のDちゃんへの関わりを見守る．
2. Dちゃんと災害時のことを一緒に話す．
3. Dちゃんが他の子どもと遊べる機会をつくる．
4. 災害時の様子を絵に描くようDちゃんに勧める．

[問題3]　避難から3週後，Dちゃん家族は仮設住宅に移動が決定し，両親は忙しくしている．Dちゃんは1人で過ごすことが多く，絵本を持ってぼんやりとしていることが多い．母親からDちゃんの様子がいつもと違うと看護師に相談があった．母親への対応で最も適切なのはどれか．
1. 引っ越しすることを説明するよう促す．
2. スキンシップの時間を増やすように促す．
3. すぐに専門医の外来を受診するよう促す．
4. 子どもの反応は母親の関わりが原因だと話す．

練習問題　解答と解説

Q1 　3

「1」「4」：災害発生直後から数時間は救出救助期であり，多数の傷病者を受け入れる医療救護体制を整える時期である．したがって，「1」と「4」は除外される．「2」：外傷後ストレス障害は，症状が1ヵ月以上継続する場合，診断基準をもとに判断する（☞ p.287）．

Q2 　3

災害拠点病院は，都道府県の指定を受けた施設であり，平時から指定される．高度の診療機能，広域搬送への対応機能，医療救護チームの派遣機能，応急用資器材貸し出し機能を有する（☞ p.88）．基幹災害拠点病院と地域災害拠点病院があり，基幹災害拠点病院は都道府県ごとに，地域災害拠点病院は二次医療圏ごとに設置される．

Q3 　2

「1」：災害拠点病院は都道府県が指定する（☞ p.88）．「2」：医療法によって都道府県に策定が義務付けられた医療計画の中で，災害時における医療について定めることが規定されている．「3」：防災訓練は，災害対策基本法において規定された防災計画の中で実施が義務付けられている（☞ p.54）．「4」：災害派遣医療チーム（DMAT）は災害の発生直後の急性期（おおむね48時間以内）に活動を担う（☞ p.90）．

Q4 　4

START法は，①歩行，②呼吸，③循環，④意識，の順に判定を行う（☞ p.162）．

Q5 　2

「1」：トリアージタグは右手首に装着するというルールが決められている（☞ p.169）．「2」「4」：治療優先度の高さは区分Ⅰ，Ⅱ，Ⅲの順であり，最優先治療群には赤色のタグを装着する（☞ p.161）．「3」：1次トリアージで大まかにトリアージされた患者を，2次トリアージとしてさらに詳しく観察する（☞ p.166）．到着後30分にもトリアージ判定を行うという規定はない．

Q6 　3

トリアージとは，人的・物的に制限がある環境下で最大多数の救命をはかり，後遺症を改善することを目的に応急処置・搬送に優先順位をつける行為である．このため，医療資源の効率的な配分など，資機材や人材を最大限に活用することになる．「1」「2」：トリアージは，病名や区域で区分することはない．「4」：最大多数の救命をはかる必要があるため，救命が困難な患者の治療を優先するということではなく，人的・物的対応能力に応じて優先順位をつけることになる（☞ p.160）．

Q7 　2

「1」「3」：トリアージ区分では，脱臼や足関節捻挫は，軽微な傷病で，必ずしも専門的な治療を必要としないため，緑と判定される．「4」：過換気症候群は，呼吸数が多い場合，赤と判定されるが，安定すれば，すぐに緑になる可能性を含んでいる．脈拍や意識の徴候を考えても優先度は低い．「2」：地震の場合などは，火災が発生することが多い．気道熱傷の場合，高温の煙や水蒸気，有毒ガスを吸入することによって，肺換気が障害され重篤な呼吸障害となるため，最も優先して治療を行う必要がある．

Q8 　2

事例は，地震によって，倒壊した建物に下腿を挟まれて長時間圧迫され，その後に解放された時に起こる全身障害として，クラッシュ症候群（挫滅症候群）を疑う．筋肉細胞が傷害や壊死を起こし，ミオグロビンやカリウムが全身に広がり，腎臓や心臓の機能を悪化させるため，高ミオグロビン血症に注意する（☞ p.25）．

Q9 　3

長時間座った姿勢により足の静脈に血栓を生じ，肺塞栓を引き起こす恐れがあるのは，深部静脈血栓症（エコノミークラス症候群）である．自動車で避難生活を送る人のほか，高齢者に発症する可能性が高い．予防方法は，水分を摂ること，身体をこまめに動かして血液循環をよくすることである（☞ p. 25）．「2」は心拍出量が低下し，血液循環が低下するので除外される．

Q10 　1

災害発生時には，避難所に仮設トイレが設置される．段差もあり距離も離れているため，非常に不便である．また，避難所で多くの住民が生活する場で，何度もトイレ移動することは迷惑になると考え，高齢者は水分を控えてトイレの回数を減らそうとする．このため，脱水などの症状によって健康状態が悪化する．高齢者にとって最も重要な対応は，トイレ対応である（☞ p.273）．

Q11 　3

「1」：ご近所さんだからといって看護師がBさんを介助者として指定するものではない．「2」：視覚障がい者に声をかけずに触れると驚きや不快感を与える．「3」：Aさんは移動に困難があるためトイレは近いことが望ましい．「4」：視覚障がい者への歩行介助時には，介助者は斜め前方（白杖を使用する場合は白杖とは反対側）に立ち，視覚障がい者に介助者の肘の少し上あたりを握ってもらう．

Q12　4

　災害発生前から精神疾患を有している人は，服薬の中断により症状が悪化する危険性がある．薬物の確保と服薬への援助が最も重要である．「2」：精神症状が強く，説明してもわからないだろうと思われる人でも，状況を現実的に説明する．精神障害者にとって，訳のわからない環境変化は，精神症状を増悪させることがある．「3」：不眠も精神症状の悪化の危険因子であるため，注意を要する．

Q13-1　4, 5

　ここで最優先されるのは入院患者の生命であるため，入院患者の状態の把握と医療機器の作動状況が適切である．入院患者の避難誘導は，避難経路を確保し，避難誘導の優先順位・方法・場所を検討・決定した後に行う（☞p.128）．

Q13-2　3

　A君には緊急性を疑う所見はない．Bさんは鼻毛の一部が焦げていることから，煙を吸っていることがわかり，気道熱傷や，有毒ガスによる中毒の可能性がある．呼吸状態の悪化に備えて気道確保の準備を行うことが優先される．

Q13-3　4

　Bさんの話から，A君は普段の様子とは違っており，赤ちゃん返りもみられることから，被災による急性ストレス障害が考えられる（☞p.263）．そのため，Bさんには A君を安心させるよう促すのが適切である．

Q14-1　2

　急性期は，被災地域内の道が途絶えることにより，支援物資が十分に届かない時期であるため，安全な水の確保や適切な食事の支援，生活の支援が必要であり，「2」の被災地および被災者に救援物資を届ける支援が求められる．その他の項目は，慢性期の看護として適切な項目である．

Q14-2　4

　援助者のストレス対応を問う問題である．援助者は，活動を終えても，すぐにもとの生活に戻れるわけではない．活動を終えて自分の生活の場に戻り，活動を振り返るとき，被災地でのさまざまな出来事や体験が影響し，心情と現実とのずれが原因となってストレスが高まっていくこともある．Cさんは，災害発生直後から1ヵ月という時期の派遣であったことから，急性期から亜急性期の変化の激しい被災地体験をしている．体験を忘れさせるような関わりではなく，体験をまとめたり，語ることのできる場を設けることがストレス軽減に役立つ（☞p.121）．

Q15-1　2

　「1」：自我同一性の拡散とは成績やスポーツなどで周囲の期待を受け，それに答えるべく頑張っても期待どおりにできなかった場合，挫折という新しい経験によって劣等感と周囲の人たちに見放されるのではないかとの不安感をもつという思春期にみられる症状であり，該当しない．「4」：注意欠陥多動性障害は不注意，多動性，衝動性の3つの症状がみられる発達障害のことであり，震災後に出現する症状ではない．「3」：外傷後ストレス障害は，時期的には1ヵ月以上症状が継続する場合であるため該当しない．土砂災害で避難所生活というストレス状態にあるため，「2」：急性ストレス障害と考えられる（☞p.263）．

Q15-2　3

　子どもにとって，ストレス発散の最良の方法は，好きなことや楽しいことに没頭したり，運動やスポーツで身体を動かして気分転換をはかることである．他の子どもと遊べる機会を作ることは，効果的であり，仲間として共感することにもなり，固着した感情を開放させることにもつながる．「2」「4」：話すことや絵を描くことは効果的であるが，災害時のことと限定すると，被災時の記憶から不安や悲哀の感情が強くなることもあるため，不安の軽減や解消のための方法として用いる場合には注意を要する．「1」：活気がない状態を見守るだけでは解決しない．

Q15-3　2

　周辺の破壊された家や道路，避難所となった学校や校庭，さまざまな多くの人々の出入りなど，生活環境の変化は，子どもたちに多様なストレス反応をもたらす．事例では，亜急性期になり，応急仮設住宅への移動が決定し，繰り返される環境の変化と両親が多忙で子どもへの関心が低下していることが子どものストレスを高めている．このため，絵本をもってぼーっとしているなどのストレス反応を引き起こしている．まずは，子どもに関心をもって，子どものこころに寄り添うことから始める必要がある．

付録　災害看護関連用語集（50音順）

◎日本災害看護学会のウェブサイト（URL：http://words.jsdn.gr.jp/index2.asp）の災害看護関連用語（50音順）をもとに作成しています．本書への掲載にあたっては，日本災害看護学会より許諾を得ています．なお，一部掲載していない用語がございます．

あ行

▶アウトブレイク
感染者の集団発生．通常発生している以上に感染症が発生すること

▶アクションカード
災害時に各職員がすべき行動・果たすべき役割を簡潔に記したもの

▶アクティブリスニング
被災者の正常なストレス反応の回復を促進するために用いる積極的傾聴法

▶圧挫症候群
長時間にわたる圧挫に起因する軟組織を含む主骨格筋の外傷や虚血による重篤な全身性の症候群

▶陰圧病床
院内感染を防ぐために，病室の内部の気圧をその外部の気圧より低くすることによって，外部に感染症の病原体を拡散させないようにしている病床．

▶インフォデミック
意図的な虚偽または誤解を招く情報（でっち上げの話，写真，ビデオなど）がネットで拡散すること

▶ウィズコロナ
新型コロナウイルスと共に生きること，共存すること

▶エアロゾル
気体中に浮遊する微小な液体または固体の粒子
固体または液体の微粒子を分散相とする一種のゾル（コロイド）
気体中に浮遊する微小な液体または固体の粒子と周囲の気体の混合体

▶応急仮設住宅
災害によって住宅を損壊した被災者が，住宅を復旧するまでの期間，応急的に住まう住宅

か行

▶家庭内感染
家庭内において家族等の同居者が新たに罹患すること

▶感染爆発（オーバーシュート）
爆発的な患者数の増加を示すが，2日ないし3日のうちに累積患者数が倍増し，しかもそのスピードが継続的にみられる状態．

▶危険区域
津波，高潮，洪水などの被災の危険性が高い地域で，それら災害に備えて，居住用建築物の新築・増改築を制限する区域

▶帰宅困難者
大規模な災害時に，公共交通機関の不通により，会社や学校，外出先などから自宅に帰ることが困難になった人

▶救護所
災害発生後，避難してくる傷病者に対して，被災者の生活環境から生じるストレス状況を理解した上で，限られた医療資機材を有効に活用し，最大限の心身の健康面に対する援助を行うために設置される施設

▶急性ストレス障害（ASD）
外傷的な出来事の後，臨床的に著しい苦痛，社会的・職業的機能の障害が最低2日間，最大4週間持続する状態

▶共助
地域や身近にいる人同士が助け合って地域の安全を守ること

▶協働
被災者が抱える問題に対して，官民様々な組織が同じ目標をもち，協働し，役割分担しながら問題を解決する取り組み

▶緊急事態宣言
新型インフルエンザ及び全国的かつ急速なまん延のおそれのある新感染症に対する対策の強化を図り，国民の生命及び健康を保護し，国民生活及び国民経済に及ぼす影響が最小となるようにするために，政府対策本部長が国会に報告する宣言をいう．

▶緊急事態措置
政府対策本部長が，新型インフルエンザ等対策措置法（平成二十四年法律第三十一号）の規定において，緊急事態宣言の時から収束までの間に講じる措置

▶クラスター（クラスター感染）
ひとりの感染者から複数の人間へ感染が広まること，またその感染が広まった集団のこと

▶警戒区域
災害が発生または発生しようとしている場合に，住民の生命又は身体への危険を防止するために，災害応急対策に従事する者以外の者の立入りを制限，禁止，退去を命ぜられる地域

▶激甚災害
大規模で著しい被害を及ぼし，被災地域や被災者に財政援助や助成を特に必要とする災害であり，「激甚災害指定基準による指定」もしくは「局地激甚災害指定基準による指定」のいずれかに指定された災害

▶健康危機管理
公衆衛生分野における危機管理を表し，自然災害や，臨界事故・テロリズムなどの人為災害，世界的な感染症によって生じる人々の生命，健康，生活の安全を脅かす事

態への対応するための機能のこと

▶**減災**

災害時において発生しえる被害を最小化するための取り組み．防災が被害を出さないことを目指す総合的な取り組みであるのに対して，減災とはあらかじめ被害の発生を想定した上で，その被害を低減させていこうとするもの

▶**広域避難**

大災害時に，住民が住んでいる市区町村の外に生活の拠点を移す避難形態

▶**公助**

公的機関が個人や地域では解決できない災害の問題を解決すること

▶**高齢者等避難**

高齢者，障がい者，妊婦・乳幼児など，避難に時間がかかる人が避難を始めなければならない段階であり，被害の発生する可能性が高まった状況．

▶**こころのケア**

心的外傷後ストレス反応の回復を支え，喪失による悲嘆と悲哀の心理過程に寄り添い，二次的な生活ストレスの軽減を図ることによって被災後の回復過程を支援すること

▶**個人防護具（PPE）**

血液または湿性生体物質に触れる可能性がある場合に個人の感染を防ぐために使用する防護要品のことをいう

▶**コミュニティの再構築**

人々の健康を気づかいながら地域でお互いに生活を支え合う環境づくりをおこなうこと

▶**孤立死（孤独死）**

従来から周囲との交流がなく，地域から（社会的に）孤立をしている状況の中で，居住の場で誰にも看取られず一人で亡くなり，死後長時間放置された状態

さ行

▶**サーベイランス**

監視，見張りの意味があり，感染症における専門機関が調査監視を行うこと．

▶**災害**

人命や社会生活に対する広範囲な被害を生じる現象であり，社会機能の崩壊を伴い，コミュニティの能力では解決しえない状態

▶**災害医療コーディネータ**

大規模災害時に関わる全ての職種が連携・協働し，効果的な災害支援活動を早期から展開するために，各職種の立場や能力を最大限に活かせるように働きかけ調整する人

▶**災害看護**

災害看護とは，災害が及ぼす生命（いのち）や健康生活への被害を極力少なくし，生活する力を整えられるようにする活動である．その活動は刻々と変化する災害現場の変化やその時に生じる地域のニーズに応えるものである．それは災害前の備えから，災害時，災害発生後も行

われる．看護の対象となるのは人々であり，コミュニティ，並びに社会を含む．災害に関する看護独自の知識や技術を体系的に用いるのはもちろん，他職種との連携は不可欠である

▶**災害看護学**

災害看護の基盤となる知識と技術の体系化されたものであり，個人，コミュニティ，社会へ看護として働きかける基軸とスコープ

▶**災害看護支援ネットワーク**

被災地域と被災地域以外の看護職が広域に繋がり，支援をおこなう体制

▶**災害看護専門看護師**

災害看護分野において卓越した看護実践能力を有することが認められた者

▶**災害関連死**

災害で直接外傷等を負ったわけではないが，被災後の避難生活において疲労の蓄積や医療の滞り・環境の悪化など間接的な原因で，被災者が新たに罹患したり，持病の悪化などにより死亡すること

▶**災害救助法**

災害に際して，国が各種団体や国民の協力の下に，応急的に必要な援助を行い，被災者の保護と社会の秩序の保全を図ることを目的とした国や自治体の災害救助活動を規定する法律

▶**災害協力病院**

耐震構造や自家発電など災害拠点病院に準じる設備・機能を有し，発災時に災害拠点病院と連携し，傷病者等の受け入れや診察・治療を行うものとして各都道府県が定めた指定要件を満たすことで，知事より指定された病院

▶**災害拠点病院**

災害による重篤患者の救命医療等の高度の診療機能を有し，被災地からの患者の受け入れ，広域医療搬送にかかわる対応等を行う病院

▶**災害公営住宅**

災害で自宅を失い，自力での住宅再建が難しい被災者のために自治体が設置する住宅

▶**災害サイクル**

災害発生から復興・平時となり，再び災害が発生するという時間的経過をサイクルとして捉えた概念

▶**災害支援ナース**

看護職能団体の一員として，被災した看護職の心身の負担を軽減し支えるよう努めるとともに，被災者が健康レベルを維持できるように，被災地で適切な医療・看護を提供する役割を担う看護職

▶**災害図上訓練**

実際の災害時に近い場面を設定して，訓練者にそれぞれの立場（役割）で災害を模擬体験し，様々な方法で付与される災害状況を収集・分析・判断するとともに，対策方針を検討するなどの災害対処活動を机上で行う訓練

▶**災害対応レベル**

災害の種類や被災状況・マンパワー等に応じて組織の災害対応体制や職員のとるべき行動を段階別に区分したもの

▶災害対策基本法
防災に関して基本理念を定め，責任の所在を明確にし，必要な災害対策の基本を定めることにより，国土や国民の生命，身体や財産を災害から保護することを目的とした防災体制の整備を規定する法律

▶災害派遣医療チーム（DMAT）
大震災および航空機・列車事故のような災害時に迅速に駆けつけ，救急治療を行うための専門的な訓練を受けた医療チーム

▶災害派遣精神医療チーム（DPAT）
都道府県及び政令指定都市によって組織され，専門的な研修・訓練を受けた災害派遣精神医療チームである．自然災害や犯罪事件・航空機・列車事故等の集団災害が発生した場合，被災地域の精神保健医療機能が一時的に低下し，さらに災害ストレス等により新たに精神的問題が生じる等，精神保健医療への需要が拡大するような場合に，被災地域の精神保健医療ニーズの把握，他の保健医療体制との連携，各種関係機関等とのマネージメント，専門性の高い精神科医療の提供と精神保健活動の支援を行う．
精神科医師，看護師，業務調整員（ロジスティクス）数名で構成し，1班あたりの活動期間は1週間（移動日2日・活動日5日）を標準とする．

▶災害復興
災害による被害により破壊された状態から被災者および被災地が新しく創造しながら回復すること

▶災害ボランティア
災害発生時に被災地において，「自主性」「公共性」「無償性」「先駆性」のもと，自発的な意思に基づき，さまざまな復旧・復興活動に貢献する人．または活動

▶災害ボランティアセンター
被災地のニーズを把握やボランティアの受け付け，ニーズとのマッチングを図る場所

▶再生産数
感染者が，まだその感染症の免疫を1人も持っていない集団人口に入ったときに生み出す新規感染者数の平均値

▶在宅避難者
避難所で場所の確保ができない場合や，寝たきり・医療機器を必要とするなど，被災後も自宅（災害前の生活の場）で生活している人

▶サバイバーズ・ギルト
被災者が生き残ったことや損失が少ないこと対して抱く罪悪感

▶3密
新型コロナウイルス感染防止対策として密閉・密集・密接を控えることが求められており，この3つの密を称した言葉．

▶CSCATTT
あらゆるハザードを想定した大規模災害発生時の体系的な対応の7つの基本原則

▶支援
被災された人々に対応し，自立に向けて支え，助けること

▶事業継続計画（BCP）
大災害や事故などの被害を受けても重要業務が中断しないこと，若しくは中断したとしても可能な限り短い期間で再開することが出来るよう，事業の継続に主眼をおいた計画

▶自助
自分の命を自らが守ること

▶車中泊
災害により，避難所での共同生活が何らかの理由で困難な時に，車内を生活の場として避難生活を送ること

▶集団免疫
集団免疫とは，特定の集団が感染症にかかるか，あるいはワクチン接種をすることにより，多くの人が免疫を獲得し，それにより集団全体が感染症から守られるようになる現象のこと

▶自立
災害時に，災害が及ぼす生命（いのち）や健康生活への被害を極力少なくし，生活する力を整えられるように他の助けを受け，生活目標・生活様式の選択・決定を行うこと

▶心的外傷後ストレス障害（PTSD）
外傷的な出来事に関連する侵入症状・回避症状・認知と気分の陰性変化・覚醒度と反応性の著しい変化が1ヶ月以上持続し，顕著な苦痛感や，社会生活や日常生活に支障をきたしている状態

▶心的外傷後ストレス反応（PTSR）
災害による心的外傷（トラウマ）後の正常なストレス反応

▶深部静脈血栓症
四肢または骨盤の筋膜より深部を走行する深部静脈で血液が凝固する病態

▶3S
災害発生時に効率的に安全を確保するための3つの原則

▶生活不活発病
災害や体調不良などをきっかけにして，それまで行っていた日常生活での動作全般に制限が生じ，活動性の低下によって生じる心身の機能全般の低下

▶積極的疫学調査
感染症などの色々な病気について，発生した集団感染の全体像や病気の特徴などを調べることで，今後の感染拡大防止対策に用いることを目的として行われる調査．国内では保健所や，国立感染症研究所などの公的な機関によって行われる．

▶潜伏期間
病原体に感染して体内で増え，症状が現れるまでの期間，あるいは感染性を持つようになるまでの期間のこと．

▶ゾーニング
NBC災害時に汚染の拡大や二次災害を防止するために区域を指定すること

た行

▶対口支援方式（カウンターパート方式）
大規模災害で被災した自治体のパートナーとして特定の自治体を決めて職員を派遣する方式

▶治療
災害現場において負傷者や急病を発症した被災者に対し，医療機関に運ぶまでの一時的な手当で，生命の維持や苦痛の軽減，合併症の予防のために医療従事者がその場で直ちに行う治療

▶DIG（Disaster Imagination Game）
地図を用いて地域で大きな災害が発生する事態を想定し，地図と地図の上にかける透明シート，ペンを用いて，危険が予測される地帯または事態をシートの上に書き込んでいく災害を想定した机上で行う訓練やゲームのこと

▶デブリーフィング
活動終了後に，その日に体験したことを雑談に近い形で話し合い，感情の爆発を予防すること

▶テレワーク
情報通信技術（ICT = Information and Communication Technology）を活用した，場所や時間にとらわれない柔軟な働き方．

▶トリアージ（感染症）
患者の緊急度・重症度に基づいて，治療の優先度を決定し選別すること．

▶トリアージ（災害）
限られた人的・物的資源の中で，最大多数の傷病者に最善の医療を提供するために，治療優先順位を決定すること

な行

▶ニーズ調査
被災地に赴き，直接的な被害状況の確認，ケアニーズ等の把握をし必要な看護支援を明確にすること

▶ニューノーマル
新型コロナウイルス感染の流行により，必然的に求められる新たな常態や常識

▶濃厚接触
新型コロナウイルスに感染していることが確認された人と発症2日前から入院等をした日までに，1m程度以内でマスク等の必要な感染予防対策を行わず，15分以上接触をした場合．

▶濃厚接触者
新型コロナウイルスに感染していることが確認された人と発症2日前から入院等をした日までに，1m程度以内でマスク等の必要な感染予防対策を行わず，15分以上接触をした人．

は行

▶HUG（Hinanzyo Unei Game）
避難者の年齢，性別，国籍やそれぞれが抱える事情が書かれたカードを，避難所に見立てた平面図にどれだけ適切に配置できるか，また避難所で起こる様々な出来事にどう対応していくかを模擬体験するゲーム

▶ハザードマップ
一般的に自然災害による被害の軽減や防災対策に使用する目的で，被災想定区域や避難場所・避難経路などの防災関係施設の位置などを表示した地図

▶発熱外来
感冒様の症状を示した患者から新型インフルエンザの感染者を抽出し，指定病院の「発熱外来」に隔離することで，一般の診療所や病棟を介した新型インフルエンザの蔓延を防止することを目的として設置されたシステム

▶搬送
負傷や急病を発症した被災者を適切な時間内に適切な場所へ運ぶこと

▶パンデミック
ある感染症（特に伝染病）の顕著な感染や死亡被害が著しい事態を想定した世界的な流行

▶ピークアウト
感染者の増加がおさまり，減少に転じること

▶PCR（Polymerase Chain Reaction）検査
病原体の遺伝子を，複製に関与する酵素であるポリメラーゼやプライマーを用いて大量に増幅させ，遺伝子を検出する検査方法

▶被災者
災害に遭遇し，生命・身体への影響を受けた人（人々），あるいは生活基盤に被害を受け，自立して生活することが困難となったり，心に影響を受け支援を必要とする人（人々）

▶被災者生活再建支援法
自然災害により，生活基盤に著しい被害を受けた者に対し，被災者生活再建支援金の支給により生活の再建を支援し，住民の生活の安定と被災地の速やかな復興に資することを目的とした被災者の生活再建対策のための法律

▶避難行動要支援者
要配慮者のうち，災害が発生し，又は災害が発生する恐れがある場合に自ら避難することが困難なものであって，その円滑かつ迅速な避難の確保を図るために特に支援を要するもの

▶避難指示
災害が発生しそうな兆候や現在の切迫した状況から，被害の発生する危険性が非常に高いと判断された状況．堤防の近くや，住まいの地域の特性などから被害の発生する危険性が非常に高いと判断された状況．または，被害が発生し始めた状況

▶避難所
災害より被災を受け，又は，受ける恐れのあるもので，生命を守るために一時的に滞在する施設

▶**ブリーフィング**
救護活動を通して受けるストレスを軽減し，処理するために活動前に任務の説明とストレス処理法についての情報提供を受けること

▶**変異株**
感染を繰り返す中で，ウイルスの遺伝子が徐々に変異し新しい性質を身に付けたウイルス

▶**防災計画**
自然現象や事故などが原因で発生する災害の被害を最小限にするために，災害予防や応急対策，復旧に関する対応行動をあらかじめ決めておく計画

ま行

▶**無症状感染**
症状がないのにPCR検査で陽性（病原体保有者）になる

や行

▶**ユニバーサルマスキング**
「無症状の人も含めてマスクを着用する」という考え方の推奨

▶**要配慮者**
必要な情報を敏速かつ的確に把握し，災害から自らを守るために，安全な場所に避難する等の災害時の一連の行動をとるのに支援を要する人

ら行

▶**ロジスティックス（後方支援）**
被災地域内での医療活動を円滑に行えるよう，情報収集，連絡，調整などの業務のほか，通信，移動手段，医薬品の準備，宿泊地などを確保する，医療チームを支える重要な役割を担うこと．

　　　　　　［以上，日本災害看護学会より許諾を得て転載］

索　引

看護学テキスト NiCE

災害看護（改訂第4版）　看護の専門知識を統合して実践につなげる

2008年12月25日	第1版第1刷発行	編集者　酒井明子，増野園恵
2014年 3 月15日	第2版第1刷発行	発行者　小立健太
2018年 1 月 1 日	第3版第1刷発行	発行所　株式会社 南 江 堂
2022年 2 月15日	第3版第5刷発行	〒113-8410　東京都文京区本郷三丁目42番6号
2023年 2 月15日	第4版第1刷発行	☎(出版) 03-3811-7189 (営業) 03-3811-7239
2024年 1 月15日	第4版第2刷発行	ホームページ　https://www.nankodo.co.jp/

印刷・製本　三美印刷

© Nankodo Co., Ltd., 2023

定価は表紙に表示してあります．
落丁・乱丁の場合はお取り替えいたします．
ご意見・お問い合わせはホームページまでお寄せください．

Printed and Bound in Japan
ISBN978-4-524-23165-2

本書の無断複製を禁じます．

JCOPY〈出版者著作権管理機構　委託出版物〉
本書の無断複製は，著作権法上での例外を除き禁じられています．複製される場合は，そのつど事前に，
出版者著作権管理機構（TEL 03-5244-5088，FAX 03-5244-5089，e-mail: info@jcopy.or.jp）の許諾を
得てください．

本書の複製（複写，スキャン，デジタルデータ化等）を無許諾で行う行為は，著作権法上での限られ
た例外（「私的使用のための複製」等）を除き禁じられています．大学，病院，企業等の内部において，
業務上使用する目的で上記の行為を行うことは私的使用には該当せず違法です．また私的使用であっ
ても，代行業者等の第三者に依頼して上記の行為を行うことは違法です．